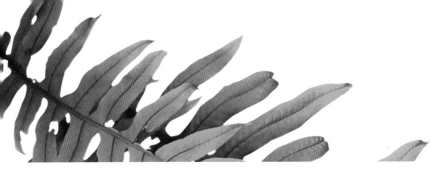

永德县药用植物 图鉴

YONGDEXIAN YAOYONG ZHIWU TUJIAN

主编｜杨维泽 鲁建旭

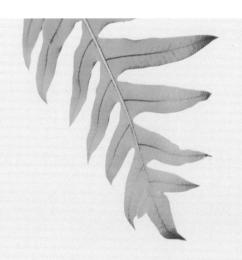

U0213098

云南出版集团公司
云南科技出版社
·昆 明·

图书在版编目（CIP）数据

永德县药用植物图鉴 / 杨维泽, 鲁建旭主编. -- 昆明 : 云南科技出版社, 2018.5
ISBN 978-7-5587-1375-0

Ⅰ.①永… Ⅱ.①杨… ②鲁… Ⅲ.①药用植物—永德县—图集 Ⅳ.①Q949.95-64

中国版本图书馆CIP数据核字（2018）第114578号

永德县药用植物图鉴

杨维泽　鲁建旭　主编

责任编辑：唐坤红　李凌雁　洪丽春
封面设计：三人禾文化
责任校对：张舒园
责任印制：翟　苑

书　　号：ISBN 978-7-5587-1375-0
印　　刷：昆明市五华区琟煜教育印务有限公司
开　　本：889mm×1194mm　1/16
印　　张：26.25
字　　数：606千
版　　次：2018年9月第1版　　2018年9月第1次印刷
定　　价：160.00元

出版发行：云南出版集团公司　云南科技出版社
地　　址：昆明市环城西路609号
网　　址：http://www.ynkjph.com/
电　　话：0871-64190973

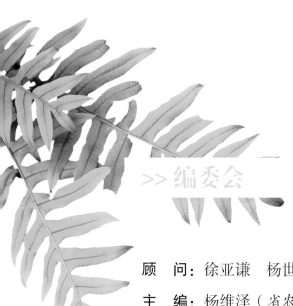

>> 编委会

顾　问：徐亚谦　杨世年　金　航（省农科院）

主　编：杨维泽（省农科院）　鲁建旭

副主编：鲁见明　杨绍兵（省农科院）　杨美权（省农科院）

编　委：戴　鹏　杨绍斌　陶海生　何国富　张金渝（省农科院）

　　　　邱江华　杨忠宝　李正赋　赵青武　武天智

　　　　刘云强　杨丽珠　许宗亮

>> 永德县第四次中药资源普查野外普查队成员 <<

队　长：鲁建旭

副队长：杨维泽（省农科院）　邱江华

内　业：杨忠宝（兼）

参与普查人员：陶海生　鲁见明　杨忠宝

　　　　　　　杨美权（省农科院）　杨绍兵（省农科院）

　　　　　　　许宗亮（省农科院）　夏　涛　鲁银鹏　姚　愿　鲁学卿

　　　　　　　朱永昌　龚天迪　穆绍明　穆　忠　李永亮　刘灿东

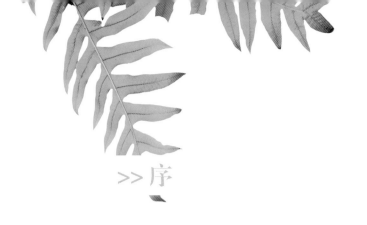

>> 序

    中医药是我国的国宝，是劳动人民几千年来同疾病斗争的经验结晶，为中华民族繁衍生息作出了卓越的贡献，至今对保护人民身体健康仍起着重要作用。中药资源普查是实现中药材可持续发展的重要基础性工作，其成果将为中药资源的合理保护和可持续性开发利用提供重要科学依据。我国于20世纪60、70、80年代先后开展过三次中药资源普查工作，第三次普查距今已30年，中药资源种类、分布、量值和应用发生了很大变化。为全面准确获取县域中药资源信息，掌握中药资源现状，建立中药资源动态监测体系和机制，根据国务院《关于扶持和促进中医药事业发展的若干意见》，以及云南省卫生计生委《关于云南省中药资源普查试点第二批项目县实施方案的通知》要求，永德县于2015年5月启动"全国第四次中药资源普查"工作，省卫计委委托云南省农科院药用植物研究所为永德县普查工作技术依托单位。中共永德县委、县人民政府高度重视此项工作，成立永德县中药资源普查试点工作领导小组、办公室和普查队，整个普查过程均在技术依托单位指导下开展。

    本次普查主要针对药用植物，未开展药用动物和矿物的普查。普查内容包括野生药用植物调查、栽培药用植物调查、民族传统知识调查和中药材市场调查4部分。在初步摸清永德中药资源家底基础上，中共永德县委、永德县人民政府大力支持与普查技术依托单位云南省农业科学院药用植物研究所专家合作，整理出版《永德县药用植物图鉴》，旨在使普查成果得到充分利用，造福后人，为地方中医药从业者，以及喜爱中医药的朋友提供一本图文并茂的资料书，为合理保护和开发利用永德中药资源提供科学依据。

《永德县药用植物图鉴》编委会

2018年3月

前　言

一、永德县情概况

永德县位于云南省临沧市西北部，东经99°05′－99°50′、北纬23°45′－24°27′，东西最宽71.5公里，南北最长75.8公里。永德地处滇西横断山系纵谷区南部，沧怒两江之间的峡谷走廊，是古代汉藏语系与南亚语系南北迁徙交流的便捷通道，历史上永德三立其城，十一次易名，历经赕、城、路、府、州、县，先后上隶哀牢国、永昌郡、勐卯弄、永昌府、保山专区、缅宁专区、临沧专区、临沧地区、临沧市等。第六次人口普查永德常住人口369702人，人口密度112.2人/平方千米。全县辖3镇7乡1个国营农场，116个建制村2个社区。

永德与耿马、镇康、龙陵、施甸、昌宁、凤庆、云县等县为邻，县城距省会昆明680公里，距市府临沧186公里，距国家级一类口岸孟定清水河170公里，距国家级二类口岸南伞103公里，距杭瑞高速公路蒲缥入口174公里。

永德地貌呈南北断裂、东西褶皱、中山纵谷地质构造，地势东南西高，向北倾斜，老别山、棠梨山、三宝山牵挽众山，三山六坡自成山地，山区半山区占95%以上，十四小坝镶嵌其间。

永德属南亚热带季风气候，分河谷热区、半山温热区、高山冷凉区等3个气候区，海拔1400米以下热区面积约占总幅员的30%，地带性垂直分布典型，小区气候突出，冬春干旱、夏秋洪涝，干湿两季，春秋常住。年平均日照时数2196.1小时，太阳年平均辐射总量133.58千卡/平方厘米。最高海拔大雪山主峰仙宿平掌3504米，最低海拔崇岗乡户等村540米。县城德党年均降雨量1283mm，年平均气温17.4℃，最高气温32.1℃，最低气温2.1℃。

永德地处怒江大拐湾东岸，大雪山是怒江水系和澜沧江水系的分水岭之一，奔流不息的怒江容纳了95%以上地表水，其余汇入澜沧江，境内流程5公里以上河流84条，水资源总量18.5亿立方米，水能蕴藏量58万千瓦。

永德县域面积3220平方公里，已开发利用部分约占1/4，统报耕地53.3万亩。土壤中红壤42.8%、赤红壤20.3%、石灰土10.2%、紫色土4.3%、水稻土3.5%、砖红壤1.7%、棕壤1.6%、亚高山草甸土0.08%，富钾、偏酸、缺磷、氮不均。有5类17种地下矿产资源，包括煤、锡、锑、铅、锌、铜、铁、金、银、汞、硫磺、石膏、大理石等，已探明小石城、户乃两地褐煤储量2000万吨。

永德境内三大断裂带孕育了丰富的自然资源和生物多样性，从河谷到山顶大致有6个植被类型，有高等植物3000余种，陆地野生动物472种，森林覆盖率51.59%，活立木蓄积量524.5万立方米，有三叶橡胶、冷杉、蒲葵、雪莲、红豆杉等珍稀种质资源。大雪山国家级自然保护区位于县境东部大雪山、乌木龙、亚练、永康4个乡镇结合部，是横断山脉怒山山系的南延部分，东西最宽18.9公里，南北最长24.5公里，总面积17541公顷，有以中山湿性常绿阔叶林为代表的山地垂直带谱自然生态系统，内有水鹿、黑冠长臂猿、绿孔雀、云南红豆杉、长蕊木兰等64种珍稀动植物物种，主要景观有万丈岩瀑布、淘金河、小雪山天然药园、两分水大黄杜鹃、冷杉林、双河林海、铁杉坡铁杉林、杨万顺火地黄竹林、中胶厂野茶林等。

永德是"中国芒果之乡"、"中国澳洲坚果之乡"、"中国诃子之乡"和"神十"航天育种基地，建成甘蔗基地29.4万亩，烤烟基地8.26万亩，澳洲坚果基地42.34万亩，泡核桃基地108.94万亩，茶园17.5万亩，中药材基地9.06万亩，水果基地8万亩（其中芒果4.3万亩），咖啡基地7.66万亩，蔬菜基地7万亩。永德野生诃子分布面积大、产量高，主要分布在700-1500m海拔范围内的怒江干流东岸及支流勐波罗河、永康河、大勐统河、南桥河等流域的低热河谷地带，涉及小勐统、永康、亚练、班卡、大山等5个乡镇，28个村民委员会，1个国营农场，2个国营林场，历史最高收购量750吨/年，约占全省8成。

永德历史悠久，山川秀丽，有22个民族繁衍生息，有2大类17种旅游资源，主要旅游景点有：土佛景区、石洞寺景区、斋公寺遗址、荔枝芒果园、天生桥溶洞群、忙海湖景区、大雪山国家级自然保护区、勐汞温泉及音洞景等。重要节会有：土佛会、桑沼哩澡堂会、芒果节、泼水节、关门节与开门节、火把节、尝新节、包饭节等。永德每天有直发昆明、临沧及周边州市的10余条班车线路，客运车位上千个，县城有酒店、宾馆、招待所35家，103家饭店可以品尝到永德传统风味美食。随着"绿色永德、湖滨城市、恒春古郡、大美胜地"文化品牌定位的不断打造，永德知名度越来越高。

二、永德县中药资源概况

1987年，我国开展第三次中药资源普，共普查到中药资源种类12807种，其中，植物来源11146种，动物来源1581种、矿物来源80种，普查显示，云南省有中药资源6559种，其中，药用植物6157种、药用动物30种、药用矿物372种。据当年参加普查的永德县兽医站汤纪覆先生整理的《永德县药用生物资源考》记载：永德有地产和引种落户中药620种（698味），其中，植物药554种（623味），隶属162科，436种，动物药57种（66味），隶属46科，矿物药9种（9味）。

全国第三次中药资源普查至今30年，中药资源种类、分布、量、质和应用等发生了巨大变化，中药领域再次出现"家底"不清、资源动态不明等问题，家底亟需重新摸清，开展新一轮资源普查对掌握真实准确的中药资源数据、健全中药材资源保护、发展壮大中药产业意义重大。2011年8月起，国家中医药管理局启动第四次全国中药资源普查试点工作，云南省第一批25个县纳入普查试点，2015年4月，云南省第二批15个县启动普查试点，永德县位列其中。此次中药资源普查的工作目标一是全面摸清中药资源家底情况，建立中药资源普查基础数据库及中药资源监测动态机制，实现中药资源信息共享和科学、规范管理；二是探索区域内中药资源保护和利用策略，为有效保护和合理利用中药资源提供第一手资料；三是为区域生物产业发展提供科学依据。工作任务一是全面调查全县野生药材及栽培药材的种类、分布、蕴藏量、资源变化趋势等，采集保存中药材资源标本，了解中药材加工技术及中药材供求关系状况，摸清中药材资源的基本情况；二是选取中药材资源丰富、具有本县特征的区域，并从中选取具有大宗品种药材和珍稀濒危药材的区域开展中药材资源普查；三是对野生药材分布集中区域进行普查，以及栽培药材的种植与加工技术的普查，药材需求与供求关系的普查；四是通过中药资源普查，摸清全县基本药物所需中药材资源的基本家底，初步建立中药材资源数据库，为全县中药产业可持续发展提供依据；五是通过普查，合理利用中药资源，有效保护中药资源，更加全面、宏观地掌握全县中药资源的整体状况，为中药产业发展规划提供科技支撑，为全县药材种植、加工一体化布局提供技术支撑；六是分析中药资源减少与濒危的原因，为制定中药资源保护措施提供客观依据，为建立中药资源保护区提供可靠信息；七是在摸清中药资源家底的基础上，建立健全中药资源普查数据库、中药资源共享平台，为建立中药资源动态监测系统与预警体系奠定基础。

为确保中药资源普查工作有组织、按计划进行，根据云南省卫生计生委《关于云南省中药资源普查试点第二批项目县实施方案的通知》要求，永德县成立分管副县长任组长的中药资源普查领导小组，下设办公室在永德县卫生局（普查期间机构改革为永德县卫生与计划生育局），制定《永德县中药资源普查试点工作实施方案》。组建由一名处级领导带队的中药资源普查工作队，工作职责一是负责全县中药资源普查工作；二是完成普查数据信息、标本材料的收集、整理，并上报项目依托单位；三是定期向省试点办及项目依托单位汇报工作情况。

2015年5月5日，召开全县中药资源普查启动会，领导小组成员单位和普查业务人员参会，县普查领导小组组长（政府分管副县长），以及项目支撑单位云南省农科院药用植物研究所领导作动员讲话，相关专家开展业务培训。

通过普查，初步摸清永德县药用植物种类、来源、分布和蕴藏量等基本情况。根据普查结果，永德县卫计局安排专人对所获资料进行综合分析和整理，编制普查工作报告、普查技术报告、民族民间验方集和药用植物名录等四部分组成了《永德县第四次中药资源普查成果资料汇编》，在此基础上，中共永德县委、县人民政府决定依托云南省农科院药用植物研究所专家成立编委会，整理出版《永德药用植物图鉴》一书，本书收录了永德县药用植物171科738属1201种。

《永德县药用植物图鉴》编委会

2018年3月

目 录
CONTENTS

5

目录

▶ **葫芦藓**

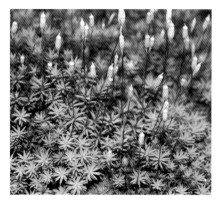

石松毛、牛毛儿、火堂须、红孩儿

科属：葫芦藓科葫芦藓属

形态：植物体矮小，淡绿色，直立，高1~3厘米。茎单一或从基部稀疏分枝。叶簇生茎顶，长舌形，叶端渐尖，全缘；中肋粗壮，消失于叶尖之下，叶细胞近于长方形，壁薄。雌雄同株异苞，雄苞顶生，花蕾状。雌苞则生于雄苞下的短侧枝上；蒴柄细长，黄褐色，长2~5厘米，上部弯曲，孢蒴弯梨形，不对称，具明显台部，干时有纵沟槽；蒴齿两层；蒴帽兜形，具长喙，形似葫芦瓢状。表皮和皮层都是由薄壁细胞所组成，并不形成真正的输导组织和机械组织。

生境：多生于林地上，林缘或路边土壁上，岩面薄土上，或洞边，墙边土地等阴凉湿润地方上。

药用部位：全草

拉丁名：*Funaria hygrometrica* Hedw.

▶ **大叶藓**

回心草、太阳草、岩谷伞

科属：真藓科大叶藓属

形态：茎横生，匍匐伸展，直立茎下部叶片小而呈鳞片状，覆瓦状贴茎，顶部叶簇生呈大型花苞状，长倒卵形或长舌形，锐尖；叶边分化，上部具齿，下部略背卷；中肋单一，长达叶尖；叶细胞薄壁，六角形，基部细胞长方形。雌雄异株。蒴柄着生直立茎顶端，单个或多个簇生。孢蒴圆柱形，平列或重倾。

生境：生于溪边岩石上或潮湿林地。

药用部位：全草

拉丁名：*Rhodobryum roseum* Limpr.

▶ **扁枝石松**

地刷子

科属：石松科扁枝石松属

形态：小型至中型土生植物，主茎匍匐状，长达100厘米。侧枝近直立，高达15厘米，多回不等位二叉分枝，小枝明显扁平状。叶4行排列，密集，三角形，长1~2毫米，宽约1毫米，基部贴生在枝上，无柄，边缘全缘。孢子囊穗(1~) 2~5 (~6)个生于长10~20厘米的孢子枝顶端，圆柱形，淡黄色；孢子叶宽卵形，覆瓦状排列，具不规则锯齿；孢子囊生于孢子叶腋，内藏，圆肾形，黄色。

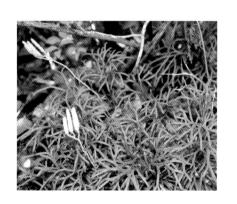

生境：生于海拔1300~2100米的林下或林缘。

药用部位：全草

拉丁名：*Diphasiastrum complanatum* (L.) Holub

▶ 石松

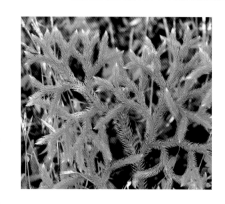

伸筋草、过山龙

科属：石松科石松属

形态：多年生土生植物。匍匐茎地上生，细长横走，2~3回分叉；侧枝直立，高达40厘米，多回二叉分枝，稀疏，压扁状。叶螺旋状排列，密集，上斜，披针形或线状披针形，基部楔形，下延，无柄，边缘全缘，草质。孢子囊穗 (3~) 4~8个集生于长达30厘米的总柄；孢子囊穗不等位着生；孢子叶阔卵形，具芒状长尖头，边缘膜质，啮蚀状，纸质；孢子囊生于孢子叶腋，略外露，圆肾形，黄色。

生境：生于海拔100~3300米的林下、灌丛下、草坡、路边或岩石上。

药用部位：全草

拉丁名：*Lycopodium japonicum* Thunb. ex Murray

▶ 金毛狗

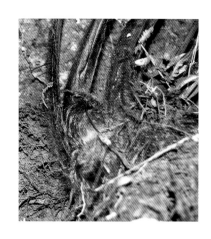

金毛狗脊、金毛狗蕨

科属：蚌壳蕨科金毛狗属

形态：蕨类植物，高大草本，根状茎卧生，粗大，顶端生出一丛大叶，柄长达120厘米，粗约2~3厘米，棕褐色，基部被有一大丛垫状的金黄色茸毛，长逾10厘米，有光泽，上部光滑；叶片大，长宽约相等，广卵状三角形，三回羽状分裂；叶几为革质或厚纸质；孢子囊群在每一末回能育裂片1~5对，生于下部的小脉顶端，囊群盖坚硬，棕褐色，横长圆形，两瓣状，内瓣较外瓣小，成熟时张开如蚌壳，露出孢子囊群；孢子为三角状的四面形，透明。

生境：生于海拔800~2000米的山麓沟边及林下阴处酸性土上。

药用部位：根状茎顶端的长软毛

拉丁名：*Cibotium barometz* (L.) J. Sm.

▶ 条裂叉蕨

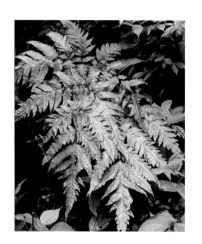

科属：叉蕨科叉蕨属

形态：植株高60~140厘米。根状茎直立，叶簇生；叶柄基部褐棕色，上面有浅沟；叶片椭圆形，先端渐尖并为羽状撕裂，基部二回羽状至三回羽裂；叶脉联结成近六角形网眼，有分叉的内藏小脉。叶纸质，干后暗绿色至褐绿色，两面均光滑；叶轴、羽轴及小羽轴暗褐色，上面均密被有关节的淡棕色短毛。孢子囊群圆形，生于内藏小脉顶端，在侧脉之间有2行，靠近侧脉，在叶片上面形成稍凸出的斑点；囊群盖圆盾形，膜质，褐棕色，全缘，宿存而反卷。

生境：生于海拔500~1000米的山谷或河边密林下阴湿处。

药用部位：全草

拉丁名：*Tectaria phaeocaulis* (Ros.) C. Chr.

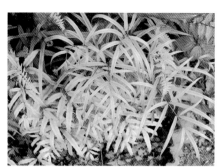

▶ 凤尾蕨

凤尾草、井边栏草

科属：凤尾蕨科凤尾蕨属

形态：植株高50~70厘米。根状茎短而直立或斜升，粗约1厘米，先端被黑褐色鳞片。叶簇生，二型或近二型；柄长30~45厘米，基部禾秆色，有时带棕色，偶为栗色，叶片卵圆形，一回羽状；不育叶的羽片(2~)3~5对（有时为掌状），通常对生，叶缘有软骨质的边并有锯齿，锯齿往往粗而尖，也有时具细锯齿；能育叶的羽片3~5(~8)对，对生或向上渐为互生、斜向上，基部一对有短柄并为二叉，偶有三叉或单一；侧脉两面均明显，稀疏，斜展，单一或从基部分叉。叶干后纸质，绿色或灰绿色，无毛；叶轴禾秆色，表面平滑。

生境：生于海拔400~3200米石灰岩地区的岩隙间或林下灌丛中。

药用部位：全草

拉丁名：*Pteris cretica* L. var. *nervosa* (Thunb.) Ching et S. H. Wu

▶ 半边旗

科属：凤尾蕨科凤尾蕨属

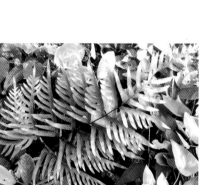

形态：茎短直立或斜生，具鳞片，叶丛生；叶柄长20~35厘米，红褐色；叶柄卵状披针形，长20~40厘米，宽8~18厘米，二回羽状深裂；顶羽片宽披针形，长7~11厘米，宽3~4厘米，羽状深裂；侧羽片3~7对，上侧全缘至不规则羽裂，下侧呈规则之羽状深裂；裂片线形，边缘锯齿状；孢子囊群沿羽片边缘分布。

生境：生于海拔850米以下疏林下阴处、溪边或岩石旁的酸性土壤上。

药用部位：全草

拉丁名：*Pteris semipinnata* L.

▶ 蜈蚣草

百足草、肾蕨、圆羊齿、篦子草、石黄皮

科属：凤尾蕨科凤尾蕨属

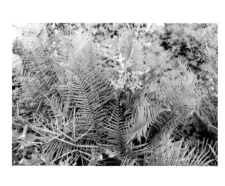

形态：多年生草本，属蕨类植物门，喜温暖潮润和半阴环境，高1.3~2米。根状茎短，披线状披针形、黄棕色鳞片，具网状中柱。叶丛生，叶柄长10~30厘米，直立，干后棕色，叶柄、叶轴及羽轴均被线形鳞片；叶矩圆形至披针形，长10~100厘米，中部羽片最长，先端渐尖，先端边缘有锐锯齿，基部截形，心形，有时稍呈耳状，下部各羽片渐缩短；叶亚革质，两面无毛，脉单一或一次叉分。孢子囊群线形，囊群盖狭线形，膜质，黄褐色。

生境：生于海拔2000米以下钙质土或石灰岩上，常生于石隙或墙壁上。

药用部位：全草

拉丁名：*Pteris vittata* L.

▶ 西南凤尾蕨

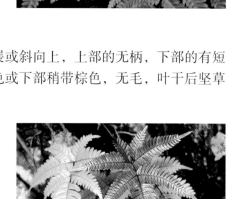

开三叉凤尾蕨

科属：凤尾蕨科凤尾蕨属

形态：植株高约1.5米。根状茎粗短，直立，木质，先端被褐色鳞片。叶簇生；柄基部稍膨大，坚硬，栗红色，表面粗糙，上面有阔纵沟；叶片五角状阔卵形，三回深羽裂，自叶柄顶端分为三大枝，侧生两枝通常再一次（或二次）分枝；中央一枝长圆形，侧生两枝小于中央一枝；小羽片20对以上，互生，斜展或斜向上，上部的无柄，下部的有短柄，披针形，边缘有浅齿的线状尖尾，小羽轴下面隆起，禾秆色或下部稍带棕色，无毛，叶干后坚草质，暗绿色或灰绿色，近无毛。

生境：生于海拔2800米以下的草地或灌丛。

药用部位：全草

拉丁名：*Pteris wallichiana* Agardh

▶ 傅氏凤尾蕨

科属：凤尾蕨科凤尾蕨属

形态：植株高50~90厘米。根状茎短，斜升，先端密被鳞片；鳞片线状披针形，深褐色，边缘棕色。叶簇生；柄暗褐色并被鳞片，向上与叶轴均为禾秆色，光滑，上面有狭纵沟；叶片卵形至卵状三角形，二回深羽裂（或基部三回深羽裂），基部渐狭，阔楔形，篦齿状深羽裂达到羽轴两侧的狭翅，顶生羽片的形状、大小及分裂度与中部的侧生羽片相似叶干后纸质，浅绿色至暗绿色，无毛（幼时偶为近无毛）。孢子囊群线形，沿裂片边缘延伸，仅裂片先端不育；囊群盖线形，灰棕色，膜质，全缘，宿存。

生境：生于海拔1000米林下沟旁的酸性土壤上。

药用部位：全草

拉丁名：*Pteris fauriei* Hieron.

▶ 海金沙

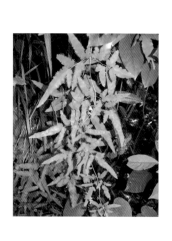

金沙藤、左转藤、竹园荽

科属：海金沙科海金沙属

形态：植株高达1~4米。叶轴上面有两条狭边，羽片多数，对生于叶轴上的短距两侧，平展。端有一丛黄色柔毛覆盖腋芽。不育羽片尖三角形，二回羽状；一回羽片2~4对，互生，二回小羽片2~3对，卵状三角形，具短柄或无柄，互生，掌状3裂；末回裂片短阔，顶端的二回羽片长，波状浅裂，叶纸质；能育羽片卵状三角形，二回羽状；一回小羽片4~5对，互生，长圆披针形，羽状，二回小羽片3~4对。孢子囊穗长2~4毫米，往往长远超过小羽片的中央不育部分，排列稀疏，暗褐色，无毛。

生境：生于海拔1000~2000米灌丛或稀疏混交林下。

药用部位：全草

拉丁名：*Lygodium japonicum* (Thunb.) Sw.

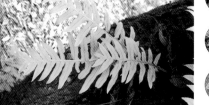

▶ 川滇槲蕨

过山龙

科属：槲蕨科槲蕨属

形态：附生岩石上或树上。根状茎直径1~2厘米，密被鳞片；鳞片斜升，以基部着生，或近盾状着生，基部耳形，边缘有重齿。基生不育叶卵圆形至椭圆形，羽状深裂达叶片宽度的2/3或更深，裂片5~7对，基部耳形。正常能育叶多少具狭翅；裂片7~13(~17)对，中裂片边缘有浅缺刻，无睫毛，或被有疏毛；叶干后黄绿色，纸质，两面光滑或疏被短毛；叶脉明显隆起，中肋及小脉上下两面疏具短毛。孢子囊群在裂片中肋两侧各排成整齐的1行，靠近中肋，生于4条或更多条小脉交汇处；孢子囊上常有腺毛。孢子外壁光滑或有时有折皱，具短刺状突起，周壁有疣状纹饰。

生境：生于海拔1000~3500米石上或草坡。

药用部位：根状茎

拉丁名：*Drynaria delavayi* Christ.

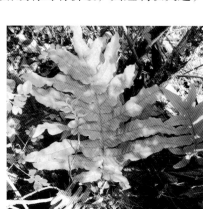

▶ 槲蕨

爬树龙

科属：槲蕨科槲蕨属

形态：通常附生岩石上，匍匐生长，或附生树干上，螺旋状攀援。根状茎直径1~2厘米，密被鳞片；鳞片斜升，盾状着生，边缘有齿。叶二型，基生不育叶圆形，边缘全缘，黄绿色或枯棕色，厚干膜质，下面有疏短毛。正常能育叶具明显的狭翅；裂片7~13对，互生，稍斜向上，披针形，叶干后纸质；孢子囊群圆形、椭圆形，叶片下面全部分布，沿裂片中肋两侧各排列成2~4行，成熟时相邻2侧脉间有圆形孢子囊群1行，或幼时成1行长形的孢子囊群，混生有大量腺毛

生境：附生于海拔100~1800米树干或石上，偶生于墙缝。

药用部位：根状茎

拉丁名：*Drynaria roosii* Nakaike

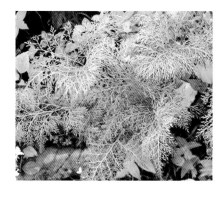

▶ 碗蕨

蕨

科属：姬蕨科碗蕨属

形态：陆生蕨类，植株高70~120厘米。根茎粗壮，密生褐节状长毛。叶远生；叶柄棕色，腹面扁平有纵沟，具褐色节状毛；叶片纸质，两面脉上密生白色节状毛，三角状披针形或长圆形，三至四回羽状分裂；羽片15~20对，互生，有柄，卵状披针形或线状披针形，下部羽片较大，叶脉羽状，每裂片有小脉1条，先端膨大成水囊。孢子囊群生于裂片边缘小脉先端；囊群盖碗形，黄绿色，边缘有齿。

生境：生于海拔800~2400米的林下、溪边。

药用部位：全草

拉丁名：*Dennstaedtia scabra* (Wall.) Moore

▶ 蕨

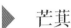

拳头菜、猫爪、龙头菜、鹿蕨菜、蕨儿菜等

科属：蕨科蕨属

形态：植株高可达1米。根状茎长而横走，密被锈黄色柔毛，以后逐渐脱落。叶远生；褐棕色或棕禾秆色，略有光泽，光滑，上面有浅纵沟1条；叶片阔三角形或长圆三角形，先端渐尖，基部圆楔形，三回羽状；叶上面无毛，下面在裂片主脉上多少被棕色或灰白色的疏毛或近无毛。叶轴及羽轴均光滑，小羽轴上面光滑，下面被疏毛，少有密毛，各回羽轴上面均有深纵沟1条，沟内无毛。

生境：生于海拔200米以上的山坡、荒地、林下、林缘向阳处。

药用部位：全草

拉丁名：*Pteridium aquilinum* (L.) Kuhn var. *latiusculum* (Desv.) Underw. ex Heller

▶ 芒萁

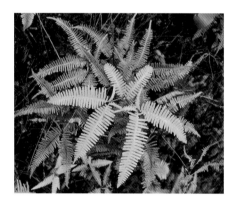

狼萁、铁狼萁

科属：里白科芒萁属

形态：植株通常高45~90（~120）厘米。根状茎横走，粗约2毫米，密被暗锈色长毛。叶远生，柄长24~56厘米，粗1.5~2毫米，棕禾秆色，光滑，基部以上无毛；叶为纸质，上面黄绿色或绿色，沿羽轴被锈色毛，后变无毛，下面灰白色，沿中脉及侧脉疏被锈色毛。孢子囊群圆形，一列，着生于基部上侧或上下两侧小脉的弯弓处，由5~8个孢子囊组成。

生境：生于强酸性土的荒坡或林缘，在森林砍伐后或放荒后的坡地上常成优势的中草群落。

药用部位：根茎、叶

拉丁名：*Dicranopteris dichotoma* (Thunb.) Berhn.

▶ 里白

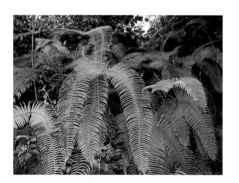

大蕨萁、蕨萁

科属：里白科里白属

形态：植株高约1.5米。根状茎横走，粗约3毫米，被鳞片。柄长约60厘米，粗约4毫米，光滑，暗棕色；一回羽片对生，具短柄，中脉上面平，下面凸起，侧脉两面可见，约10~11对，叉状分枝，直达叶缘。叶草质，上面绿色，无毛，下面灰白色，沿小羽轴及中脉疏被锈色短星状毛，后变无毛。羽轴棕绿色，上面平，两侧有边，下面圆，光滑。孢子囊群圆形，中生，生于上侧小脉上，由3~4个孢子囊组成。

生境：生于海拔1500~2300米林缘、灌丛。

药用部位：全草

拉丁名：*Hicriopteris glauca* (Thunb.) Ching

▶ 镰羽贯众

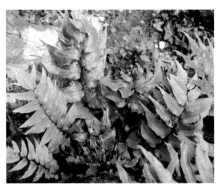

尖耳贯众、细齿贯众蕨

科属：鳞毛蕨科贯众属

形态：植株高25~60厘米。根茎直立，密被披针形棕色鳞片。叶簇生，叶柄长12~35厘米，基部直径2~4毫米，禾秆色，腹面有浅纵沟，有狭卵形及披针形棕色鳞片，鳞片边缘有小齿，上部秃净；叶片披针形或宽披针形，先端渐尖，基部略狭，一回羽状；羽片12~18对，互生，略斜向上，柄极短，镰状披针形；叶为纸质，腹面光滑，背面疏生披针形棕色小鳞片或秃净；孢子囊位于中脉两侧各成2行；囊群盖圆形，盾状，边缘全缘。

生境：生于海拔800~2000米林下或潮湿的岩石山。

药用部位：根茎

拉丁名：*Cyrtomium balansae* (Christ) C. Chr.

▶ 粗茎鳞毛蕨

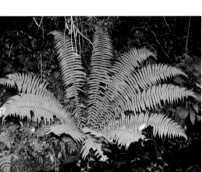

野鸡膀子

科属：鳞毛蕨科鳞毛蕨属

形态：植株高达1米。根状茎粗大，直立或斜升。叶簇生；叶柄、连同根状茎密生鳞片，鳞片膜质或厚膜质，淡褐色至栗棕色，具光泽，下部鳞片一般较宽大，卵状披针形或狭披针形，边缘疏生刺突，向上渐变成线形至钻形而扭曲的狭鳞片；叶轴上的鳞片明显扭卷，线形至披针形，红棕色；囊群盖圆肾形或马蹄形，几乎全缘，棕色，稀带淡绿色或灰绿色，膜质，成熟时不完全覆盖孢子囊群。孢子具周壁。

生境：生于较为潮湿山地林下或林缘。

药用部位：根状茎及叶柄

拉丁名：*Dryopteris crassirhizoma* Nakai

▶ 乌蕨

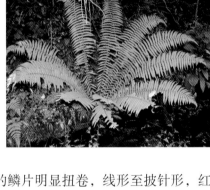

乌韭、大叶金花草、小叶野鸡尾、蟏蚱参等

科属：鳞毛蕨科肖乌蕨属

形态：植株高达65厘米。根状茎短而横走，粗壮，密被赤褐色的钻状鳞片。叶近生，禾秆色至褐禾秆色，有光泽圆，上面有沟，除基部外，通体光滑；叶片披针形，羽片15~20对，互生，密接，下部的相距4~5厘米，有短柄，斜展，卵状披针形，叶脉上面不显，下面明显，在小裂片上为二叉分枝。孢子囊群边缘着生，每裂片上1枚或2枚，顶生1~2条细脉上；囊群盖灰棕色，革质，半杯形，宽，与叶缘等长，近全缘或多少啮蚀，宿存。

生境：生海拔200~1900米林下或灌丛中阴湿地。

药用部位：全草

拉丁名：*Stenoloma chusanum* Ching

▶ 凤丫蕨

日本凤丫蕨

科属：裸子蕨科凤丫蕨属

形态：植株高60~120厘米。叶柄，禾秆色或栗褐色，基部以上光滑；叶片和叶柄等长或稍长，长圆三角形，二回羽状；顶羽片较其下的为大，有长柄；羽片和小羽片边缘有向前伸的疏矮齿。叶脉网状，在羽轴两侧形成2~3行狭长网眼，网眼外的小脉分离，小脉顶端有纺锤形水囊，不到锯齿基部。叶干后纸质，上面暗绿色，下面淡绿色，两面无毛。孢子囊群沿叶脉分布，几达叶边。

生境：生湿润林下和山谷阴湿处，海拔100~1300米。

药用部位：全草

拉丁名：*Coniogramme japonica* (Thunb.) Diels

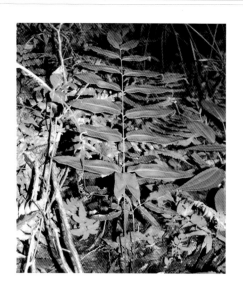

▶ 金毛裸蕨

科属：裸子蕨科金毛裸蕨属

形态：植株高（10~）20~50厘米。根状茎粗短，横卧或斜升，密覆锈黄色长钻形鳞片。叶丛生或近生，圆柱形，亮栗褐色，从基部向上密被淡棕色长绢毛；叶片披针形，一回奇数羽状复叶；羽片同形，开展或斜上，彼此有阔的间隔分开或接近，卵形或长卵形，钝头，基部圆形或有时略微心形，少有上侧耳状突出，有柄，全缘，互生；叶软草质，干后上面褐色，疏被灰棕色绢毛，下面密被棕黄色绢毛。

生境：生于海拔800~3000米灌丛石上。

药用部位：全草

拉丁名：*Gymnopteris vestita* (Presl) Underw.

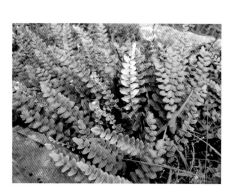

▶ 三角金毛裸蕨

金毛裸蕨

科属：裸子蕨科金毛裸蕨属

形态：植株高20~40厘米。根状茎粗短，横走或斜升，密被亮的淡棕色狭披针形鳞片。叶丛生；叶片三角状披针形或长圆披针形，二回羽状复叶（顶部为一回羽状）；羽片8~14对，基部一对稍大或略较短，中部以下的羽片披针形，互生，奇数羽状；侧生小羽卵状三角形或近戟形，钝头，上面褐绿色，略有一、二伏生绢毛，下面密覆初为淡棕色，后变为灰白色的长绢毛；叶轴和羽轴均被同样的毛。孢子囊群沿侧脉着生，隐没于绢毛下，不易见。

生境：生于海拔1900~3300米灌丛岩石上或缝隙中。

药用部位：全草

拉丁名：*Gymnopteris sargentii* Christ

▶ 书带蕨

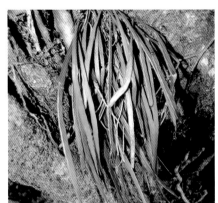
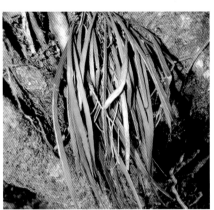
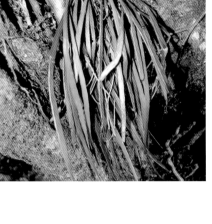

二条线蕨、金木兰

科属： 书带蕨科书带蕨属

形态： 根状茎横走，密被鳞片；鳞片黄褐色，具光泽，钻状披针形；叶近生，常密集成丛。叶柄短，纤细，下部浅褐色，基部被纤细的小鳞片；叶片线形；叶薄草质，叶边反卷，遮盖孢子囊群。孢子囊群线形，生于叶缘内侧，位于浅沟槽中；孢子长椭圆形，无色透明，单裂缝，表面具模糊的颗粒状纹饰。

生境： 附生于林中树干上或岩石上，海拔100~3200米。

药用部位： 全草

拉丁名： *Vittaria flexuosa* Fee

▶ 节肢蕨

科属： 水龙骨科节肢蕨属

形态： 附生植物。根状茎长而横走，粗约4~5毫米，通常被白粉，鳞片较密或较稀疏，披针形，淡黄色或灰白色，边缘具睫毛。叶远生；叶柄长约10~20厘米；叶片一回羽状，长约30~40厘米，宽约15~20厘米；羽片通常4~7对，近对生，羽片间彼此远离，相距达5~6厘米，羽片披针形，边缘全缘。孢子囊群圆形或两个汇生呈椭圆形，在羽片中脉两侧各多行，不规则分布；孢子具稀疏的小刺和疣状纹饰。

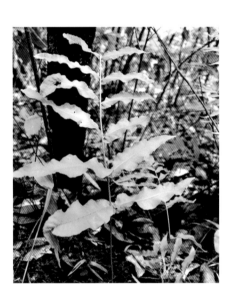

生境： 附生树干上或石上，海拔1000~2900米。

药用部位： 全草

拉丁名： *Arthromeris lehmanni* (Mett.) Ching

▶ 线蕨

科属： 水龙骨科线蕨属

形态： 植株高20~60厘米。根状茎长而横走，密生鳞片；鳞片褐棕色，卵状披针形，边缘有疏锯齿。叶远生，近二型；不育叶的叶柄长23.7 (6.5~48.5)厘米，禾秆色，基部密生鳞片；叶片长圆状卵形，一回羽裂深达叶轴；羽片或裂片6（3~11）对，对生或近对生，基部狭楔形而下延；能育叶和不育叶近同形，但叶柄较长；孢子囊群线形，斜展，在每对侧脉间各排列成一行，伸达叶边；无囊群盖。

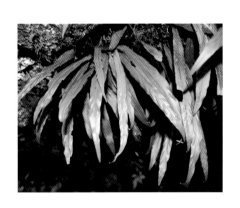

生境： 生于海拔100~2500米的山坡林下或溪边岩石上。

药用部位： 全草

拉丁名： *Colysis elliptica* (Thunb.) Ching

▶ 瓦韦

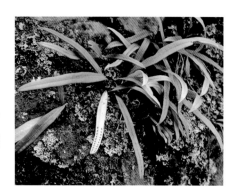

剑丹、小叶骨牌草、七星剑

科属：水龙骨科瓦韦属

形态：植株高约8~20厘米。根状茎横走，密被披针形鳞片；鳞片褐棕色，大部分不透明，仅叶边1~2行网眼透明，具锯齿。叶柄长1~3厘米，禾秆色；叶片线状披针形，中部最宽0.5~1.3厘米，基部渐变狭并下延，干后黄绿色至淡黄绿色，或淡绿色至褐色，纸质。主脉上下均隆起，小脉不见。孢子囊群圆形或椭圆形，彼此相距较近，成熟后扩展几密接，幼时被圆形褐棕色的隔丝覆盖。

生境：附生山坡林下树干或岩石上，海拔400~3800米。

药用部位：全草

拉丁名：*Lepisorus thunbergianus* (Kaulf.) Ching

▶ 紫柄假瘤蕨

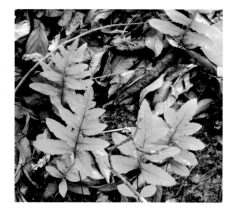

女金芦、地蜈蚣、小骨碎补

科属：水龙骨科假瘤蕨属

形态：接土生植物。根状茎细长而横走，密被鳞片；鳞片披针形，棕色，盾状着生处栗黑色，顶端渐尖，边缘具睫毛。叶远生；叶柄长10~20厘米，紫色，无毛；叶片长5~15厘米，宽5~10厘米，三角状卵形，羽状深裂或基部达全裂；裂片约3~6对，彼此远离，基部以狭翅相连，边缘具波状齿。叶脉明显，小脉网状，具棒状内藏小脉。叶纸质，两面无毛。孢子囊群圆形或椭圆形，在裂片(或羽片)中脉两侧各一行，居中或靠近中脉着生。

生境：通常生于松林下，海拔1900~2900米。

药用部位：全草

拉丁名：*Phymatopteris crenatopinnata* (C. B. Clarke) Pic. Serm.

▶ 金鸡脚假瘤蕨

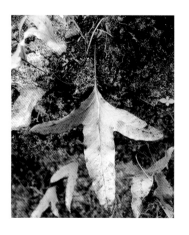

科属：水龙骨科假瘤蕨属

形态：土生植物。根状茎长而横走，密被鳞片；鳞片披针形，长约5毫米，棕色，边缘全缘或偶有疏齿。叶远生；叶柄的长短和粗细均变化较大，禾秆色，光滑无毛。叶片为单叶，形态变化极大，单叶不分裂，或戟状二至三分裂，通常中间裂片较长和较宽；叶纸质或草质，背面通常灰白色，两面光滑无毛。孢子囊群大，圆形，在叶片中脉或裂片中脉两侧各一行，着生于中脉与叶缘之间；孢子表面具刺状突起。

生境：通常生于松林下。

药用部位：全草

拉丁名：*Phymatopteris hastata* (Thunb.) Pic. Serm.

▶ 滇越水龙骨

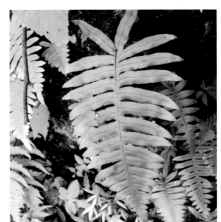
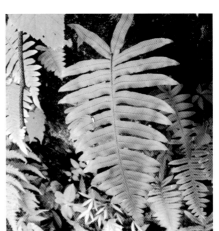

科属： 水龙骨科水龙骨属

形态： 附生植物。根状茎长而横走，密被鳞片；鳞片狭披针形，淡黄色，两侧全缘，基部阔，盾状着生，边缘有细齿。叶远生；叶柄长约10~15厘米，禾秆色；叶片卵状披针形，羽状深裂；裂片约20~30对，披针形，边缘有缺刻状浅齿，上部裂片近平展。叶脉网状，裂片的侧脉和小脉不明显。叶草质，干后淡绿色，表面疏被针状白毛，背面密被极短的柔毛或毛被脱落后近光滑。孢子囊群圆形，在裂片中脉两侧各一行，较靠近中脉着生，无盖。

生境： 附生树干或岩石上，海拔600~1500米。

药用部位： 根茎、全草

拉丁名： *Polypodiodes bourretii* (C. Chr. et Tardieu) W. M. Chu

▶ 水龙骨

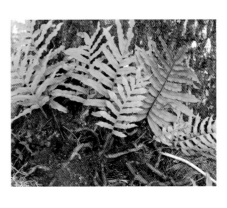

金星凤尾、宝剑草

科属： 水龙骨科水龙骨属

形态： 附生植物。根状茎长而横走，肉质，灰绿色，疏被鳞片；鳞片狭披针形，暗棕色，基部较阔，盾状着生，边缘有浅细齿。叶远生；叶柄长约5~15厘米，禾秆色；叶片卵状披针形至长椭圆状披针形，长可达40厘米，宽可达12厘米，羽状深裂，基部心形；裂片约15~25对。叶脉网状。叶草质，干后灰绿色，两面密被白色短柔毛或背面的毛被更密。孢子囊群圆形，在裂片中脉两侧各一行，着生于内藏小脉顶端，靠近裂片中脉着生。

生境： 附生树干上或石上。海拔1000~1600米。

药用部位： 根茎

拉丁名： *Rhizoma polypodiodis* Nipponicae

▶ 光石韦

科属： 水龙骨科石韦属

形态： 植株高25~70厘米。根状茎短粗，横卧，被狭披针形鳞片；叶近生，一型；叶柄长6~15厘米，木质，禾秆色，基部密被鳞片和长臂状的深棕色星状毛。叶片狭长披针形，长25~60厘米，中部最宽达2~5厘米，基部狭楔形并长下延，全缘，光滑，有黑色点状斑点。主脉粗壮，下面圆形隆起，上面略下陷，侧脉通常可见。孢子囊群近圆形，聚生于叶片上半部，无盖，幼时略被星状毛覆盖。

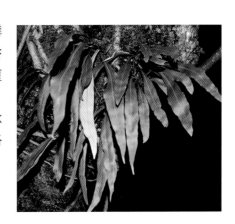

生境： 附生林下树干或岩石上，海拔400~1750米。

药用部位： 全草

拉丁名： *Pyrrosia calvata* (Baker) Ching

▶ 西南石韦

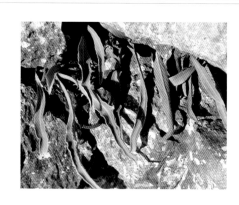

科属： 水龙骨科石韦属

形态： 植株高10~20厘米。根状茎略粗壮，横卧，密被狭披针形鳞片；鳞片幼时棕色，老时中部变黑色，边缘具细齿。叶近生，一型；叶柄长2.5~10厘米，禾秆色，基部着生处被鳞片；叶片狭披针形，中部最宽，基部以狭翅沿叶柄长下延，全缘，干后近革质，上面淡灰绿色，下面棕色，密被星状毛。孢子囊群均匀密布叶片下面，无盖，幼时被星状毛覆盖呈棕色，成熟时孢子囊开裂而呈砖红色。

生境： 附生林下树干上，或山坡岩石上，海拔1000~2900米。

药用部位： 全草

拉丁名： *Pyrrosia gralla* (Gies.) Ching

▶ 石韦

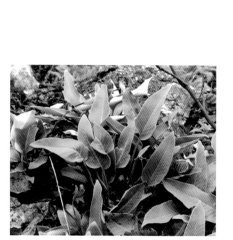

科属： 水龙骨科石韦属

形态： 植株通常高10~30厘米。根状茎长而横走，密被鳞片；叶远生，近二型；叶柄与叶片大小和长短变化很大，能育叶通常远比不育叶长得高而较狭窄。不育叶片近长圆形，下部1/3处为最宽，下面淡棕色或砖红色；主脉下面稍隆起。孢子囊群近椭圆形，在侧脉间整齐成多行排列，布满整个叶片下面，或聚生于叶片的大上半部，初时为星状毛覆盖而呈淡棕色，成熟后孢子囊开裂外露而呈砖红色。

生境： 附生于低海拔林下树干上，或稍干的岩石上，海拔100~1800米。

药用部位： 全草

拉丁名： *Pyrrosia lingua* (Thunb.) Farwell

▶ 庐山石韦

大石韦

科属： 水龙骨科石韦属

形态： 植株通常高20~50厘米。根状茎粗壮，横卧，密被线状棕色鳞片；叶近生，一型；叶柄粗壮，基部密被鳞片，向上疏被星状毛，禾秆色至灰禾秆色；叶片椭圆状披针形，近基部处为最宽，向上渐狭，渐尖头，顶端钝圆，基部近圆截形或心形，全缘，干后软厚革质。主脉粗壮，两面均隆起，侧脉可见，小脉不显。孢子囊群呈不规则的点状排列于侧脉间，布满基部以上的叶片下面，无盖，幼时被星状毛覆盖，成熟时孢子囊开裂而呈砖红色。

生境： 生于海拔800~2300米的岩石或树干上。

药用部位： 全草

拉丁名： *Pyrrosia sheareri* (Baker) Ching

扇蕨

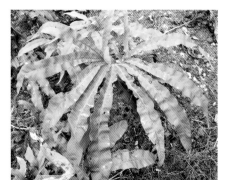

科属：水龙骨科扇蕨属

形态：植株高达65厘米。根状茎粗壮横走，密被鳞片；鳞片卵状披针形，长渐尖头，边远具细齿。叶远生；叶柄长30~45厘米；叶片扇形，长25~30厘米，宽相等或略超过，鸟足状掌形分裂，中央裂片披针形，长17~20厘米，宽2.5~3厘米，两侧的向外渐短，全缘，干后纸质，下面疏被棕色小鳞片。叶脉网状，网眼密，有内藏小脉。孢子囊群聚生裂片下部，紧靠主脉，圆形或椭圆形。

生境：生于海拔1500~2700米密林下或山崖林下。

药用部位：全草

拉丁名：*Neocheiropteris palmatopedata* (Baker) Christ

13

水龙骨科

友水龙骨

滇越水龙骨

科属：水龙骨科水龙骨属

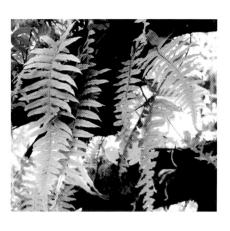

形态：附生植物。根状茎横走，密被鳞片；鳞片披针形，暗棕色，基部阔，盾状着生，上部渐尖，边缘有细齿。叶远生；叶柄禾秆色，光滑无毛；叶片卵状披针形，羽状深裂，基部略收缩，顶端羽裂渐尖；裂片披针形，顶端渐尖，边缘有锯齿，叶厚纸质，干后黄绿色，两面无毛；孢子囊群圆形，在裂片中脉两侧各一行，着生于内藏小脉顶端，位于中脉与边缘之间，无盖。

生境：生于海拔1000~2500米，附石上或大树干基部。

药用部位：全草

拉丁名：*Polypodiodes amoena* (Wall. ex Mett.) Ching

江南星蕨

福氏星蕨、大星蕨、大瓦韦

科属：水龙骨科星蕨属

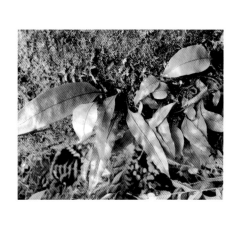

形态：附生，植株高30~100厘米。根状茎长而横走，顶部被鳞片；鳞片棕褐色，卵状三角形，顶端锐尖，基部圆形，有疏齿，筛孔较密，盾状着生，易脱落。叶远生；叶片线状披针形至披针形，顶端长渐尖，全缘，有软骨质的边；中脉两面明显隆起，侧脉不明显，小脉网状；叶厚纸质，两面无毛，幼时下面沿中脉两侧偶有极少数鳞片。孢子囊群大，圆形，沿中脉两侧排列成较整齐的一行或有时为不规则的两行，靠近中脉。孢子豆形，周壁具不规则褶皱。

生境：生于海拔500~2000米林下岩石上或树干上。

药用部位：全草

拉丁名：*Microsorum fortunei* (T. Moore) Ching

▶ **卵圆盾蕨**

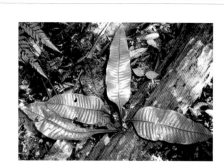

科属：水龙骨科盾蕨属

形态：植株高20~40厘米。根状茎横走，密生鳞片；卵状披针形，长渐尖头，边缘有疏锯齿。叶远生；叶片卵圆状，全缘或下部多少分裂，干后厚纸质，上面光滑，下面多少有小鳞片。主脉隆起，侧脉明显，开展直达叶边，小脉网状，有分叉的内藏小脉。孢子囊群圆形，沿主脉两侧排成不整齐的多行，或在侧脉间排成不整齐的一行，幼时被盾状隔丝覆盖。

生境：生于海拔650~2100米岩石面上或开旷的林下。

药用部位：全草

拉丁名：*Neolepisorus ovatus* (Bedd.) Ching f. *gracilis* Ching et Shing

▶ **黑桫椤**

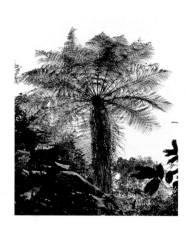

桫椤

科属：桫椤科黑桫椤属

形态：植株高1~3米，有短主干，或树状主干高达数米，顶部生出几片大叶。叶柄红棕色，略光亮，基部略膨大，粗糙或略有小尖刺，被褐棕色披针形厚鳞片；叶片大，一回、二回深裂以至二回羽状，沿叶轴和羽轴上面有棕色鳞片，下面粗糙；羽片互生，斜展，长圆状披针形，顶端长渐尖，有浅锯齿；小羽片约20对，互生，近平展，小羽条状披针形，基部截形，顶端尾状渐尖，边缘近全缘或有疏锯齿，或波状圆齿；叶为坚纸质，干后疣面褐绿色，下面灰绿色，两面均无毛。孢子囊群圆形，着生于小脉背面近基部处，无囊群盖，隔丝短。

生境：生于海拔95~1700米山坡林中、溪边灌丛。

药用部位：全草

拉丁名：*Alsophila podophylla* Hook.

▶ **肾蕨**

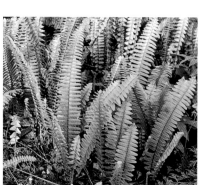

圆羊齿、篦子草、凤凰蛋、蜈蚣草、石黄皮

科属：肾蕨科肾蕨属

形态：附生或土生。根状茎直立，被蓬松的淡棕色长钻形鳞片，下部有粗铁丝状的匍匐茎向四方横展，匍匐茎棕褐色，匍匐茎上生有近圆形的块茎；叶簇生，叶片线状披针形或狭披针形，一回羽状，羽状多数，常密集而呈覆瓦状排列，披针形；叶坚草质或草质，干后棕绿色或褐棕色，光滑。孢子囊群成一行位于主脉两侧，肾形，少有为圆肾形或近圆形，生于每组侧脉的上侧小脉顶端，位于从叶边至主脉的1/3处；囊群盖肾形，褐棕色，边缘色较淡，无毛。

生境：生于海拔30~1500米溪边林下或绿化带。

药用部位：块根

拉丁名：*Nephrolepis auriculata* (L.) Trimen

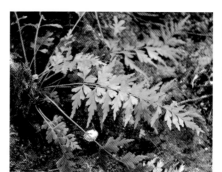

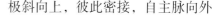

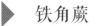

▶ 胎生铁角蕨

铁角蕨

科属：铁角蕨科铁角蕨属

形态：植株高20~45厘米。根状茎短而直立，密被鳞片；叶簇生；叶柄长10~20厘米；叶片阔披针形，长12~30厘米，宽4~7厘米，顶部渐尖，一回羽状；羽片8~20对，互生或下部的对生，近平展，有短柄；叶脉两面均明显，隆起呈沟脊状，侧脉二回二叉，间有二叉，基部上侧一至二脉常为多回二叉，极斜向上，彼此密接，不达叶边。叶近革质；孢子囊群线形，成熟时为褐棕色，极斜向上，彼此密接，自主脉向外行，几达叶边，在羽片上部的紧靠主脉，几与主脉平行。

生境：生于海拔600~2700米密林下潮湿岩石上或树干上。

药用部位：全草

拉丁名：*Asplenium indicum* Sledge

15

▶ 铁角蕨

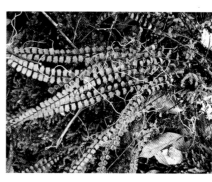

科属：铁角蕨科铁角蕨属

形态：植株高10~30厘米。根状茎短而直立，密被鳞片；叶多数，密集簇生；叶柄长2~8厘米，栗褐色，有光泽；叶片长线形，长渐尖头，基部略变狭，一回羽状；羽片约20~30对，基部的对生，向上对生或互生，平展，近无柄，中部羽片同大，上侧较大，偶或有小耳状突起，全缘；叶脉羽状，纤细，两面均不明显；叶纸质；孢子囊群阔线形，黄棕色，极斜向上，通常生于上侧小脉，每羽片有4~8枚，位于主脉与叶边之间，不达叶边；囊群盖阔线形，宿存。

生境：生于海拔400~3400米林下山谷中的岩石上或石缝中。

药用部位：全草

拉丁名：*Asplenium trichomanes* L.

▶ 云南铁角蕨

科属：铁角蕨科铁角蕨属

形态：植株高5~20厘米。根状茎直立，密被鳞片；叶密集簇生；叶柄纤细，红棕色或栗褐色，有光泽；叶片线形或线状披针形，两端渐狭，先端为深羽裂，或往往延伸成鞭状，着地生根，向下为一回羽状至二回羽状；下部的对生，向上互生，平展，无柄或有极短柄；叶草质；孢子囊群近椭圆形，棕色，斜展，生于小脉中部或下部，自主脉向外行，不达叶边，成熟后常满布于羽片下面；囊群盖近椭圆形，灰绿色，后变灰棕色，膜质，全缘，开向主脉，少数生于小脉下侧的开向叶边。

生境：生于海拔1100~3300米林下岩石缝隙中。

药用部位：全草

拉丁名：*Asplenium yunnanense* Franch

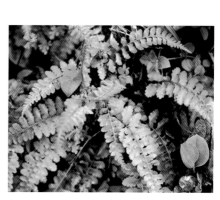

铁角蕨科

▶ **巢蕨**

科属：铁角蕨科巢蕨属

形态：植株高1~1.2米。根状茎直立，粗短，木质，深棕色，先端密被鳞片；叶簇生；柄长约5厘米，浅禾秆色，木质，干后下面为半圆形隆起，上面有阔纵沟，表面平滑而不皱缩，两侧无翅，基部密被线形棕色鳞片，向上光滑；叶片阔披针形，渐尖头或尖头，中部最宽，向下逐渐变狭而长下延，叶边全缘；叶厚纸质或薄革质；孢子囊群线形，生于小脉的上侧，自小脉基部外行约达1/2，彼此接近，叶片下部通常不育；囊群盖线形，浅棕色，厚膜质，全缘，宿存。

生境：成丛附生于海拔100~1900米雨林中树干上或岩石上。

药用部位：全草

拉丁名：*Neottopteris nidus* (L.) J. Sm.

▶ **倒挂铁角蕨**

铁角蕨、倒挂草

科属：铁角蕨科铁角蕨属

形态：植株高15~40厘米。根状茎直立或斜升，粗壮，黑色，全部密被鳞片或仅先端及较嫩部分密被鳞片；叶簇生；叶片披针形，一回羽状；羽片互生，平展，无柄，中部羽片同大，三角状椭圆形，钝头，基部不对称；叶脉羽状，纤细，两面均不见或隐约可见，小脉单一或二叉，极斜向上，不达叶边。叶草质至薄纸质，干后棕绿色或灰绿色，两面均无毛；孢子囊群椭圆形，棕色，极斜向上，远离主脉伸达叶边，彼此疏离；囊群盖椭圆形，淡棕色或灰棕色，有时沿叶脉着生处色较深，膜质，全缘，开向主脉。

生境：生于海拔600~2500米密林下或溪旁石上。

药用部位：全草

拉丁名：*Asplenium normale* Don

▶ **团羽铁线蕨**

团叶铁线蕨、翅柄铁线蕨

科属：铁线蕨属

形态：植株高8~15厘米。根状茎短而直立，被褐色披针形鳞片。叶簇生；柄长2~6厘米，纤细如铁丝，深栗色，有光泽，基部被同样的鳞片，向上光滑；叶片披针形，奇数一回羽状；羽片4~8对，下部的对生，上部的近对生，斜向上，具明显的柄，下部数对羽片大小几相等，团扇形或近圆形，基部对称，圆楔形或圆形，两侧全缘，上缘圆形；叶干后膜质，叶轴先端常延伸成鞭状，能着地生根，行无性繁殖。孢子囊群每羽片1~5枚；囊群盖长圆形或肾形，上缘平直，纸质，棕色，宿存。孢子周壁具粗颗粒状纹饰，处理后常保存。

生境：群生于海拔300~2500米湿润石灰岩脚、阴湿墙壁基部石缝中或荫蔽湿润的白垩土上。

药用部位：全草

拉丁名：*Adiantum capillus-junonis* Rupr.

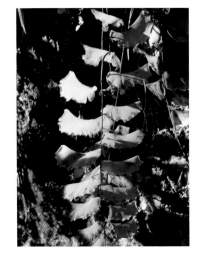

▶ 鞭叶铁线蕨

黑脚蕨、尾铁线蕨、大猪毛七

科属：铁线蕨科铁线蕨属

形态：植株高15~40厘米。根状茎短而直立，被深栗色、披针形、全缘的鳞片。叶簇生；柄长约6厘米，栗色，密被褐色或棕色多细胞的硬毛；叶片披针形，长15~30厘米，宽2~4厘米，向基部略变狭，一回羽状；羽片28~32对，互生，或下部的近对生，上缘及外缘深裂或条裂成许多狭裂片，下缘几通直而全缘，基部不对称；裂片线形，先端平截，边缘全缘。叶脉多回二歧分叉，两面可见。孢子囊群每羽片，5~12枚，囊群盖圆形或长圆形，褐色，被毛，上缘平直，全缘，宿存。

生境：生于海拔100~1500米林下或山谷石上及石缝中。

药用部位：全草

拉丁名：*Adiantum caudatum* L.

▶ 毛足铁线蕨

猪鬃草

科属：铁线蕨科铁线蕨属

形态：植株高25~60厘米。根状茎细长横走，被黑色披针形鳞片和棕色、多细胞的长茸毛。叶近生，叶片阔卵形，渐尖头，基部圆楔形，三至四回羽状；羽片5~7对，互生，斜展，有柄，三角状卵形，二至三回羽状；一回小羽片5~6对，互生，斜展，有柄，基部的较大，长卵形，圆钝头；末回小羽片二至四出，互生，两侧全缘；孢子囊群每羽片1~4枚；囊群盖圆形或圆肾形，前缘呈深缺刻状，褐色，膜质，全缘，宿存。

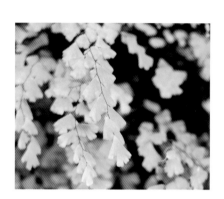

生境：生于海拔1700~2500米林下微酸性的湿润土。

药用部位：全草

拉丁名：*Adiantum bonatianum* Brause

▶ 苏铁蕨

苏铁

科属：乌毛蕨科苏铁蕨属

形态：植株高达1.5米。主轴直立或斜上，单一或有时分叉，黑褐色，木质，坚实，顶部与叶柄基部均密被鳞片；鳞片线形，长达3厘米，先端钻状渐尖，边缘略具缘毛，红棕色或褐棕色，有光泽，膜质。叶簇生于主轴的顶部，略呈二形；叶片椭圆披针形，

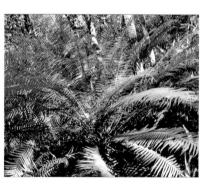

一回羽状；羽片30~50对，对生或互生，线状披针形至狭披针形；能育叶与不育叶同形，叶革质；孢子囊群沿主脉两侧的小脉着生，成熟时逐渐满布于主脉两侧，最终满布于能育羽片的下面。

生境：生于海拔450~1700米山坡向阳地方或林下。

药用部位：根茎

拉丁名：*Brainea insignis* (Hook.) J. Sm.

▶ 稀子蕨

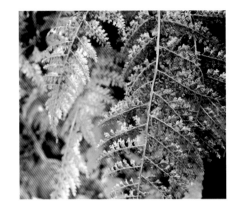

科属：稀子蕨科稀子蕨属

形态：根状茎粗而短，斜升。叶簇生，直立，柄长30~50厘米淡绿色或绿禾秆色，草质，密被锈色贴生的腺状毛，后渐变略光滑；叶片三角状长圆形，基部最宽，渐尖头，四回羽状深裂；羽片约15对，互生，几开展，有柄，彼此密接或向上部几呈覆瓦状，基部一对最大，近对生，或更长，几平展，长圆形，渐尖头，稍向上弯弓，基部近截形，对称，三回羽状深裂；一回小羽片约15对，上先出，平展，密接，有短柄，披针形，呈镰刀状，短渐尖，基部截形，对称，二回深羽裂；叶为膜质，干后褐绿色或褐色。孢子囊群小，每小裂片一个，近顶生于小脉上，位于裂片的中央。

生境：生于海拔500~2000米密林下。

药用部位：全草

拉丁名：*Monachosorum henryi* Christ

▶ 阴地蕨

一朵云、背蛇生、散血叶、破天云、独脚金鸡、独立金鸡、黄连七、鸡爪莲

科属：阴地蕨科阴地蕨属

形态：根状茎短而直立，有一簇粗健肉质的根。总叶柄短，细瘦，淡白色，干后扁平，营养叶片的柄细长，光滑无毛；叶片为阔三角形，短尖头，三回羽状分裂；侧生羽片3~4对，几对生或近互生，有柄，羽片长宽各约5厘米，阔三角形，短尖头，二回羽状；一回小羽片3~4对，有柄，几对生，一回羽状；末回小羽片为长卵形至卵形；叶干后为绿色，厚草质，遍体无毛，表面皱凸不平。叶脉不见。孢子叶有长柄，远远超出营养叶之上，孢子囊穗为圆锥状，2~3回羽状，小穗疏松，略张开，无毛。

生境：生于海拔800~2000米石缝、灌丛阴处。

药用部位：全草

拉丁名：*Botrychium ternatum* (Thunb.) Sw.

▶ 粉背蕨

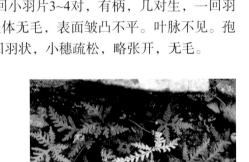

科属：中国蕨科粉背蕨属

形态：植株高20~50厘米。根状茎短而直立，顶端密被鳞片；鳞片质厚，中间黑色，边缘淡，棕色，披针形，先端长钻状。叶簇生，柄长10~30厘米，栗褐色，有光泽，基部疏被宽披针形鳞片，向上光滑；叶片三角状卵圆披针形，基部最宽；叶干后纸质或薄革质，上面淡褐绿色，光滑，下面被白色粉末；孢子囊群由多个孢子囊组成，汇合成线形；囊群盖断裂，膜质，棕色，边缘撕裂成睫毛状。

生境：生于海拔400~2000米林缘石缝中或岩石上。

药用部位：全草

拉丁名：*Aleuritopteris pseudofarinosa* Ching et S. K.

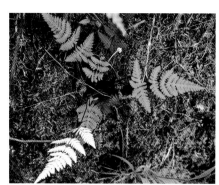

▶ 狭盖粉背蕨

科属：中国蕨科粉背蕨属

形态：植株高20~50厘米。根状茎短而直立，顶端的鳞片卵状披针形，先端渐尖，棕红色。叶簇生；柄长10~20厘米，棕红色、有光泽，下部疏被卵状披针形、先端钻形的鳞片，上部光滑；叶片长圆状披针形，叶干后纸质，上面光滑，叶脉不显，下面具白色粉末。羽轴、小羽轴与叶轴同色，光滑。孢子囊群圆形，成熟后汇合成线形；囊群盖狭，膜质，棕色、断裂，边缘全缘。

生境：生于海拔2700~3500米山坡或云冷杉林下石缝中。

药用部位：全草

拉丁名：*Aleuritopteris stenochlamys* Ching ex S. K.

▶ 紫萁

紫萁贯众、贯众

科属：紫萁科紫萁属

形态：植株高50~80厘米或更高。根状茎短粗，或成短树干状而稍弯。叶簇生，直立，禾秆色，幼时被密绒毛，不久脱落；叶片为三角广卵形，顶部一回羽状，其下为二回羽状；羽片3~5对，对生，长圆形，基部一对稍大，向上部稍小，顶生的同形，有柄，基部往往有1~2片的合生圆裂片，或阔披形的短裂片，边缘有均匀的细锯齿。叶脉两面明显。孢子叶（能育叶）同营养叶等高，或经常稍高，羽片和小羽片均短缩，小羽片变成线形，沿中肋两侧背面密生孢子囊。

生境：生于海拔1000~2200米林下或溪边酸性土。

药用部位：根茎及残茎

拉丁名：*Osmunda japonica* Thunb.

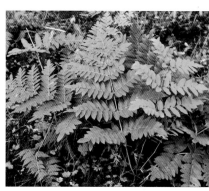
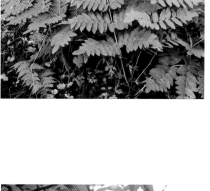

▶ 越南安息香

白花树

科属：安息香科安息香属

形态：乔木，高6~30米，树冠圆锥形，胸径8~60厘米。叶互生，纸质至薄革质，椭圆形、椭圆状卵形至卵形，长5~18厘米，宽4~10厘米，顶端短渐尖，基部圆形或楔形，边近全缘，圆锥花序，或渐缩小成总状花序花白色，种子卵形，栗褐色，密被小瘤状突起和星状毛。花期4—6月，果熟期8—10月。

生境：垂直分布在海拔100~2000米，喜生于气候温暖、较潮湿、土壤疏松而肥沃、土层深厚、微酸性、排水良好的山坡或山谷、疏林中或林缘。

药用部位：树脂

拉丁名：*Styrax tonkinensis* (Pierre) Craib ex Hartw.

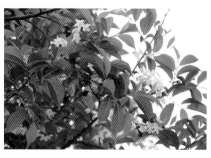

▶ 象腿蕉

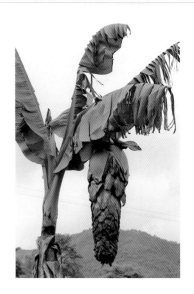

象腿芭蕉

科属：芭蕉科象腿蕉属

形态：多年生草本，基茎粗壮膨大，似象腿，故名象腿蕉。叶片长圆形，长1.4~1.8米，宽50~60厘米，先端具尾尖，基部楔形，光滑无毛；叶柄短。基茎周长至100厘米左右就可进入花期了，花期不定。总状花序，顶生，呈倒钩状，苞片绿色，宿存，刚开放时花苞片向外张开如莲座。果序下垂，幼果自粉绿变黄红色就成熟了。成熟时籽是黑色。单果内含籽50粒左右。

生境：生于海拔800~1100米的平坝、山地，尤喜生于沟谷两旁的缓坡地带

药用部位：根、根汁、假茎

拉丁名：*Ensete glaucum* (Roxb.) Cheesm.

▶ 地涌金莲

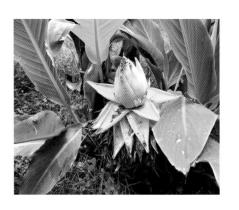

千瓣莲花、地金莲、不倒金刚、地莲花

科属：芭蕉科地涌金莲属

形态：多年生草本植物，丛生，植株一般高1米以下。地上部分由叶鞘层层重叠、形成螺旋状排列，如树杆状，称之为假茎。叶片浓绿色，长椭圆形，顶端锐尖，形似芭蕉叶，长约50厘米，宽可达20厘米。花期较长，可达250天左右，花黄色；有花2列，每列4~5花；种子大，扁球形，宽6~7毫米，黑褐色或褐色，光滑，腹面有大而白色的种脐。

生境：多为人工种植，种于海拔1500~2500米的田边地埂上。

药用部位：花、茎汁

拉丁名：*Musella lasiocarpa* (Franch.) C. Y. Wu ex H. W. Li

▶ 芭蕉

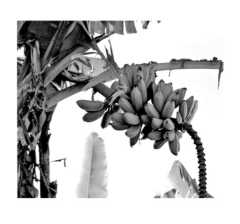

甘蕉、天苴、板蕉、大叶芭蕉、大头芭蕉、芭蕉头

科属：芭蕉科芭蕉属

形态：植株高2.5~4米。叶片长圆形，先端钝，基部圆形或不对称，叶面鲜绿色，有光泽；叶柄粗壮；花序顶生，下垂；苞片红褐色或紫色；雄花生于花序上部，雌花生于花序下部；浆果三棱状，长圆形，长5~7厘米，具3~5棱，近无柄，肉质，内具多数种子。种子黑色，具疣突及不规则棱角，宽6~8毫米。

生境：人工栽种于庭院或房屋周围。

药用部位：根、假茎、叶、花

拉丁名：*Musa basjoo* Sieb. & Zucc.

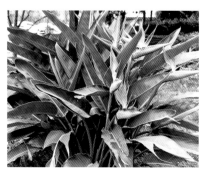

▶ **鹤望兰**

极乐鸟
科属：芭蕉科鹤望兰属

形态：多年生草本，无茎。叶片长圆状披针形，长25~45厘米，宽约10厘米，顶端急尖，基部圆形或楔形，下部边缘波状；叶柄细长。花数朵生于一约与叶柄等长或略短的总花梗上，下托一佛焰苞；佛焰苞舟状，长达20厘米，绿色，边紫红，萼片披针形，长7.5~10厘米，橙黄色，箭头状花瓣基部具耳状裂片，和萼片近等长，暗蓝色；雄蕊与花瓣等长；花药狭线形，花柱突出，柱头3。花期：冬。

生境：人工栽培于庭院。

药用部位：全草

拉丁名：*Strelitzia reginae* Aiton

▶ **白花丹**

总管、千里及、鸟面马、白雪花
科属：白花丹科白花丹属

形态：常绿半灌木，高约1~3米，直立，多分枝；叶薄，通常长卵形。穗状花序通常含25~70枚花；苞片狭长卵状三角形至披针形；花萼先端有5枚三角形小裂片，花冠白色或微带蓝白色。子房椭圆形，蒴果长椭圆形，淡黄褐色；种子红褐色。花期10月至翌年3月。果期12月至翌年4月。

生境：适宜温暖湿润气候，不耐寒，常生于气候炎热的地区，多见于阴湿的小沟边或村边路旁旷地。

药用部位：全草

拉丁名：*Plumbago zeylanica* L.

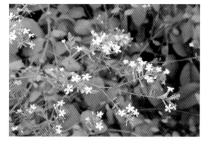

▶ **对叶百部**

大百部、野天门冬根、山百部
科属：百部科百部属

形态：块根通常纺锤状，长达30厘米。茎常具少数分枝，攀援状，叶对生或轮生，极少兼有互生，卵状披针形、卵形或宽卵形，基部心形，顶端渐尖至短尖，纸质或薄革质；花单生或2~3朵排成总状花序，生于叶腋或偶而贴生于叶柄上，苞片小，披针形，花被片黄绿色带紫色脉纹，子房小，卵形，花柱近无。蒴果光滑，具多数种子。花期4—7月，果期(5—)7—8月。

生境：生于向阳处灌木林下、溪边、路边及山谷和阴湿岩石上。

药用部位：块根。

拉丁名：*Stemona tuberosa* L.

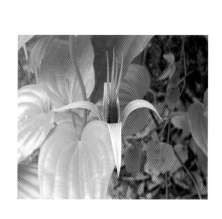

▶ 暗色菝葜

菝葜

科属：百合科菝葜属

形态：为马甲菝葜的变种，攀援灌木。茎长1~2米，枝条具细条纹，无刺或少有具疏刺。叶通常革质，表面有光泽；总花梗一般长于叶柄，较少稍短于叶柄；花药近矩圆形；浆果熟时黑色。花期9—11月，果期次年11月。

生境：生于海拔600~2800米的林下、灌丛中、山坡阴处或峡谷。

药用部位：根茎

拉丁名：*Smilax lanceifolia* var. *opaca* A. DC.

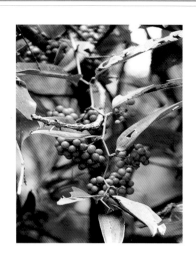

▶ 菝葜

金刚刺、金刚藤、乌鱼刺、铁菱角、土茯苓

科属：百合科菝葜属

形态：多年生落叶攀附植物。粗厚，坚硬，为不规则的块状。叶薄或坚纸质，圆形、卵形或其他形状，下面通常淡绿色，较少苍白色。生于叶尚幼嫩的小枝上，具十几朵或更多的花，常呈球形，花绿黄色，中花药比花丝稍宽，常弯曲；与雄花大小相似，有6枚退化雄蕊。熟时红色，有粉霜。花期2—5月，果期9—11月。

生境：生于海拔2000米以下的林下、灌丛中、路旁、河谷或山坡上。

药用部位：根茎

拉丁名：*Smilax china* L.

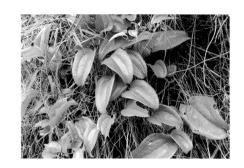

▶ 穿鞘菝葜

抱茎菝葜、菝葜、刺菝葜

科属：百合科菝葜属

形态：攀援灌木。茎长可达7米，通常疏生刺。叶革质，卵形或椭圆形；叶柄基部两侧具耳状的鞘，有卷须，脱落点位于近中部；鞘外折或近直立，作穿茎状抱茎。圆锥花序长5~17厘米，具10~30个伞形花序，花序轴常多少呈回折状；伞形花序每2~3个簇生或近轮生于轴上；花黄绿色，稍带淡红色；雌花与雄花近等大；浆果直径约4~6毫米，熟时暗红色，具粉霜。花期4月，果期10月。

生境：生于海拔1500米以下的林中或灌丛下。

药用部位：全草

拉丁名：*Smilax perfoliata* Lour.

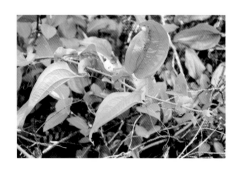

▶ 粉背菝葜

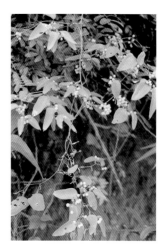

菝葜、土茯苓

科属：百合科菝葜属

形态：攀援灌木。茎长3~9米，枝条有时稍带四棱形，无刺。叶革质，卵状矩圆形、卵形至狭椭圆形，长5~14厘米，宽2~4.5（~7）厘米，先端短渐尖，基部近圆形，边缘多少下弯，下面苍白色；伞形花序腋生，具10~20朵花；花绿黄色，花被片直立，不展开；浆果直径6~7毫米，熟时暗红色。花期5—7月，果期12月。

生境：生于海拔1300米以下的疏林中或灌丛边缘。

药用部位：根茎

拉丁名：*Smilax hypoglauca* Benth.

▶ 马甲菝葜

菝葜

科属：百合科菝葜属

形态：攀援灌木。茎长1~2米，枝条具细条纹，无刺或少有具疏刺。叶通常纸质，卵状矩圆形、狭椭圆形至披针形，主支脉浮凸；叶柄具狭鞘，一般有卷须，脱落点位于近中部。伞形花序通常单个生于叶腋，具几十朵花，极少两个伞形花序生于一个共同的总花梗上；花序托稍膨大，果期近球形；花黄绿色；浆果直径6~7毫米，有1~2粒种子。种子无沟或有时有1~3道纵沟。花期10月至次年3月，果期10月。

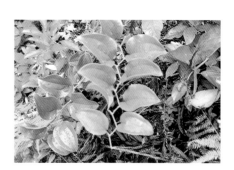

生境：生于海拔600~2800米的林下、灌丛中、山坡阴处或峡谷。

药用部位：根茎

拉丁名：*Smilax lanceifolia* Roxb.

▶ 牛尾菜

草菝葜、白须公、软叶菝葜

科属：百合科菝葜属

形态：为多年生草质藤本。茎长1~2米，中空，有少量髓，干后凹瘪并具槽。叶比上种厚，形状变化较大，长7~15厘米，宽2.5~11厘米，下面绿色，无毛；叶柄长7~20毫米，通常在中部以下有卷须。伞形花序总花梗较纤细，长3~5 (~10)厘米；小苞

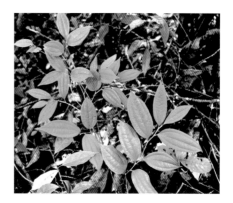

片长1~2毫米，在花期一般不落；雌花比雄花略小，不具或具钻形退化雄蕊。浆果直径7~9毫米。花期6—7月，果期10月。

生境：生于海拔1800米以下的林下、灌丛、山沟或山坡草丛中。

药用部位：全草

拉丁名：*milax riparia* A. DC.

▶ 托柄菝葜

短柄菝葜、土茯苓、金刚藤

科属：百合科菝葜属

形态：攀援灌木。茎长0.5~3米，疏生刺或近无刺。叶纸质，通常近椭圆形，基部心形，下面苍白色；叶柄长3~15毫米，脱落点位于近顶端，有时有卷须；鞘与叶柄等长或稍长，近半圆形或卵形，多少呈贝壳状。伞形花序生于叶尚幼嫩的小枝上，通常具几朵花；花序托稍膨大，有时延长，具多枚小苞片；花绿黄色。浆果直径6~8毫米，熟时黑色，具粉霜。花期4—5月，果期10月。

生境：生于海拔650~2100米的林下、灌丛中或山坡阴处。

药用部位：根茎

拉丁名：*Smilax discotis* Warb. in Bot.

▶ 无刺菝葜

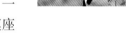

红萆薢

科属：百合科菝葜属

形态：攀援灌木。茎长1~5米，枝条平滑或稍粗糙，无刺。叶纸质或薄革质，通常卵形、矩圆状卵形或三角状披针形，干后一般暗绿色，下面苍白色；叶柄具狭鞘，脱落点位于近顶端，一般有卷须。伞形花序具几朵或更多的花；总花梗多少扁平，一般短于叶柄；花序托膨大，连同多枚宿存的小苞片多少呈莲座状；花淡绿色或红色；浆果直径5~7毫米，熟时蓝黑色。花期5—6月，果期12月。

生境：生于海拔1000~3000米的林下、灌丛中或山谷沟边。

药用部位：根茎

拉丁名：*Smilax mairei* Levl.

▶ 百合

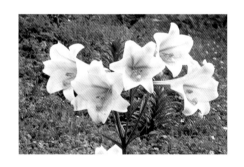

百合花、食用百合、药用百合

科属：百合科百合属

形态：多年生草本，鳞茎球形，直径2~4.5厘米；鳞片披针形，白色。茎高0.7~2米，有的有紫色条纹，有的下部有小乳头状突起。叶倒披针形至到卵形，全缘，两面无毛。花单生或几朵排成近伞形；花梗稍弯；花喇叭形，有香气，乳白色，外面稍带紫色，无斑点，向外张开或先端外弯而不卷；雄蕊向上弯；花药长椭圆形；子房圆柱形，柱头3裂。蒴果矩圆形，有棱，具多数种子。花期5—6月，果期9—10月。

生境：生于海拔300~2000米的山坡草丛中、疏林下、山沟旁、地边或村旁，也有栽培。

药用部位：鳞茎

拉丁名：*Lilium brownii* var. *viridulum* Baker

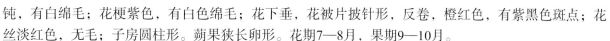

▶ 卷丹

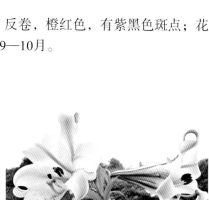

百合、野百合、川百合

科属：百合科百合属

形态：多年生草本，鳞茎近宽球形；鳞片宽卵形，白色。茎高0.8~1.5米，带紫色条纹，具白色绵毛。叶散生，矩圆状披针形或披针形，两面近无毛，先端有白毛，边缘有乳头状突起，上部叶腋有珠芽。花3~6朵或更多；苞片叶状，卵状披针形，先端钝，有白绵毛；花梗紫色，有白色绵毛；花下垂，花被片披针形，反卷，橙红色，有紫黑色斑点；花丝淡红色，无毛；子房圆柱形。蒴果狭长卵形。花期7—8月，果期9—10月。

生境：生于海拔400~2500米山坡灌木林下、草地、路边或水旁。

药用部位：鳞茎

拉丁名：*Lilium lancifolium* Thunb.

▶ 野百合

百合、山百合

科属：百合科科百合属

形态：多年生草本，鳞茎球形，直径2~4.5厘米；鳞片披针形，白色。茎高0.7~2米，有的有紫色条纹，有的下部有小乳头状突起。叶散生，披针形、窄披针形至条形，全缘，两面无毛。花单生或几朵排成近伞形；花梗稍弯；花喇叭形，有香气，乳白色，外面稍带紫色，无斑点，向外张开或先端外弯而不卷；雄蕊向上弯；花药长椭圆形；子房圆柱形，柱头3裂。蒴果矩圆形，有棱，具多数种子。花期5—6月，果期9—10月。

生境：生于海拔(100~) 600~2150米山坡、灌木林下、路边、溪旁或石缝中。

药用部位：鳞茎

拉丁名：*Lilium brownii* F.E.Br. ex Miellez

▶ 多斑豹子花

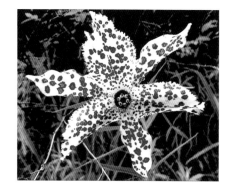

野百合、山贝母

科属：百合科豹子花属

形态：鳞茎卵形，白色。茎高35~100厘米，有乳头突起，少有光滑。叶轮生，每轮5~8枚，窄披针形至椭圆状披针形；花2~4朵排列成总状花序，白色或粉红色，下垂；外轮花被片椭圆形至卵状椭圆形，先端急尖，具紫红色斑块，全缘；内轮花被片卵形至宽椭圆形，基部均匀地布满紫红色斑点，向上斑点逐渐扩大成斑块，边缘有不整齐的锯齿；蒴果矩圆状卵形，淡褐色。花期6—7月，果期8—9月。

生境：生山坡杂木林下或林缘，海拔2800~4000米。

药用部位：根茎

拉丁名：*Nomocharis meleagrina* Franch.

▶ **葱**

大葱

科属：百合科葱属

形态：多年生草本，鳞茎单生，圆柱状，稀为基部膨大的卵状圆柱形，粗1~2厘米，有时可达4.5厘米叶圆筒状，中空，向顶端渐狭，花葶圆柱状，中空，高30~50 (~100) 厘米，伞形花序球状，多花，较疏散；花白色。种子黑色。花、果期4—7月。

生境：主要以人工种植为主，生于海拔200~3000米的向阳山地。

药用部位：鳞茎和种子

拉丁名：*Allium fistulosum* L.

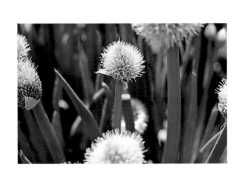

▶ **藠头**

藠子、藠白

科属：百合科葱属

形态：鳞茎数枚聚生，狭卵状，粗(0.5~) 1~1.5(~2) 厘米；鳞茎外皮白色或带红色，膜质，不破裂。叶2~5枚，具3~5棱的圆柱状，中空，近与花葶等长，粗1~3毫米，花葶侧生，圆柱状，高20~40厘米，下部被叶鞘；伞形花序近半球状，较松散；花淡紫色至暗紫色。花、果期为10—11月。

生境：主要以人工栽培为主，栽种于向阳、土质疏松的山坡地。

药用部位：全草

拉丁名：*Allium chinense* G. Don. Monogr. All

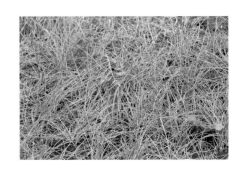

▶ **韭**

韭菜、壮阳草

科属：百合科葱属

形态：多年生草本，具倾斜的横生根状茎。鳞茎簇生，近圆柱状；叶条形，扁平，实心，比花葶短。花葶圆柱状，下部被叶鞘；伞形花序半球状或近球状，具多但较稀疏的花；花白色；花被片常具绿色或黄绿色的中脉；子房倒圆锥状球形，具3圆棱，外壁具细的疣状突起。花、果期7—9月。

生境：主要以人工栽培为主，适应性强，抗寒耐热，中国各地到处都有栽培。

药用部位：叶、花葶、花、种子

拉丁名：*Allium tuberosum* Rottl.

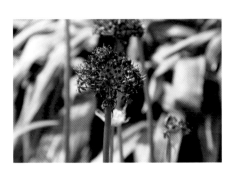

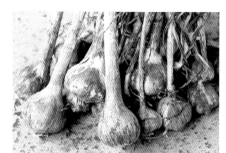

▶ **蒜**

大蒜、蒜头、独蒜、独头蒜

科属：百合科葱属

形态：鳞茎球状至扁球状，通常由多数肉质、瓣状的小鳞茎紧密地排列而成，外面被数层白色至带紫色的膜质鳞茎外皮。叶宽条形至条状披针形，扁平，先端长渐尖，花葶实心，圆柱状，高可达60厘米，中部以下被叶鞘；伞形花序密具珠芽，间有数花；花常为淡红色；花丝比花被片短，基部合生并与花被片贴生；子房球状；花柱不伸出花被外。花期7月。

生境：主要以人工种植为主，生于海拔200~3000米的向阳山地。

药用部位：鳞茎

拉丁名：*Allium sativum* L.

27

▶ **野葱**

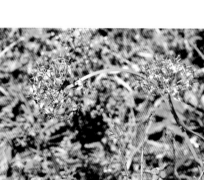
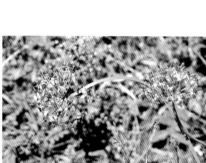

沙葱、山葱、麦葱

科属：百合科葱属

形态：对年生草本植物，假鳞茎圆柱状至狭卵状圆柱形粗0.5~1(~1.5) 厘米；鳞茎外皮红褐色至褐色，薄革质，常条裂。叶圆柱状，中空，比花葶短，花葶圆柱状，中空，高20~50厘米，下部被叶鞘；伞形花序球状，具多而密集的花；花黄色至淡黄色。花、果期7—9月。

生境：生于海拔2000~4500米的山坡草地

药用部位：全草

拉丁名：*Allium chrysanthum* Regel in Act. Hort.

▶ **大百合**

百合莲、百洼

科属：百合科大百合属

形态：多年生宿根草本小鳞茎卵形，高3.5~4厘米，直径1.2~2厘米，干时淡褐色。茎直立，中空，高1~2米，直径2~3厘米，无毛。叶纸质，网状脉；基生叶卵状心形或近宽矩圆状心形，茎生叶卵状心形。总状花序有花10~16朵，无苞片；花狭喇叭形，白色，里面具淡紫红色条纹；花被片条状倒披针形；子房圆柱形；蒴果近球形；种子呈扁钝三角形，红棕色，周围具淡红棕色半透明的膜质翅。花期6—7月，果期9—10月。

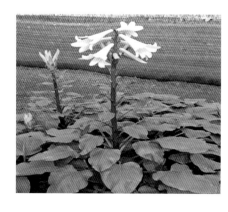

生境：生于海拔1450~2300米。生林下草丛中。

药用部位：鳞茎

拉丁名：*Cardiocrinum giganteum* (Wall.) Makino

▶ **吊兰**

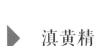

垂盆草、挂兰、钓兰、兰草、折鹤兰

科属：百合科吊兰属

形态：多年生草本，根状茎短，根稍肥厚。叶剑形，绿色或有黄色条纹。花葶比叶长，有时长可达50厘米，常变为匍枝而在近顶部具叶簇或幼小植株；花白色，常2~4朵簇生，排成疏散的总状花序或圆锥花序；花梗长7~12毫米；花被片长7~10毫米，3脉；雄蕊稍短于花被片；花药矩圆形，长1~1.5毫米，明显短于花丝，开裂后常卷曲。蒴果三棱状扁球形，长约5毫米，宽约8毫米，每室具种子3~5颗。花期5月，果期8月。

生境：原产非洲南部，全国各地广泛栽培。

药用部位：全草

拉丁名：*Chlorophytum comosum* (Thunb.) Baker

▶ **滇黄精**

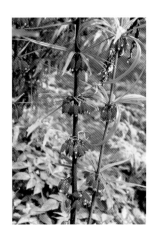

黄精、节节高、鸡头黄精

科属：百合科黄精属

形态：多年生草本，根状茎近圆柱形或近连珠状，结节有时作不规则菱状，肥厚，直径1~3厘米。茎高1~3米，顶端作攀援状。叶轮生，每轮3~10枚，条形、条状披针形或披针形，先端拳卷。花序具（1~）2~4（~6）朵花，总花梗下垂，花梗长0.5~1.5厘米，苞片膜质，微小，通常位于花梗下部；花被粉红色或白色，花丝丝状或两侧扁；浆果红色，具7~12颗种子。花期3—5月，果期9—10月。

生境：生于海拔700~3600米的林下、灌丛或阴湿草坡，有时生岩石上。

药用部位：根状茎

拉丁名：*polygonatum kingianum* Coll.

▶ **点花黄精**

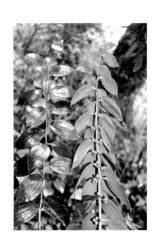

滇钩吻、树上黄精

科属：百合科黄精属

形态：多年生草本，根状茎多少呈连珠状，密生肉质须根。茎高（10~）30~70厘米，通常具紫红色斑点，有时上部生乳头状突起。叶互生，有时二叶可较接近，幼时稍肉质而横脉不显，老时厚纸质或近革质而横脉较显，常有光泽、卵形、卵状矩圆形至矩圆状披针形，先端尖至渐尖，具短柄。花序具2~6（~8)花，常呈总状，总花梗长上举而花后平展，苞片早落或不存在；花被白色，花被筒在口部稍缢缩而略呈坛状。浆果红色，具8~10余颗种子。花期4—6月，果期9—11月。

生境：生于海拔1100~2700米林下岩石上或附生树上。

药用部位：根状茎

拉丁名：*Polygonatum punctatum* Royle ex Kunth

▶ 多花黄精

黄精、节节高、姜状黄精、姜形黄精

科属：百合科黄精属

形态：多年生草本，根状茎肥厚，通常连珠状或结节成块，少有近圆柱形，直径1~2厘米。茎高50~100厘米。叶互生，椭圆形、卵状披针形至矩圆状披针形，少有稍作镰状弯曲，伞形花序；苞片微小，位于花梗中部以下，或不存在；花被黄绿色。浆果黑色，直径约1厘米，具3~9颗种子。花期5—6月，果期8—10月。

生境：生于海拔500~2100米的林下、灌丛或山坡阴处。

药用部位：根状茎

拉丁名：*Polygonatum cyrtonema* Hua in Journ de Bot.

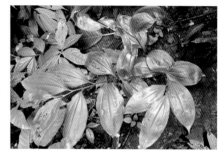
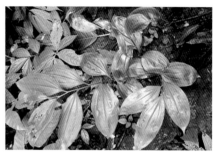

▶ 黄精

鸡头黄精、节节高黄鸡菜、笔管菜、爪子参、老虎姜、鸡爪参

科属：百合科黄精属

形态：多年生草本，根状茎圆柱状，结节膨大。茎高0.5~1.2米有时呈攀援状。叶轮生，每轮4~6枚，条状披针形，先端拳卷或弯曲成钩。花序通常具2~4朵花，似呈伞形状，俯垂；苞片位于花梗基部，膜质，钻形或条状披针形，具1脉；花被乳白色至淡黄色，花被筒中部稍缢缩。浆果，黑色，具4~7颗种子。花期5—6月，果期8—9月。

生境：生于海拔800~2800米林下、灌丛或山坡阴处。

药用部位：根状茎

拉丁名：*Polygonatum sibiricum* Delar

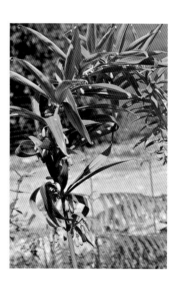

▶ 康定玉竹

小玉竹

科属：百合科黄精属

形态：根状茎细圆柱形，近等粗，直径3~5毫米。茎高8~30厘米。叶4~15枚，下部的为互生或间有对生，上部的以对生为多，顶端的常为3枚轮生，椭圆形至矩圆形，先端略钝或尖；花序通常具2(~3）朵花，俯垂；花被淡紫色，筒里面平滑或呈乳头状粗糙；花丝极短，子房长约1.5毫米，具约与之等长或稍短的花柱。浆果紫红色至褐色，直径5~7毫米，具1~2颗种子。花期5—6月，果期8—10月。

生境：生于海拔2500~3300米林下、灌丛或山坡草地。

药用部位：根茎

拉丁名：*Polygonatum prattii* Baker

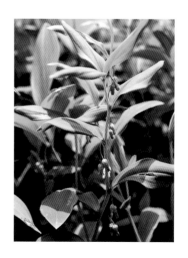

▶ 吉祥草

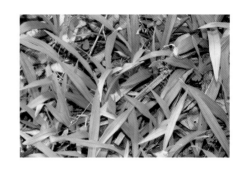

玉带草

科属：百合科吉祥草属

形态：多年生草本，茎粗2~3毫米，蔓延于地面，逐年向前延长或发出新枝，每节上有一残存的，顶端的叶簇由于茎的连续生长，株高约20厘米，地下根茎匍匐，节处生根，叶呈带状披针形，端渐尖，抽于叶丛，花内白色外紫红色，稍有芳香，花期8—9月。叶绿，丛生，宽线形，中脉下凹，尾端渐尖；茎呈根状，生根；花期9—10月，花淡紫色，直立，顶生；果鲜红色，球形。

生境：生于海拔170~3200米的阴湿山坡、山谷或密林下。

药用部位：全草

拉丁名：*Reineckia carnea* (Andr.) Kunth

▶ 开口箭

心不干、牛尾七、竹根参、包谷七、岩七

科属：百合科开口箭属

形态：多年生草本。根茎长圆柱形，绿色至黄色。叶基生，4~8枚；叶片倒披针形、条状披针形、条形；鞘叶2枚。穗状花序侧生，直立，密生多花；苞片卵状披针形至披针形，有几枚无花苞片簇生花序顶端；花被短钟状卵形，黄色或黄绿色，肉质；雄蕊6；子房球形，3室，花柱不明显，柱头钝三棱形，先端3裂。浆果球形，熟时紫红色，具1~3颗种子。花期4—6月，果期9—11月。

生境：生于海拔1100~3200米的林下或岩缝。

药用部位：根状茎

拉丁名：*Tupistra chinensis* Baker

▶ 海南龙血树

龙血树、小花龙血树

科属：百合科龙血树属

形态：乔木状，高在3~4米以上。茎不分枝或分枝，树皮带灰褐色，幼枝有密环状叶痕。叶聚生于茎、枝顶端，几乎互相套叠，剑形，薄革质，向基部略变窄而后扩大，抱茎，无柄。圆锥花序长在30厘米以上；花序轴无毛或近无毛；花每3~7朵簇生，绿白色或淡黄色；花被片长6~7毫米，下部约1/4~1/5合生成短筒；花药长约1.2毫米；花柱稍短于子房。浆果直径约1厘米。花期7月。

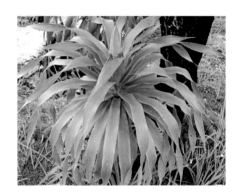

生境：人工栽培于庭院或花盆之中。

药用部位：树脂

拉丁名：*Dracaena cambodiana* Pierre ex Gagn.

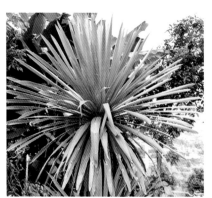
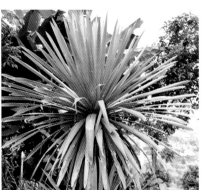

▶ 剑叶龙血树

龙血树

科属：百合科科龙血树属

形态：乔木状草本，高可达5~15米。茎粗大，分枝多，树皮灰白色，光滑，老干皮部灰褐色，片状剥落，幼枝有环状叶痕。叶聚生在茎、分枝或小枝顶端，互相套叠，剑形，薄革质，无柄。圆锥花序；花每2~5朵簇生，乳白色；花梗长 3~6毫米，关节位于近顶端；花被片长6~8毫米，下部约1/4~1/5合生；花丝扁平，上部有红棕色疣点；花药长约1.2毫米；花柱细长。浆果橘黄色，具1~3颗种子。花期3月，果期7—8月。

生境：生于海拔950~1700米的石灰岩上，是耐旱、嗜钙的树种。

药用部位：全草

拉丁名：*Dracaena cochinchinensis* (Lour.)

31

百合科

▶ 芦荟

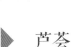

唐芦荟、中华芦荟、芦荟、油葱、象鼻草、斑纹芦

科属：百合科芦荟属

形态：多年生草本，茎短，直立。叶簇生顶部，螺旋状排列，有时为二列排列。叶子肥厚，叶片披针形。叶片浅绿色，有时有浅白色斑点大而明显。花为总状花序，高40~80厘米，花黄色，有时为紫色或带斑点，外有膜质苞片。花被筒状，子房上位。果为蒴果，三角形。花期7~8月。

生境：芦荟喜欢生长在排水性能良好，不易板结的疏松土质中。

药用部位：鲜叶汁液（根和花有小毒）

拉丁名：*Aloe vera* var. *chinensis* (Haw.)

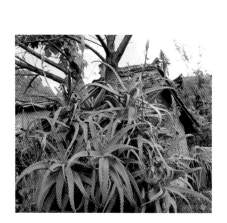

▶ 西南鹿药

竹叶菜

科属：百合科鹿药属

形态：植株高25~50厘米；根状茎为不规则的圆柱状或近块状，粗约1厘米。茎无毛，具4~9叶。叶纸质，矩圆状披针形或卵状披针形，先端尾状，基部圆形或近心形，两面无毛，有时背面脉上稍粗糙；圆锥花序无毛，花单生，玫瑰红色；花被片几乎完全离生，近椭圆形；子房长约1.5~2毫米，较花柱长3~4倍。浆果近球形或稍扁，熟时红色，具1~3颗种子。花期5月，果期9—10月。

生境：生于海拔2000~2600米的林下或潮湿的石缝。

药用部位：根茎或根

拉丁名：*Smilacina fusca* Wall.

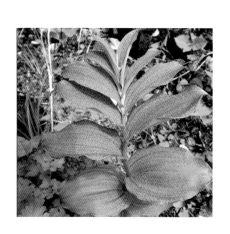

▶ 鹭鸶草

土洋参

科属：百合科鹭鸶草属

形态：根稍粗厚，多少肉质。叶条形或舌状，先端长渐尖，基部明显变窄，边缘有极细的锯齿，质软。花葶直立，高30~85厘米；总状花序或圆锥花序疏生多数花；花白色，常双生，逐一开放；花被片条形，均具3条脉，外轮3片稍窄于内轮3片；雄蕊叉开，花丝长8.5~12毫米；花药长13毫米，多少呈丁字状，基部的尾状附属物长2.5~3毫米，先端极锐尖；子房每室具4~11枚胚珠（通常为7~8枚）。花、果期7—10月。

生境：生于海拔1200~1900米的山坡上或林下草地。

药用部位：根

拉丁名：*Diuranthera major* Hemsl.

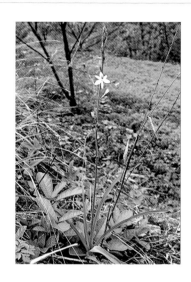

▶ 绵枣儿

科属：百合科绵枣儿属

形态：鳞茎卵形或近球形，鳞茎皮黑褐色。基生叶通常2~5枚，狭带状，柔软。花葶通常比叶长；总状花序长2~20厘米，具多数花；花紫红色、粉红色至白色，小；花被片近椭圆形、倒卵形或狭椭圆形；子房长1.5~2毫米，基部有短柄，表面多少有小乳突，3室，每室1个胚珠；花柱长约为子房的一半至2/3。果近倒卵形；种子1~3颗，黑色，矩圆状狭倒卵形。花、果期7—11月。

生境：生于海拔2600米以下的山坡、草地、路旁或林缘。

药用部位：鳞茎、全草

拉丁名：*Scilla scilloides* (Lindl.) Druce

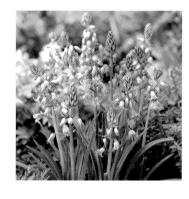

▶ 山菅

山菅兰、山猫儿、交剪草、山兰花、金交剪、山交剪

科属：百合科山菅属

形态：多年生草本，植株高可达1~2米；根状茎圆柱状，横走。叶狭条状披针形，基部稍收狭成鞘状，套叠或抱茎，边缘和背面中脉具锯齿。顶端圆锥花序，分枝疏散；花常多朵生于侧枝上端；花梗常稍弯曲，苞片小；花被片条状披针形，绿白色、淡黄色至青紫色；花药条形，比花丝略长或近等长，花丝上部膨大。浆果近球形，深蓝色，具5~6颗种子。花、果期3—8月。

生境：生于海拔1700米以下的林下、山坡或草丛中。

药用部位：茎、叶、根状茎；有毒

拉丁名：*Dianella ensifolia* (L.) DC.

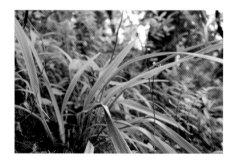

▶ 山麦冬

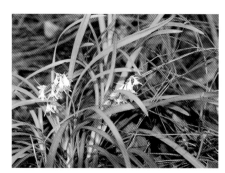

麦冬、大麦冬，土麦冬、麦门冬

科属：百合科山麦冬属

形态：多年生草本，植株丛生；根稍粗，有时分枝多，近末端处常膨大成矩圆形、椭圆形或纺锤形的肉质小块根；根状茎短，具地下走茎。叶条形，基部常包以褐色的叶鞘，上面深绿色，背面粉绿色，边缘具细锯齿。花葶通常长于或几等长于叶，花通常（2~）3~5朵簇生于苞片腋内；花被片矩圆形、矩圆状披针形，淡紫色或淡蓝色；种子近球形，直径约5毫米。花期5—7月，果期8~10月。

生境：生于海拔500~2500米的山坡、山谷林下、路旁或湿地。

药用部位：块根

拉丁名：*Liriope spicata* (Thunb.) Lour.

百合科

▶ 密齿天门冬

天冬、天门冬

科属：百合科白花丹属

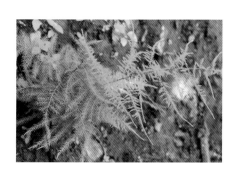

形态：多年生直立草本，高可达1米。根成纺锤状膨大。茎除基部外，具棱并密生软骨质齿，分枝也如此，但在末端或嫩枝上，软骨质齿渐趋减少以至消失。叶状枝通常每5~10枚成簇，近扁的圆柱形，略有几条棱，一般不具软骨质齿。雄花每1~3朵腋生，绿黄色；花丝中部以下贴生于花被片上。浆果熟时红色，通常有1~2颗种子。花期5—7月，果期10月。

生境：生于海拔1300~3500米的林下、山谷、溪边或山坡上。

药用部位：块根

拉丁名：*Asparagus meioclados* Levl.

▶ 细枝天门冬

科属：百合科天门冬属

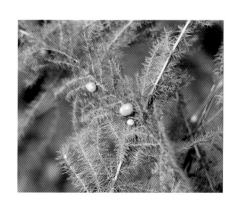

形态：攀援植物。茎圆柱形，平滑，节间长可达2~3厘米，分枝具棱并密生软骨质齿。叶状枝每4~8枚成簇，刚毛状，多少压扁，有不明显的3~4钝棱，长2~7毫米，粗约0.1~0.2毫米；鳞片状叶基部稍延伸为刺状距，无明显的硬刺。浆果直径4~5毫米，有1~2颗种子，果梗长约2毫米，关节位于近中部。果期11月。

生境：生于海拔1150~1350米的疏林下或开旷山坡上。

药用部位：根茎

拉丁名：*Asparagus trichoclados* (Wang et Tang)

▶ 羊齿天冬

滇百部、月牙一枝蒿，土百部、千锤打

科属：百合科天门冬属

形态：多年生直立草本，通常高50~70厘米。根成簇，纺锤状膨大。茎近平滑，分枝通常有棱。叶状枝每5~8枚成簇，扁平、镰刀状，有中脉；鳞片状叶基部无刺。花每1~2朵腋生，淡绿色，有时稍带紫色；花梗纤细；花药卵形；雌花和雄花近等大或略小。浆果直径5~6毫米，有2~3颗种子。花期5—7月，果期8—9月。

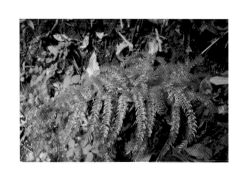

生境：生于海拔1200~3000米的丛林下或山谷阴湿处。

药用部位：块根

拉丁名：*Asparagus filicinus* D. Don

▶ 宝珠草

万寿竹

科属：百合科万寿竹属

形态：多年生草本，根状茎短，通常有长匍匐茎；根多而较细。茎高30~80厘米，有时分枝。叶纸质，椭圆形至卵状矩圆形，先端短渐尖或有短尖头。花淡绿色，1~2朵生于茎或枝的顶端；花被片张开，矩圆状披针形，脉纹明显，先端尖，基部囊状；花药长3~4毫米，与花丝近等长；花柱长3~4毫米，柱头3裂，向外弯卷，子房与花柱等长或稍短。浆果球形，黑色，有2~3颗种子。种子红褐色。花期5—6月，果期7—10月。

生境：生于海拔500~1600米的林下或山坡草地。

药用部位：根

拉丁名：*Disporum viridescens* (Maxim.) Nakai

▶ 万寿竹

白龙须、白毛七、白毛须、百尾笋

科属：百合科万寿竹属

形态：多年生草本，根状茎横出，质地硬，呈结节状；根粗长，肉质。茎高50~150厘米，上部有较多的叉状分枝。叶纸质，披针形至狭椭圆状披针形，先端渐尖至长渐尖，基部近圆形，有明显的3~7脉，下面脉上和边缘有乳头状突起，叶柄短。伞形花序有花3~10朵；花紫色；花被片斜出，倒披针形；雄蕊内藏，子房长约3毫米；浆果直径8~10~毫米，具2~3（~5）颗暗棕色种子，直径约5毫米。花期5—7月，果期8—10月。

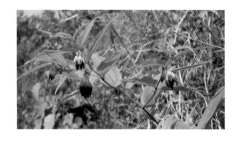

生境：生于海拔700~3000米的灌丛中或林下。

药用部位：根状茎

拉丁名：*Disporum cantoniense* (Lour.) Merr.

▶ **西南萱草**

萱草、黄花菜

科属：百合科萱草属

形态：根状茎较明显；根稍肉质，中下部有纺锤状膨大。叶长30~60厘米，宽10~21毫米。花葶与叶近等长，具假二歧状的圆锥花序；花3至多朵，花梗一般较长，长8~30毫米；苞片披针形，长5~25毫米，宽3~4毫米；花被金黄色或橘黄色，花被管长约1厘米，花被裂片长5.5~6.5厘米，内三片宽约1.5厘米。蒴果椭圆形，长约2厘米，宽约1.5厘米。花、果期6—10月。

生境：生长于海拔2300~3200米的松林下或草坡上。

药用部位：根、根茎

拉丁名：*Hemerocallis forrestii* Diels

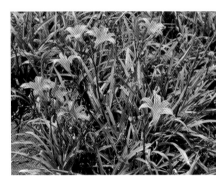

▶ **麦冬**

科属：百合科沿阶草属

形态：根较粗，中间或近末端常膨大成椭圆形或纺锤形的小块根；茎很短，叶基生成丛，禾叶状，边缘具细锯齿。花葶长6~15（~27）厘米，通常比叶短得多，总状花序具几朵至十几朵花；花被片常稍下垂而不展开，披针形，白色或淡紫色；种子球形，直径7~8毫米。花期5—8月，果期8—9月。

生境：生于海拔2000米以下的山坡阴湿处、林下或溪旁；

药用部位：块根

拉丁名：*Ophiopogon japonicus* (L. f.)

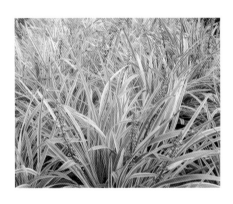

▶ **沿阶草**

麦门冬、铁韭菜

科属：百合科沿阶草属

形态：多年生草本，根纤细，近末端处有时具小块根；地下走茎长，节上具膜质的鞘。茎很短。叶基生成丛，禾叶状，边缘具细锯齿。总状花序，具几朵至十几朵花；花常单生或2朵簇生于苞片腋内；苞片条形或披针形，稍带黄色，半透明；花被片卵状披针形、披针形或近矩圆形，白色或稍带紫色；很短，花药狭披针形，常呈绿黄色；花柱细。种子近球形或椭圆形。花期6—8月，果期8—10月。

生境：生于海拔600~3400米的山坡、山谷潮湿处、沟边、灌木丛下或林下。

药用部位：全草、块根

拉丁名：*Ophiopogon bodinieri* Levl.

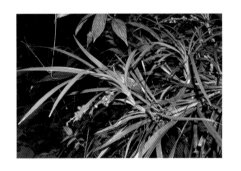

▶ 玉簪

科属：百合科玉簪属

形态：根状茎粗厚；叶卵状心形、卵形或卵圆形；先端近渐尖，基部心形，具6~10对侧脉；叶柄长20~40厘米。花葶高40~80厘米，具几朵至十几朵花；花的外苞片卵形或披针形，内苞片很小；花单生或2~3朵簇生，白色，芬香；花梗长约1厘米；雄蕊与花被近等长或略短，基部约15~20毫米贴生于花被管上。蒴果圆柱状，有3棱，长约6厘米，直径约1厘米。花、果期8—10月。

生境：生于海拔2200米以下的林下、草坡或岩石边，亦有人栽培。

药用部位：全草，根有小毒

拉丁名：*Hosta plantaginea* (Lam.) Aschers.

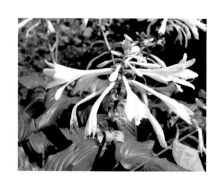

▶ 长药隔重楼

重楼、云南重楼、蚂蟥重楼

科属：百合科重楼属

形态：多年生草本，植株高35~90厘米；根状茎粗达8~20毫米。叶7~12枚，披针形至倒披针形，长5~15厘米，宽1~5厘米，很少狭至7毫米，先端具短尖头或渐尖，全缘，基部楔形，通常近无柄，极少具短柄。内轮花被片5枚，条形，长3.5~4.5厘米，与外轮花被片近等长或超过；雄蕊10~12枚，长约2~3.5厘米，花丝远比花药短，药隔突出部分长达6~16毫米，呈条状钻形，极少短至3毫米。花期5月。

生境：生于海拔（1400~）2000~3600米的林下或路边。

药用部位：根状茎。

拉丁名：*Paris polyphylla* var. *thibetica* H. Li

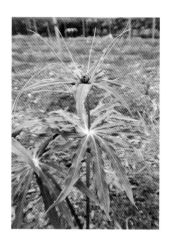

▶ 七叶一枝花

华重楼、独角莲、胶重楼

科属：百合科重楼属

形态：多年生草本，植株高35~100厘米，无毛；根状茎粗厚，外面棕褐色，密生多数环节和许多须根。茎通常带紫红色，叶（5~）7~10枚，矩圆形、椭圆形或倒卵状披针形，叶柄明显，带紫红色。花梗长5~16(30)厘米；花被片绿色，狭卵状披针形，通常反卷于花萼下，花药短，与花丝近等长或稍长；子房近球形，具棱，顶端具一盘状花柱基，花柱粗短，具(4~)5分枝。蒴果紫色。种子多数，具鲜红色多浆汁的外种皮。花期4—7月，果期8—11月。

生境：生于海拔1000~2200米的林下。

药用部位：根状茎

拉丁名：*Paris polyphylla* Sm.

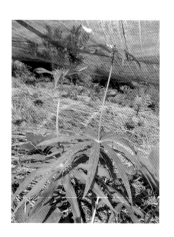

▶ **云南重楼**

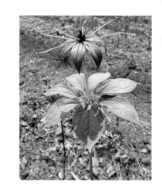

重楼、滇重楼、粉重楼、独角莲

科属：百合科重楼属

形态：多年生草本，叶轮生茎顶，4~13片，长椭圆形或椭圆状披针形，先端渐尖或短尖，全缘，基部楔形，膜质或薄纸质，绿色，有时下面带紫色；主脉3条基出。花单生顶端，花梗青紫色或紫红色；外列被片绿色，叶状花萼，花瓣黄色或黄绿色，线形；雄蕊数与花瓣片同，花丝扁平，花药线形，金黄色，子房上位，花柱短，向外反卷；胚珠每室多数。蒴果球形，熟时黄褐色，内含多数鲜红色卵形种子。花期4—7月。果期8—11月。

生境：生于海拔500~2800米的林缘、灌丛和草丛。

药用部位：根状茎、茎叶

拉丁名：*Paris yunnanensis* Franch.

百合科

柏科

▶ **散斑竹根七**

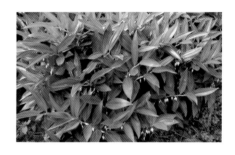

散斑假万寿竹

科属：百合科竹根七属

形态：根状茎圆柱状，粗3~10毫米。茎高10~40厘米。叶厚纸质、卵形、卵状披针形或卵状椭圆形，先端渐尖或稍尾状，基部通常近截形或略，带心形，具柄，花1~2朵生于叶腋，黄绿色，多少具黑色斑点，俯垂；花被钟形；浆果近球形，直径约8毫米，熟时蓝紫色，具2~4颗种子。花期5—6，果期9—10月。

生境：生于海拔1100~2900米的林下、荫蔽山谷或溪边。

药用部位：根状茎

拉丁名：*Disporopsis aspera* (Hua) Engl. ex Krause

▶ **侧柏**

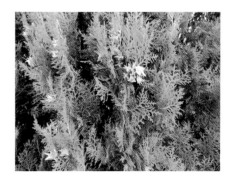

黄柏、香柏、扁柏

科属：柏科侧柏属

形态：乔木，高达20余米，胸径1米；叶鳞形，长1~3毫米，先端微钝，小枝中央的叶的露出部分呈倒卵状菱形或斜方形，背面中间有条状腺槽，两侧的叶船形，先端微内曲，背部有钝脊，尖头的下方有腺点。雄球花黄色，卵圆形；雌球花近球形，蓝绿色，被白粉。球果近卵圆形，前近肉质，蓝绿色，被白粉，成熟后木质，开裂，红褐色；种子卵圆形或近椭圆形，顶端微尖，灰褐色或紫褐色，稍有棱脊，无翅或有极窄之翅。花期3—4月，球果10月成熟。

生境：人工栽培物种，常见于海拔3300米以下的路边或房前屋后。

药用部位：根、茎、叶、果实、种子

拉丁名：*Platycladus orientalis* (L.) Franco

▶ 冲天柏

柏树、干香柏、云南柏、滇柏

科属：柏科柏木属

形态：乔木，高达25米，胸径80厘米；树干端直，树皮灰褐色，裂成长条片脱落；枝条密集，树冠近圆形或广圆形；小枝不排成平面，不下垂，一年生枝四棱形，雄球花近球形或椭圆形，花药黄色，药隔三角状卵形，中间绿色，周围红褐色，边缘半透明。球果圆球形，径1.6~3厘米，生于长达2毫米的粗壮短枝的顶端；种鳞4~5对，熟时暗褐色或紫褐色，被白粉，能育种鳞有多数种子；种子褐色或像褐色，两侧具窄翅。

生境：人工栽培于房前屋后或较为干旱的山坡。

药用部位：枝叶、果球

拉丁名：*Cupressus duclouxiana* Hickel

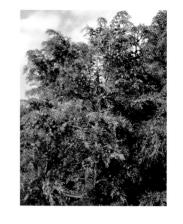

▶ 柔垂缬草

岩边香、蔓甘松

科属：败酱科缬草属

形态：细柔草本，高20~80厘米；植株稍多汁；根茎细柱状，具明显的环节；匍枝细长具有柄 的心形或卵形小叶。基生叶与匍枝叶同形，有时3裂，钝头，波状圆齿或全缘。茎生叶卵 形，羽状全裂，裂片3~7枚，疏离；顶端裂片卵形或披针形，钝头或渐尖，边缘具疏齿，侧裂片与顶裂片同形而依次渐小。花序顶生，或有时自上部叶腋出，伞房状聚伞花序，分枝细长。花淡红色。瘦果线状卵形，光秃，有时被白色粗毛。花期4—6月，果期5—8月。

生境：生于海拔 1000~3600米的林缘、草地、溪边等水湿条件较好之处。

药用部位：全草

拉丁名：*Valeriana flaccidissima* Maxim.

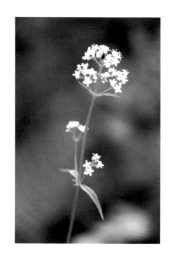

▶ 蜘蛛香

马蹄香、臭药

科属：败酱科缬草属

形态：多年生草本，植株高20~70厘米；根茎粗厚，块柱状，节密，有浓烈香味；茎1至数株丛生。基生叶发达，叶片心状圆形至卵状心形，边缘具疏浅波齿，被短毛或有时无毛，茎生叶不发达，下部的心状圆形，近无柄，上部的常羽裂，无柄。花序为顶生的聚伞花序。花白色或微红色，杂性；不育花药着生在极短的花丝上，花小，两性花较大，雌雄蕊与花冠等长。瘦果长卵形，两面被毛。花期5—7月，果期6—9月。

生境：生于海拔2500米以下的山顶草地、林中或溪边。

药用部位：根茎、全草

拉丁名：*Valeriana jatamansi* Jones

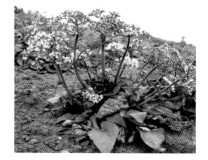

▶ 长蕊珍珠菜

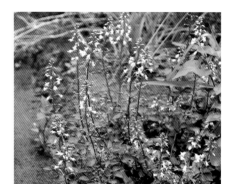

花白丹、刀口药、花汗菜、狗咬药

科属：报春花科珍珠菜属

形态：一年生草本，全体无毛。茎膝曲直立或上升，单一或基部分枝成簇生状，微具4棱，散生黑色腺点。叶互生，在茎基部有时近对生，叶片卵形或菱状卵形，全缘，干时膜质；总状花序顶生；花冠白色或淡红色，裂片近匙形或倒卵状长圆形，先端钝；子房疏被短毛，花柱细长，长达7毫米。蒴果球形，直径约4毫米。花期4—5月，果期6—7月。

生境：生于海拔1000~2300米山谷溪边、山坡草地湿润处。

药用部位：全草

拉丁名：*Lysimachia lobelioides* Wall.

▶ 鄂报春

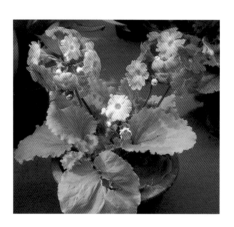

四季报春花、四季樱草

科属：报春花科报春花属

形态：多年生草本。根状茎粗短或有时伸长，向下发出棕褐色长根。叶卵圆形、椭圆形或矩圆形，边缘近全缘具小牙齿或呈浅波状而具圆齿状裂片，上面近于无毛或被毛，下面沿叶脉被多细胞柔毛；叶柄长，被白色或褐色的多细胞柔毛，基部增宽，多少呈鞘状。花葶1至多枚自叶丛中抽出，高6~28厘米；伞形花序2~13花；苞片线形至线状披针形；花萼杯状或阔钟状，外面被柔毛，花冠玫瑰红色，稀白色。蒴果球形。花期3—6月。

生境：生于海拔500~2200米林下、水沟边和湿润岩石上。

药用部位：全草

拉丁名：*Primula obconica* Hance

▶ 粉被灯台报春

报春花、粉报春

科属：报春花科报春花属

形态：多年生草本。根状茎极短，向下发出成丛之侧根和多数纤维状须根。叶椭圆形至椭圆状倒披针形，边缘具不整齐的三角形牙齿。花葶高25~50厘米，果期高可达100厘米，节上多少被粉，具伞形花序3~4轮，每轮具4~12花；苞片线形或线状披针形，花萼钟状；花紫红色；蒴果球形，与花萼等长。花期5—6月。

生境：生长于海拔2200~2500米山坡草地、水沟边和林下。

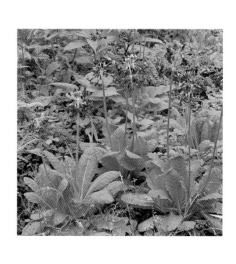

药用部位：全草

拉丁名：*Primula pulverulenta* Duuthie

▶ 点地梅

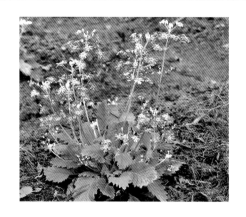

天星花、喉咙草、百花草、清明花

科属：报春花科点地梅属

形态：一年生或二年生草本。主根不明显，具多数须根。叶全部基生，叶片近圆形或卵圆形，边缘具三角状钝牙齿，两面均被贴伏的短柔毛；叶柄具柔毛。花葶通常数枚自叶丛中抽出，高4~15厘米，被白色短柔毛。伞形花序4~15花；花梗纤细，被柔毛并杂生短柄腺体；花萼杯状，密被短柔毛，分裂近达基部，裂片菱状卵圆形，具3~6纵脉，果期增大，呈星状展开；花冠白色，筒部短于花萼，喉部黄色，裂片倒卵状长圆形。蒴果近球形，果皮白色，近膜质。花期2—4月，果期5—6月。

生境：生于海拔500~2800米林缘、草地和疏林下。

药用部位：全草

拉丁名：*Androsace umbellata* (Lour.) Merr.

▶ 过路黄

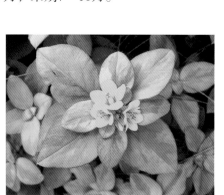

金钱草、真金草、走游草、铺地莲

科属：报春花科珍珠菜属

形态：匍匐草本，茎柔弱，平卧延伸，长20~60厘米，下部节间较短，常发出不定根；叶对生，卵圆形、近圆形以至肾圆形；花单生叶腋；花梗长1~5厘米，毛被多少具褐色无柄腺体；花萼长裂片披针形、椭圆状披针形以至线形或上部稍扩大而近匙形；花冠黄色，基部合生，裂片狭卵形以至近披针形，先端锐尖或钝，质地稍厚，具黑色长腺条；蒴果球形，无毛，有稀疏黑色腺条。花期5—7月，果期7—10月。

生境：生于海拔2500米以下的沟边、路旁阴湿处和山坡林下。

药用部位：全草

拉丁名：*Lysimachia christinae* Hance

▶ 临时救

聚花过路黄、黄花珠、大疮药

科属：报春花科珍珠菜属

形态：多年生草本，茎下部匍匐，节上生根，上部及分枝上升，圆柱形，密被多细胞卷曲柔毛；分枝纤细，有时仅顶端具叶。叶对生，叶片卵形、阔卵形以至近圆形，两面多少被具节糙伏毛，稀近于无毛，侧脉2~4对；具短叶柄；花2~4朵集生茎端和枝端成近头状的总状花序；花梗极短或长至2毫米；分裂近达基部，裂片披针形，背面被疏柔毛，花冠黄色，内面基部紫红色，基部合生5裂（偶有6裂）；蒴果球形。花期5—6月，果期7—10月。

生境：生于海拔2400米以下水沟边、田埂上和山坡林缘、草地等湿润处。

药用部位：全草

拉丁名：*Lysimachia congestiflora* Hemsl.

▶ 车前

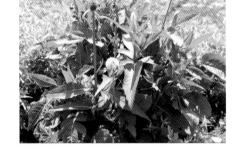

车前草、车轮草、猪耳草、蛤蟆叶

科属：车前草科车前属

形态：二年生或多年生草本。须根多数。根茎短，稍粗。叶基生呈莲座状，平卧、斜展或直立；叶片薄纸质或纸质，宽卵形至宽椭圆形，全缘或中部以下有锯齿。花序3~10个，直立或弓曲上升；花序梗长5~30厘米；花具短梗；花冠白色，无毛，冠筒与萼片约等长。蒴果纺锤状卵形、卵球形或圆锥状卵形，于基部上方周裂。种子5~6（~12）粒，卵状椭圆形或椭圆形；子叶背腹向排列。花期4—8月，果期6—9月。

生境：生于海拔3200米以下的草地、沟边、河岸湿地、田边、路旁或村边空旷处。

药用部位：全草

拉丁名：*Plantago asiatica* L.

▶ 川续断

续断、和尚头

科属：川续断科川续断属

形态：多年生草本植物，根圆柱状，黄褐色，稍肉质，茎直立，叶片琴状羽裂，茎生叶，中央裂片特长，披针形，先端渐尖，有疏粗锯齿，花序头状球形，着生在花序基部，叶状，花萼四棱，花冠管窄漏斗状，花冠白色或淡黄色，雄蕊明显超出花冠，花丝扁平，花药紫色，花柱短于雄蕊，柱头短棒状，子房下位，瘦果长倒卵形。花期8—9月，果期9—10月。

生境：生于海拔2000~3600米的林边、灌丛、草地。

药用部位：根茎

拉丁名：*Dipsacus asperoides* C. Y. Cheng et T. M. Ai

▶ 双参

山苦参、子母参、合合参、童子参、萝卜参

科属：川续断科双参属

形态：柔弱多年生直立草本，高20~45厘米；主根红棕色，常二歧，稍肥厚，略呈纺锤形，成对生长。茎纤细，单一，直立，微四棱形，具沟，被白色长柔毛和糙毛，有时夹有腺毛。叶对生，基部相连；下部叶轮廓倒卵形至倒卵状披针形，边缘锯齿状或具钝齿。花成疏松顶生二歧聚伞圆锥花序；花冠白色带粉红色；子房下位；瘦果包于囊苞内，果时囊苞4裂，裂片先端直尖；无曲钩。花、果期7—10月。

生境：生于海拔2000~3000米的山谷林下、林缘、草坡等处。

药用部位：块根

拉丁名：*Triplostegia glandulifera* Wall. ex DC.

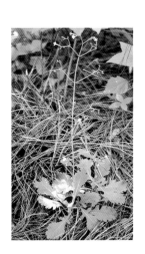

▶ 白苞筋骨草

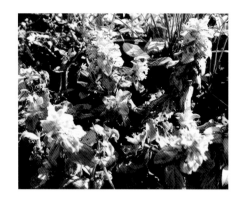

甜格缩缩草

科属：唇形科筋骨草属

形态：多年生草本，具地下走茎。茎粗壮，直立，四棱形，具槽，沿棱及节上被白色具节长柔毛。叶柄具狭翅，基部抱茎，边缘具缘毛；叶片纸质，披针状长圆形；穗状聚伞花序由多数轮伞花序组成；苞叶大，向上渐小，白黄、白或绿紫色，卵形或阔卵形，花萼钟状或略呈漏斗状；花冠白、白绿或白黄色，具紫色斑纹，狭漏斗状；小坚果倒卵状或倒卵长圆状三棱形，背部具网状皱纹，腹部中间微微隆起，具一大果脐，而果脐几达腹面之半。花期7—9月，果期8—10月。

生境：生于海拔1800~2600米的草地、灌丛。

药用部位：全草

拉丁名：*Ajuga lupulina* Maxim.

▶ 留兰香

总绿薄荷、香花菜、香薄荷、青薄荷、血香菜、狗肉香、土薄荷

科属：唇形科薄荷属

形态：多年生草本。茎直立或匍匐，钝四棱形，具槽及条纹；叶无柄或近于无柄，卵状长圆形或长圆状披针形，草质；轮伞花序生于茎及分枝顶端，间断但向上密集的圆柱形穗状花序；小苞片线形，长过于花萼，花萼钟形，花冠淡紫色，两面无毛，冠筒长2毫米，冠檐具4裂片，裂片近等大，上裂片微凹。雄蕊4枚，花丝丝状，无毛，花药卵圆形，花盘平顶。子房褐色，无毛。花期7—9月。

生境：生于海拔2500米以下潮湿向阳的水沟、房屋前后。

药用部位：全草

拉丁名：*Mentha spicata* Linn.

▶ 灯笼草

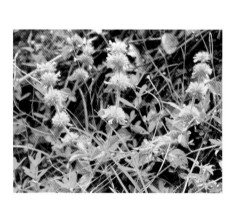

断血流、风轮草、土防风、绣球草

科属：唇形科风轮菜属

形态：直立多年生草本，高0.5~1米，多分枝，基部有时匍匐生根。茎四棱形。叶卵形，边缘具疏圆齿状牙齿，上面榄绿色，下面略淡，两面被糙硬毛；轮伞花序多花，圆球伏，沿茎及分枝形成宽而多头的圆锥花序；花梗长2~5毫米，密被腺柔毛。花萼圆筒形，花冠紫红色，花盘平顶。子房无毛。小坚果卵形，褐色，光滑。花期7—8月，果期9月。

生境：生于海拔3400米以下的山坡、路边、林下、灌丛中。

药用部位：全草

拉丁名：*Clinopodium polycephalum* (Vaniot) C. Y. Wu et Hsuan

▶ 风轮菜

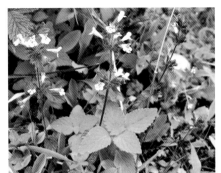

山薄荷、野薄荷、九层塔

科属：唇形科风轮菜属

形态：多年生草本。茎基部匍匐生根，上部上升，多分枝，高可达1米，四棱形；叶卵圆形，边缘具大小均匀的圆齿状锯齿，坚纸质；轮伞花序多花密集，半球状；花萼狭管状，常染紫红色；花冠紫红色；花盘平顶。子房无毛。小坚果倒卵形，黄褐色。花期5—8月，果期8—10月。

生境：生于海拔2000米以下的山坡、草丛、路边、沟边、灌丛、林下。

药用部位：全草

拉丁名：*Clinopodium chinense* (Benth.) O. Ktze.

▶ 长刺钩萼草

长刺钩萼

科属：唇形科钩萼草属

形态：直立草本，高35~80厘米；根茎略肥大，具须根。茎直立，钝四棱形，具槽；叶片卵状圆形或圆形，边缘有粗大具胼胝体的锯齿状圆齿，膜质；轮伞花序腋生，8至多花，疏松，苞片刺芒状，坚硬，先端呈钩状卷曲，无毛，长过于花冠。花萼管状，花冠白色，冠筒内藏；花盘杯状。小坚果三棱状长圆形，先端截形且被星毛，淡褐色。花期10—11月，果期11月。

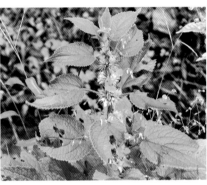

生境：生于海拔2000~2400米密林下、水沟边。

药用部位：根或全草

拉丁名：*Notochaete longiaristata* C. Y. Wu et H. W.

▶ 滇黄芩

黄芩、西南黄芩、小黄芩、条芩

科属：唇形科黄芩属

形态：多年生草本；根茎近垂直或斜行，肥厚，上部常分枝，分枝顶端生出1~2茎，下部亦常分叉。茎直立或匍匐，高12~26（~35）厘米，锐四棱形，略具4槽；叶草质，长圆状卵形或长圆形，茎下部者变小，茎中部以上渐大，顶端圆形或钝，基部圆形或楔形至浅心形，边缘离基以上有不明显的圆齿至全缘；花对生，排列成顶生长5~14厘米的总状花序，苞片向上渐小，披针状长圆形，花冠紫色或蓝紫色；成熟小坚果卵球形，黑色，具瘤，腹面近基部具一果脐。花期5—9月，果期7—10月。

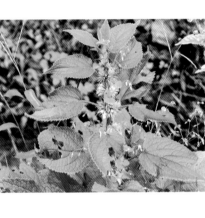

生境：生于海拔1300~3000米左右的云南松林下草地中。

药用部位：根茎

拉丁名：*Scutellaria amoena* C. H. Wright

唇形科

▶ 韩信草

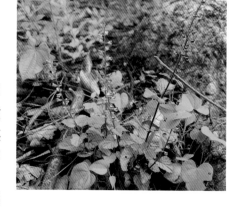

耳挖草、金茶匙、牙刷草

科属：唇形科黄芩属

形态：多年生草本；根茎短，向下生出多数簇生的纤维状根，向上生出1至多数茎。茎高12~28厘米，上升直立，四棱形；叶草质至近坚纸质，心状卵圆形或圆状卵圆形至椭圆形；花对生，在茎或分枝顶上排列成长4~8（~12）厘米的总状花序；苞片叶状，卵圆形，花冠蓝紫色，冠筒前方基部膝曲，花盘肥厚，前方隆起；子房柄短。花柱细长。子房光滑，4裂。成熟小坚果栗色或暗褐色，卵形，具瘤，腹面近基部具一果脐。花、果期2—6月。

生境：生于海拔2000米以下的山地或丘陵地、疏林下，路旁空地及草地上。

药用部位：全草

拉丁名：*Scutellaria indica* L.

▶ 火把花

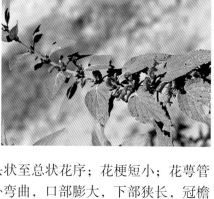

密蒙花、炮仗花、细羊巴巴花

科属：唇形科火把花属

形态：灌木，通常高1~2米，偶有达3米，直立或多少外倾。枝钝四棱形，密被锈色星状毛。叶卵圆形或卵状披针形，边缘有小圆齿，坚纸质；轮伞花序6~20花，常在侧枝上多数组成侧生簇状、头状至总状花序；花梗短小；花萼管状钟形；花冠橙红色至朱红色，外面疏被星状毛，内面无毛，向外弯曲，口部膨大，下部狭长，冠檐二唇形，上唇卵圆形，下唇开张裂片卵圆形；花盘平顶。子房具腺点。小坚果倒披针形，背腹压扁，一面膨起，先端具鸡冠状的膜质翅。花期8—11（12）月，果期11月至翌年1月。

生境：生于海拔1450~3000米多石草坡及灌丛中。

药用部位：花、花穗

拉丁名：*Colquhounia coccinea* Wall. var. *mollis* (Schlecht.) Prain

▶ 藿香

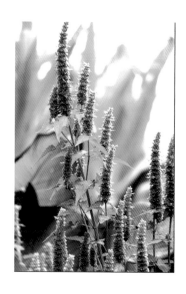

合香、苍告、山茴香

科属：唇形科藿香属

形态：多年生草本。茎直立，高0.5~1.5m，四棱形；叶心状卵形至长圆状披针形，向上渐小，先端尾状长渐尖，基部心形，稀截形，边缘具粗齿，纸质；轮伞花序多花，在主茎或侧枝上组成顶生密集的圆筒形穗状花序，花冠淡紫蓝色，子房裂片顶部具绒毛。成熟小坚果卵状长圆形，腹面具棱，先端具短硬毛，褐色。花期6—9月，果期9—11月。

生境：以人工种植为主，主要种植于海拔1500~2500米的房前屋后或沟边、路旁。

药用部位：地上部分

拉丁名：*Agastache rugosa* (Fisch. et Mey.) O. Ktze.

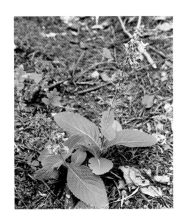

▶ 鸡脚参

山槟榔、化积药、山萝卜、地葫芦、直管花

科属：唇形科鸡脚参属

形态：多年生草本，根粗厚，木质。茎常丛生，高10~30厘米，直立，于基部分枝，茎、枝均钝四棱形，常带紫红色，密被长柔毛及混生的腺短柔毛，基部生叶或有时上部有1~2对叶。叶无柄，卵形，倒卵形或舌状，边缘具圆齿状锯齿，近基部几全缘，坚纸质；轮伞花序，彼此分离，排列成简单的总状花序；花冠浅红至紫色，小坚果球形，浅褐色，具极小的突起。花期3—10月，果期6月以后。

生境：生于松林下或草坡上，海拔1200~2900米。

药用部位：根

拉丁名：*Orthosiphon wulfenioides* (Diels) Hand.-Mazz.

▶ 金疮小草

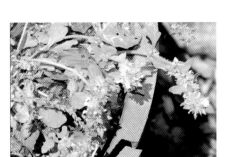

苦草、散血草、苦地胆

科属：唇形科筋骨草属

形态：一、二年生草本，平卧或上升，具匍匐茎，长10~20厘米，被白色长柔毛，幼嫩部分尤多，老茎有时紫绿色。基生叶很多，较茎生叶长且大。叶片纸质，匙形或倒卵状披针形，边缘具不整齐的波状圆齿或浅波状齿或几全缘；花轮具多花，排列成间断的穗状轮伞花序顶生，顶端的花轮密聚；花冠管状，淡蓝色或淡红紫色，子房无毛；小坚果倒卵状三棱形，背部具网状皱纹；花期3—7月，果期5—11月。

生境：生于海拔1400米的溪边、路边、田边及湿润的草坡。

药用部位：全草

拉丁名：*Ajuga decumbens* Thunb.

▶ 凉粉草

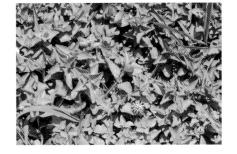

水香菜、水薄荷、小薄荷

科属：唇形科凉粉草属

形态：多年生草本，直立或匍匐。茎高15~100厘米，分枝或少分枝，茎、枝四棱形，有时具槽，被脱落的长疏柔毛或细刚毛。叶狭卵圆形至阔卵圆形或近圆形，边缘具或浅或深锯齿，纸质或近膜质；轮伞花序多数，组成间断或近连续的顶生总状花序；苞片圆形或菱状卵圆形，稀为披针形，稍超过或短于花，具短或长的尾状突尖，通常具色泽；花萼开花时钟形，花冠白色或淡红色；小坚果长圆形，黑色。花、果期7—10月。

生境：生于海拔2300米以下水沟边及干沙地草丛中。

药用部位：全草

拉丁名：*Mesona chinensis* Benth.

▶ 罗勒

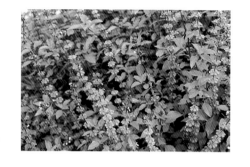

兰香、香菜、翳子草、矮糠、薰草、家佩兰

科属：唇形科罗勒属

形态：一年生草本，高20~80厘米，具圆锥形主根及自其上生出的密集须根，茎直立，钝四棱形，上部微具槽，基部无毛，上部被倒向微柔毛，绿色，常染有红色，多分枝。叶卵圆形至卵圆状长圆形，边缘具不规则牙齿或近于全缘；总状花序顶生于茎、枝上，冠淡紫色，或上唇白色下唇紫红色，小坚果卵珠形，黑褐色，有具腺的穴陷，基部有一白色果脐。花期通常7—9月，果期9—12月。

生境：多为栽培植物，生于海拔2300米以下的向阳处。

药用部位：全草

拉丁名：*Ocimum basilicum* L.

▶ 迷迭香

科属：唇形科迷迭香属

形态：灌木，高达2米。茎及老枝圆柱形，皮层暗灰色，不规则的纵裂，块状剥落，幼枝四棱形，密被白色星状细绒毛。叶常常在枝上丛生，具极短的柄或无柄，叶片线形；花近无梗，对生，少数聚集在短枝的顶端组成总状花序，花冠蓝紫色，花盘平顶，具相等的裂片。子房裂片与花盘裂片互生。花期11月。

生境：人工栽培或绿化道路两旁。

药用部位：叶或地上部分

拉丁名：*Rosmarinus officinalis* Linn

▶ 蜜蜂花

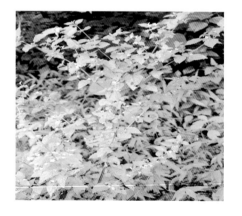

滇荆芥、土荆芥、小薄荷

科属：蜜蜂花属

形态：多年生草本，具地下茎。地上茎近直立或直立，分枝，四棱形，浅四槽；叶片卵圆形，边缘具锯齿状圆齿，草质；轮伞花序少花或多花，在茎、枝叶腋内腋生，疏离；苞片小，近线形，具缘毛；花梗长约2毫米，被短柔毛。花萼钟形；花冠白色或淡红色；花盘浅盘状，4裂。小坚果卵圆形，腹面具棱。花、果期6—11月。

生境：生于海拔600~2800米路旁、山地、山坡、谷地。

药用部位：全草

拉丁名：*Melissa axillaris* (Benth.) Bakh. f.

▶ 牛至

香薷、白花茵陈、香茹草、琦香、乳香草、香茹、土香薷、香炉草、接骨草

科属：唇形科牛至属

形态：多年生草本或半灌木，芳香；根茎斜生，其节上具纤细的须根，多少木质。茎直立或近基部伏地，多少带紫色，四棱形；叶具柄，叶片卵圆形或长圆状卵圆形，全缘或有远离的小锯齿；花序呈伞房状圆锥花序，开张，多花密集，由多数长圆状在果时多少伸长的小穗状花序所组成；花萼钟状，花冠紫红、淡红至白色，管状钟形，花柱略超出雄蕊，先端不相等2浅裂，裂片钻形。小坚果卵圆形，先端圆，基部骤狭，微具棱，褐色，无毛。花期7—9月，果期10—12月。

生境：生于海拔1800~3000米草丛、灌丛或林缘。

药用部位：全草

拉丁名：*Origanum vulgare* L.

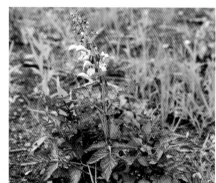

▶ 丹参

赤参、血参根、野苏子根、紫丹参、红根、红根赤参、血参、红丹参、红根、赤丹参

科属：唇形科鼠尾草属

形态：多年生直立草本；根肥厚，肉质，外面朱红色，内面白色，四棱形，具槽，密被长柔毛，多分枝。叶常为奇数羽状复叶，小叶卵圆形或椭圆状卵圆形或宽披针形，先端锐尖或渐尖，基部圆形或偏斜，边缘具圆齿，草质；轮伞花序6花或多花，下部者疏离，上部者密集，花萼钟形，带紫色，花冠紫蓝色，外被具腺短柔毛，尤以上唇为密；小坚果黑色，椭圆形，长约3.2厘米，直径1.5毫米。花期4—8月，花后见果。

生境：人工栽培于海拔1500~2800米。

药用部位：根

拉丁名：*Salvia miltiorrhiza* Bunge

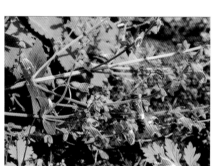

▶ 甘西鼠尾草

紫丹参、红秦艽

科属：唇形科鼠尾草属

形态：多年生草本；根木质，直伸，圆柱锥状，外皮红褐色。茎高达60厘米，自基部分枝，上升，丛生，上部间有分枝，密被短柔毛。叶有基出叶和茎生叶两种，均具柄，叶片三角状或椭圆状戟形，稀心状卵圆形，有时具圆的侧裂片，边缘具近于整齐的圆齿状牙齿，草质，上面绿色，被微硬毛，下面灰白色，密被灰白绒毛；轮伞花序2~4花，疏离，组成顶生长8~20厘米的总状花序，有时具腋生的总状花序而形成圆锥花序；花紫红色；小坚果倒卵圆形，灰褐色，无毛。花期5—8月。

生境：生于海拔2100~4050米林缘、路旁、灌丛下。

药用部位：根

拉丁名：*Salvia przewalskii* Maxim.

▶ **荔枝草**

雪见草、癞蛤蟆草、青蛙草、皱皮草

科属：唇形科鼠尾草属

形态：一年生或二年生草本；主根肥厚，向下直伸，有多数须根。茎直立，高15~90厘米，粗壮，多分枝；叶椭圆状卵圆形或椭圆状披针形，边缘具圆齿、牙齿或尖锯齿，草质；轮伞花序，多数，在茎、枝顶端密集组成总状或总状圆锥花序，苞片披针形，长于或短于花萼，花萼钟形，花冠淡红、淡紫、紫、蓝紫至蓝色，稀白色；小坚果倒卵圆形，成熟时干燥，光滑。花期4—5月，果期6—7月。

生境：生于海拔2800米以下山坡，路旁，沟边，田野潮湿的土壤上。

药用部位：全草

拉丁名：*Salvia plebeia* R. Br.

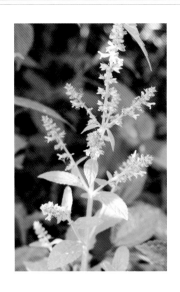

▶ **墨西哥鼠尾草**

紫柳、紫绒鼠尾草

科属：唇形科鼠尾草属

形态：多年生草本植物，株高约30~70厘米。茎直立多分枝，茎基部稍木质化。叶片柳状披针形，对生，上具绒毛，有香气。轮伞花序，顶生，花紫色，具绒毛，白至紫色。花期为秋冬季，果期为冬季。

生境：原产中南美洲，现为大部分地区绿化树种。

药用部位：全草

拉丁名：*Salvia divinorum* L.

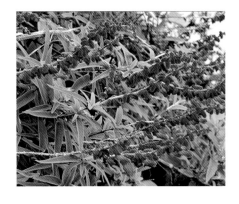

▶ **一串红**

爆仗红、拉尔维亚、象牙红、西洋红、洋赪桐

科属：唇形科鼠尾草属

形态：亚灌木状草本，高可达90厘米。茎钝四棱形，具浅槽，无毛。叶卵圆形或三角状卵圆形，边缘具锯齿；轮伞花序2~6花，组成顶生总状花序，苞片卵圆形，红色，花萼钟形，红色，花冠红色，冠筒筒状，直伸，在喉部略增大，冠檐二唇形，上唇直伸，略内弯，长圆形，花盘等大；小坚果椭圆形暗褐色，顶端具不规则极少数的皱褶突起，边缘或棱具狭翅，光滑。花期3—10月。

生境：原产巴西，主要栽培于海拔2200米以下的庭院。

药用部位：全草

拉丁名：*Salvia splendens* Ker-Gawl.

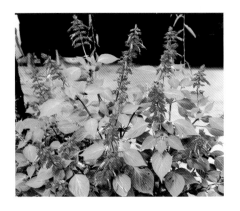

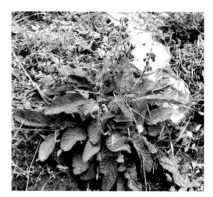
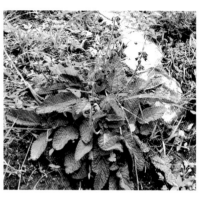

▶ 云南鼠尾草

紫丹参、小丹参、紫参、朱砂理肺散

科属：唇形科鼠尾草属

形态：多年生草本；根茎短缩而匍匐，向下生出块根及纤维状须根，块根通常2~3条，朱红色，纺锤形；茎直立，钝四棱形，具槽，密被平展白色长柔毛。叶通常基出，基出叶为单叶或三裂或为羽状复叶，茎生叶具短柄，叶片披针形或狭卵圆形或狭椭圆形；轮伞花序4~6花，疏离，组成长顶生总状花序或总状圆锥花序；花萼钟形；花冠蓝紫色；花盘前方略膨大。小坚果椭圆形，黑棕色，光滑。花期4—8月。

生境：生于海拔1800~2900米山坡草地、林边路旁或疏林干燥地上。

药用部位：全草

拉丁名：*Salvia yunnanensis* C. H. Wright

▶ 西南水苏

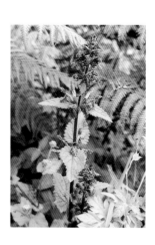

破布草、麻布草、野甘露、铁骡子、白根药

科属：唇形科水苏属

形态：多年生草本，高约50厘米，有在节上生须根的匍匐根茎。茎纤细，曲折，基部伏地，单一或多分枝，四棱形，具槽，在棱及节上被刚毛。茎叶三角状心形，边缘具圆齿，两面均被或疏或密的刚毛；轮伞花序，于枝顶组成不密集的穗状花序；苞片微小，线状披针形，花萼倒圆锥形，花冠浅红至紫红色，花盘杯状，具圆齿。子房褐色，无毛。小坚果卵珠形，棕色，无毛。花期通常7—11月，果期9—11月。

生境：适宜温暖湿润气候，不耐寒，常生于气候炎热的地区，多见于阴湿的小沟边或村边路旁旷地。

拉丁名：*Stachys kouyangensis* (Vaniot) Dunn

▶ 夏枯草

麦穗夏枯草、铁线夏枯草

科属：唇形科夏枯草属

形态：多年生草木；根茎匍匐，在节上生须根。茎高20~30厘米，上升，下部伏地，自基部多分枝，钝四棱形，其浅槽，紫红色，被稀疏的糙毛或近于无毛。茎叶卵状长圆形或卵圆形，边缘具不明显的波状齿或几近全缘，草质，无柄或具不明显的短柄。轮伞花序密集组成顶生穗状花序，花萼钟形，花冠紫、蓝紫或红紫色，花盘近平顶。子房无毛。小坚果黄褐色，长圆状卵珠形，微具沟纹。花期4—6月，果期7—10月。

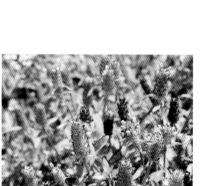

生境：生于路旁、草坡、灌丛及林缘等处，海拔达3200米。

药用部位：全草、果穗

拉丁名：*Prunella vulgaris* L.

▶ 毛萼香茶菜

黑头草、虎尾草、麻根、四棱蒿、火地花、沙虫药

科属：唇形科香茶菜属

形态：多年生草本或灌木，高0.5~3米，具匍匐茎。茎钝四棱形，具浅槽，常带紫红色，密被贴生微柔毛。叶对生，卵状椭圆形或卵状披针形，先端渐尖，基部阔楔形或近圆形骤然变狭，下延至叶柄上部，边缘具圆齿状锯齿或牙齿，有时全缘，坚纸质；穗状圆锥花序顶生及腋生，到处密被白色卷曲短柔毛，由密集多花的聚伞花序组成，聚伞花序具梗；花萼花时钟形，最初被灰白色绵毛，以后渐变少毛，花冠淡紫或紫色，小坚果卵形，污黄色。花期7—11月，果期11—12月。

生境：生于海拔2200米以下的山坡、路旁、林缘、林下及草丛中。

药用部位：叶、根

拉丁名：*Rabdosia eriocalyx* (Dunn) Hara

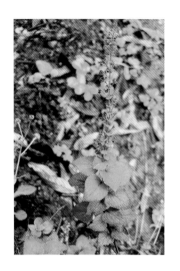

▶ 线纹香茶菜

茵陈草、熊胆草、土黄连、涩疙瘩

科属：唇形科香茶菜属

形态：多年生柔弱草本，基部匍匐生根，并具小球形块根。茎高15~100厘米，直立或上升，四棱形，具槽；茎叶卵形、阔卵形或长圆状卵形，边缘具圆齿；圆锥花序顶生及侧生，由聚伞花序组成；苞叶卵形，下部的叶状，花萼钟形，花冠白色或粉红色，具紫色斑点，冠筒直，花、果期8—12月。

生境：生于海拔500~2700米沼泽地上或林下潮湿处。

药用部位：全草

拉丁名：*Rabdosia lophanthoides* (Buch.-Ham. ex D. Don) Hara

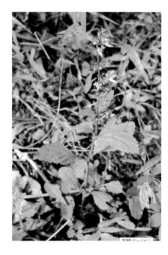

▶ 香茶菜

蛇总管、山薄荷、蛇通管、小叶蛇总管、母猪花头

科属：唇形科香茶菜属

形态：多年生、直立草本；根茎肥大，疙瘩状，木质，向下密生纤维状须根。茎高0.3~1.5米，四棱形，具槽；叶卵状圆形，卵形至披针形，边缘除基部全缘外具圆齿，草质；花序为由聚伞花序组成的顶生圆锥花序，疏散，聚伞花序多花，花萼钟形，外面疏生极短硬毛或近无毛，满布白色或黄色腺点，花冠白、蓝白或紫色，上唇带紫蓝色，花盘环状；成熟小坚果卵形，黄栗色，被黄色及白色腺点。花期6—10月，果期9—11月。

生境：生于海拔200~920米的林下或草丛中湿润处。

药用部位：地上部分

拉丁名：*Rabdosia amethystoides* (Benth.) Hara

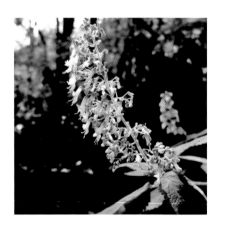

▶ 叶穗香茶菜

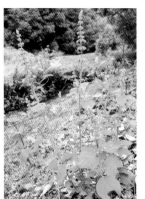

香茶菜

科属：唇形科香茶菜属

形态：灌木或半灌木，具直立的分枝。分枝四棱形，幼时密被平展疏柔毛，老时渐变少毛以至无毛。叶对生，卵形，有时心形，边缘具圆齿；聚伞花序生于主茎及分枝下部具较长的梗，而生于其上部的具较短的梗，着生于渐变小的苞叶腋内；苞叶叶状，超过聚伞花序，或在主茎及分枝先端的渐变小，呈苞片状，较聚伞花序短，苞片线形，极小；花梗与花萼等长或近无梗。花萼钟形，萼齿5，卵状三角形，花冠淡黄色或白色；小坚果圆状卵形，小，栗色。花期8—10月，果期10月。

生境：海拔1600~3000米的灌丛中或路边草坡上。

药用部位：全草

拉丁名：*Rabdosia phyllostachys* (Diels) Hara

▶ 东紫苏

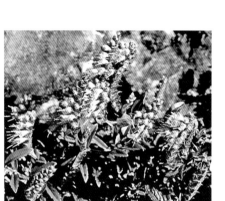

牙刷草、云松茶、凤尾茶、野山茶、小山茶、小叶茶、小香茶、小松毛茶、小香薷、山茶、山茶叶、映山红

科属：唇形科香薷属

形态：多年生草本，高25~30厘米。茎上升，基部多少伏地，有时具多数短枝；叶近无柄，在匍枝上的正常叶细小，倒卵形或长圆形；穗状花序单生于茎及枝顶端，花萼管状；花冠玫瑰红紫色，花柱超出雄蕊，先端微弯，近相等2裂，裂片线状钻形。小坚果长圆形，棕黑色。花期9—11月，果期12月至翌年2月。

生境：生于海拔1200~3000米松林下或山坡草地上。

药用部位：全草

拉丁名：*Elsholtzia bodinieri* Vaniot

▶ 光香薷

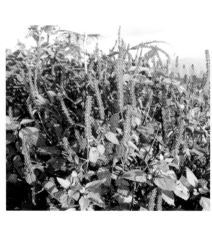

香薷、山香草

科属：唇形科香薷属

形态：灌木，高1.5~2.5米，小枝四棱形，具4槽；叶菱状披针形，穗状花序于茎、枝上顶生，长5~13厘米，细长，由具短梗多花的轮伞花序所组成，花萼钟形，花冠白色，冠檐二唇形，上唇直立，先端微缺，下唇开展，3裂，中裂片近圆形，边缘啮蚀状，侧裂片近三角形，先端钝。雄蕊4枚，花药卵圆形，2室。花柱超出雄蕊之上，先端近相等2深裂，裂片线形。小坚果长圆形，长约1毫米，淡褐色。花、果期10—11月。

生境：生于海拔1900~2400米山谷灌丛边或疏林下。

药用部位：全草

拉丁名：*Elsholtzia glabra* C. Y. Wu et S.

▶ 鸡骨柴

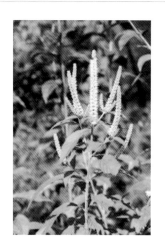

双翎草、瘦狗还阳草、山野坝、扫地茶

科属：唇形科香薷属

形态：直立灌木，高0.8~2米，多分枝。茎、枝钝四棱形，具浅槽，黄褐色或紫褐色，老时皮层剥落，变无毛，幼时被白色蜷曲疏柔毛。叶披针形或椭圆状披针形，叶柄极短或近于无；穗状花序圆柱状，顶生或腋生，花萼钟形，花冠白色至淡黄色；小坚果长圆形，腹面具棱，顶端钝，褐色，无毛。花期7—9月，果期10—11月。

生境：生于海拔1200~3200米的山谷侧边、谷底、路旁、开旷山坡及草地中。

药用部位：当年生枝叶和花序

拉丁名：*Elsholtzia fruticosa* (D. Don) Rehd.

▶ 密花香薷

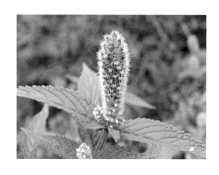

咳嗽草、野紫苏、萼果香薷

科属：唇形科香薷属

形态：多年生草本，茎高20~60厘米。密生须根。茎直立，自基部多分枝，分枝细长，茎及枝均四棱形，具槽，被短柔毛；叶长圆状披针形至椭圆形，边缘在基部以上具锯齿，草质；穗状花序长圆形或近圆形，长2~6厘米，宽1厘米，密被紫色串珠状长柔毛，由密集的轮伞花序组成；花萼钟状，花冠小，淡紫色；小坚果卵珠形，暗褐色，被极细微柔毛，腹面略具棱，顶端具小疣突起。花、果期7—10月。

生境：生于海拔1000~3000米的山坡及荒地。

药用部位：全草

拉丁名：*Elsholtzia densa* Benth.

▶ 四方蒿

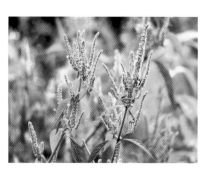

四棱蒿、黑头草、鸡肝散

科属：唇形科香薷属

形态：直立草本，高1~1.5米，茎、枝四棱形，具槽，密被短柔毛；叶椭圆形至椭圆状披针形，先端渐尖，基部狭楔形，边缘具锯齿；穗状花序顶生或腋生，具短梗，花萼圆柱形；花冠白色外面被平伏毛，内面近无毛，冠檐二唇形，上唇直立，先端微缺，下唇开展，3裂，中裂片近圆形，稍内凹，侧裂片半圆形，全缘。小坚果长圆形，黄褐色，光滑。花期6—10月，果期10—12月。

生境：生于海拔800~2500米林中旷处、林缘、沟边或路旁。

药用部位：全草

拉丁名：*Elsholtzia blanda* Benth.

▶ **香薷**

野芝麻、野芭子、山苏子、野紫苏

科属：唇形科香薷属

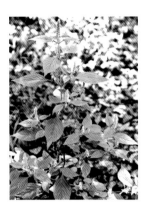

形态：一年或两年生直立草本，茎通常自中部以上分枝，钝四棱形，具槽；叶卵形或椭圆状披针形，边缘具锯齿；穗状花序，偏向一侧，由多花的轮伞花序组成；苞片宽卵圆形或扁圆形，花萼钟形，花冠淡紫色，冠筒自基部向上渐宽，至喉部宽约1.2毫米，冠檐二唇形，上唇直立，先端微缺，下唇开展，3裂，中裂片半圆形，侧裂片弧形，较中裂片短。小坚果长圆形，长约1毫米，棕黄色，光滑。花期7—10月，果期10月至翌年1月。

生境：生于海拔3400米以下路旁、山坡、荒地、林内、河岸。

药用部位：全草

拉丁名：*Elsholtzia ciliata* (Thunb.) Hyland.

唇形科

▶ **野拔子**

凉茶、野坝子、香苏草

科属：唇形科香薷属

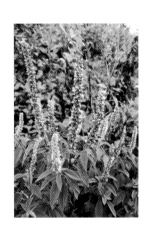

形态：草本至半灌木。茎高0.3~1.5米，多分枝，枝钝四棱形，密被白色微柔毛。叶卵形、椭圆形至近菱状卵形，边缘具钝锯齿，近基部全缘，坚纸质；穗状花序着生于主茎及侧枝的顶部，由具梗的轮伞花序所组成，位于穗状花序下部的轮伞花序疏散；花萼钟形，花冠白色，有时为紫或淡黄色；小坚果长圆形，稍压扁，长约1毫米，淡黄色，光滑无毛。花、果期10—12月。

生境：生于海拔1300~2800米的山坡草地、空旷地、路旁、林下或灌丛中。

药用部位：全草

拉丁名：*Elsholtzia rugulosa* Hemsl.

▶ **野草香**

野狗芝麻、狗尾草、狗尾巴草

科属：唇形科香薷属

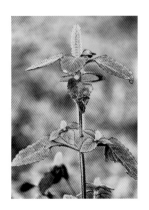

形态：一年生草本，高0.1~1米。茎、枝绿色或紫红色，钝四棱形，具浅槽；叶卵形至长圆形，先端急尖，基部宽楔形，下延至叶柄，边缘具圆齿状锯齿，草质；穗状花序圆柱形，于茎、枝或小枝上顶生，由多数密集的轮伞花序组成，苞片线形；花萼管状钟形，花冠玫瑰红色，冠筒向上渐宽，冠檐二唇形，上唇全缘或略凹缺，下唇开展，3裂，中裂片圆形，侧裂片半圆形，全缘。小坚果长圆状椭圆形，黑褐色，略被毛。花、果期8—11月。

生境：生于海拔400~2900米的田边、路旁、河谷两岸、林中或林边草地。

药用部位：全草或叶

拉丁名：*Elsholtzia cypriani* (Pavol.) C. Y. Wu et S.

▶ 野苏子

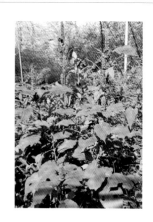

黄花香薷、木香薷

科属：唇形科香薷属

形态：直立半灌木，高0.6~2.6米。茎分枝，枝钝四棱形，具浅槽及细条纹，密被灰白色短柔毛。叶阔卵形或近圆形；穗状花序顶生或腋生，粗壮，具梗，由多花的轮伞花序组成；花萼钟形；花冠黄色，外面被白色柔毛及腺点，内面近基部具斜向间断髯毛毛环，冠筒向上渐宽，雄蕊4，花药卵圆形；子房无毛；小坚果长圆形，黑褐色。花期7—10月，果期9—11月。

生境：生于海拔1050~2900米开旷耕地、路边、沟谷旁、灌丛中或林缘。

药用部位：全草

拉丁名：*Pedicularis grandiflora* Fisch.

▶ 线叶白绒草

线叶绣球防风、白花绣球

科属：唇形科绣球防风属

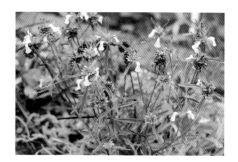

形态：直立草本，高0.2~1米。茎四棱形，具沟槽，基部近圆柱形，自基部多分枝，分枝有时扭曲，纤弱，具灰白微短柔毛。叶片长圆状线形、线状披针形或线形，近全缘或疏生波状锯齿，纸质；轮伞花序腋生，均着生于枝条的上端，多花密集，圆球状；苞片线形，具硬刺尖头，比萼筒短。花萼倒卵珠形，花冠白色，花盘平顶，微具波齿；子房无毛，小坚果卵珠形，褐色。花期10—12月，果期12月至翌年1月。

生境：生于海拔可达1600米以下的林缘灌丛、路旁、河滩等向阳干燥处。

药用部位：全草

拉丁名：*Leucas lavandulifolia* Smith

▶ 绣球防风

白元参、绣球草、蜜蜂草、紫药

科属：唇形科绣球防风属

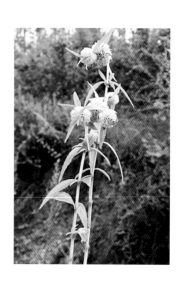

形态：一至二年生草本，从纤细须根伸出，高30~80厘米，有时至1米。茎直立，或上部多扭曲，纤弱，通常在上部分枝，偶有自基部分枝，钝四棱形，微具沟槽，密被贴生或倒向的金黄色长硬毛；叶卵状披针形或披针形，纸质；轮伞花序腋生，少数而远离地着生于枝条的先端，球形，多花密集，花冠白色或紫色，舌状，花盘平顶，波状。子房无毛，小坚果卵珠形，褐色。花期7—10月，果期10—11月。

生境：生于海拔500~2750米的路旁、溪边、灌丛或草地。

药用部位：全草

拉丁名：*Leucas ciliata* Benth.

▶ 薰衣草

香水植物、灵香草、香草、黄香草

科属：唇形科薰衣草属

形态：半灌木或矮灌木，分枝，被星状绒毛，在幼嫩部分较密；老枝灰褐色或暗褐色，皮层作条状剥落，具有长的花枝及短的更新枝。叶线形或披针状线形，在花枝上的叶较大，疏离；轮伞花序通常具6~10花，多数，在枝顶聚集成间断或近连续的穗状花序；花具短梗，蓝色，密被灰色、分枝或不分枝绒毛。花萼卵状管形或近管形；花盘4浅裂，裂片与子房裂片对生。小坚果4，光滑。花期6月。

生境：人工栽培。

药用部位：茎、叶

拉丁名：*Lavandula angustifolia* Mill.

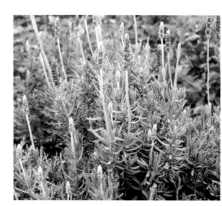

▶ 宝盖草

珍珠莲、接骨草、莲台夏枯草

科属：唇形科野芝麻属

形态：上升，四棱形，具浅槽，常为深蓝色，几无毛，中空；叶片均圆形或肾形，先端圆，基部截形或截状阔楔形，半抱茎，边缘具极深的圆齿。轮伞花序6~10花；苞片披针状钻形；花萼管状钟形，花冠紫红或粉红色，冠筒细长；小坚果倒卵圆形，具3棱，先端近截状，基部收缩，淡灰黄色，表面有白色大疣状突起。花期3—5月，果期7—8月。

生境：生于海拔4000米以下的路旁、林缘、沼泽草地及宅旁等地，或为田间杂草。

药用部位：全草

拉丁名：*Lamium amplexicaule* L.

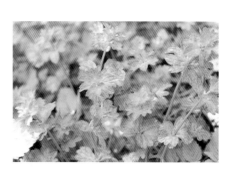

▶ 野芝麻

地蚕、野藿香、山麦胡、山苏子

科属：唇形科野芝麻属

形态：多年生草本，根茎有长地下匍匐枝。茎高达1米，单生，直立，四棱形，具浅槽，中空，几无毛。茎下部的叶卵圆形或心脏形，茎上部的叶卵圆状披针形，边缘有微内弯的牙齿状锯齿，草质。轮伞花序4~14花，着生于茎端；花冠白或浅黄色，冠檐二唇形，上唇直立，倒卵圆形或长圆形；花盘杯状。子房裂片长圆形，无毛。小坚果倒卵圆形，先端截形，基部渐狭，长淡褐色。花期4—6月，果期7—8月。

生境：生于海拔400~2600米山坡、路旁。

药用部位：花、全草

拉丁名：*Lamium barbatum* Sieb. et Zucc.

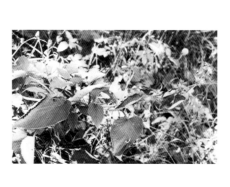

▶ 益母草

益母蒿、益母艾、红花艾

科属：唇形科益母草属

形态：一年生或二年生草本，茎直立，通常高30~150厘米，钝四棱形，微具槽，有倒向糙伏毛；叶轮廓变化很大，茎下部叶轮廓为卵形，基部宽楔形，掌状3裂，裂片呈长圆状菱形至卵圆形，茎中部叶轮廓为菱形，较小，通常分裂成3个或偶有多个长圆状线形的裂片，基部狭楔形；花为轮伞花序，腋生，由多轮花组成长穗状花序，花冠粉红至淡紫红色，舌形；小坚果长圆状三棱形，顶端截平而略宽大，基部楔形，淡褐色，光滑。花期通常在6—9月，果期9—10月。

生境：生于海拔3400米以下野荒地、路旁、田埂、山坡草地、河边向阳处。

药用部位：全草

拉丁名：*Leonurus artemisia* (Laur.) S. Y. Hu

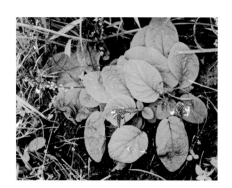

▶ 子宫草

龙老根

科属：唇形科子宫草属

形态：多年生草本；根茎细长，斜向，末端呈疙瘩状，木质，向下生出纤细须根。茎单一，纤细，高15~25厘米，花葶状，四棱形，具四槽，密被具节微柔毛。叶常4~6片呈密莲座状生于茎基部，阔卵圆形或菱状卵圆形；聚伞花序3~5花，疏离，苞片小，紫红至淡紫蓝色，狭卵圆形或披针形，花萼宽钟形，花冠紫蓝色，下倾；小坚果圆球形，径约1毫米，浅黄色，光滑。花期7—8月，果期9—10月。

生境：适生于林下、草坡或灌丛中，海拔2500~3700米。

药用部位：根

拉丁名：*Skapanthus oreophilus* (Diels) C. Y. Wu et H. W. Li

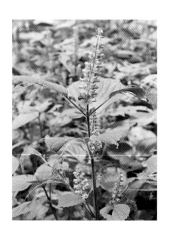

▶ 紫苏

苏子、野苏、麻子

科属：唇形科紫苏属

形态：一年生直立草本。茎高0.3~2米，绿色或紫色，钝四棱形，具四槽；叶阔卵形或圆形，膜质或草质，两面绿色或紫色，或仅下面紫色，上面被疏柔毛，下面被贴生柔毛；轮伞花序、密被长柔毛、偏向一侧的顶生及腋生总状花序；苞片宽卵圆形或近圆形，花萼钟形，花冠白色至紫红色，花盘前方呈指状膨大。小坚果近球形，灰褐色，具网纹。花期8—11月，果期8—12月。

生境：野生或栽培，生于海拔2200米以下的荒地或房前屋后。

药用部位：全草、叶、茎、种子、花穗

拉丁名：*Perilla frutescens* (L.) Britt.

▶ 酢浆草

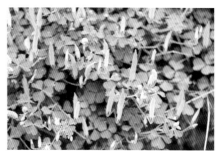

酸浆草、酸角草

科属：酢浆草科酢浆草属

形态：多年生草本，高10~35厘米，全株被柔毛。根茎稍肥厚。
茎细弱，多分枝，直立或匍匐，匍匐茎节上生根。叶基生或茎
上互生；托叶小，长圆形或卵形，边缘被密长柔毛，基部与叶
柄合生；花单生或数朵集为伞形花序状，腋生，总花梗淡红
色，与叶近等长；花冠黄色，长圆状倒卵形；蒴果长圆柱形，5棱。种子长卵形，褐色或红棕色，具横
向肋状网纹。花、果期2—9月。

生境：生于山坡草池、河谷沿岸、路边、田边、荒地或林下阴湿处等。

药用部位：全草

拉丁名：*Oxalis corniculata* L.

▶ 红花醉浆草

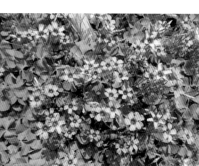
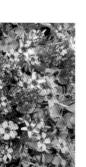

大酸味草、南天七、夜合梅、大叶酢浆草、三夹莲

科属：酢浆草科酢浆草属

形态：多年生直立草本。无地上茎，地下部分有球状鳞茎，外
层鳞片膜质，褐色；叶基生；叶柄长5~30厘米或更长，被毛；
小叶3，扁圆状倒心形，顶端凹入，两侧角圆形，基部宽楔形；
总花梗基生，二歧聚伞花序，通常排列成伞形花序式，花梗、苞片、萼片均被毛，花瓣淡紫色至紫红
色，基部颜色较深；雄蕊10枚，长的5枚超出花柱，另5枚长至子房中部，花丝被长柔毛；子房5室，花
柱5，被锈色长柔毛，柱头浅2裂。花、果期3—12月。

生境：原产南美热带地区，作为观赏植物引入，生于低海拔的山地、路旁、荒地或水田中。

药用部位：全草

拉丁名：*Oxalis corymbosa* DC.

▶ 蓖麻

麻子、大麻子

科属：大戟科蓖麻属

形态：一年或多年生粗壮草本或草质灌木，高达5米；小枝、叶
和花序通常被白霜，茎多液汁。叶轮廓近圆形，掌状7~11裂，
裂缺几达中部，裂片卵状长圆形或披针形，顶端急尖或渐尖，边缘具锯齿，托叶长三角形，早落。总
状花序或圆锥花序，苞片阔三角形，膜质，早落；雄花花萼裂片卵状三角形，雄蕊束众多；雌花萼片
卵状披针形，凋落；子房卵状，密生软刺或无刺，花柱红色；蒴果卵球形或近球形，果皮具软刺或平
滑；种子椭圆形，微扁平，平滑，斑纹淡褐色或灰白色；种阜大。花期几全年或6—9月。

生境：栽培于2300米以下的向阳处。

药用部位：叶、根，种子（有毒）

拉丁名：*Ricinus communis* L.

▶ 霸王鞭

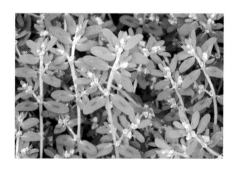

金刚纂

科属：大戟科大戟属

形态：肉质灌木，具丰富的乳汁。茎高5~7米，直径4~7厘米，上部具数个分枝，幼枝绿色；茎与分枝具5~7棱，每棱均有微隆起的棱脊，脊上具波状齿。叶互生，密集于分枝顶端，倒披针形至匙形，先端钝或近平截，基部渐窄，边缘全缘；侧脉不明显，肉质；托叶刺状，成对着生于叶迹两侧，宿存。花序二歧聚伞状着生于节间凹陷处，且常生于枝的顶部；花序基部具柄，总苞杯状，黄色；腺体5，横圆形，暗黄色。蒴果三棱状，平滑无毛，灰褐色。种子圆柱状，褐色，腹面具沟纹；无种阜。花、果期5—7月。

生境：分布于干旱的田埂、地埂和荒坡。

药用部位：全株

拉丁名：*Euphorbia royleana* Boiss.

▶ 白苞猩猩草

柳叶大戟、台湾大戟

科属：大戟科大戟属

形态：多年生草本。茎直立，高达1米，被柔毛。叶互生，卵形至披针形，先端尖或渐尖，基部钝至圆，边缘具锯齿或全缘；苞叶与茎生叶同形，较小，绿色或基部白色。花序单生，基部具柄，无毛；总苞钟状，边缘5裂，裂片卵形至锯齿状，边缘具毛；腺体常1枚，偶2枚，杯状；雄花多枚，苞片线形至倒披针形；雌花1枚，子房柄不伸出总苞外；子房被疏柔毛；蒴果卵球状，被柔毛；种子棱状卵形，被瘤状突起，灰色至褐色；无种阜。花、果期2—11月。

生境：原产美洲，现栽培于房前屋后、地埂。

药用部位：全草。有毒

拉丁名：*Euphorbia heterophylla* L.

▶ 齿裂大戟

紫斑大戟

科属：大戟科大戟属

形态：一年生草本。根纤细，下部多分枝。茎单一，上部多分枝，高20~50厘米，直径、被柔毛或无毛；叶对生，线形至卵形，多变化，先端尖或钝，基部渐狭，边缘全缘、浅裂至波状齿裂，多变化；花序数枚，聚伞状生于分枝顶部，总苞钟状，高边缘5裂，裂片三角形，边缘撕裂状；腺体1枚；蒴果扁球状，具3个纵沟；成熟时分裂为3个分果爿。种子卵球状，黑色或褐黑色，表面粗糙，具不规则瘤状突起，腹面具一黑色沟纹；种阜盾状，黄色，无柄。花、果期7—10月。

生境：原产北美，引进后逸生到杂草丛、路旁及沟边。

药用部位：地下部分

拉丁名：*Euphorbia dentata* Michx.

▶ 飞扬草

乳籽草、飞相草、大飞扬、大乳汁草、节节花

科属：大戟科大戟属

形态：一年生草本。根纤细，常不分枝，偶3~5分枝。茎单一，自中部向上分枝或不分枝，高30~70厘米，被褐色或黄褐色的多细胞粗硬毛。叶对生，披针状长圆形、长椭圆状卵形或卵状披针形，边缘于中部以上有细锯齿，中部以下较少或全缘；叶面绿色，叶背灰绿色，有时具紫色斑，两面均具柔毛；花序多数，于叶腋处密集成头状，总苞钟状，雄花数枚，雌花1枚；子房三棱状，被少许柔毛；蒴果三棱状，被短柔毛，成熟时分裂为3个分果爿。种子近圆状四棱，每个棱面有数个纵槽，无种阜。花、果期6—12月。

生境：生于路旁、草丛、灌丛及山坡

药用部位：全草

拉丁名：*Euphorbia hirta* L.

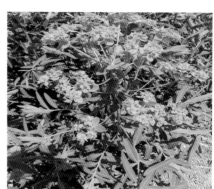

▶ 湖北大戟

西南大戟

科属：大戟科大戟属

形态：多年生草本，全株光滑无毛。根粗线形，茎直立，上部多分枝，高50~100厘米；叶互生，长圆形至椭圆形，变异较大，先端圆，基部渐狭，叶面绿色，叶背有时淡紫色或紫色；总苞叶3~5枚，同茎生叶，苞叶2~3枚，常为卵形，无柄。花序单生于二歧分枝顶端，无柄，总苞钟状，边缘4裂，裂片三角状卵形，全缘，被毛，雄花多枚，雌花1枚，子房光滑；蒴果球状，成熟时分裂为3个分果爿；种子卵圆状，灰色或淡褐色，光滑，腹面具沟纹；种阜具极短的柄。花期4—7月，果期6—9月。

拉丁名：*Euphorbia hylonoma* Hand.-Mazz.

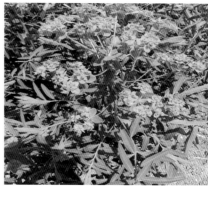

▶ 绿玉树

光棍树、绿珊瑚、青珊瑚

科属：大戟科大戟属

形态：小乔木，老时呈灰色或淡灰色，幼时绿色，上部平展或分枝；小枝肉质，具丰富乳汁。叶互生，长圆状线形，先端钝，基部渐狭，全缘，无柄或近无柄；常生于当年生嫩枝上，稀疏且很快脱落，呈无叶状态；总苞叶干膜质，早落。花序密集于枝顶，基部具柄；总苞陀螺状，内侧被短柔毛；腺体5枚，雄花数枚，雌花1枚，花柱3枚；蒴果棱状三角形，平滑，略被毛或无毛。种子卵球状，平滑；具微小的种阜。花、果期7—10月。

生境：栽培于房前屋后、行道树。

药用部位：全株

拉丁名：*Euphorbia tirucalli* L.

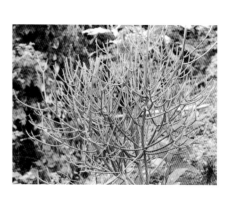

▶ 铁海棠

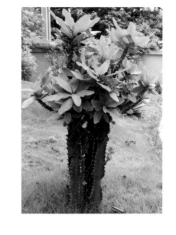

麒麟刺、虎刺

科属：大戟科大戟属

形态：蔓生灌木。茎多分枝，长60~100厘米，具纵棱，密生硬而尖的锥状刺，呈旋转；叶互生，通常集中于嫩枝上，倒卵形或长圆状匙形，先端圆，具小尖头，基部渐狭，全缘；无柄或近无柄；托叶钻形，极细，早落。花序2、4或8个组成二歧状复花序，生于枝上部叶腋；复序具柄，苞叶2枚，肾圆形，上面鲜红色，下面淡红色，紧贴花序；总苞钟状，裂片琴形，腺体5枚，肾圆形，黄红色。子房光滑无毛，包于总苞内；蒴果三棱状卵形，平滑无毛，成熟时分裂为3个分果爿。种子卵柱状，灰褐色，具微小的疣点；无种阜。花果期全年。

生境：常栽培于花坛或地埂向阳的地方。

药用部位：全株

拉丁名：*Euphorbia milii* Ch. des Moulins

▶ 小叶地锦

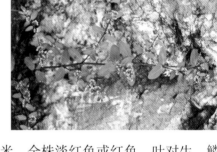

小叶大戟

科属：大戟科大戟属

形态：一年生草本。根纤细，茎自基部分枝，匍匐状，长8~17厘米，全株淡红色或红色。叶对生，鳞片状，先端圆，基部极偏斜，边缘近全缘；叶柄极短，花序单生或2个并生于叶腋，无柄；总苞钟状，边缘5裂，裂片三角形，锐尖；腺体4，狭椭圆形，边缘具极窄的白色附属物。雄花3~5枚，雌花1枚，子房柄与总苞边缘近平行；子房光滑无毛；花柱3枚，近基部合生；蒴果球状三棱形，无毛，成熟时分裂为3个分果爿。种子卵状棱形，浅黄色，平滑无横沟，无种阜。花、果期6—12月。

生境：生于路旁、阳坡山地。

药用部位：全草

拉丁名：*Euphorbia heyneana* Spreng.

▶ 一品红

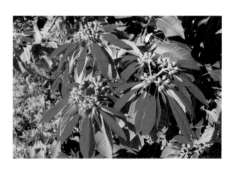

猩猩木、老来娇

科属：大戟科大戟属

形态：灌木。根圆柱状，极多分枝。茎直立，高1~3 (~4)米，无毛。叶互生，卵状椭圆形、长椭圆形或披针形，先端渐尖或急尖，基部楔形或渐狭，绿色，边缘全缘或浅裂或波状浅裂，叶面被短柔毛或无毛，叶背被柔毛；苞叶5~7枚，狭椭圆形，通常全缘，极少边缘浅波状分裂，朱红色；花序数个聚伞排列于枝顶；花序柄长总苞坛状，淡绿色，边缘齿状5裂，裂片三角形，无毛；蒴果，三棱状圆形，平滑无毛。种子卵状，灰色或淡灰色，近平滑；无种阜。花、果期10月至次年4月。

生境：原产中美洲，常见公园、植物园、温室。

药用部位：茎、叶

拉丁名：*Euphorbia pulcherrima* Willd. et Kl.

▶ 泽漆

五朵云、五灯草、五风草
科属：大戟科大戟属
形态：一年生或二年生草本，高10~30厘米，全株含乳汁。茎基部分枝，茎丛生，基部斜升，无毛或仅分枝略具疏毛，基部紫红色，上部淡绿色。叶互生；无柄或因突然狭窄而具短柄；叶片倒卵形或匙形，叶互生，倒卵形或匙形，先端微凹，边缘中部以上有细锯齿，无柄。杯状聚伞花序顶生，总苞杯状，黄绿色；蒴果球形，光滑。种子褐色，卵形，有明显凸起网纹，具白色半圆形种阜，肾形。花期 4—5月，果期6—7月。
生境：生于沟边、路旁、田野。
药用部位：全草（有毒）
拉丁名：*Euphorbia helioscopia* L.

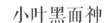

▶ 小叶黑面神

黑面神、山漆茎
科属：大戟科黑面神属
形态：灌木，高达3米，多分枝；枝条纤细，圆柱状；叶片膜质，二列，卵形、阔卵形或长椭圆形，顶端钝至圆形，基部钝，上面绿色，下面粉绿色或苍白色；花小，绿色，单生或几朵组成总状花序，萼片6片，阔卵形，顶端近截形；雄蕊3，合生呈柱状；雌花：花梗长3~4毫米；萼片与雄花的相同；子房卵珠状，花柱短。蒴果卵珠状，顶端扁压状，基部有宿存的花萼；花期3—9月，果期5—12月。
生境：生于海拔150~2000米山地灌木丛中。
药用部位：全草
拉丁名：*Breynia vitis-idaea* (Burm. f.) C. E. C. Fischer

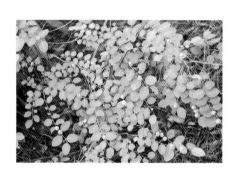

▶ 麻风树

小桐子、黄肿树、假白榄
科属：大戟科科麻风树属
形态：灌木或小乔木，高2~5米，具水状液汁，树皮平滑；枝条苍灰色，无毛，疏生突起皮孔，髓部大。叶纸质，近圆形至卵圆形，全缘或3~5浅裂，托叶小；花序腋生，苞片披针形，花瓣长圆形，黄绿色，合生至中部，内面被毛；蒴果椭圆状或球形，黄色；种子椭圆状，黑色。花期9—10月。
生境：栽种于向阳的地埂或沟谷边。
药用部位：种子
拉丁名：*Jatropha curcas* L.

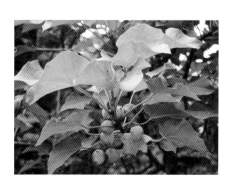

▶ **木薯**

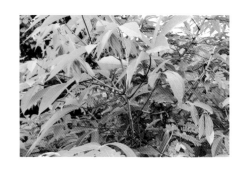

树薯、南洋薯、木番薯

科属：大戟科木薯属

形态：直立灌木，高1.5~3米，块根圆往状。叶纸质，轮廓近圆形，掌状深裂几达基部，裂片3~7片，倒披针形至狭椭圆形，顶端渐尖，全缘；具叶柄，托叶三角状披针形，全缘或具1~2条刚毛状细裂。圆锥花序顶生或腋生，苞片条状披针形；花萼带紫红色且有白粉霜；雄花：花萼裂片长卵形，近等大，内面被毛，花药顶部被白色短毛；雌花：裂片长圆状披针形；子房卵形，具6条纵棱，柱头外弯，折扇状。蒴果椭圆状，表面粗糙，具6条狭而波状纵翅；种子多少具3棱，种皮硬壳质，具斑纹，光滑。花期9—11月。

生境：种植于海拔1600米以下的坡地。

药用部位：叶、块根（有毒）

拉丁名：*Manihot esculenta* Crantz

▶ **龙脷叶**

龙舌叶、龙味叶

科属：大戟科守宫木属

形态：常绿小灌木，高10~40厘米；茎粗糙；枝条圆柱状，蜿蜒状弯曲，多皱纹；叶通常聚生于小枝上部，常向下弯垂，叶片鲜时近肉质，干后近革质或厚纸质，匙形、倒卵状长圆形或卵形，有时长圆形，雌雄同枝，2~5朵簇生于落叶的枝条中部或下部，或茎花，有时组成短聚伞花序；花序梗短而粗壮，着生有许多披针形的苞片；无花盘；子房近圆球状。花期2—10月。

生境：适宜温暖湿润气候，常生于混交林或阔叶林林下。

药用部位：全草

拉丁名：*Sauropus spatulifolius* Beille

▶ **算盘子**

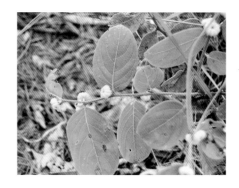

金骨风、雷打火烧子、狮子滚球

科属：大戟科算盘子属

形态：直立灌木，高1~5米，多分枝；小枝灰褐色；小枝、叶片下面、萼片外面、子房和果实均密被短柔毛。叶片纸质或近革质，长圆形、长卵形或倒卵状长圆形，稀披针形，顶端钝、急尖、短渐尖或圆，基部楔形至钝；花小，雌雄同株或异株，花柱合生呈环状，长宽与子房几相等，与子房接连处缢缩。蒴果扁球状，边缘有8~10条纵沟，成熟时带红色；种子近肾形，具3棱，朱红色。花期4—8月，果期7—11月。

生境：生于海拔300~2200米山坡、溪旁灌木丛中或林缘。

药用部位：根、茎、叶、果实

拉丁名：*Glochidion puberum* (L.) Hutch.

▶ **铁苋菜**

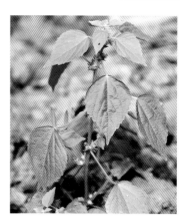

海蚌含珠、蚌壳草

科属：大戟科铁苋菜属

形态：一年生草本，高0.2~0.5米；叶膜质，长卵形、近菱状卵形或阔披针形，边缘具圆锯；雌雄花同序，花序腋生，稀顶生；雄花生于花序上部，排列呈穗状或头状，雄花苞片卵形，5~7朵，簇生；雌花：萼片3枚，长卵形，具疏毛；子房具疏毛，花柱3枚，撕裂5~7条。蒴果直径4毫米，具3个分果爿，果皮具疏生毛和毛基变厚的小瘤体；种子近卵状，种皮平滑，假种阜细长。花、果期4—12月。

生境：生于海拔2000米以下米山坡、荒地或道路两旁等

药用部位：全草或地上部分

拉丁名：*Acalypha australis* L.

▶ **乌桕**

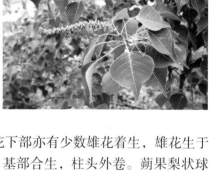

腊子树、桕子树、木子树

科属：大戟科乌桕属

形态：乔木，高可达15米许，各部均无毛而具乳状汁液；树皮暗灰色，有纵裂纹；枝广展，具皮孔。叶互生，纸质，叶片菱形、菱状卵形或稀有菱状倒卵形，全缘；花单性，雌雄同株，聚集成顶生、总状花序，雌花通常生于花序轴最下部或罕有在雌花下部亦有少数雄花着生，雄花生于花序轴上部或有时整个花序全为雄花；子房卵球形，平滑，3室，基部合生，柱头外卷。蒴果梨状球形，成熟时黑色；种子扁球形3粒，黑色，外被白色、蜡质的假种皮。花期4—8月。

生境：生于旷野、塘边或疏林中。

药用部位：根皮、树皮、叶

拉丁名：*Sapium sebiferum* (L.) Roxb.

▶ **圆叶乌桕**

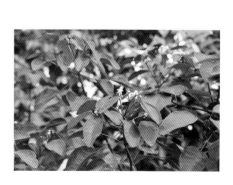

乌桕、红叶乌桕

科属：大戟科乌桕属

形态：灌木或乔木，高3~12米，全部无毛；小枝粗壮而节间甚短。叶互生，厚，近革质，叶片近圆形；花单性，雌雄同株，密集成顶生的总状花序，雌花生于花序轴下部，雄花生于花序轴上部或有时整个花序全为雄花；蒴果近球形，分果爿木质，自宿存的三角柱状的中轴上脱落；种子久悬于中轴上，扁球形，顶端具一雅致的小凸点，腹面具一纵棱，外面薄被蜡质的假种皮。花期4—6月。

生境：生于阳光充足的石灰岩山地，也有人工栽培。

药用部位：叶、果实

拉丁名：*Sapium rotundifolium* Hemsl.

大戟科

▶ 黄毛五月茶

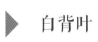

唠毅怀、木味水

科属：大戟科五月茶属

形态：小乔木，高达7米；枝条圆柱形；小枝、叶柄、托叶、花序轴被黄色绒毛，其余均被长柔毛或柔毛。叶片长圆形、椭圆形或倒卵形，顶端短渐尖或尾状渐尖，基部近圆或钝，侧脉每边7~11条，在叶背凸起，托叶卵状披针形；花序顶生或腋生，苞片线形，雄花：多朵组成分枝的穗状花序，花盘5裂，雄蕊5枚，雌花：多朵组成不分枝和少分枝的总状花序，花萼与雄花的相同；花盘杯状，无毛；子房椭圆形，顶生；核果纺锤形。花期3—7月，果期7月至翌年1月。

生境：生于海拔300~1000米山地密林中。

药用部位：根、叶、果

拉丁名：*Antidesma fordii* Hemsl.

▶ 白背叶

酒药子树、野桐白背桐、吊粟

科属：大戟科野桐属

形态：灌木或小乔木，高1~8米；小枝、叶柄和花序均密被淡黄色星状柔毛和散生橙黄色颗粒状腺体。叶互生，卵形或阔卵形，稀心形，边缘具疏齿，上面干后黄绿色或暗绿色，无毛或被疏毛，下面被灰白色星状绒毛，散生橙黄色颗粒状腺体；花雌雄异株，雄花序为开展的圆锥花序或穗状，苞片卵形，雄花多朵簇生于苞腋，雌花序穗状，稀有分枝，花梗极短；蒴果近球形，密生被灰白色星状毛的软刺，软刺线形，黄褐色或浅黄色；种子近球形，褐色或黑色，具皱纹。花期6—9月，果期8—11月。

生境：生于海拔30~2000米山坡或山谷灌丛中。

药用部位：根、叶

拉丁名：*Mallotus japonicus* (Thunb.) Muell. Arg. var. *floccosus* S. M. Hwang

▶ 粗糠柴

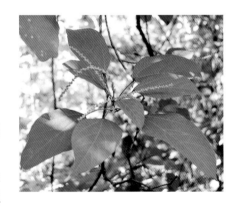

香檀、香桂树、香楸藤、菲岛桐、红果果

科属：大戟科野桐属

形态：小乔木或灌木，高2~18米；小枝、嫩叶和花序均密被黄褐色短星状柔毛。叶互生或有时小枝顶部的对生，近革质，卵形、长圆形或卵状披针形，边近全缘；花雌雄异株，花序总状，顶生或腋生，单生或数个簇生；雄花序长5~10厘米，苞片卵形，雄花1~5朵簇生于苞腋；雄花：花萼裂片3~4枚，长圆形，密被星状毛，具红色颗粒状腺体；果序长达16厘米，苞片卵形，子房被毛；蒴果扁球形，具2 (~3)个分果爿，密被红色颗粒状腺体和粉末状毛；种子卵形或球形，黑色，具光泽。花期4—5月，果期5—8月。

生境：生于海拔300~2000米山地林中或林缘。

药用部位：果实表面的粉状毛茸和根

拉丁名：*Mallotus philippensis* (Lam.) Muell.-Arg.

▶ 叶下珠

珠仔草、假油甘、龙珠草
科属：大戟科叶下珠属
形态：一年生草本，高10~60厘米，茎通常直立，基部多分枝，枝倾卧而后上升；枝具翅状纵棱，上部被纵列疏短柔毛。叶片纸质，因叶柄扭转而呈羽状排列，长圆形或倒卵形；花雌雄同株，雄花2~4朵簇生于叶腋，通常仅上面1朵开花，下面的很小；雄蕊3枚，花粉粒长球形，雌花单生于小枝中下部的叶腋内；萼片6片，黄白色；花盘圆盘状，边全缘；子房卵状，有鳞片状凸起；蒴果圆球状，红色，表面具小凸刺，有宿存的花柱和萼片，开裂后轴柱宿存；种子橙黄色。花期4—6月，果期7—11月。
生境：海拔1100米的湿润山坡草地、林缘。
药用部位：全草
拉丁名：*Phyllanthus urinaria* L.

▶ 余甘子

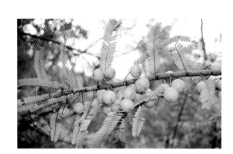

滇橄榄
科属：大戟科叶下珠属
形态：乔木，高达23米，胸径50厘米；树皮浅褐色；枝条具纵细条纹，被黄褐色短柔毛。叶片纸质至革质，二列，线状长圆形，顶端截平或钝圆，有锐尖头或微凹，基部浅心形而稍偏斜；多朵雄花和1朵雌花或全为雄花组成腋生的聚伞花序；萼片6片；花盘腺体6，近三角形；雌花萼片长圆形或匙形，顶端钝或圆，较厚，边缘膜质，多少具浅齿；花盘杯状；子房卵圆形，3室；蒴果呈核果状，圆球形，外果皮肉质，绿白色或淡黄白色，内果皮硬壳质；种子略带红色，花期4—6月，果期7—9月。
生境：长于海拔200~2300米的山地疏林日照强烈的向阳处。
药用部位：根、叶、果实、树皮
拉丁名：*Phyllanthus emblica* Linn.

▶ 油桐

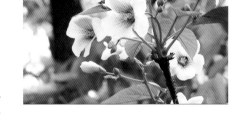

桐油树、桐子树、罂子桐
科属：大戟科油桐属
形态：落叶乔木，高达10米；树皮灰色，近光滑；枝条粗壮，无毛，具明显皮孔。叶卵圆形，顶端短尖，基部截平至浅心形，全缘；花雌雄同株，先叶或与叶同时开放；花瓣白色，有淡红色脉纹，倒卵形，顶端圆形，基部爪状；雄花雄蕊8~12枚，2轮；外轮离生，内轮花丝中部以下合生；雌花子房密被柔毛，3~5(~8)室，每室有1颗胚珠，花柱与子房室同数，2裂；核果近球状，果皮光滑；种子3~4(~8)颗，种皮木质。花期3—4月，果期8—9月。
生境：栽培于海拔2000米以下丘陵山地、水沟旁。
药用部位：根、叶、花、种子（有毒）
拉丁名：*Vernicia fordii* (Hemsl.) Airy Shaw

▶ 野灯心草

秧草

科属： 灯心草科灯心草属

形态： 多年生草本，高25~65厘米；根状茎短而横走，具黄褐色稍粗的须根。茎丛生，直立，圆柱形，有较深而明显的纵沟，茎内充满白色髓心。叶全部为低出叶，呈鞘状或鳞片状，包围在茎的基部，基部红褐色至棕褐色；叶片退化为刺芒状。聚伞花序假侧生；花多朵排列紧密或疏散；总苞片生于顶端，圆柱形，似茎的延伸；花淡绿色；花被片卵状披针形；侧膜胎座呈半月形；蒴果通常卵形，成熟时黄褐色至棕褐色。种子斜倒卵形，棕褐色。花期5—7月，果期6—9月。

生境： 生于海拔800~1700米的山沟、林下阴湿地、溪旁、道旁的浅水处。

药用部位： 茎髓

拉丁名： *Juncus setchuensis* Buchen.

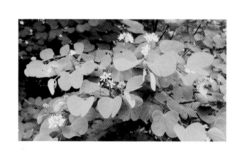

▶ 鞍叶羊蹄甲

马鞍叶羊蹄甲、夜关门、马鞍叶

科属： 豆科羊蹄甲属

形态： 直立或攀援小灌木；小枝纤细，具棱，被微柔毛，很快变秃净。叶纸质或膜质，近圆形，基部近截形、阔圆形或有时浅心形，先端2裂达中部，裂片先端圆钝；伞房式总状花序侧生，有密集的花十余朵；苞片线形，锥尖，早落；花瓣白色，倒披针形；子房被茸毛，具短柄，柱头盾状。荚果长圆形，扁平，两端渐狭，中部两荚缝近平行，先端具短喙，成熟时开裂，果瓣革质，初被短柔毛，渐变无毛，平滑，开裂后扭曲；种子2~4颗，卵形略扁平，褐色，有光泽。花期5—7月，果期8—10月。

生境： 生于海拔800~2200米的山地草坡和河溪旁灌丛中。

药用部位： 根、树皮、叶、花

拉丁名： *Bauhinia brachycarpa* Wall.

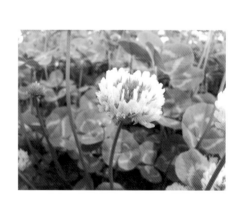

▶ 白车轴草

白三叶、三叶草、荷兰翘摇

科属： 豆科车轴草属

形态： 短期多年生草本，生长期达5年，高10~30厘米。主根短，侧根和须根发达。茎匍匐蔓生，上部稍上升，节上生根，全株无毛。掌状三出复叶；膜质，基部抱茎成鞘状，离生部分锐尖；叶柄较长，小叶倒卵形至近圆形，先端凹头至钝圆，基部楔形渐窄至小叶柄；花序球形，顶生，总花梗甚长，比叶柄长近1倍，具花20~50 (~80) 朵，密集；无总苞；苞片披针形，膜质，锥尖，花冠白色、乳黄色或淡红色，具香气；子房线状长圆形，胚珠3~4粒。荚果长圆形；种子通常3粒。种子阔卵形。花、果期5—10月。

生境： 常见于潮湿的荒坡、草地或沼泽地。

药用部位： 全草

拉丁名： *Trifolium repens* L.

▶ 百脉根

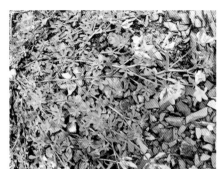

牛角花、五叶草

科属：豆科百脉根属

形态：多年生草本，高15~50厘米，全株散生稀疏白色柔毛或秃净。具主根。茎丛生，平卧或上升，实心，近四棱形。羽状复叶小叶5枚；顶端3小叶，基部2小叶呈托叶状，纸质，斜卵形至倒披针状卵形；伞形花序，花3~7朵集生于总花梗顶端，花冠黄色或金黄色，干后常变蓝色，旗瓣扁圆形，瓣片和瓣柄几等长；子房线形，无毛，胚珠35~40粒。荚果直，线状圆柱形，褐色，二瓣裂，扭曲；有多数种子，种子细小，卵圆形，灰褐色。花期5—9月，果期7—10月。

生境：生于湿润而呈弱碱性的山坡、草地、田野。

药用部位：全草

拉丁名：*Lotus corniculatus* Linn.

▶ 补骨脂

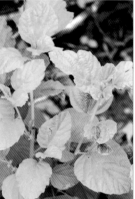

破故纸、婆固脂、胡韭子

科属：豆科补骨脂属

形态：一年生直立草本，高60~150厘米。枝坚硬，疏被白色绒毛，有明显腺点。叶为单叶，有时有1片长约1~2厘米的侧生小叶，叶宽卵形，先端钝或锐尖，基部圆形或心形，边缘有粗而不规则的锯齿，质地坚韧。花序腋生，有花10~30朵，组成密集的总状或小头状花序，花冠黄色或蓝色，花瓣明显具瓣柄，旗瓣倒卵形；荚果卵形，具小尖头，黑色，表面具不规则网纹，不开裂，果皮与种子不易分离；种子扁。花、果期7—10月。

生境：常生长于山坡、溪边、田边、地埂。

药用部位：种子

拉丁名：*Psoralea corylifolia* Linn.

▶ 刺桐

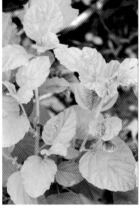

海桐、山芙蓉、空桐树、木本象牙红

科属：豆科刺桐属

形态：刺桐是落叶大乔木，高可达20米。树皮灰褐色，枝有明显叶痕及短圆锥形的黑色直刺；羽状复叶具3小叶，常密集枝端，小叶膜质，宽卵形或菱状卵形，先端渐尖而钝，基部宽楔形或截形；总状花序顶生，上有密集、成对着生的花；总花梗木质，具短绒毛；花萼佛焰苞状，口部偏斜，一边开裂；花冠红色，旗瓣椭圆形，子房被微柔毛；花柱无毛。荚果肿胀黑色，肥厚，种子间略缢缩，稍弯曲，先端不育；种子1~8颗，肾形，暗红色。花期3月，果期8月。

生境：适宜温暖湿润气候，多见于阴湿的小沟边或村边路旁旷地。

药用部位：根、树皮、叶

拉丁名：*Erythrina variegata* Linn.

▶ 狭刀豆

刀豆、树豆

科属：豆科刀豆属

形态：多年生缠绕草本。茎具线条，被极疏的短柔毛，后变无毛。羽状复叶具3小叶；托叶、小托叶小，早落。小叶硬纸质，卵形或倒卵形；总状花序腋生；苞片及小苞片卵形，早落；花冠淡紫红色；旗瓣宽卵形，翼瓣线状长圆形，稍呈镰状，上缘具痂状体，龙骨瓣倒卵状长圆形，基部截形。荚果长椭圆形，扁平，长6~10厘米，宽2.5~3.5厘米；种子2~3颗，卵形，棕色，有斑点，种脐的长度约为种子周长的1/3。花期秋。

生境：人工种植。

药用部位：种子

拉丁名：*Canavalia lineata* (Thunb.) DC.

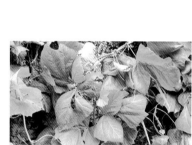

▶ 豆薯

沙葛、地瓜、凉薯、番葛

科属：豆科豆薯属

形态：粗壮、缠绕、草质藤本，稍被毛，有时基部稍木质。根块状，纺锤形或扁球形，一般直径在20~30厘米左右，肉质。羽状复叶具3小叶；托叶线状披针形，小叶菱形或卵形，中部以上不规则浅裂，裂片小，急尖，侧生小叶的两侧极不等；总状花序，每节有花3~5朵，花冠浅紫色或淡红色；子房被浅黄色长硬毛，花柱弯曲，柱头位于顶端以下的腹面。荚果带形，扁平，被细长糙伏毛；种子每荚8~10颗，近方形，扁平。花期8月，果期11月。

生境：人工种植于海拔2000米以下向阳坡地或逸生于田地埂草丛。

药用部位：种子、茎

拉丁名：*Pachyrhizus erosus* (Linn.) Urb.

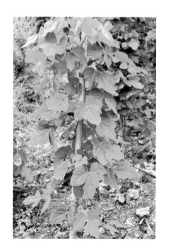

▶ 葛

野葛、葛藤、葛条

科属：豆科葛属

形态：粗壮藤本，长可达8米，全体被黄色长硬毛，茎基部木质，有粗厚的块状根。羽状复叶具3小叶，小叶3裂，偶尔全缘，顶生小叶宽卵形或斜卵形，先端长渐尖，侧生小叶斜卵形，稍小，上面被淡黄色、平伏的疏柔毛；总状花序，中部以上有颇密集的花；苞片线状披针形至线形，小苞片卵形，花萼钟形，裂片披针形，渐尖，比萼管略长；花冠紫色，旗瓣倒卵形；子房线形，被毛。荚果长椭圆形，扁平，被褐色长硬毛。花期9—10月，果期11—12月。

生境：分布在向阳湿润的山坡、林地路旁，喜温暖、潮湿的环境。

药用部位：根茎、茎、叶、花

拉丁名：*Pueraria lobata* (Willd.) Ohwi

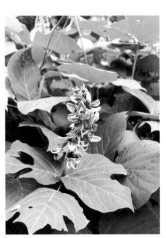

▶ 苦葛

云南葛藤、白苦葛、红苦葛

科属：豆科葛属

形态：缠绕草本，各部被疏或密的粗硬毛。羽状复叶具3小叶；托叶基着，披针形，早落；小托叶小，刚毛状；小叶卵形或斜卵形，全缘，先端渐尖；总状花序；花白色，3~5朵簇生于花序轴的节上；花梗纤细，萼钟状，被长柔毛，花冠长，旗瓣倒卵形，基部渐狭，具2个狭耳；迹果线形，直，光亮，果瓣近纸质，近无毛或疏被柔毛。花期8月，果期10月。

生境：生于荒地、杂木林中。

药用部位：根、茎、叶、花

拉丁名：*Pueraria peduncularis* (Grah. ex Benth.)

▶ 无刺含羞草

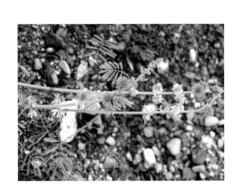

科属：豆科含羞草属

形态：直立、亚灌木状草本；茎攀援或平卧，长达60厘米，五棱柱状，无刺，其余被疏长毛，老时毛脱落。二回羽状复叶，总叶柄及叶轴有钩刺4~5列；羽片(4~)7~8对；小叶(12~)20~30对，线状长圆形，被白色长柔毛。头状花序花时连花丝直径约1厘米，1或2个生于叶腋，花紫红色，花萼极小，4齿裂；花冠钟状，中部以上4瓣裂，外面稍被毛；雄蕊8枚，花丝长为花冠的数倍；子房圆柱状，花柱细长。荚果长圆形，长2~2.5厘米，宽约4~5毫米，边缘及荚节无刺毛。花、果期3—9月。

生境：生于河谷、荒草丛。

药用部位：全草；有毒

拉丁名：*Mimosa invisa* Mart. ex Colla var. *inermis* Adelh.

▶ 菝子梢

科属：豆科菝子梢属

形态：灌木，高1~2(~3)米；羽状复叶具3小叶；托叶狭三角形、披针形或披针状钻形，小叶椭圆形或宽椭圆形，有时过渡为长圆形；总状花序单一（稀二）腋生并顶生，苞片卵状披针形，早落或花后逐渐脱落，小苞片近线形或披针形，花萼钟形，花冠紫红色或近粉红色，旗瓣椭圆形、倒卵形或近长圆形等，近基部狭窄；荚果长圆形、近长圆形或椭圆形，先端具短喙尖，无毛，具网脉，边缘生纤毛。花、果期(5—)6—10月。

生境：生于海拔150~2000米山坡、灌丛、林缘、山谷沟边及林中地。

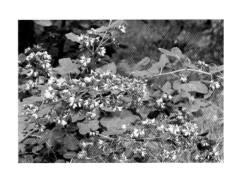

药用部位：根、叶

拉丁名：*Campylotropis macrocarpa* (Bge.) Rehd.

▶ 三棱枝菝子梢

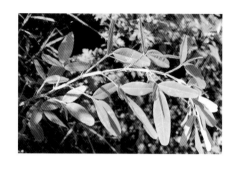

黄花马尿藤、三股筋、三楞草

科属：豆科菝子梢属

形态：半灌木或灌木，高1~3米。枝稍呈之字形屈曲，具3棱，并有狭翅，通常无毛。羽状复叶具3小叶，小叶形状多变化，椭圆形至长圆形至长圆状线形或线形，有时基部稍宽或顶部稍宽而呈卵状椭圆形至长圆形或倒卵状椭圆至长圆形等；总状花序每1~2腋生并顶生，常于顶部形成无叶而仅具托叶的大圆锥花序；花冠黄色或淡黄色；子房有毛。荚果椭圆形，表面贴生微柔毛或短柔毛。通常（7）8—11月开花，10—12月结实。

生境：生于海拔500~2800米山坡灌丛、林缘、林内、草地或路边等处。

药用部位：全株

拉丁名：*Campylotropis trigonoclada* (Franch.) Schindl.

▶ 小雀花

多花菝子梢

科属：豆科菝子梢属

形态：灌木，多分枝，高（0.5~）1~2（~3）米，嫩枝有棱；羽状复叶具3小叶，小叶椭圆形至长圆形、椭圆状倒卵形至长圆状倒卵形或楔状倒卵形；总状花序腋生并常顶生形成圆锥花序，有时花序下无叶或腋出花序的叶发育较晚以致开花时形成无叶的圆锥花序，苞片广卵形渐尖至披针形长渐尖，花萼钟形或狭钟形，花冠粉红色、谈红紫色或近白色，龙骨瓣呈直角或钝角内弯；子房被毛，荚果椭圆形或斜卵形，花、果期3—11（12）月。

生境：多生于海拔1000~3000米山坡及向阳地的灌丛、林缘。

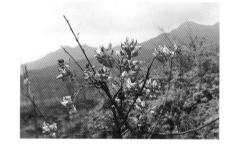

药用部位：根

拉丁名：*Campylotropis polyantha* (Franch.) Schindl.

▶ 合欢

滇合欢、夜蒿树

科属：豆科合欢属

形态：落叶乔木，高可达16米，树冠开展；小枝有棱角，嫩枝、花序和叶轴被绒毛或短柔毛。托叶线状披针形，较小叶小，早落。二回羽状复叶，总叶柄近基部及最顶一对羽片着生处各有1枚腺体；羽片4~12对，栽培的有时达20对；小叶10~30对，线形至长圆形，向上偏斜，先端有小尖头，有缘毛，有时在下面或仅中脉上有短柔毛；中脉紧靠上边缘。头状花序于枝顶排成圆锥花序；花粉红色；花萼管状；花冠裂片三角形，花萼、花冠外均被短柔毛；荚果带状，嫩荚有柔毛，老荚无毛。花期6—7月，果期8—10月。

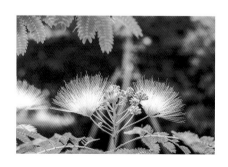

生境：分布于海拔2000米以下的混交林或田地埂。

药用部位：茎皮、花

拉丁名：*Albizia julibrissin* Durazz.

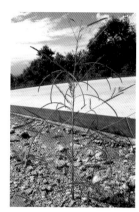
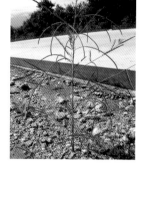

▶ 合萌

田皂角、水松柏、水槐子、水通草

科属：豆科合萌属

形态：一年生草本或亚灌木状，茎直立，高0.3~1米。多分枝，圆柱形；叶具20~30对小叶或更多，薄纸质，线状长圆形全缘；总状花序比叶短，腋生，小苞片卵状披针形，宿存；花萼膜质，具纵脉纹，无毛；花冠淡黄色，具紫色的纵脉纹，易脱落，旗瓣大，近圆形，基部具极短的瓣柄，翼瓣篦状，龙骨瓣比旗瓣稍短，比翼瓣稍长或近相等；荚果线状长圆形，直或弯曲，腹缝直，背缝多少呈波状；荚节4~10节，不开裂，成熟时逐节脱落；种子黑棕色，肾形。花期7—8月，果期8—10月。

生境：常见于低海拔的湿润地、水田边或溪河边路旁。

药用部位：全草

拉丁名：*Aeschynomene indica* Linn.

▶ 猴耳环

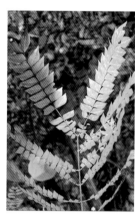

围涎树、鸡心树

科属：豆科猴耳环属

形态：乔木，高可达10米；小枝无刺，有明显的棱角，密被黄褐色绒毛；二回羽状复叶，羽片3~8对，通常4~5对；总叶柄具4棱，密被黄褐色柔毛，最下部的羽片有小叶3~6对，最顶部的羽片有小叶10~12对，有时可达16对；小叶革质，斜菱形；数朵聚成小头状花序，再排成顶生和腋生的圆锥花序；花萼钟状，花冠白色或淡黄色；子房具短柄，有毛。荚果旋卷，边缘在种子间溢缩；种子4~10颗，椭圆形或阔椭圆形，黑色，种皮皱缩。花期2—6月，果期4—8月。

生境：生于海拔1800米以下阔叶林或混交林中。

药用部位：树皮、树枝、叶

拉丁名：*Pithecellobium clypearia* (Jack) Benth.

▶ 胡枝子

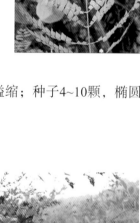

萩、胡枝条、扫皮、随军茶

科属：豆科胡枝子属

形态：直立灌木，高1~3米，多分枝，小枝黄色或暗褐色，有条棱，被疏短毛；芽卵形，具数枚黄褐色鳞片。羽状复叶具3小叶；托叶2枚，线状披针形，小叶质薄，卵形、倒卵形或卵状长圆形，先端钝圆或微凹，稀稍尖，具短刺尖，基部近圆形或宽楔形，全缘；总状花序腋生，常构成大型、较疏松的圆锥花序，花冠红紫色；子房被毛。荚果斜倒卵形，稍扁。花期7—9月，果期9—10月。

生境：生于海拔150~2000米的山坡、林缘、路旁、灌丛及杂木林间。

药用部位：种子

拉丁名：*Lespedeza bicolor* Turcz.

▶ 截叶铁扫帚

夜关门、铁扫把、鱼串草、铁马鞭

科属：豆科胡枝子属

形态：小灌木，高达1米。茎直立或斜升，被毛，上部分枝；分枝斜上举。叶密集，柄短；小叶楔形或线状楔形，先端截形成近截形，具小刺尖，基部楔形，上面近无毛，下面密被伏毛。总状花序腋生，具2~4朵花；总花梗极短；小苞片卵形或狭卵形，先端渐尖，背面被白色伏毛，边具缘毛；花萼狭钟形，裂片披针形；花冠淡黄色或白色，闭锁花簇生于叶腋。荚果宽卵形或近球形，被伏毛。花期7—8月，果期9—10月。

生境：生于海拔2500米以下的山坡路旁。

药用部位：全草

拉丁名：*Lespedeza cuneata* G. Don

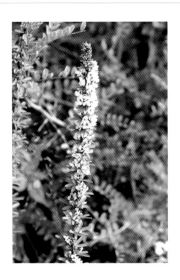

▶ 牛枝子

牛筋子

科属：豆科胡枝子属

形态：半灌木，高20~60厘米。茎斜升或平卧，基部多分枝，有细棱，被粗硬毛。托叶刺毛状，长2~4毫米；羽状复叶具3小叶，小叶狭长圆形，稀椭圆形至宽椭圆形，先端钝圆或微凹，具小刺尖；总状花序腋生；总花梗长，明显超出叶；花疏生；小苞片锥形，花萼密被长柔毛，裂片披针形，花冠黄白色；闭锁花腋生，无梗或近无梗。荚果倒卵形，双凸镜状，密被粗硬毛，包于宿存萼内。花期7—9月，果期9—10月。

生境：生于荒漠草原、草原带的沙质地、砾石地、丘陵地、石质山坡及山麓。

药用部位：全草

拉丁名：*Lespedeza potaninii* Vass.

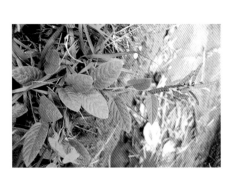

▶ 葫芦茶

百劳舌、牛虫草、懒狗舌

科属：豆科葫芦茶属

形态：灌木或亚灌木，茎直立，高1~2米。幼枝三棱形，棱上被疏短硬毛，老时渐变无。叶仅具单小叶；托叶披针形；小叶纸质，狭披针形至卵状披针形，总状花序顶生和腋生，花2~3朵簇生于每节上，花萼宽钟形，上部裂片三角形，先端微2裂或有时全缘，侧裂片披针形，下部裂片线形；花冠淡紫色或蓝紫色；子房被毛，有5~8胚珠，花柱无毛。荚果全部密被黄色或白色糙伏毛，无网脉，腹缝线直，背缝线稍缢缩，有荚节5~8个，荚节近方形；种子宽椭圆形或椭圆形。花期6—10月，果期10—12月。

生境：生于海拔1400米以下荒地或山地林缘，路旁。

药用部位：全株

拉丁名：*Tadehagi triquetrum* (L.) Ohashi

▶ 苦参

地槐、白茎地骨、山槐、野槐

科属：豆科槐属

形态：草本或亚灌木，稀呈灌木状，通常高1米左右，稀达2米。茎具纹棱，幼时疏被柔毛，后无毛。羽状复叶，小叶6~12对，互生或近对生，纸质，形状多变，椭圆形、卵形、披针形至披针状线形；总状花序顶生，花多数，疏或稍密；花梗纤细，花萼钟状，明显歪斜，花冠白色或淡黄白色，旗瓣倒卵状匙形；荚果，种子间稍缢缩，呈不明显串珠状，有种子1~5粒；种子长卵形，稍压扁，深红褐色或紫褐色。花期6—8月，果期7—10。

生境：生于海拔1500米以下山坡、草地、灌丛或田野。

药用部位：根

拉丁名：*Sophora flavescens* Alt.

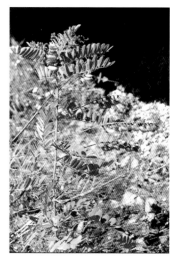

▶ 黄耆

膜荚黄耆、黄芪

科属：豆科黄耆属

形态：多年生草本，高50~100厘米。主根肥厚，木质，常分枝，灰白色。茎直立，上部多分枝，有细棱，被白色柔毛。羽状复叶，托叶离生，卵形，披针形或线状披针形；小叶椭圆形或长圆状卵形；总状花序稍密，有10~20朵花；总花梗与叶近等长或较长，至果期显著伸长；苞片线状披针形；花萼钟状；花冠黄色或淡黄色，旗瓣倒卵形；子房有柄，被细柔毛。荚果薄膜质，稍膨胀，半椭圆形，顶端具刺尖，果颈超出萼外；种子3~8颗。花期6—8月，果期7—9月。

生境：生于海拔1500~2500米的林缘、灌丛、疏林、山坡草地或草甸中。

药用部位：根茎

拉丁名：*Astragalus membranaceus* (Fisch.) Bunge

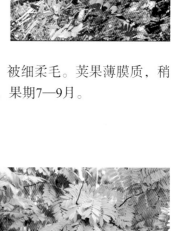

▶ 黑黄檀

黄檀、老妈妈拐杖树

科属：豆科黄檀属

形态：高大乔木；木材暗红色。枝纤细，薄被伏贴绒毛，后渐脱落，具皮孔。羽状复叶，托叶早落；小叶（3~）5~6对，革质，卵形或椭圆形，先端圆或凹缺，具凸尖；圆锥花序腋生或腋下生；花萼钟状，花冠白色，花瓣具长柄，旗瓣阔倒心形，翼瓣椭圆形，龙骨瓣弯拱；子房无毛，具柄，有胚珠3粒。荚果长圆形至带状，两端钝，果瓣薄革质，对种子部分有细网纹，有种子1~2粒；种子肾形，扁平。

生境：生于海拔700~1700米山地。

药用部位：树皮

拉丁名：*Dalbergia fusca* Pierre

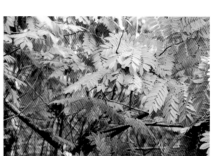

▶ **绵三七**

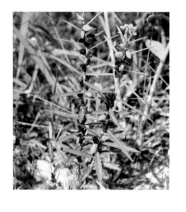

鸡心矮陀陀，球茎毛瓣花

科属：豆科鸡头薯属

形态：多年生草本；茎直立或于基部平卧，常分枝，密被锈色长柔毛；块根近球形，稀为纺锤形，肉质托叶小，线状披针形，常有细脉纹，长约4毫米，被毛。叶仅具单小叶，互生，长圆形、倒卵状披针形；总状花序腋生，密被锈色长柔毛；花冠黄色，旗瓣倒卵形，背面疏生短柔毛，基部两侧具短耳，翼瓣倒卵状椭圆形，与旗瓣近等长，龙骨瓣椭圆状，先端略弯。荚果长圆形，密被锈色长柔毛。花期7月，果期9—10月。

生境：常生于海拔1300~2000米的山坡草丛中、石缝或林下。

药用部位：块根

拉丁名：*Eriosema himalaicum* Ohashi

▶ **豇豆**

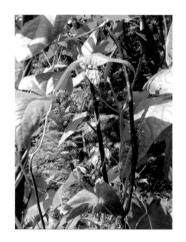

科属：豆科豇豆属

形态：一年生缠绕、草质藤本或近直立草本，有时顶端缠绕状。茎近无毛。羽状复叶具3小叶；托叶披针形，小叶卵状菱形，先端急尖，边全缘或近全缘，有时淡紫色，无毛。总状花序腋生，具长梗；花2~6朵聚生于花序的顶端，花萼浅绿色，钟状，裂齿披针形；花冠黄白色而略带青紫，子房线形，被毛。荚果下垂，直立或斜展，线形，稍肉质而膨胀或坚实，有种子多颗；种子长椭圆形或圆柱形或稍肾形，黄白色、暗红色或其他颜色。花期5—8月。

生境：栽培于海拔1800米左右的旱地。

药用部位：种子

拉丁名：*Vigna unguiculata* (Linn.) Walp.

▶ **金合欢**

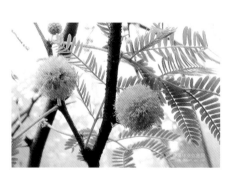

鸭皂树、刺球花、消息树、牛角花

科属：豆科金合欢属

形态：灌木或小乔木，高2~4米；树皮粗糙，褐色，多分枝，小枝常呈"之"字形弯曲，有小皮孔。托叶针刺状，刺长1~2厘米，生于小枝上的较短。二回羽状复叶长，叶轴槽状，被灰白色柔毛，有腺体；羽片4~8对，小叶通常10~20对，线状长圆形，无毛。头状花序1或2~3个簇生于叶腋；总花梗被毛，苞片位于总花梗的顶端或近顶部；花黄色，有香味；花萼5齿裂；花瓣连合呈管状，5齿裂；子房圆柱状，被微柔毛。荚果膨胀，近圆柱状；褐色，无毛，劲直或弯曲；种子多颗，褐色，卵形。花期3—6月，果期7—11月。

生境：生于海拔1800米以下的小路旁或草坡上。

药用部位：根、果荚、树脂

拉丁名：*Acacia farnesiana* (Linn.) Willd.

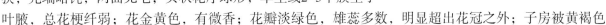

▶ 台湾相思

台湾柳、相思树、相思子、洋桂花
科属：豆科台湾相思属
形态：常绿乔木，高6~15米，无毛；枝灰色或褐色，无刺，小枝纤细。苗期第一片真叶为羽状复叶，长大后小叶退化，叶柄变为叶状柄，叶状柄革质，披针形，直或微呈弯镰状，两端渐狭，先端略钝，两面无毛；头状花序球形，单生或2~3个簇生于叶腋，总花梗纤弱；花金黄色，有微香；花瓣淡绿色，雄蕊多数，明显超出花冠之外；子房被黄褐色柔毛；荚果扁平；种子2~8颗，椭圆形，压扁。花期3—10月，果期8—12月。
生境：永德县为行道树种，种于公路两旁。
药用部位：枝、叶、嫩芽、树皮
拉丁名：*Acacia confusa* Merr.

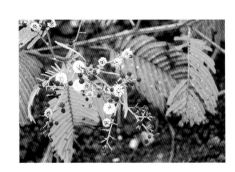

豆科

▶ 藤金合欢

藤合欢、合欢
科属：豆科金合欢属
形态：攀援藤本；小枝、叶轴被灰色短茸毛，有散生、多而小的倒刺。托叶卵状心形，早落。二回羽状复叶，羽片6~10对；总叶柄近基部及最顶1~2对羽片之间有1个腺体；小叶15~25对，线状长圆形，上面淡绿，下面粉白，两面被粗毛或变无毛，具缘毛；中脉偏于上缘。头状花序球形，再排成圆锥花序，花序分枝被茸毛；花白色或淡黄，芳香；花萼漏斗状；花冠稍突出。荚果带形，边缘直或微波状，干时褐色，有种子6~10颗。花期4—6月，果期7—12月。
生境：生于疏林或灌丛中。
药用部位：茎皮、叶、果荚
拉丁名：*Acacia sinuata* (Lour.) Merr.

▶ 银荆

圣诞树、鱼骨松、鱼骨槐
科属：豆科金合欢属
形态：无刺灌木或小乔木，高15米；嫩枝及叶轴被灰色短绒毛，被白霜。二回羽状复叶，银灰色至淡绿色；头状花序直径6~7毫米，总花梗长约3毫米，复排成腋生的总状花序或顶生的圆锥花序；花淡黄或橙黄色。荚果长圆形，长3~8厘米，宽7~12毫米，扁压，无毛，通常被白霜，红棕色或黑色。花期4月，果期7~8月。
生境：人工栽培，栽于海拔2000米以下缓坡或房前屋后。
药用部位：全草
拉丁名：*Acacia dealbata* Link

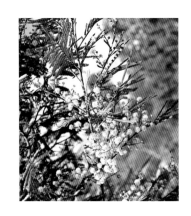

▶ 羽叶金合欢

蛇藤、加力酸藤、南蛇簕藤
科属：豆科金合欢属

形态：攀援、多刺藤本；小枝和叶轴均被锈色短柔毛。总叶柄基部及叶轴上部羽片着生处稍下均有凸起的腺体1枚；羽片8~22对；小叶30~54对，线形，彼此紧靠，先端稍钝，基部截平，具缘毛，中脉靠近上边缘。头状花序圆球形，单生或2~3个聚生，排成腋生或顶生的圆锥花序，被暗褐色柔毛；花萼近钟状，5齿裂；花冠长约2毫米；子房被微柔毛。果带状，无毛或幼时有极细柔毛，边缘稍隆起，呈浅波状；种子8~12颗，长椭圆形而扁。花期3—10月，果期7月至翌年4月。

生境：多生于低海拔的疏林中，常攀附于灌木或小乔木的顶部。

药用部位：根、茎、叶、果荚

拉丁名：*Acacia pennata* (Linn.) Willd.

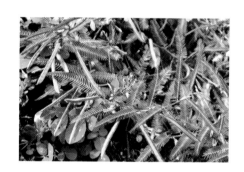

▶ 含羞草决明

山扁豆、梦草、黄瓜香、还瞳子
科属：豆科决明属

形态：一年生或多年生亚灌木状草本，高30~60厘米，多分枝；枝条纤细，被微柔毛。羽状叶，小叶20~50对，线状镰形，长3~4毫米，宽约1毫米，顶端短急尖，两侧不对称，中脉靠近叶的上缘，干时呈红褐色；托叶线状锥形，有明显肋条，宿存。花序腋生，1或数朵聚生不等；花瓣黄色，不等大，具短柄，略长于萼片。荚果镰形，扁平；种子10~16颗。花、果期通常8—10月。

生境：生于海拔800~2200米坡地或空旷地的灌木丛或草丛中。

药用部位：全草

拉丁名：*Cassia mimosoides* Linn.

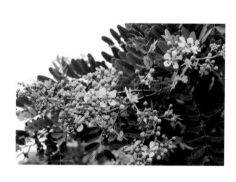

▶ 铁刀木

铁道木、黑心树
科属：豆科决明属

形态：乔木，高约10米左右；叶长20~30厘米；叶轴与叶柄无腺体，被微柔毛；小叶对生，6~10对，革质，长圆形或长圆状椭圆形，顶端圆钝，常微凹，有短尖头，基部圆形，上面光滑无毛，下面粉白色，边全缘；托叶线形，早落。总状花序生于枝条顶端的叶腋，并排成伞房花序状，苞片线形，萼片近圆形，花瓣黄色，阔倒卵形，具短柄；花药顶孔开裂；子房无柄，被白色柔毛。荚果扁平，边缘加厚，被柔毛，熟时带紫褐色；种子10~20颗。花期10—11月，果期12月至翌年1月。

生境：栽种于公路两旁，为行道树。

药用部位：根、树皮

拉丁名：*Cassia siamea* Lam.

▶ 望江南

野扁豆、狗屎豆、羊角豆、黎茶

科属：豆科决明属

形态：直立、少分枝的亚灌木或灌木，无毛，高0.8~1.5米；枝带草质，有棱；根黑色。叶长约20厘米；叶柄近基部有大而带褐色、圆锥形的腺体1枚；小叶4~5对，膜质，卵形至卵状披针形，顶端渐尖；花数朵组成伞房状总状花序，腋生和顶生，花瓣黄色，外生的卵形，顶端圆形，均有短狭的瓣柄；荚果带状镰形，褐色，压扁，稍弯曲，边较淡色，加厚，有尖头；种子30~40颗，种子间有薄隔膜。花期4—8月，果期6—10月。

生境：常生于河边滩地、旷野或丘陵的灌木林或疏林中，也是村边荒地习见植物。

药用部位：种子、根、鲜叶（有微毒）

拉丁名：*Cassia occidentalis* Linn.

▶ 狸尾豆

狸尾草、大叶兔尾草、兔尾草、狐狸尾

科属：豆科狸尾豆属

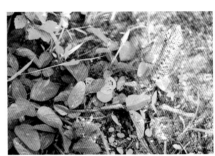

形态：平卧或开展草本，通常高可达60厘米。花枝直立或斜举，被短柔毛。叶多为3小叶，稀兼有单小叶；托叶三角形，小叶纸质，顶生小叶近圆形或椭圆形至卵形，先端圆形或微凹，有细尖，基部圆形或心形，侧生小叶较小，上面略粗糙，下面被灰黄色短柔毛；总状花序顶生，花排列紧密，苞片宽卵形，先端锥尖，密被灰色毛和缘毛，花冠淡紫色，子房无毛，有胚珠1~2粒。荚果小，包藏于萼内，有荚节1~2个，荚节椭圆形，黑褐色，膨胀，无毛，略有光泽。花、果期8—10月。

生境：多生于海拔1200米以下旷野坡地灌丛中。

药用部位：全草

拉丁名：*Uraria lagopodioides* (Linn.) Desv. ex DC.

▶ 常春油麻藤

常绿油麻藤、牛马藤、棉麻藤、油麻藤

科属：豆科黧豆属

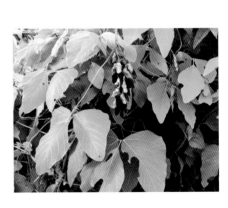

形态：常绿木质藤本，长可达25米。老茎直径超过30厘米，树皮有皱纹，幼茎有纵棱和皮孔。羽状复叶具3小叶，叶长21~39厘米；托叶脱落；小叶纸质或革质，顶生小叶椭圆形、长圆形或卵状椭圆形；总状花序生于老茎上，花冠深紫色，干后黑色；果木质，带形，种子间缢缩，近念珠状，种子4~12颗，内部隔膜木质；带红色、褐色或黑色，扁长圆形，种脐黑色，包围着种子的3/4。花期4—5月，果期8—10月。

生境：生于海拔300~3000米的亚热带森林、灌木丛、溪谷、河边。

药用部位：茎、藤

拉丁名：*Mucuna sempervirens* Hemsl.

▶ 川滇米口袋

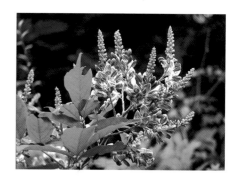

米口袋、地丁

科属：豆科米口袋属

形态：多年生草本，分茎较缩短。托叶狭三角形，基部贴生于叶柄，被长柔毛，边缘具牙齿状腺体；小叶5~11片，椭圆形至长圆形，钝头，具细尖，两面被长柔毛，上面较稀疏。伞形花序有2~4朵花，苞片披针形；小苞片线形，萼钟状，花冠紫色，旗瓣宽卵形，子房被长柔毛，花柱向上卷曲。荚果圆柱状，甚短，初被长柔毛，成熟时几无毛；种子肾形，具凹点。花期3—5月，果期7—8月。

生境：生于海拔1500~2600米的地埂、水沟边或稀疏灌丛。

药用部位：全草

拉丁名：*Gueldenstaedtia delavayi* Franch.

▶ 密花豆

九层风、三叶鸡血藤、鸡血藤

科属：豆科密花豆属

形态：攀援藤本，幼时呈灌木状。小叶纸质或近革质，异形，顶生的两侧对称，宽椭圆形、宽倒卵形至近圆形，先端骤缩为短尾状，尖头钝；圆锥花序腋生或生于小枝顶端，花序轴、花梗被黄褐色短柔毛，苞片和小苞片线形，宿存；花萼短小；花瓣白色，旗瓣扁圆形；荚果近镰形，种子扁长圆形，种皮紫褐色，薄而脆，光亮。花期6月，果期11—12月。

生境：生于海拔800~1700米的山地疏林或密林沟谷或灌丛中。

药用部位：根、茎

拉丁名：*Spatholobus suberectus* Dunn

▶ 云南密花豆

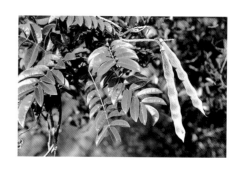

鸡血藤

科属：豆科密花豆属

形态：攀援藤本。小枝幼时被长伏毛，后变无毛。小叶革质，近同形，倒卵形，先端近截平，具短芒尖，基部宽楔形或钝；圆锥花序腋生或顶生，花序轴和花梗被短柔毛；苞片早落；小苞片线形，比花萼略短；花萼钟形；花瓣紫色，旗瓣圆形，先端微凹，基部楔形；翼瓣近匙形，基部一侧稍具钝耳，龙骨瓣长圆形或上部稍宽，背部弯拱，稍连合，先端钝圆，基部一侧略具钝耳，花药圆形，5大5小；子房狭长圆形，被短柔毛，花柱短，微弯，被毛，柱头头状。荚果先端稍狭而略弯，具短尖喙，基部无果颈。春季开花。

生境：生于海拔1600~2200米的高山林中。

药用部位：根、茎

拉丁名：*Spatholobus varians* Dunn

▶ 硬毛虫豆

山豆根，毛齿虫豆
科属：豆科木豆属

形态：木质缠绕藤本，全株各部除花冠外密被黄褐色长柔毛，毛的基部，除在小叶上的以外，常呈泡状；茎长1至数米，略具纵条纹；叶具羽状3小叶；托叶卵状披针形，顶生小叶卵形至卵状椭圆形，侧生小叶斜卵形，与顶生小叶近等大；总状花序腋生，花萼钟状，绿色至黄绿色，花冠黄色，旗瓣倒卵状椭圆形；子房线状；荚果长椭圆形，直，密被扩展的黄褐色长毛，先端具长喙；种子5~7颗，近圆形，宽大于长，棕褐色，有肥厚而尖的白色种阜。花、果期2—7月。

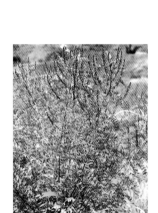

生境：生于海拔1000~1250米的路旁灌丛或在河谷中。

药用部位：茎叶

拉丁名：*Cajanus goensis* Dalz.

▶ 长序木蓝

豪氏木蓝、腾冲木兰
科属：豆科木蓝属

形态：灌木。茎褐色，圆柱形，被紧贴丁字毛，皮孔淡黄色。羽状复叶长9~11厘米；小叶8~11对，对生，薄纸质，通常椭圆形，先端圆形或截平，有小尖头，基部阔楔形；总状花序，花密集；花序轴有毛；苞片卵形或卵状披针形，花萼杯状，萼齿三角形或披针形；花冠紫红色，旗瓣倒卵形或倒卵状椭圆形，外面密生白色柔毛，先端圆钝，基部有短瓣柄，翼瓣与旗瓣等长，子房无毛。花、果期为5—10月。

生境：生于海拔1000~2000米的灌丛、沟谷。

药用部位：根、叶

拉丁名：*Indigofera howellii* Craib et W. W. Sm.

▶ 黑叶木蓝

木蓝
科属：豆科木蓝属

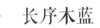

形态：直立灌木，高1~2米；茎赤褐色，幼枝绿色；羽状复叶叶轴圆柱形或上面稍扁平，有浅槽，疏生丁字毛；托叶线形，小叶5~11对，对生。椭圆形或倒卵状椭圆形，稀倒披针形，先端圆钝，具小尖头，基部宽楔形或近圆形，总状花序，花密集；苞片显著，线形，花萼杯状，萼齿三角形，花冠红色或紫红色，旗瓣倒卵形；荚果圆柱形，顶端圆钝，腹缝线稍加厚，内果皮有紫色斑点，被疏毛；有种子7~8粒；种子赤褐色，卵形。花期6—9月，果期9—10月。

生境：生于海拔500~2500米丘陵山地、山坡灌丛、山谷疏林及向阳草坡、田野、河滩等处。

药用部位：根、叶

拉丁名：*Indigofera nigrescens* Kurz

▶ **茸毛木蓝**

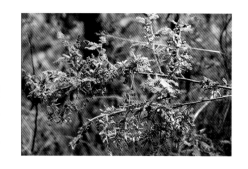

科属：豆科木蓝属

形态：灌木，高1~3米。茎直立，灰褐色，幼枝具棱，密生棕色或黄褐色长柔毛。羽状复叶，托叶线形，被长软毛；小叶（9~）15~20（~25）对，互生或近对生，长圆状披针形，顶生小叶倒卵状长圆形，先端圆钝或急尖，两面密生棕黄色或灰褐色长软毛；总状花序，多花；总花梗、花序轴、苞片均被毛，花萼被棕色长软毛；花冠深红色或紫红色；荚果圆柱形，密生长柔毛，内果皮有紫红色斑点，有种子10余粒；果梗粗短，下弯或平展；种子赤褐色，方形。花期4—7月，果期8—11月。

生境：生于海拔700~2400米山坡阳处或灌丛中。

药用部位：全株

拉丁名：*Indigofera stachyodes* Lindl.

▶ **穗序木蓝**

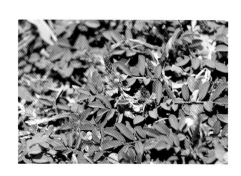

十一叶木蓝

科属：豆科木蓝属

形态：一至多年生草本，高15~40厘米。茎单一或基部多分枝，枝直立或偃状，上升，中空，幼枝具棱；羽状复叶，叶柄极短或近无柄；托叶膜质，披针形，小叶2~5对，互生，倒卵形至倒披针形，有时线形，先端圆钝或截平，基部阔楔形，上面无毛，下面疏生粗丁字毛，小托叶钻形，与小叶柄等长。总状花序约与复叶等长；苞片膜质，披针形，花萼钟状，萼齿线状披针形；花冠青紫色、旗瓣阔卵形；荚果有4棱，线形，无毛，有种子8~10粒；果梗下弯。花、果期4—11月。

生境：生于海拔800~1100米空旷地、竹园、路边潮湿的向阳处。

药用部位：根、叶

拉丁名：*Indigofera spicata* Forsk.

▶ **天蓝苜蓿**

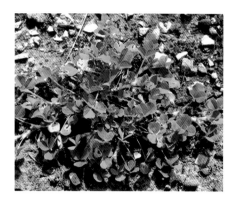

天蓝、黄花草

科属：豆科苜蓿属

形态：一、二年生或多年生草本，高15~60厘米，全株被柔毛或有腺毛。主根浅，须根发达。茎平卧或上升，多分枝，叶茂盛。羽状三出复叶；小叶倒卵形、阔倒卵形或倒心形，纸质，先端多少截平或微凹，具细尖；花序小头状，具花10~20朵；萼钟形，密被毛，萼齿线状披针形，花冠黄色；子房阔卵形，被毛，花柱弯曲，胚珠1粒。荚果肾形，表面具同心弧形脉纹，被稀疏毛，熟时变黑；有种子1粒。种子卵形，褐色，平滑。花期7—9月，果期8—10月。

生境：常见于河岸、路边、田野及林缘。

药用部位：全草

拉丁名：*Medicago lupulina* L.

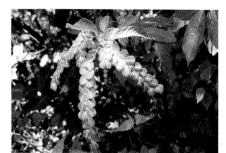

▶ 排钱树

圆叶小槐花、龙鳞草、排钱草

科属：豆科排钱树属

形态：灌木，高0.5~2米。小枝被白色或灰色短柔毛。托叶三角形，密被灰黄色柔毛；小叶革质，顶生小叶卵形，椭圆形或倒卵形，侧生小叶约比顶生小叶小1倍，先端钝或急尖，基部圆或钝，侧生小叶基部偏斜，边缘稍呈浅波状；伞形花序有花5~6朵，藏于叶状苞片内，叶状苞片排列成总状圆锥花序状，叶状苞片圆形，两面略被短柔毛及缘毛，具羽状脉；花冠白色或淡黄色，荚果腹、背两缝线均稍缢缩，通常有荚节2个，成熟时无毛或有疏短柔毛及缘毛；种子宽椭圆形或近圆形。花期7—9月，果期10—11月。

生境：生于海拔160~2000米丘陵荒地、路旁或山坡疏林中。

药用部位：根、叶

拉丁名：*Phyllodium pulchellum* (L.) Desv.

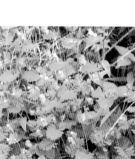
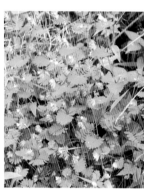

▶ 坡油甘

缘毛合叶豆

科属：豆科坡油甘属

形态：一年生草本，茎和小枝纤细，无毛。叶具小叶5对；托叶披针形，无毛；小叶倒披针形或线状长圆形，先端钝或圆形，边缘和中脉上面有刺毛；小托叶小，线形；小叶柄短，和叶轴均无毛。总状花序腋生或顶生，花常1~3朵或多朵簇生；苞片托叶状，有缘毛，小苞片披针形，具纵脉纹，被毛；花萼膜质，边缘密生刺毛；花冠黄色或白色；子房具短柄，被毛，胚珠多颗。荚果有荚节6~8个，荚节近圆形，有明显的乳头状凸起。花期8—9月，果期10—11月。

生境：生于海拔100~2800米的村边、路旁草坡湿地上。

药用部位：全草

拉丁名：*Smithia sensitiva* Ait.

▶ 大叶千斤拔

千斤拔

科属：豆科千斤拔属

形态：直立灌木，高0.8~2.5米，幼枝有明显纵棱，密被紧贴丝质柔毛，叶具指状3小叶；托叶大，披针形，小叶纸质或薄革质，顶生小叶宽披针形至椭圆形，侧生小叶稍小，偏斜，基部一侧圆形，另一侧楔形；总状花序常数个聚生于叶腋，花多而密集；花梗极短；花萼钟状，花冠紫红色，荚果椭圆形，褐色，略被短柔毛，先端具小尖喙；种子1~2颗，球形光亮黑色。花期6—9月，果期10—12月。

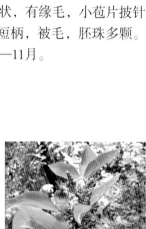

生境：常生长于海拔200~1500米旷野草地上或灌丛中，山谷路旁和疏林阳处亦有生长。

药用部位：根

拉丁名：*Flemingia macrophylla* (Willd.) Prain

▶ 千斤拔

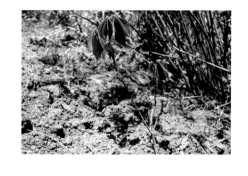

蔓千斤拔、吊马桩、一条根、钻地风

科属：豆科千斤拔属

形态：直立或披散亚灌木。幼枝三棱柱状，密被灰褐色短柔毛。叶具指状3小叶；托叶线状披针形，小叶厚纸质，长椭圆形或卵状披针形，先端钝，有时有小凸尖，基部圆形；总状花序腋生，苞片狭卵状披针形；花密生，具短梗；萼裂片披针形，花冠紫红色；子房被毛。荚果椭圆状，被短柔毛；种子2颗，近圆球形，黑色。花、果期夏秋季。

生境：常生于海拔300~1800米的平地旷野或山坡路旁草地上。

药用部位：根

拉丁名：*Flemingia philippinensis* Merr. et Rolfe

▶ 球穗千斤拔

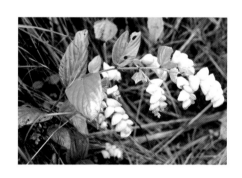

大苞千斤拔

科属：豆科千斤拔属

形态：直立或近蔓延状灌木，高0.3~3米。小枝具棱，密被灰色至灰褐色柔毛。单叶互生，近革质，卵形、卵状椭圆形、宽椭圆状卵形或长圆形，先端渐尖、钝或急尖，基部圆形或微心形，托叶线状披针形，宿存或脱落。小聚伞花序包藏于贝状苞片内，复再排成总状或复总状花序，贝状苞片纸质至近膜质，先端截形或圆形，微凹或有细尖，两面多少被长硬毛，边缘具缘毛。花小；花萼微被短柔毛。萼齿卵形，略长于萼管，花冠伸出萼外。荚果椭圆形，膨胀，略被短柔毛，种子2颗，近球形，常黑褐色。花期春夏，果期秋冬。

生境：常生于海拔200~1580米的山坡草丛或灌丛中。

药用部位：全株

拉丁名：*Flemingia strobilifera* (Linn.) Ait.

▶ 腺毛千斤拔

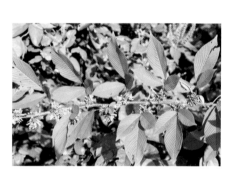

千斤拔、锈毛千斤拔

科属：豆科千斤拔属

形态：直立亚灌木，高0.4~1米，常多分枝。小枝圆柱状，密被基部膨大的金黄色长腺毛和灰色绒毛；叶具指状3小叶；托叶披针形至卵状披针形，顶生小叶椭圆形，先端渐尖，基部楔形至宽楔形，侧生小叶稍小，斜椭圆形，先端钝至渐尖，基部斜圆形；圆锥花序顶生或腋生，花小，常密集于分枝上端；苞片小，卵形至卵状披针形，花梗极短；花萼裂片5枚，披针形，花冠黄色；荚果斜椭圆形，先端有小凸尖，被基部扩大的淡黄色腺毛；种子2颗，近圆形，黑褐色。花、果期2—5月。

生境：常生于山坡和平原路旁灌丛中。

药用部位：根

拉丁名：*Flemingia glutinosa* (Prain) Y. T. Wei et S. Lee

▶ 心叶山黑豆

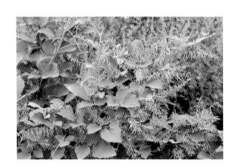

细木香

科属：豆科山黑豆属

形态：茎纤细，长1~3米，幼时微被淡黄色短柔毛。叶具羽状
3小叶；托叶小，披针形，生于茎上部的叶具短柄或近无柄，
生于下部的通常略长，小叶膜质，近心形或肾形，先端近圆形
而微凹，常有细凸尖，基部截形或微心形；总状花序腋生，纤
细，微被毛或无毛，有花2至数朵；花梗纤细；花萼膜质，花冠淡黄色；子房无毛，具子房柄，花柱上
部增大，扁平。荚果倒披针形至长椭圆形，略弯，具短果颈，裂片卷曲或平展；种子3~5颗，肾形，棕
黑色。花期8—9月，果期10—12月。

生境：常生于海拔1200~2800米的山坡阳处灌丛中。

药用部位：根

拉丁名：*Dumasia cordifolia* Benth. ex Baker

▶ 长波叶山蚂蟥

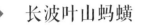

波叶山蚂蟥、山蚂蟥

科属：豆科山蚂蟥属

形态：豆科，落叶灌木，茎高1~2米，圆柱形，小枝和小叶柄密
被短柔毛。三出复叶，托叶2片，呈披针状线形，顶端小叶圆菱形，先端具短尖头，边缘自中部以上呈
深波状；两侧小叶较小；小叶具柄，基部有小托叶；叶面绿色，幼时有毛，后渐脱落，叶背灰白色；
总状花序顶生或腋生，苞片早落；萼片基部结合，萼齿三角形，与萼筒等长；花紫色，花冠蝶形；
子房线形，疏被短柔毛。荚果串珠状，约具10节，易断，节近方形，密被带钩的褐色小毛。花期7—8
月，果期10月。

生境：生于海拔1000~2000米向阳灌丛、路旁旷地。

药用部位：全株（有小毒）

拉丁名：*Desmodium sequax* Wall.

▶ 长圆叶山蚂蟥

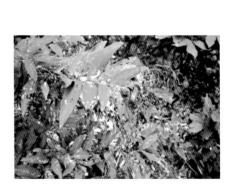

总管、千里及、鸟面马、白雪花

科属：豆科山蚂蟥属

形态：直立灌木，高70~150厘米。多分枝，分枝细长，疏生钩
状毛。叶具单小叶；托叶狭三角形，小叶近革质，长圆形或长圆状披针形，先端急尖至钝，基部钝或
圆；圆锥花序顶生或腋生，花稀疏，每2朵生于节上；苞片狭卵形，花萼宽钟形，裂片三角形，与萼筒
近等长，上部裂片先端2裂；花冠紫色或堇色，子房被贴伏柔毛，有胚珠6~9粒，花柱上部弯曲。荚果窄
长圆形，腹缝线深缢缩，背缝线圆齿状，有荚节5~7个，荚节近圆形，几无毛。花、果期8—11月。

生境：生于海拔1000~1850米灌丛中或阔叶林下。

药用部位：根、全株

拉丁名：*Desmodium oblongum* Wall. ex Benth.

▶ **单叶拿身草**

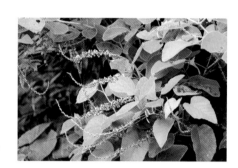

长叶山绿豆

科属：豆科山蚂蟥属

形态：直立小灌木，高30~80厘米；茎单一或分枝，幼时被黄色开展小钩状毛和散生贴伏毛，后渐变无毛。叶具单小叶；托叶三角状披针形，被开展小钩状毛和散生贴伏毛；小叶纸质，卵形、卵状椭圆形或披针形，大小变化很大，先端渐尖或急尖，全缘；总状花序通常顶生，总花梗密被开展小钩状毛和疏生直长毛；花通常2~3朵簇生于每节上，节疏离；花冠白色或粉红色；子房线形，被小柔毛，花柱无毛。荚果线形，有荚节6~8个，荚节扁平，长圆状线形，密被黄色小钩状毛。花期7—8月，果期8—9月。

生境：生于海拔480~1300米山地路旁中或林缘。

药用部位：叶

拉丁名：*Desmodium zonatum* Miq.

▶ **滇南山蚂蟥**

山蚂蟥

科属：豆科山蚂蟥属

形态：灌木，高1~4米。多分枝，叶为三出复叶，小叶3片，小叶纸质或厚纸质，卵形或宽卵形，偶有菱形或近圆形，全缘至浅圆齿状；花序腋生或顶生，顶生者多为大的圆锥花序，腋生者为总状或圆锥花序，总花梗被开展柔毛和钩状毛，苞片卵形，花萼钟形，花冠紫色，子房被贴伏柔毛；荚果扁平，腹、背缝线浅缢缩，有荚节6~8个，浅褐色，具小钩状毛，有时混有直毛，成熟时近无毛。花、果期6—11月。

生境：生于海拔700~2000米山坡林缘或杂木林下。

药用部位：根、全株

拉丁名：*Desmodium megaphyllum* Zoll.

▶ **假地豆**

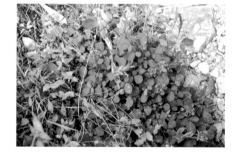

科属：豆科山蚂蟥属

形态：小灌木或亚灌木。茎直立或平卧，高30~150厘米，基部多分枝，多少被糙伏毛，后变无毛。叶为羽状三出复叶，小叶3，小叶纸质，顶生小叶椭圆形、长椭圆形或宽倒卵形；总状花序顶生或腋生，总花梗密被淡黄色开展的钩状毛；花极密，每2朵生于花序的节上，花冠紫红色，紫色或白色，子房无毛或被毛，花柱无毛。荚果密集，狭长圆形，腹缝线浅波状，腹背两缝线被钩状毛，有荚节4~7个，荚节近方形。花期7—10月，果期10—11月。

生境：生于海拔350~1800米山坡草地、水旁、灌丛或林中。

药用部位：全草

拉丁名：*Desmodium heterocarpon* (L.) DC.

▶ 肾叶山蚂蟥

腰只草、蝙蝠草、肾叶腰只草、膀胱草

科属：豆科山蚂蟥属

形态：肾叶山蚂蟥是一种亚灌木，高30~50厘米。茎很细弱，具纵条纹；多分枝，通常无毛。根茎木质。叶具单小叶；托叶线形或狭卵形，脱落，小叶膜质，肾形或扁菱形，通常宽大于长，两端截形或先端微凹，或基部宽楔形；圆锥花序顶生或腋生总状花序，总花梗纤细；花疏离，通常2~5朵生于花序每节上，有时花单生于叶腋，花冠白色至淡黄色或紫色，子房被贴伏小柔毛。荚果狭长圆形，腹缝线直或稍缢缩，背缝线深隘缩或稍缢缩，有荚节2~5个，荚节近方形至半圆形，初时有小柔毛，后渐变无毛，具网脉。花、果期9—11月。

生境：生于海拔100~1600米的向阳草地、灌丛中、林缘或阔叶林下。

药用部位：全草

拉丁名：*Desmodium renifolium* (L.) Schindl.

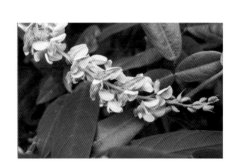

▶ 显脉山绿豆

科属：豆科山蚂蟥属

形态：直立亚灌木，一般无毛。叶为羽状三出复叶；托叶宿存，狭三角形，长约10毫米，先端长尖；叶柄被毛；小叶厚纸质，顶生小叶狭卵形、卵状椭圆形至长椭圆形，侧生小叶较小，两端钝或先端急尖，基部微心形，上面无毛，有光泽，下面被贴伏疏柔毛，全缘。总状花序顶生，旗瓣卵状圆形，花冠生粉红色后变蓝色，花期6—8月。荚果长圆形，腹缝线直，背缝线波状，近无毛或被钩状短柔毛，有荚节3~7个。果期9—10月。

生境：生于海拔250~1300米山地灌丛间或草坡上。

药用部位：全草

拉丁名：*Desmodium reticulatum* Champ. ex Benth.

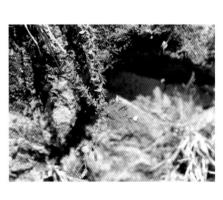

▶ 小叶三点金

碎米柴、铁线草、小红藤

科属：豆科山蚂蟥属

形态：多年生草本。茎纤细，多分枝，直立或平卧，通常红褐色，近无毛；根粗，木质。叶为羽状三出复叶，或有时仅为单小叶；托叶披针形，小叶薄纸质，较大的为倒卵状长椭圆形或长椭圆形，较小的为倒卵形或椭圆形，先端圆形，少有微凹入，基部宽楔形或圆形，全缘；顶生小叶疏被柔毛。总状花序顶生或腋生，花冠粉红色，与花萼近等长，旗瓣倒卵形或倒卵状圆形，中部以下渐狭；子房线形，被毛。荚果腹背两缝线浅齿状，通常有荚节3~4个，有时2个或5个，荚节近圆形，扁平，被小钩状毛和缘毛或近于无毛。有网脉。花期5—9月，果期9—11月。

生境：生于海拔150~2500米荒地草丛中或灌木林中。

药用部位：根、全草

拉丁名：*Desmodium microphyllum* (Thunb.) DC.

▶ 云南山蚂蝗

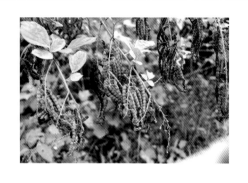

滇南山蚂蝗

科属：豆科山蚂蝗属

形态：灌木，高1.2~3米，多分枝；叶为3小叶，或具单小叶；托叶卵形至披针形，小叶厚纸质，顶生小叶近圆形、卵形或倒卵形，侧生小叶较小，先端圆或钝，边全缘或波状；圆锥花序较大，顶生，花2~6朵生于每一节上；苞片狭卵形，裂片卵形，与萼筒等长或较短，上部裂片宽卵形，全缘，侧裂片较短；花冠粉红色或紫色，子房被柔毛。荚果扁平，腹缝线近直，背缝线波状，有荚节4~7个，具网纹，幼时被毛，成熟时渐变无毛。花期8—9月，果期9—10月。

生境：生于海拔1000~2200米山坡石砾地、荒草坡、灌丛及松栎林林缘。

药用部位：全株

拉丁名：*Desmodium yunnanense* Franch.

▶ 苏木

苏枋、苏方木、苏方

科属：豆科云实属

形态：小乔木，高达6米，具疏刺，除老枝、叶下面和荚果外，多少被细柔毛；枝上的皮孔密而显著。二回羽状复叶，羽片对生，紧靠，无柄，小叶片纸质，长圆形至长圆状菱形；圆锥花序顶生或腋生，花瓣黄色，阔倒卵形，具柄；荚果木质，稍压扁，近长圆形至长圆状倒卵形，基部稍狭，先端斜向截平，上角有外弯或上翘的硬喙，不开裂，红棕色，有光泽；种子3~4颗，长圆形，稍扁，浅褐色。花期5—10月，果期7月至翌年3月。

生境：人工种植，主要种植于海拔1800米以下地埂。

药用部位：茎干心材

拉丁名：*Caesalpinia sappan* Linn.

▶ 宿苞豆

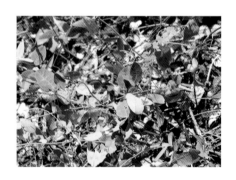

铜钱麻黄、野豌豆、铜钱根

科属：豆科宿苞豆属

形态：草质缠绕藤本，长1~3米。茎纤细，密被毛或无毛。羽状复叶具3小叶；托叶卵状披针形，小叶膜质至薄纸质，宽卵形、卵形或近圆形，先端圆形，微缺，具小凸尖；总状花序腋生，花小，苞片和小苞片披针形；花萼管状，裂齿4，披针形，比萼管短；花冠红色、紫色、淡紫色；子房无柄。荚果线形，压扁，先端具喙；果瓣开裂，有时扭曲，具种子5~6颗，褐色，光亮。花期11月至翌年3月，果期12月至翌年3月。

生境：生于向阳荒地、山坡和灌木丛中。

药用部位：根

拉丁名：*Shuteria involucrata* (Wall.) Wight et Arn.

▶ 肉色土圞儿

科属：豆科土圞儿属

形态：缠绕藤本，长3~4米。茎细长，有条纹，幼时被毛，老则毛脱落而近于无毛。奇数羽状复叶；小叶通常5片，长椭圆形，先端渐尖，成短尾状，基部楔形或近圆形，上面绿色，下面灰绿色。总状花序腋生，苞片和小苞片小，线形，脱落；花萼钟状，二唇形，绿色，萼齿三角形，短于萼筒；花冠淡红色，旗瓣最长，翼瓣最短，龙骨瓣带状，弯曲成半圆形；花柱弯曲成圆形或半圆形，柱头顶生。荚果线形，直；种子12~21颗，肾形，黑褐色，光亮。花期7~9月，果期8—11月。

生境：生于海拔800~2600米的沟边杂木林中或溪边路旁。

药用部位：块根、叶、种子

拉丁名：*Apios carnea* (Wall.) Benth. ex Baker

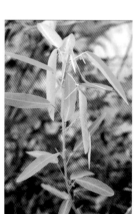

▶ 舞草

跳舞草、钟萼豆

科属：豆科舞草属

形态：直立草本或小灌木，高达1.5米。茎单一或分枝，圆柱形，微具条纹，无毛。叶为三出复叶，侧生小叶很小或缺而仅具单小叶；托叶窄三角形，顶生小叶长椭圆形或披针形，先端圆形或急尖，有细尖，基部钝或圆；圆锥花序或总状花序顶生或腋生，花萼膜质；花冠紫红色，子房被微毛。荚果镰刀形或直，腹缝线直，背缝线稍缢缩，成熟时沿背缝线开裂，疏被钩状短毛，有荚节5~9个；种子扁圆形。花期7—9月，果期10—11月。

生境：生于海拔200~1500米的丘陵山坡或山沟灌丛中。

药用部位：全草

拉丁名：*Codariocalyx motorius* (Houtt.) Ohashi

▶ 滇缅崖豆藤

崖豆藤、鸡血藤、大血藤

科属：豆科崖豆藤属

形态：大型藤本。茎皮棕色，粗糙，无皮孔，小枝初密被黄白色柔毛，后渐脱落。羽状复叶，托叶三角形，小叶1~2对，纸质，阔卵形至椭圆形，下方1对小叶通常较小，卵形，先端锐尖或短锐尖，基部楔形至钝圆，偶为心形；圆锥花序腋生，粗壮，花枝粗短，花多数，单生，苞片和小苞片线形，花萼钟状；花冠淡紫色至深紫色；荚果长圆形，肿胀，初被绒毛，后渐脱落，顶端具尖喙，瓣裂，种子间几不缢缩，有种子1~2粒；种子阔卵形。花期5月，果期10月。

生境：生于海拔800~2000米山坡杂木林中。

药用部位：茎、种子

拉丁名：*Millettia dorwardi* Coll. et Hemsl.

美丽崖豆藤

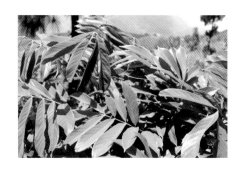

牛大力藤、山莲藕

科属：豆科崖豆藤属

形态：藤本，树皮褐色。小枝圆柱形，初被褐色绒毛，后渐脱落。羽状复叶，托叶披针形，宿存；小叶通常6对，硬纸质，长圆状披针形或椭圆状披针形，先端钝圆，短尖，基部钝圆，边缘略反卷；圆锥花序腋生，常聚集枝梢成带叶的大型花序，密被黄褐色绒毛，花大，花冠白色、米黄色至淡红色；子房线形，密被绒毛，具柄，花柱向上旋卷，柱头下指。荚果线状，伸长，扁平，顶端狭尖，具喙，基部具短颈，密被褐色绒毛，果瓣木质，开裂，有种子4~6粒；种子卵形。花期7—10月，果期次年2月。

生境：生于海拔1500米以下灌丛、疏林和旷野。

药用部位：根、茎秆、种子

拉丁名：*Millettia speciosa* Champ.

滇南羊蹄甲

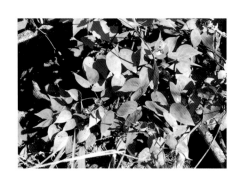

羊蹄甲、小花羊蹄甲、藤本羊蹄甲

科属：豆科羊蹄甲属

形态：木质藤本；茎和枝密布小而凸起的皮孔；嫩枝被毛；卷须扁平，叶纸质，阔卵形或卵形，基部近截平或浅心形，先端2裂达叶长的1/3~1/2，叶柄纤细；总状花序多花，腋生或数个于枝顶组成复总状花序，总花梗短，花密集于总轴上；花蕾椭圆形，萼片披针形，花瓣白色，具柄，瓣片椭圆形和倒卵形；子房具柄，偏生于花盘一侧，柱头小。荚果长圆形，果瓣木质，成长时外面光滑，无毛；种子2颗，阔椭圆形，扁平，干时种皮黑色。花期9—10月，果期10月。

生境：生于海拔1300米左右的路旁、林缘。

药用部位：全株

拉丁名：*Bauhinia hypoglauca* Tang et Wang ex T. Chen

羊蹄甲

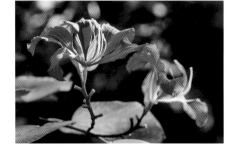

羊蹄甲、红花羊蹄甲、紫荆花

科属：豆科羊蹄甲属

形态：乔木或直立灌木，高7~10米；叶硬纸质，近圆形，基部浅心形，先端分裂达叶长的1/3~1/2；总状花序侧生或顶生，少花，有时2~4个生于枝顶而成复总状花序；花瓣桃红色，倒披针形，长4~5厘米，具脉纹和长的瓣柄；子房具长柄，被黄褐色绢毛，柱头稍大，斜盾形。荚果带状，扁平，略呈弯镰状，成熟时开裂，木质的果瓣扭曲将种子弹出；种子近圆形，扁平，种皮深褐色。花期9—11月，果期2—3月。

生境：广泛栽培于庭园供观赏及作行道树。

药用部位：根、树皮和花

拉丁名：*Bauhinia purpurea* L.

▶ 欧洲苕子

绿肥、苕子

科属：豆科野豌豆属

形态：一年生或二年生缠绕草本，植株被微柔毛。茎纤细而长，具棱，多分枝。偶数羽状复叶，顶端有卷须；托叶披针形至半戟形，小叶4~12对，厚纸质、长圆形或近披针形；总状花序通常短于叶或与叶近等长，具花10~30朵，一面或多面向不甚密集着生于花序上部；花萼斜钟形，萼齿锥尖，下面的萼齿较长；花冠淡红色或紫蓝色至浅蓝色，稀白色；荚果长圆形，果梗长于萼筒。种子2~6粒，扁圆球形，种皮紫褐色，种脐相当于种子圆周1/6。花、果期6—8月。

生境：人工种植于旱地或逸生到田野间。

药用部位：种子

拉丁名：*Vicia varia* Host.

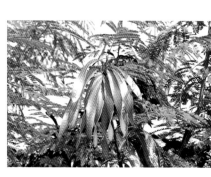

▶ 银合欢

合欢、白合欢

科属：豆科银合欢属

形态：灌木或小乔木，高2~6米；幼枝被短柔毛，老枝无毛，具褐色皮孔，无刺；托叶三角形，小。羽片4~8对，小叶5~15对，线状长圆形，先端急尖，基部楔形，边缘被短柔毛，中脉偏向小叶上缘，两侧不等宽。头状花序通常1~2个腋生，苞片紧贴，被毛，早落；花白色；子房具短柄，上部被柔毛，柱头凹下呈杯状。荚果带状，顶端凸尖，基部有柄，纵裂，被微柔毛；种子6~25颗，卵形，褐色，扁平，光亮。花期4~7月，果期8—10月。

生境：生于低海拔的荒地或疏林中。

药用部位：花、树皮、种子

拉丁名：*Leucaena leucocephala* (Lam.) de Wit

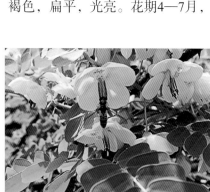

▶ 云实

药王子、铁场豆、马豆、水皂角、天豆

科属：豆科云实属

形态：藤本；树皮暗红色；枝、叶轴和花序均被柔毛和钩刺。二回羽状复叶，羽片对生，具柄，基部有刺1对，膜质，长圆形，两端近圆钝；总状花序顶生，直立，具多花；总花梗多刺；被毛，花瓣黄色，膜质，圆形或倒卵形，盛开时反卷，基部具短柄；子房无毛。荚果长圆状舌形，脆革质，栗褐色，无毛，有光泽，沿腹缝线膨胀成狭翅，成熟时沿腹缝线开裂，先端具尖喙；种子6~9颗，椭圆状，种皮棕色。花、果期4—10月。

生境：生于海拔2000米以下山坡灌丛中及平原、丘陵、河旁等地。

药用部位：根、茎、果

拉丁名：*Caesalpinia decapetala* (Roth) Alston

▶ 长萼猪屎豆

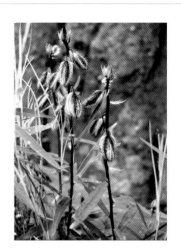

长萼野百合、野百合

科属：豆科猪屎豆属

形态：多年生直立草本，体高30~80厘米；茎圆柱形，密被粗糙的褐色长柔毛。托叶丝状，长宿或早落；单叶，近无柄，长圆状线形或线状披针形，先端急尖，基部渐狭；总状花序顶生，稀腋生，通常缩短或形似头状，有花3~12朵；苞片披针形，稍弯曲成镰刀状，小苞片和苞片同形，稍短，生花萼基部或花梗中部以上；花梗粗壮，花萼二唇形，深裂，花冠黄色；子房无柄。荚果圆形，成熟后黑色，秃净无毛；种子20~30颗。花、果期6—12月间。

生境：生于海拔50~2200米山坡疏林及荒地路旁。

药用部位：全草

拉丁名：*Crotalaria calycina* Schrank

▶ 大猪屎豆

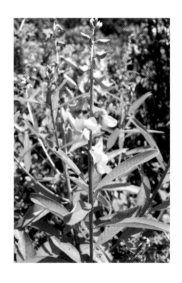

大猪屎青、凸尖野百合

科属：豆科猪屎豆属

形态：直立高大草本，高达1.5米；茎枝粗壮，圆柱形，被锈色柔毛。托叶细小，线形，贴伏于叶柄两旁；单叶，叶片质薄，倒披针形或长椭圆形，先端钝圆，具细小短尖，上面无毛，下面被锈色短柔毛；总状花序顶生或腋生，有花20~30朵；花萼二唇形，花冠黄色，旗瓣圆形或椭圆形；子房无毛。荚果长圆形；种子20~30颗。花、果期5—12月间。

生境：生于海拔500~3000米山坡路边及山谷草丛中。

药用部位：全草

拉丁名：*Crotalaria assamica* Benth.

▶ 假地蓝

大响铃豆、野花生、黄花野百合

科属：豆科猪屎豆属

形态：草本，基部常木质，高60~120厘米；茎直立或铺地蔓延，具多分枝，被棕黄色伸展的长柔毛。托叶披针形或三角状披针形，单叶，叶片椭圆形，两面被毛；总状花序顶生或腋生，有花2~6朵；苞片披针形，花萼二唇形，萼齿披针形，花冠黄色，旗瓣长椭圆形，翼瓣长圆形，龙骨瓣与翼瓣等长，中部以上变狭形成长喙，包被萼内或与之等长；子房无柄。荚果长圆形，无毛；种子20~30颗。花、果期6—12月间。

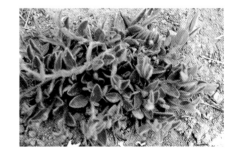

生境：生于海拔400~2000米山坡疏林及荒山草地。

药用部位：全草

拉丁名：*Crotalaria ferruginea* Grah. ex Benth.

► 响铃豆

黄花地丁、小响铃、马口铃

科属：豆科猪屎豆属

形态：多年生直立草本，基部常木质，体高30~60 (~80) 厘米；植株或上部分枝；单叶，叶片倒卵形、长圆状椭圆形或倒披针形，先端钝或圆，具细小的短尖头；总状花序顶生或腋生，有花20~30朵，小苞片与苞片同形，生萼筒基部；花冠淡黄色，旗瓣椭圆形，冀瓣长圆形，约与旗瓣等长，龙骨瓣弯曲，中部以上变狭形成长喙；子房无柄。荚果短圆柱形，无毛，稍伸出花萼之外；种子6~12颗。花、果期5月至12月间。

生境：生于海拔200~2800米荒地路旁及山坡疏林下。

药用部位：全草

拉丁名：*Crotalaria albida* Heyne ex Roth

► 云南猪屎豆

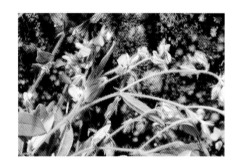

猪屎豆

科属：豆科猪屎豆属

形态：直立草本，地下根茎常很发达，高15~30厘米；具分枝，被粗糙开展的褐色长柔毛。无托叶；单叶，叶长圆形或椭圆形，先端钝或渐窄，具短尖头，总状花序顶生，或腋生，有花5~20朵，花序长5~10厘米；苞片线形，与花梗近等长，小苞片与苞片相似，生萼筒基部，被长柔毛，花萼二唇形，花冠黄色，旗瓣圆形或阔圆形，龙骨瓣与翼瓣近等长，弯曲，中部以上变狭形成长喙。荚果短圆柱形，无毛。花、果期5—10月间。

生境：生于海拔约100~3000米山坡、草丛中。

药用部位：全草

拉丁名：*Crotalaria yunnanensis* Franch.

► 猪屎豆

白猪屎豆、野苦豆、大眼兰、野黄豆草

科属：豆科猪屎豆属

形态：多年生草本，或呈灌木状；茎枝圆柱形，具小沟纹，密被紧贴的短柔毛。托叶极细小，刚毛状，通常早落；叶三出，小叶长圆形或椭圆形，先端钝圆或微凹，基部阔楔形；总状花序顶生，有花10~40朵；苞片线形，花萼近钟形，花冠黄色，伸出萼外，旗瓣圆形或椭圆形，基部具胼胝体2枚，冀瓣长圆形，下部边缘具柔毛，龙骨瓣最长，弯曲；子房无柄。荚果长圆形，幼时被毛，成熟后脱落，果瓣开裂后扭转；种子20~30颗。花、果期9—12月间。

生境：生于海拔100~1500米荒山草地及沙质土壤之中。

药用部位：全草

拉丁名：*Crotalaria pallida* Ait.

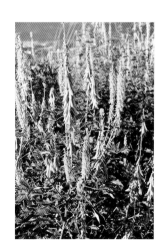

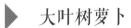

▶ 紫雀花

金雀花、一口血、一颗血

科属：豆科紫雀花属

形态：匍匐草本，高10~20厘米，被稀疏柔毛。根茎丝状，节上生根，有根瘤。掌状三出复叶；托叶阔披针状卵形，膜质，无毛，全缘，小叶倒心形，基部狭楔形，边全缘，或有时呈波状浅圆齿；伞状花序生于叶腋，具花1~3朵，花冠淡蓝色至蓝紫色，偶为白色和淡红色；子房线状披针形，无毛，胚珠多数，荚果线形，无毛，先端斜截尖，有种子8~12粒。种子肾形，棕色，有时具斑纹，种脐小，圆形，侧生。花、果期4—11月。

生境：生于海拔2000~3000米林缘草地、山坡、路旁荒地。

药用部位：全草

拉丁名：*Parochetus communis* Buch. -Ham.

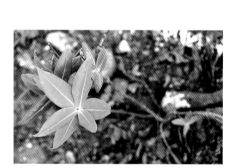

▶ 大叶树萝卜

总管、千里及、鸟面马、白雪花

科属：白花丹科白花丹属

形态：附生灌木；分枝细长，无毛。叶互生，叶片革质，长圆状披针形。花序伞房状，苞片三角形，花萼筒球形，花萼檐部扩大，近全缘，花冠圆筒状，暗红色，稍肉质，常带有蓝色粉霜，并有深暗的横纹，或为乳黄色发红，洋红色至玫瑰红色，横纹为暗红或深红色，冠檐部分为整齐的漏斗状，裂片三角形，花丝短，花药有长喙，与冠檐平齐，药背无距；子房1室，花柱丝状，柱头微具5小裂。果卵球形，宿存萼片。花期5—9月。

生境：适附生于海拔1400米左右的栎树林中树干上或石崖上。

药用部位：根茎

拉丁名：*Agapetes macrophylla* C. B. Clarke

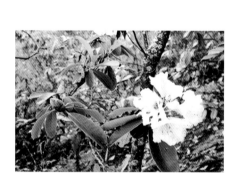

▶ 大白杜鹃

大白花杜鹃、大白花

科属：杜鹃花科杜鹃属

形态：常绿灌木或小乔木，高1~3米，稀达6~7米；树皮灰褐色或灰白色；幼枝绿色，无毛，老枝褐色。冬芽顶生，卵圆形，长9~10毫米，无毛。叶厚革质，长圆形、长圆状卵形至长圆状倒卵形，先端钝或圆，基部楔形或钝，稀近于圆形；顶生总状伞房花序，有花8~10朵，有香味；花萼小，浅碟形，裂齿5，不整齐；花冠宽漏斗状钟形，变化大，淡红色或白色，裂片7~8枚，子房长圆柱形，淡绿色；蒴果长圆柱形，微弯曲，黄绿色至褐色，肋纹明显，有腺体残迹。花期4—6月，果期9—10月。

生境：生于海拔1000~4000米的灌丛中或森林下。

药用部位：根

拉丁名：*Rhododendron decorum* Franch.

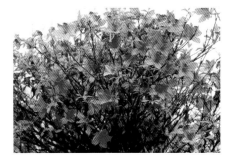

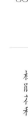

▶ 杜鹃

杜鹃花、山踯躅、山石榴、映山红

科属：杜鹃花科杜鹃属

形态：落叶灌木，高2(~5)米；分枝多而纤细，密被亮棕褐色扁平糙伏毛。叶革质，常集生枝端，卵形、椭圆状卵形或倒卵形或倒卵形至倒披针形，先端短渐尖，边缘微反卷，具细齿；花芽卵球形，鳞片外面中部以上被糙伏毛，边缘具睫毛。花2~3(~6)朵簇生枝顶，花冠阔漏斗形，玫瑰色、鲜红色或暗红色，裂片5枚，倒卵形，上部裂片具深红色斑点；子房卵球形，10室，密被亮棕褐色糙伏毛，花柱伸出花冠外，无毛。蒴果卵球形，密被糙伏毛；花萼宿存。花期4—5月，果期6—8月。

生境：生于海拔500~2500米的山地疏灌丛或松林下。

药用部位：全株

拉丁名：*Rhododendron simsii* Planch.

▶ 云南杜鹃

杜鹃

科属：杜鹃花科杜鹃属

形态：落叶、半落叶或常绿灌木，偶成小乔木，高1~2(~4)米。幼枝疏生鳞片，无毛或有微柔毛，老枝光滑。叶通常向下倾斜着生，叶片长圆形、披针形、长圆状披针形或倒卵形；花序顶生或同时枝顶腋生，3~6花，伞形着生或成短总状；花冠宽漏斗状，略呈两侧对称，白色、淡红色或淡紫色，内面有红、褐红、黄或黄绿色斑点；雄蕊不等长，长雄蕊伸出花冠外；蒴果长圆形，长0.6~2厘米。花期4—6月。

生境：生于海拔1600~3600米的山坡杂木林、灌丛、松林或混交林中。

药用部位：花

拉丁名：*Rhododendron yunnanense* Franch.

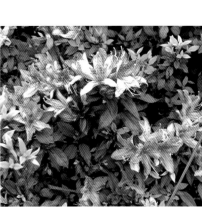

▶ 爆杖花

密桶花

科属：杜鹃花科杜鹃属

形态：灌木，高0.5~3.5米。幼枝被灰色短柔毛，杂生长刚毛，老枝褐红色，近无毛。叶坚纸质，散生，叶片倒卵形、椭圆形、椭圆状披针形或披针形；花序腋生枝顶成假顶生；花序伞形，有2~4花；花冠筒状，两端略狭缩，朱红色、鲜红色或橙红色，子房5室，密被茸毛并覆有鳞片，花柱长伸出花冠之外，无毛稀基部被短柔毛。蒴果长圆形，被疏茸毛并可见鳞片。花期2—6月。

生境：生于海拔1900~2500米松林、松-栎林、油杉林或山谷灌木林。

药用部位：根、叶、花

拉丁名：*Rhododendron spinuliferum* Franch.

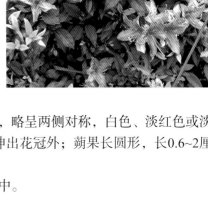

▶ **马醉木**

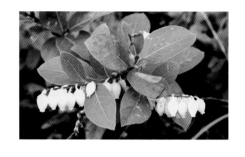

泡泡花、珍珠花、桂花岩陀、美丽南烛

科属：杜鹃花科马醉木属

形态：常绿灌木或小乔木，高2~4米。叶密集于枝顶，叶片革质，椭圆状披针形或倒披针形，先端短渐尖，基部狭楔形，边缘2/3以上具细圆齿，稀近于全缘，表面深绿色，有光泽，背面淡绿色，小脉网状。总状花序或圆锥花序顶生或腋生，簇生于枝顶，花序轴有柔毛；萼片三角状卵形，花冠白色，坛状，子房1室，近球形，花柱细长，柱头头状。蒴果近于扁球形，室背开裂，花萼与花柱宿存。花期4—5月，果期7—9月。

生境：生于海拔800~1200米的山坡疏林下、林缘及溪谷旁灌丛中。

药用部位：茎、叶和种子，有毒

拉丁名：*Pieris japonica* (Thunb.) D. Don ex G. Don

 ▶ **南烛**

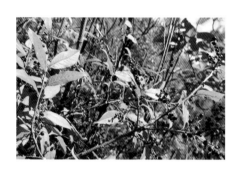

染菽、乌饭树、米饭树、乌饭叶、乌饭子

科属：杜鹃花科越橘属

形态：常绿灌木或小乔木，高2~6（~9）米；分枝多，幼枝被短柔毛或无毛，老枝紫褐色，无毛。叶片薄革质，椭圆形、菱状椭圆形、披针状椭圆形至披针形，顶端锐尖、渐尖，稀长渐尖，边缘有细锯齿；总状花序顶生和腋生，有多数花，序轴密被短柔毛稀无毛；苞片叶状，披针形，花冠白色，筒状，有时略呈坛状，外面密被短柔毛，稀近无毛，内面有疏柔毛，口部裂片短小，三角形，外折，花盘密生短柔毛。浆果熟时紫黑色，外面通常被短柔毛，稀无毛。花期6—7月，果期8—10月。

生境：生于海拔400~2000米的山坡林内或灌丛中。

药用部位：叶、果实

拉丁名：*Vaccinium bracteatum* Thunb.

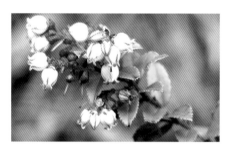

 ▶ **乌鸦果**

土千年健、千年矮、老鸦泡、老鸦果

科属：杜鹃花科越橘属

形态：常绿矮小灌木，高20~50厘米，有时高1米以上；地下有木质粗根，有时粗大成疙瘩状，茎多分枝，有时丛生；叶密生，叶片革质，长圆形或椭圆形，边缘有细锯齿，齿尖锐尖或针芒状，总状花序生枝条下部叶腋和生枝顶叶腋而呈假顶生，有多数花，偏向花序一侧着生；花萼通常绿色带暗红色，萼筒被毛或无毛，萼齿三角形，花冠白色至淡红色，有5条红色脉纹；浆果球形，绿色变红色，成熟时紫黑色，外面被毛或无毛。花期：春夏以至秋季，果期7—10月。

生境：生于海拔1100~3400米的松林、山坡灌丛或草坡。

药用部位：全株

拉丁名：*Vaccinium fragile* Franch.

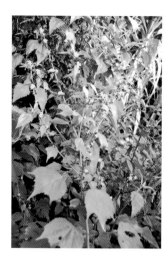

▶ 刺蒴麻

科属：椴树科刺蒴麻属

形态：亚灌木；嫩枝被灰褐色短茸毛。叶纸质，生于茎下部的阔卵圆形，先端常3裂，基部圆形；生于上部的长圆形；上面有疏毛，下面有星状柔毛，基出脉3~5条，两侧脉直达裂片尖端，边缘有不规则的粗锯齿；聚伞花序数枝腋生，花序柄及花柄均极短；萼片狭长圆形，长5毫米，顶端有角，被长毛；花瓣比萼片略短，黄色，边缘有毛；雄蕊10枚；子房有刺毛。果球形，不开裂，被灰黄色柔毛，具钩针刺长2毫米，有种子2~6颗。花期夏秋季间。

生境：常生于海拔1000~2000米气候湿润的房前屋后及林下或村边路旁旷地。

药用部位：全株

拉丁名：*Triumfetta rhomboidea* Jack.

▶ 长钩刺蒴麻

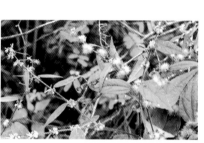
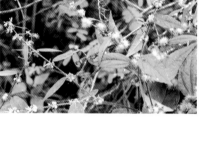

刺蒴麻

科属：椴树科刺蒴麻属

形态：木质草本或亚灌木，高1米；嫩枝被黄褐色长茸毛。叶厚纸质，卵形或长卵形，先端渐尖或锐尖，基部圆形或微心形，上面有稀疏星状茸毛。下面密被黄褐色厚星状茸毛，基出脉3条，两侧脉上行超过叶片中部，边缘有不整齐锯齿；聚伞花序1至数枝腋生，苞片披针形，萼片狭披针形，先端有角，被毛；花瓣黄色，与萼片等长；雄蕊10枚；子房被毛。蒴果有刺长8~10毫米；刺被毛，先端有钩。花期夏季。

生境：常生于海拔800~2000米干燥的低坡灌丛中。

药用部位：全草

拉丁名：*Triumfetta pilosa* Roth

▶ 番荔枝

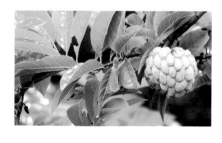

林檎、唛螺陀、洋波罗

科属：番荔枝科番荔枝属

形态：落叶小乔木，高3~5米；树皮薄，灰白色，多分枝。叶薄纸质，椭圆状披针形，或长圆形，顶端急尖或钝；花单生或2~4朵聚生于枝顶或与叶对生，青黄色，下垂；花蕾披针形；萼片三角形，被微毛；外轮花瓣狭而厚，肉质，长圆形，顶端急尖，被微毛，镊合状排列，内轮花瓣极小，退化成鳞片状，被微毛；果实由多数圆形或椭圆形的成熟心皮微相连易于分开而成的聚合浆果圆球状或心状圆锥形，无毛，黄绿色，外面被白色粉霜。花期5—6月，果期6—11月。

生境：人工栽种于海拔1700米以下向阳的旱地。

药用部位：根、果实

拉丁名：*Annona squamosa* Linn.

▶ 番木瓜

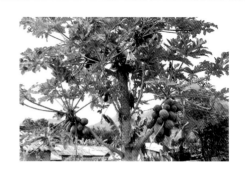

木瓜、万寿果、番瓜、满山抛、树冬瓜

科属：番木瓜科番木瓜属

形态：常绿软木质小乔木，高达8~10米，具乳汁；茎不分枝，叶大，聚生于茎顶端，近盾形，5~9深裂，叶柄中空；花单性或两性，植株有雄株、雌株和两性株。花冠乳黄色，冠管细管状，花冠裂片5枚，披针形，子房退化。萼片5枚，花冠裂片5枚，乳黄色或黄白色，长圆形或披针形，子房上位，卵球形，浆果肉质，成熟时橙黄色或黄色，长圆球形、倒卵状长圆球形、梨形或近圆球形，果肉柔软多汁，味香甜；种子多数，卵球形，成熟时黑色，外种皮肉质，内种皮木质，具皱纹。花果期全年。

生境：广植于热带和较温暖的亚热带地区。

药用部位：果、叶

拉丁名：*Carica papaya* L.

▶ 云南哥纳香

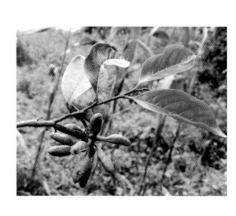

科属：番荔枝科哥纳香属

形态：小乔木或灌木，高约4米，胸径约6厘米；叶薄纸质，长圆状椭圆形或长圆形，有时倒卵状长圆形，顶端急尖，基部宽楔形；花红黄色，2朵丛生于叶腋内，有短梗；萼片三角状宽卵形；外轮花瓣宽披针形外面被锈色短柔毛，内面密被锈色短绒毛，内轮花瓣倒卵形，中部以下突变狭成长约2毫米的爪；雄蕊长约1.5毫米，有短柄，药隔顶端截形；心皮约14个，无毛，花柱比子房长约2倍，棍棒状，每心皮有胚珠2颗，基生。花期4月。

生境：生于海拔约1800米的山地林下或岩石灌丛。

药用部位：叶

拉丁名：*Goniothalamus yunnanensis* W. T. Wang

▶ 心叶日中花

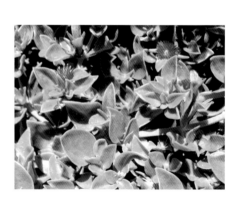

花蔓草、露花

科属：番杏科日中花属

形态：多年生常绿草本。茎斜卧，铺散，有分枝，稍带肉质，无毛，具小颗粒状凸起。叶对生，叶片心状卵形，扁平，顶端急尖或圆钝具凸尖头，基部圆形，全缘；花单个顶生或腋生，直径约1厘米；花梗长1.2厘米；花萼长8毫米，裂片4枚，2个大，倒圆锥形，2个小，线形，宿存；花瓣多数，红紫色，匙形，长约1厘米；雄蕊多数；子房下位，4室，花柱无，柱头4裂。蒴果肉质，星状4瓣裂；种子多数。花期7—8月。

生境：栽种于庭院或花坛。

药用部位：全草

拉丁名：*Mesembryanthemum cordifolium* L. f.

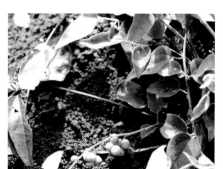

▶ 木防己

科属：防己科木防己属

形态：木质藤本；小枝被绒毛至疏柔毛，或有时近无毛，有条纹。叶片纸质至近革质，形状变异极大，自线状披针形至阔卵状近圆形、狭椭圆形至近圆形、倒披针形至倒心形，有卵状心形、微缺或2裂、全缘或3裂、掌状5裂；聚伞花序少花，腋生，或排成多花，狭窄聚伞圆锥花序，顶生或腋生；核果近球形，红色至紫红色；果核骨质，背部有小横肋状雕纹。

生境：生于海拔2800米以下灌丛、村边、林缘等处。

药用部位：根

拉丁名：*Cocculus orbiculatus* (L.) DC.

▶ 一文钱

小寒药

科属：防己科千金藤属

形态：纤细草质藤本，长约1~2米；茎、枝细瘦，有条纹，均无毛。叶薄纸质、三角状近圆形；复伞形聚伞花序腋生或生于腋生、具小型叶的短枝上，花梗纤细，雄花：萼片6（很少8）片，排成2轮，倒卵状楔形或阔倒卵状楔形，较少倒卵圆形，质地薄；花瓣3~4，稍肉质，近倒三角形或阔楔形，聚药雄蕊，雌花：萼片和花瓣均3片，很少4片，形状和大小均与雄花的相似；核果红色，无毛；果核倒卵形，背部有2行小横肋状雕纹，每行约5~8条，很少达10条，胎座迹穿孔。

生境：生于海拔2000米以下灌丛、园篱、路边等处。

药用部位：全草、根

拉丁名：*Stephania delavayi* Diels

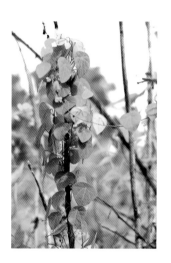

▶ 大叶地不容

山乌龟、地不容

科属：防己科千金藤属

形态：草质藤本；枝稍粗壮，无毛。叶薄纸质、三角状近圆形，全缘或波状，有时有波状裂片；复伞形聚伞花序腋生或生于腋生、稍肉质的短枝上，小聚伞序梗被短柔毛；雄花：萼片6片，倒卵状菱形，中部以下骤狭成爪，上部边缘反折，背部被短柔毛；花瓣3片，聚药雄蕊比花瓣稍短或与花瓣近等长；雌花序，伞梗短；雌花：萼片1片，椭圆卵形，长约1毫米或稍过之；花瓣2片，近圆形；核果倒卵圆形；果核长背部有4行钩刺状雕纹，每行约16颗，胎座迹穿孔。花期夏初，果期秋初。

生境：常生于海拔950~1100米处林缘、沟溪边和石缝。

药用部位：块根

拉丁名：*Stephania dolichopoda* Diels

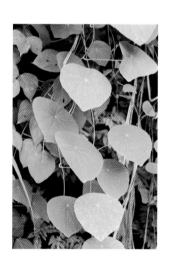

▶ 地不容

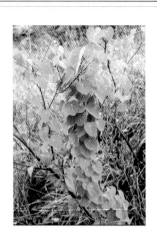

山乌龟

科属：防己科千金藤属

形态：草质、落叶藤本，全株无毛；块根硕大，通常扁球状，暗灰褐色。嫩枝稍肉质，紫红色，有白霜，干时现条纹。叶干时膜质，扁圆形，很少近圆形，顶端圆或偶有骤尖，基部通常圆，下面稍粉白；单伞形聚伞花序腋生，稍肉质，常紫红色而有白粉，簇生几个至10多个小聚伞花序，花瓣3片或偶有5~6片，紫色或橙黄而具紫色斑纹；果梗短而肉质，核果红色；果核倒卵圆形，背部二倒各有小横肋16~20条，胎座迹不穿孔。花期春季，果期夏季。

生境：喜生于石灰岩区、篱落间或多石小山及多刺灌木丛中。

药用部位：块根

拉丁名：*Stephania epigaea* Lo

▶ 粪箕笃

田鸡草、畚箕草、飞天雷公、戽斗藤、犁壁藤

科属：防己科千金藤属

形态：草质藤本，长1~4米或稍过之，除花序外全株无毛；枝纤细，有条纹。叶纸质，三角状卵形，上面深绿色，下面淡绿色，有时粉绿色；复伞形聚伞花序腋生，雄花序较纤细，被短硬毛；雄花萼片8，偶有6，排成2轮，楔形或倒卵形，花瓣4片或有时3片，绿黄色，通

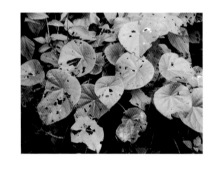

常近圆形；雌花：萼片和花瓣均4片，很少3片，子房无毛，柱头裂片平叉。核果红色；果核背部有2行小横肋，每行约9~10条，小横肋中段稍低平，胎座迹穿孔。花期春末夏初，果期秋季。

生境：生于海拔2200米以下灌丛或林缘。

药用部位：全草

拉丁名：*Stephania longa* Lour.

▶ 中华青牛胆

隔夜找娘

科属：防己科青牛胆属

形态：藤本，长可达20米以上；枝稍肉质，嫩枝绿色，有条纹，被柔毛，老枝肥壮，具褐色、膜质、通常无毛的表皮，皮孔凸起，通常4裂，较少2或6裂。叶纸质，阔卵状近圆形，很少阔卵形，顶端骤尖，全缘；总状花序先叶抽出，雄花序单生或有时几个簇生，雌花序单生，雌花：萼片和花瓣与雄花同；心皮3个。核果红色，近球形，果核半卵球形，背面有棱脊和许多小疣状凸起。花期4月，果期5—6月。

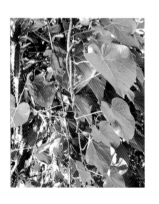

生境：多见于向阳的沟谷、林缘或村边路旁旷地。

药用部位：茎藤

拉丁名：*Tinospora sinensis* (Lour.) Merr.

▶ 锐齿凤仙花

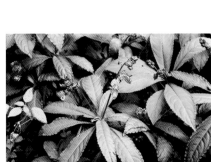

凤仙花

科属：凤仙花科凤仙花属

形态：多年生草本，高达70厘米。茎坚硬，直立，无毛，有分枝。叶互生，卵形或卵状披针形，顶端急尖或渐尖，基部楔形，边缘有锐锯齿，侧脉7~8对，两面无毛；总花梗极短，腋生，具1~2花；花梗细长，基部常具2刚毛状苞片；花大或较大，粉红色或紫红色；萼片4片，外面2个半卵形，顶端长突尖，内面2个狭披针形；旗瓣圆形，翼瓣无柄，2裂，基部裂片宽长圆形，上部裂片大，斧形，先端2浅裂，花药钝。蒴果纺锤形，顶端喙尖；种子少数，圆球形，稍有光泽。花期7—9月。

生境：生于海拔1850~3200米河谷灌丛草地或林下潮湿处或水沟边。

药用部位：花

拉丁名：*Impatiens arguta* Hook. f. et Thoms.

▶ 窄萼凤仙花

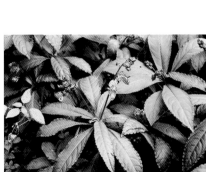

凤仙花、山凤仙

科属：凤仙花科凤仙花属

形态：一年生草本，高20~70厘米，直立，茎和枝上有紫色或红褐色斑点。叶互生，常密集于茎上部、矩圆形或矩圆状披针形，先端尾状渐尖，基部楔形，边缘有圆锯齿，基部有少数缘毛状腺体；侧脉7~9对；总花梗腋生，有花1~2朵；花大，紫红色；侧生萼片4片，旗瓣宽肾形，先端微凹，背面中肋有龙骨突，中上部有小喙；翼瓣无柄，2裂，基部裂片椭圆形，上部裂片矩圆状斧形，背面有近圆形的耳；唇瓣囊状，基部圆形，有内弯的短矩；花药钝。蒴果条形。

生境：生于海拔800~1800米山坡林下、山沟水旁或草丛中。

药用部位：全草

拉丁名：*Impatiens stenosepala* Pritz. ex Diels

▶ 滇南凤仙

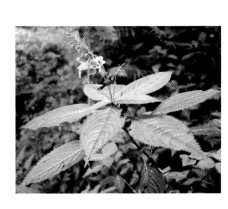

凤仙花

科属：凤仙花科凤仙花属

形态：一年生草本，高40~90厘米。茎直立，分枝或不分枝，无毛或上部，小枝及幼叶被灰褐色细绒毛。叶互生，具柄，叶片薄纸质，卵形或卵状椭圆形，边缘具粗锯齿；总花梗生于上部叶腋；花黄色，花丝线形，花药尖。子房纺锤形，顶端尖。蒴果棒状，镰刀状弯，顶端喙尖；种子多数，球形，褐色。花期8—9月，果期9—10月。

生境：生于混交林下或密林中，海拔1500~2500米。

药用部位：全草

拉丁名：*Impatiens duclouxii* Hook. f.

▶ 淡黄绿风仙花

科属: 风仙花科风仙花属

形态: 一年生草本,高30~40厘米,全株无毛。茎直立,不分枝或上部具短分枝,长裸露,下部节常膨大,具少数纤维状根。叶互生,具柄,叶片膜质,卵状长圆形或椭圆形,边缘有圆齿状锯齿,上面深绿色,下面浅绿色;总花梗单生于上部叶腋,明显短于叶柄;苞片膜质,黄绿色,披针形,顶端镰状渐尖,宿存。花黄绿色,旗瓣宽椭圆形,背面中肋明显增厚,有绿色鸡冠状突起,先端钝;翼瓣无柄,唇瓣深黄色,舟状,子房纺锤形,略钝。

生境: 生于海拔500~2300米山地沟谷林中或沟边阴湿处.

药用部位: 全草

拉丁名: *Impatiens chloroxantha* Y. L. Chen

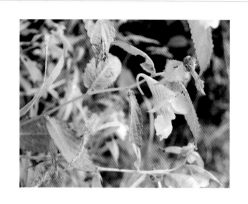

▶ 风仙花

指甲花、急性子、风仙透骨草、金凤子

科属: 风仙花科风仙花属

形态: 一年生草本,高60~100厘米。茎粗壮,肉质,直立,不分枝或有分枝,无毛或幼时被疏柔毛;叶互生,最下部叶有时对生;叶片披针形、狭椭圆形或倒披针形,边缘有锐锯齿;花单生或2~3朵簇生于叶腋,无总花梗,白色、粉红色或紫色,单瓣或重瓣;苞片线形,唇瓣深舟状,旗瓣圆形,兜状,先端微凹,背面中肋具狭龙骨状突起,顶端具小尖,翼瓣具短柄;子房纺锤形,密被柔毛。蒴果宽纺锤形,两端尖,密被柔毛。种子多数,圆球形,黑褐色。花期7—10月。

生境: 人工栽培于庭院或花坛。

药用部位: 茎和种子

拉丁名: *Impatiens balsamina* L.

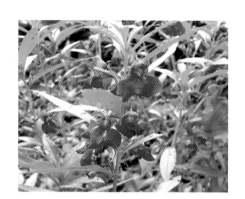

▶ 浮萍

青萍、田萍、浮萍草、水浮萍、水萍草

科属: 浮萍科浮萍属

形态: 漂浮植物。叶状体对称,表面绿色,背面浅黄色或绿白色或常为紫色,近圆形,倒卵形或倒卵状椭圆形,全缘,上面稍凸起或沿中线隆起,脉3,不明显,背面垂生丝状根1条,根白色,根冠钝头,根鞘无翅。叶状体背面一侧具囊,新叶状体于囊内形成浮出,以极短的细柄与母体相连,随后脱落。雌花具弯生胚珠1枚,果实无翅,近陀螺状,种子具凸出的胚乳并具12~15条纵肋。

生境: 生于水田、池沼或其他静水水域。

药用部位: 全草

拉丁名: *Lemna minor* L.

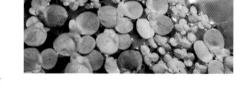

▶ 翅果藤

奶浆果、大对节生、野甘草、婆婆针线包

科属：杠柳科翅果藤

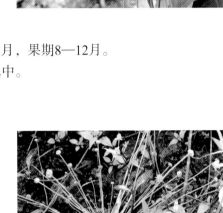

形态：木质藤本，长达10米，具乳汁；茎和枝无毛，具有皮孔。叶膜质，卵圆形至卵状椭圆形或阔卵形，顶端急尖或浑圆，具短尖，基部圆形，两面均被短柔毛，叶背被毛较密；侧脉弧曲上升，花小，白绿色，组成疏散的圆锥状的腋生聚伞花序；蓇葖椭圆状长圆形，基部膨大，外果皮具有很多膜质的纵翅；种子长卵形，扁平，棕色，顶端具白色绢质种毛。花期5—8月，果期8—12月。

生境：生于海拔600~1600米山地疏林中或山坡路旁、溪边灌木丛中。

药用部位：全草

拉丁名：*Myriopteron extensum* (Wight) K. Schnum.

▶ 谷精草

连萼谷精草、珍珠草

科属：谷精草科谷精草属

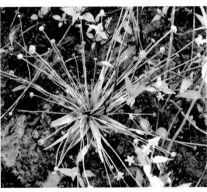
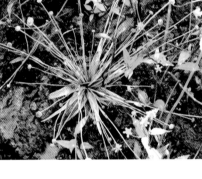

形态：草本。叶线形，丛生，半透明，具横格；花葶多数，扭转，具4~5棱；鞘状苞片，口部斜裂；花序熟时近球形，禾秆色；总苞片倒卵形至近圆形，禾秆色，下半部较硬，上半部纸质，不反折；苞片倒卵形至长倒卵形；雄花：花萼佛焰苞状，花冠裂片3枚，近锥形，雌花：萼合生，外侧开裂，顶端3浅裂，花瓣3枚，离生，扁棒形，肉质；子房3室，花柱分枝3，短于花柱。种子矩圆状，表面具横格及T字形突起。花、果期7—12月。

生境：生于海拔2200米以下水田、水边或常年积水的山地边。

药用部位：全草

拉丁名：*Eriocaulon buergerianum* Koern.

▶ 旱金莲

荷叶七、旱莲花

科属：旱金莲科旱金莲属

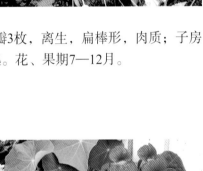
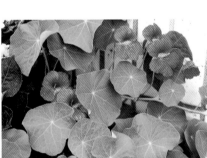

形态：一年生肉质草本，蔓生，无毛或被疏毛。叶互生，向上扭曲，盾状，着生于叶片的近中心处；叶片圆形；单花腋生，花柄长6~13厘米；花黄色、紫色、橘红色或杂色，花托杯状；萼片5片，长椭圆状披针形，基部合生，边缘膜质，其中一片延长成一长距，渐尖；花瓣5片，通常圆形，边缘有缺刻，上部2片通常全缘，着生在距的开口处，下部3片基部狭窄成爪，近爪处边缘具睫毛；果扁球形，成熟时分裂成3个具一粒种子的瘦果。花期6—10月，果期7—11月。

生境：有栽培为盆栽或露地观赏花卉，有时逸生。

药用部位：花

拉丁名：*Tropaeolum majus* L.

▶ ## 白茅

白茅根、尖刀草

科属：禾本科白茅属

形态：多年生，具粗壮的长根状茎。秆直立，具1~3节，节无毛。叶鞘聚集于秆基，甚长于其节间，质地较厚，老后破碎呈纤维状；叶舌膜质，秆生叶片窄线形，通常内卷，顶端渐尖呈刺状，下部渐窄，或具柄，质硬，被有白粉，基部上面具柔毛。圆锥花序稠密，小穗基盘具丝状柔毛；两颖草质及边缘膜质，近相等，第一外稃卵状披针形，透明膜质，无脉，顶端尖或齿裂，第二外稃与其内稃近相等，卵圆形，顶端具齿裂及纤毛；紫黑色，羽状，自小穗顶端伸出。颖果椭圆形，长约1毫米，胚长为颖果之半。花、果期4—6月。

生境：生于荒坡、草地、灌丛或稀疏林下。

药用部位：根

拉丁名：*Imperata cylindrica* (L.) Beauv.

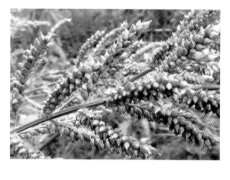

▶ ## 稗

稗子、稗草

科属：禾本科稗属

形态：一年生。秆高50~150厘米，光滑无毛，基部倾斜或膝曲。叶鞘疏松裹秆，平滑无毛，下部者长于而上部者短于节间；圆锥花序直立，近尖塔形，主轴具棱，粗糙或具疣基长刺毛；分枝斜上举或贴向主轴，有时再分小枝；穗轴粗糙或生疣基长刺毛；小穗卵形，第一颖三角形，第二颖与小穗等长，先端渐尖或具小尖头，具5脉，脉上具疣基毛；第一小花通常中性，第二外稃椭圆形，平滑，光亮，成熟后变硬，顶端具小尖头，尖头上有一圈细毛，边缘内卷，包着同质的内稃，但内稃顶端露出。花、果期夏秋季。

生境：多生于沼泽地、沟边及水稻田中。

药用部位：根、种子

拉丁名：*Echinochloa crusgalli* (L.) Beauv.

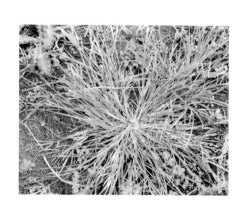

▶ ## 牛筋草

蟋蟀草

科属：禾本科穆属

形态：一年生草本。根系极发达。秆丛生，基部倾斜，高10~90厘米。叶鞘两侧压扁而具脊，松弛，无毛或疏生疣毛；叶片平展，线形，无毛或上面被疣基柔毛。穗状花序2~7个指状着生于秆顶，很少单生，颖披针形，具脊，脊粗糙；囊果卵形，基部下凹，具明显的波状皱纹。花、果期6—10月。

生境：多生于荒芜之地及道路旁。

药用部位：全草

拉丁名：*Eleusine indica* (L.) Gaertn.

▶ 淡竹叶

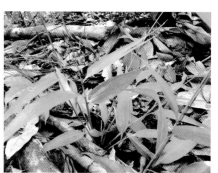

科属：禾本科淡竹叶属

形态：多年生，具木质根头。须根中部膨大呈纺锤形小块根。秆直立，疏丛生，具5~6节。叶鞘平滑或外侧边缘具纤毛；叶舌质硬；圆锥花序长12~25厘米，分枝斜升或开展，小穗线状披针形，颖顶端钝，边缘膜质，不育外稃向上渐狭小，互相密集包卷，顶端具长约1.5毫米的短芒；雄蕊2枚。颖果长椭圆形。花、果期6—10月。

生境：生于海拔2000米以下山坡、林地或林缘、道旁荫蔽处。

药用部位：全草

拉丁名：*Lophatherum gracile* Brongn.

▶ 斑茅

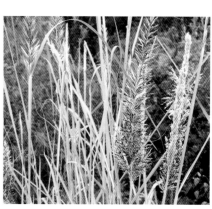

坟头草

科属：禾本科甘蔗属

形态：多年生高大丛生草本。秆粗壮，高2~4（~6）米，直径1~2厘米，具多数节，无毛。叶鞘长于其节间，基部或上部边缘和鞘口具柔毛；叶舌膜质，长1~2毫米，顶端截平；叶片宽大，线状披针形；圆锥花序大型，稠密；总状花序轴节间与小穗柄细线形；两颖近等长，背部具有长柔毛；第一外稃等长或稍短于颖；第二外稃披针形，稍短或等长于颖；第二内稃长圆形，长约为其外稃之半；柱头紫黑色；颖果长圆形。花、果期8—12月。

生境：生于海拔400~2000米的山坡草地。

药用部位：根

拉丁名：*Saccharum arundinaceum* Retz.

▶ 甘蔗

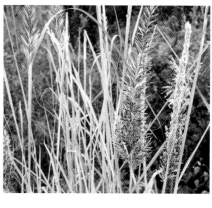

水果甘蔗、红甘蔗

科属：禾本科甘蔗属

形态：多年生高大实心草本。根状茎粗壮发达。秆高3~5（~6）米。直径2~4（~5）厘米，下部间较短而粗大，被白粉。叶鞘长于其节间，除鞘口具柔毛外余无毛；叶舌极短，生纤毛，叶片无毛，中脉粗壮，白色，边缘具锯齿状粗糙。圆锥花序大型，总状花序多数轮生，稠密；总状花序轴节间与小穗柄无毛；小穗线状长圆形，第一颖脊间无脉，不具柔毛，顶端尖，边缘膜质；第二颖具3脉，中脉成脊，粗糙，无毛或具纤毛；第一外稃膜质，与颖近等长，无毛；第二外稃微小，无芒或退化；第二内稃披针形；鳞被无毛。

生境：种植于海拔1500米以下向阳肥沃的坡地或平地。

药用部位：甘蔗汁

拉丁名：*Saccharum officinarum* Linn.

▶ 金竹

黄竹、黄皮竹、黄秆、灰金竹

科属：禾本科刚竹属

形态：秆高6~15米，直径4~10厘米，幼时无毛，微被白粉，绿色，成长的秆呈绿色或黄绿色，中部节间长20~45厘米，秆环在较粗大的秆中于不分枝的各节上不明显；箨环微隆起。箨鞘背面呈乳黄色或绿黄褐色又多少带灰色，箨耳及鞘口繸毛俱缺；箨舌绿黄色，拱形或截形，箨片狭三角形至带状，外翻，微皱曲，绿色，但具橘黄色边缘。末级小枝有2~5叶；叶鞘几无毛或仅上部有细柔毛；叶耳及鞘口繸毛均发达；叶片长圆状披针形或披针形；花枝未见。笋期5月中旬。

生境：主要栽种于庭院和水沟旁。

药用部位：叶

拉丁名：*Phyllostachys sulphurea* (Carr.) A. et C. Riv.

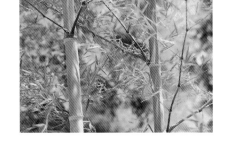

▶ 毛竹

南竹、猫头竹、龙竹

科属：禾本科刚竹属

形态：秆高达20余米，粗者可达20余厘米，幼秆密被细柔毛及厚白粉，箨环有毛，老秆无毛，并由绿色渐变为绿黄色；基部节间甚短而向上则逐节较长，中部节间长达40厘米或更长，壁厚约1厘米（但有变异）；秆环不明显，低于箨环或在细秆中隆起。箨鞘背面黄褐色或紫褐色，具黑褐色斑点及密生棕色刺毛；箨耳微小，繸毛发达；箨舌宽短，箨片较短，长三角形至披针形，叶片较小较薄，披针形，花枝穗状；颖果长椭圆形，顶端有宿存的花柱基部。笋期4月，花期5—8月。

生境：多栽种于房前屋后及田地埂潮湿之地。

药用部位：竹笋、竹汁、竹沥、竹叶、竹荪、竹根

拉丁名：*Phyllostachys heterocycla* (Carr.) Mitford

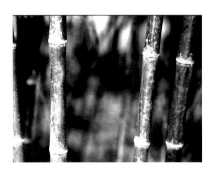

▶ 紫竹

黑竹、墨竹、竹茄、乌竹

科属：禾本科刚竹属

形态：秆高4~8米，稀可高达10米，直径可达5厘米，幼秆绿色，密被细柔毛及白粉，箨环有毛，一年生以后的秆逐渐先出现紫斑，最后全部变为紫黑色，无毛；秆环与箨环均隆起，且秆环高于箨环或两环等高。箨鞘背面红褐或更带绿色，无斑点或常具极微小不易观察的深褐色斑点，此斑点在箨鞘上端常密集成片，被微量白粉及较密的淡褐色刺毛；箨耳长圆形至镰形，紫黑色，边缘生有紫黑色繸毛。笋期4月下旬。

生境：人工种植于房前屋后湿润向阳的路旁。

药用部位：叶、竹笋、根状茎

拉丁名：*Phyllostachys nigra* (Lodd. ex Lindl.) Munro

▶ 高粱

桃黍、木稷、荻粱、乌禾

科属：禾本科高粱属

形态：一年生草本。秆较粗壮，直立，高3~5米，横径2~5厘米，基部节上具支撑根。叶鞘无毛或稍有白粉；叶舌硬膜质，先端圆，边缘有纤毛；叶片线形至线状披针形，先端渐尖，基部圆或微呈耳形，表面暗绿色；圆锥花序疏松，主轴裸露，轮生，粗糙或有细毛，基部较密；每一总状花序具3~6节，两颖均革质，初时黄绿色，成熟后为淡红色至暗棕色；子房倒卵形；花柱分离，柱头帚状。颖果两面平凸，淡红色至红棕色，顶端微外露。花、果期6—9月。

生境：栽种于海拔1500~2500之间的山坡地。

药用部位：种子、茎髓

拉丁名：*Sorghum bicolor* (L.) Moench

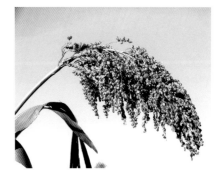
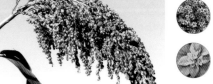

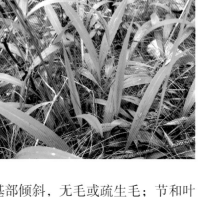

▶ 皱叶狗尾草

烂衣草、马草、扭叶草、风打

科属：禾本科狗尾草属

形态：多年生。须根细而坚韧，少数具鳞芽。秆通常瘦弱，直立或基部倾斜，无毛或疏生毛；节和叶鞘与叶片交接处，常具白色短毛。叶鞘背脉常呈脊，密或疏生较细疣毛或短毛，毛易脱落，边缘常密生纤毛或基部叶鞘边缘无毛而近膜质；叶片质薄，椭圆状披针形或线状披针形；圆锥花序狭长圆形或线形，小穗着生小枝一侧，卵状披针状，绿色或微紫色，颖薄纸质，边缘膜质；颖果狭长卵形，先端具硬而小的尖头；叶表皮细胞同棕叶狗尾类型。花、果期6—10月。

生境：适宜温暖湿润气候，不耐寒，常生于气候炎热的地区，多见于阴湿的小沟边或村边路旁旷地。

拉丁名：*Setaria plicata* (Lam.) T. Cooke

▶ 黑穗画眉草

画眉草、星星草、蚊子草

科属：禾本科画眉草属

形态：多年生。秆丛生，直立或基部稍膝曲，高30~60厘米，基部常压扁，具2~3节。叶鞘松裹茎，长于或短于节间，两侧边缘有时具长纤毛，鞘口有白色柔毛，叶片线形，扁平，无毛。圆锥花序开展，分枝单生或轮生，纤细，曲折，腋间无毛；小穗黑色或墨绿色，含3~8小花；颖披针形，先端渐尖，膜质，具1脉，第二颖或具3脉，外稃长卵圆形，先端为膜质，具3脉，内稃稍短于外稃，弯曲，脊上有短纤毛，先端圆钝，宿存。雄蕊3枚；颖果椭圆形。花、果期4—9月。

生境：多生于山坡草地。

药用部位：全草

拉丁名：*Eragrostis nigra* Neesex Steud.

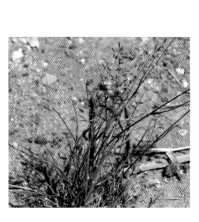

▶ **金茅**

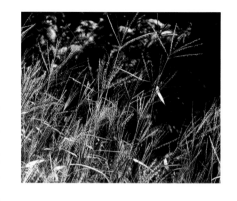

假青茅

科属：禾本科黄金茅属

形态：多年生草本，秆高70~120厘米，通常无毛或紧接花序下部分有白色柔毛，节常被白粉；叶鞘下部者长于而上部者短于节间，无毛，唯基部者密生棕黄色绒毛；叶舌截平，质硬；总状花序5~8枚，淡黄棕色至棕色。总状花序，边缘具白色或淡黄色纤毛；无柄小穗长圆形，第一颖背部微凹，先端稍钝；第二颖舟形，第一小花通常仅一外稃，长圆状披针形，几与颖等长，第二外稃较狭，芒两回膝曲；第二内稃卵状长圆形；有柄小穗相似于无柄小穗，具有与总状花序轴节间等长或稍短的柄。花、果期8—11月。

生境：常生于山坡草地。

药用部位：全草

拉丁名：*Eulalia speciosa* (Debeaux) Kuntze

▶ **荩草**

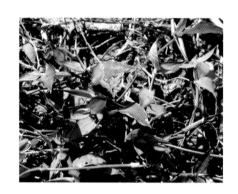

细叶秀竹、马耳草、马耳朵草

科属：禾本科荩草属

形态：一年生。秆细弱，无毛，基部倾斜，高30~60厘米，具多节，常分枝，基部节着地易生根。叶鞘短于节间，生短硬疣毛；叶舌膜质，边缘具纤毛；叶片卵状披针形，基部心形，抱茎，除下部边缘生疣基毛外余均无毛。总状花序细弱，无柄小穗卵状披针形，呈两侧压扁，灰绿色或带紫；花药黄色或带紫色，颖果长圆形，与稃体等长。有柄小穗退化仅到针状刺。

生境：遍布全国各地及旧大陆的温暖区域，变异性甚大，生于山坡草地阴湿处。

药用部位：全草

拉丁名：*Arthraxon hispidus* (Thunb.) Makino

▶ **佛肚竹**

佛竹

科属：禾本科簕竹属

形态：秆二型：正常秆高8~10米，尾梢略下弯，下部稍呈"之"字形曲折；节间圆柱形，幼时无白蜡粉，光滑无毛，下部略微肿胀；畸形秆通常高25~50厘米，节间短缩而其基部肿胀，呈瓶状，叶耳卵形或镰刀形，边缘具数条波曲縫毛；假小穗单生或以数枚簇生于花枝各节，线状披针形，稍扁，小穗含两性小花6~8朵，花丝细长，花药黄色；子房具柄，宽卵形。

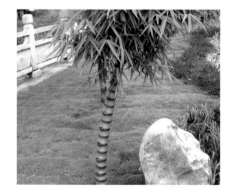

生境：人工栽培于庭院。

药用部位：竹叶、竹茹、竹汁

拉丁名：*Bambusa ventricosa* McClure

▶ 芦苇

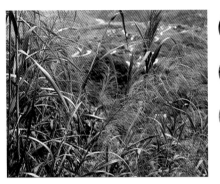

芦根、芦竹

科属：禾本科白花丹属

形态：多年生，根状茎十分发达。秆直立，高1~3（~8）米，直径1~4厘米，具20多节，基部和上部的节间较短，最长节间位于下部第4~6节，长20~25（~40）厘米，节下被蜡粉。叶鞘下部者短于而上部者，长于其节间；圆锥花序大型，分枝多数，着生稠密下垂的小穗；颖具3脉；颖果长约1.5毫米。7—9月形成越冬芽，越冬芽于5—6月萌发，7—8月开花，8—9月成熟。

生境：生于江河湖泽、池塘沟渠沿岸和低湿地。

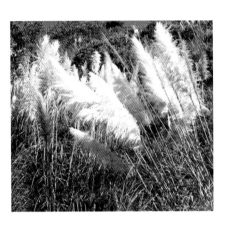

药用部位：芦根、芦花、叶

拉丁名：*Phragmites australis* (Cav.) Trin. ex Steud.

▶ 芦竹

芦苇、江苇、旱地芦苇、芦竹笋、芦竹根

科属：禾本科芦竹属

形态：多年生，具发达根状茎。秆粗大直立，高3~6米，直径1~3.5厘米，坚韧，具多数节，常生分枝。叶鞘长于节间，无毛或颈部具长柔毛；叶舌截平，长约1.5毫米，先端具短纤毛；叶片扁平，上面与边缘微粗糙，基部白色，抱茎。圆锥花序极大型，分枝稠密，斜升，外稃中脉延伸成1~2毫米之短芒，背面中部以下密生长柔毛，两侧上部具短柔毛，第一外稃长约1厘米；内稃长约为外稃之半；雄蕊3枚，颖果细小黑色。花、果期9—12月。

生境：生于河岸道旁、沙质壤土上。

药用部位：根状茎、嫩笋

拉丁名：*Arundo donax* L.

▶ 龙竹

大麻竹

科属：禾本科牡竹属

形态：秆高20~30米，直径20~30厘米，直立，梢端下垂或长下垂，节处不隆起；节间长30~45厘米，壁厚1~3厘米，幼时在外表被有白蜡粉；秆分枝习性高，每节分多枝，主枝常不发达。秆箨早落；箨鞘大型，厚革质，鲜时带紫色，全缘，背面贴生暗褐色刺毛；箨耳与下延之箨片基部相连，多少有些外翻，以后易脱落；花枝无叶，大型圆锥状，子房卵形，花柱甚长，柱头单一，弯曲而带紫色。果实长圆形，先端钝圆，并具毛茸，略呈羽毛状。

生境：栽种于房前屋后及潮湿的沟谷。

药用部位：竹笋

拉丁名：*Dendrocalamus giganteus* Munro

▶ 翼果薹草

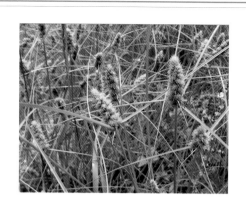

科属：禾本科薹草属

形态：根状茎短，木质。秆丛生，全株密生锈色点线，高15~100厘米；叶短于或长于秆，平张，边缘粗糙，先端渐尖，基部具鞘，鞘腹面膜质，锈色。苞片下部的叶状，显著长于花序，无鞘，上部的刚毛状；穗状花序紧密，呈尖塔状圆柱形；果囊长于鳞片，卵形或宽卵形，稍扁，膜质；小坚果疏松地包于果囊中，卵形或椭圆形，平凸状，淡棕色，平滑，有光泽，具短柄，顶端具小尖头；花柱基部不膨大，柱头2个。花、果期6—8月。

生境：生于海拔100~1700米水边湿地或草丛中。

药用部位：全草

拉丁名：*Carex neurocarpa* Maxim.

▶ 柠檬草

科属：禾本科香茅属

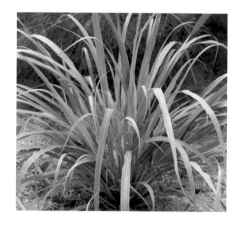

形态：多年生密丛型具香味草本。秆高达2米，粗壮，节下被白色蜡粉。叶鞘无毛，不向外反卷，内面浅绿色；叶舌质厚，长约1毫米；叶片长30~90厘米，宽5~15毫米，顶端长渐尖，平滑或边缘粗糙。伪圆锥花序具多次复合分枝，长约50厘米，疏散，分枝细长，顶端下垂；佛焰苞长1.5（~2）厘米；总状花序不等长；无柄小穗线状披针形；第一颖背部扁平或下凹成槽，无脉，上部具窄翼。花、果期夏季，少见有开花者。

生境：喜温暖湿润环境，光照充足，不耐寒。

药用部位：茎叶

拉丁名：*Cymbopogon citratus*(DC.) Stapf

▶ 香竹

科属：禾本科香竹属

形态：秆高8~10米，粗4厘米，最粗可达8厘米，初为紫褐色并具糙毛所剩下的疣基，老后变平滑，并呈淡黄色；节间圆筒形或略呈四方形，长20~30厘米；箨环无毛；秆环呈窄脊状隆起；刺状气生根粗短，环列在秆下部不分枝的各节，每节共约为15根；箨鞘革质，质脆易破裂，长椭圆形，圆锥花序生于具叶小枝之顶端，小穗绿色，偶呈紫色，外稃薄革质，花药黄色，子房瓶状，橘黄色，光滑，花柱单一，柱头2，羽毛状；果实未见。笋期6—7月，花期3月底至4月。

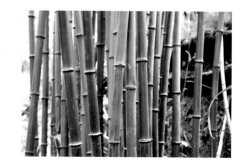

生境：栽种于永德县香竹林村房前屋后及林缘。

药用部位：竹叶

拉丁名：*Chimonocalamus delicatus* Hsueh et Yi

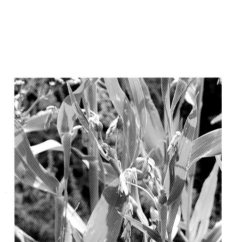

▶ 野燕麦

燕麦、乌麦、燕麦草

科属：禾本科燕麦属

形态：一年生。须根较坚韧。秆直立，光滑无毛，高60~120厘米，具2~4节。叶鞘松弛，光滑或基部者被微毛；叶舌透明膜质，叶片扁平，微粗糙，或上面和边缘疏生柔毛。圆锥花序开展，金字塔形，分枝具棱角，粗糙；小穗柄弯曲下垂，顶端膨胀；小穗轴密生淡棕色或白色硬毛，其节脆硬易断落，第一节间颖草质，几相等，通常具9脉；外稃质地坚硬，第一外稃，背面中部以下具淡棕色或白色硬毛，芒自稃体中部稍下处伸出，膝曲，芒柱棕色，扭转。颖果被淡棕色柔毛，腹面具纵沟。花、果期4—9月。

生境：生于荒芜田野或为田间杂草。

药用部位：种子

拉丁名：*Avena fatua* L.

▶ 薏苡

薏米、薏仁、菩提子

科属：禾本科薏苡属

形态：一年生粗壮草本，须根黄白色，海绵质。秆直立丛生，高1~2米，具10多节，节多分枝。叶鞘短于其节间，无毛；叶舌干膜质，叶片扁平宽大，开展；总状花序腋生成束，直立或下垂，具长梗。雌小穗位于花序之下部，外面包以骨质念珠状之总苞，总苞卵圆形，珐琅质，坚硬，有光泽；颖果小，含淀粉少，常不饱满。雄小穗2~3对，着生于总状花序上部，花药橘黄色。花、果期6—12月。

生境：多栽培于海拔200~2000米的房前屋后。

药用部位：种仁、根

拉丁名：*Coix lacryma-jobi* L.

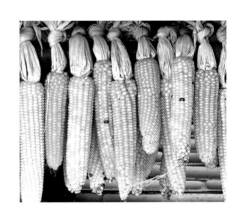

▶ 玉蜀黍

玉米、包谷、珍珠米、苞芦

科属：禾本科玉蜀黍属

形态：一年生高大草本。秆直立，通常不分枝，高1~4米，基部各节具气生支柱根。叶鞘具横脉；叶片扁平宽大，线状披针形，基部圆形呈耳状，无毛或具疣柔毛，中脉粗壮，边缘微粗糙。顶生雄性圆锥花序大型，主轴与总状花序轴及其腋间均被细柔毛；雄性小穗孪生；雌花序被多数宽大的鞘状苞片所包藏；雌小穗孪生，成16~30纵行排列于粗壮之序轴上；颖果球形或扁球形，成熟后露出颖片和稃片之外，花、果期秋季。

生境：人工栽培。

药用部位：种子、雌蕊（玉米须）

拉丁名：*Zea mays* L.

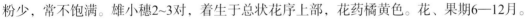

▶ ## 云南红豆杉

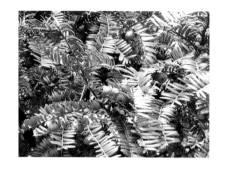

红豆杉、西南红豆杉

科属：红豆杉科红豆杉属

形态：乔木，高达20米，胸径达1米；树皮灰褐色、灰紫色或淡紫褐色，裂成鳞状薄片脱落；大枝开展，叶质地薄而柔，条状披针形或披针状条形，常呈弯镰状，排列较疏，列成两列，上部渐窄，先端渐尖或微急尖，上面深绿色或绿色，有光泽，下面色较浅，中脉微隆起，两侧各有一条淡黄色气孔带；种子生于肉质杯状的假种皮中，卵圆形，微扁，通常上部渐窄，两侧微有钝脊，顶端有小尖头，种脐椭圆形，成熟时假种皮红色。

生境：生于海拔2000~3500米高山地带。

药用部位：茎叶、茎皮

拉丁名：*Taxus yunnanensis* Cheng et L. K. Fu

▶ ## 石蝉草

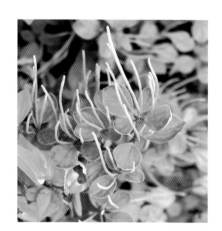

散血草

科属：胡椒科草胡椒属

形态：肉质草本，高10~45厘米；茎直立或基部匍匐，分枝，被短柔毛，下部节上常生不定根。叶对生或3~4片轮生，膜质或薄纸质，有腺点，椭圆形、倒卵形或倒卵状菱形，下部的有时近圆形，顶端圆或钝，稀短尖，基部渐狭或楔形，两面被短柔毛；穗状花序腋生和顶生，单生或2~3丛生，花疏离；苞片圆形，盾状，有腺点，花药长椭圆形，有短花丝；子房倒卵形，顶端钝，柱头顶生，被短柔毛。浆果球形，顶端稍尖。花期4—7月及10—12月。

生境：生于海拔2000米以下林谷、溪旁或湿润岩石上。

药用部位：全草

拉丁名：*Peperomia dindygulensis* Miq.

▶ ## 豆瓣绿

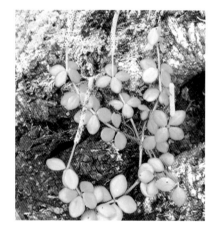

科属：胡椒科草胡椒属

形态：肉质、丛生草本；茎匍匐，多分枝，长10~30厘米，下部节上生根，节间有粗纵棱。叶密集，大小近相等，4或3片轮生，带肉质，有透明腺点，干时变淡黄色，常有皱纹，略背卷，阔椭圆形或近圆形，两端钝或圆，无毛或稀被疏毛；叶脉3条，细弱，通常不明显；叶柄短，无毛或被短柔毛。穗状花序单生，顶生和腋生，总花梗被疏毛或近无毛，花序轴密被毛；苞片近圆形，有短柄，盾状；花药近椭圆形，花丝短；子房卵形，着生于花序轴的凹陷处，柱头顶生，近头状，被短柔毛。浆果近卵形，顶端尖。花期2—4月及9—12月。

生境：生于海拔1300~2500米之潮湿的石上或枯树上。

药用部位：全草

拉丁名：*Peperomia tetraphylla* (Forst. f.) Hook. et Arn.

▶ 苎叶蒟

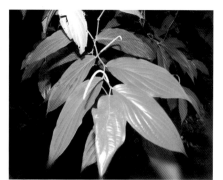

歪叶子兰、小麻疹瘩、大肠风

科属：胡椒科胡椒属

形态：直立亚灌木；枝通常无毛，干时有纵棱和疣状凸起。叶薄纸质，有密细腺点，形状多变异，长椭圆形、长圆形或长圆状披针形，顶端渐尖至长渐尖，基部偏斜不等，一侧圆，另一侧狭短尖；花单性，雌雄异株，聚集成与叶对生的穗状花序。雄花序短于叶片，总花梗远长于叶柄，苞片圆形，具短柄，盾状；雌花，总花梗与雄花序的相同，花序轴被撕裂状疏毛；苞片与雄花序的相同，但较小，浆果近球形，离生，密集成长的柱状体。花期4—6月。

生境：生于海拔2200米以下山谷、山顶、疏林或密林中。

药用部位：茎、叶

拉丁名：*Piper boehmeriaefolium* (Miq.) C. DC.

▶ 荜拨

鼠尾、荜茇、阿梨诃他、椹圣、荜茇

科属：胡椒科胡椒属

形态：攀援藤本，长达数米；枝有粗纵棱和沟槽，幼时被极细的粉状短柔毛，毛很快脱落。叶纸质，有密细腺点，下部的卵圆形或几为肾形，向上渐次为卵形至卵状长圆形，顶端骤然紧缩具短尖头或上部的短渐尖至渐尖，基部阔心形，有钝圆、相等的两耳，或上部的为浅心形而两耳重叠，且稍不等，两面沿脉上被极细的粉状短柔毛，背面密而显著；雌雄异株，聚集成与叶对生的穗状花序。总花梗和花序轴与雄花序的无异，唯苞片略小，子房卵形；浆果下部嵌生于花序轴中并与其合生，上部圆，顶端有脐状凸起，无毛。花期7—10月。

生境：生于海拔2000米以下的疏阴杂木林中。

药用部位：果穗

拉丁名：*Piper longum* L.

▶ 假蒟

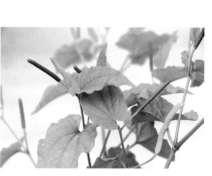

蛤蒟、假蒌、山蒌

科属：胡椒科胡椒属

形态：多年生、匍匐、逐节生根草本，长数至10余米；小枝近直立，无毛或幼时被极细的粉状短柔毛。叶近膜质，有细腺点，下部的阔卵形或近圆形，顶端短尖，基部心形或稀有截平，两侧近相等，上部的叶小，卵形或卵状披针形，基部浅心形、圆、截平或稀有渐狭；叶鞘长约为叶柄之半。花单性，雌雄异株，聚集成与叶对生的穗状花序。花序轴被毛；苞片扁圆形，近无柄，盾状；浆果近球形，具4角棱，无毛，基部嵌生于花序轴中并与其合生。花期4—11月。

生境：生于林下或村旁湿地上。

药用部位：根、果穗

拉丁名：*Piper sarmentosum* Roxb.

▶ **胡桃**

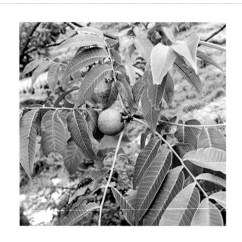

核桃

科属：胡桃科胡桃属

形态：乔木，高达20~25米；树干较别的种类矮，树冠广阔；树皮幼时灰绿色，老时则灰白色而纵向浅裂；奇数羽状复叶，叶柄及叶轴幼时被有极短腺毛及腺体；小叶通常5~9枚，稀3枚，椭圆状卵形至长椭圆形，顶端钝圆或急尖、短渐尖，边缘全缘或在幼树上者具稀疏细锯齿；雄性柔荑花序下垂，花药黄色，无毛。雌性穗状花序通常具1~3（~4）花。果序短，俯垂，具1~3果实；果实近于球状；果核稍具皱曲，有2条纵棱，顶端具短尖头。花期5月，果期10月。

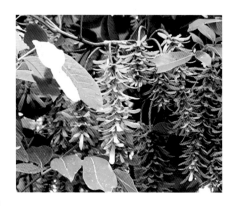

生境：生于海拔1500~1500米之山坡及丘陵地带。

药用部位：果仁

拉丁名：*Juglans regia* L.

▶ **黄杞**

黑油换、黄泡木、假玉桂

科属：胡桃科黄杞属

形态：半常绿乔木，高达10余米，全体无毛，被有橙黄色盾状着生的圆形腺体；枝条细瘦，老后暗褐色，干时黑褐色，皮孔不明显。偶数羽状复叶，叶片革质长椭圆状披针形至长椭圆形，全缘；雌雄同株或稀异株。雌花序1条及雄花序数条长而俯垂，生疏散的花，常形成一顶生的圆锥状花序束，顶端为雌花序，下方为雄花序；子房近球形，无花柱，果序长达15~25厘米。果实坚果状，球形，外果皮膜质，内果皮骨质，长矩圆形，顶端钝圆。5—6月开花，8—9月果实成熟。

生境：生于海拔800~2300米的林中。

药用部位：树皮、叶

拉丁名：*Engelhardia roxburghiana* Wall.

▶ **云南枫杨**

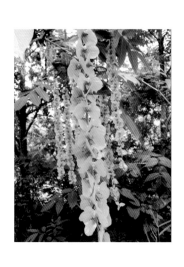

科属：胡桃科枫杨属

形态：乔木，高约10~15米，胸径达80厘米；小枝黄褐色，较老时黑褐色而具浅色皮孔；奇数羽状复叶长，小叶7~13枚，边缘具细锯齿，侧生小叶对生或近对生，具极短的小叶柄或无柄，长椭圆形或长椭圆状卵形至长椭圆状披针形；雄性柔荑花序下垂，雄花具密被黄褐色毡毛的苞片，雄蕊9~16枚。雌性柔荑花序，顶生，俯垂，花序轴被有柔毛或毡毛。果序长达50~60厘米；果实具果翅，果翅歪斜，圆盘状卵形至椭圆形，顶端圆。花期4—6月，果期7—8月。

生境：生于海拔1900~3200米的山坡或沟旁的疏林或密林中。

药用部位：树皮、叶

拉丁名：*Pterocarya delavayi* Franch.

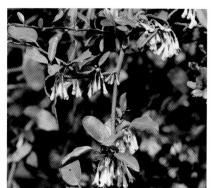

▶ 胡颓子

牛奶子根、石滚子、柿模、羊奶子

科属：胡颓子科胡颓子属

形态：常绿直立灌木，高3~4米，具刺，刺顶生或腋生，幼枝微扁棱形，密被锈色鳞片，老枝鳞片脱落，黑色，具光泽。叶革质，椭圆形或阔椭圆形，稀矩圆形，两端钝形或基部圆形，边缘微反卷或皱波状；花白色或淡白色，下垂，密被鳞片，1~3花生于叶腋锈色短小枝上；萼筒圆筒形或漏斗状圆筒形；果实椭圆形，幼时被褐色鳞片，成熟时红色，果核内面具白色丝状绵毛。花期9—12月，果期次年4—6月。

生境：生于海拔1800米以下的向阳山坡或路旁。

药用部位：根、种子、叶

拉丁名：*Elaeagnus pungens* Thunb.

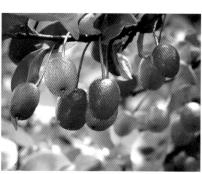
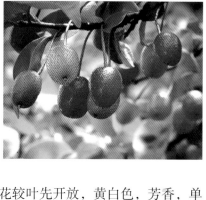

▶ 牛奶子

牛奶果、剪子果、甜枣、麦粒子

科属：胡颓子科胡颓子属

形态：落叶直立灌木，高1~4米，具长1~4厘米的刺，小枝甚开展，多分枝；叶纸质或膜质，椭圆形至卵状椭圆形或倒卵状披针形，顶端钝形或渐尖，基部圆形至楔形，边缘全缘或皱卷至波状，花较叶先开放，黄白色，芳香，单生或成对生于幼叶腋；萼筒圆筒状漏斗形，稀圆筒形，果实几球形或卵圆形，幼时绿色，被银白色或有时全被褐色鳞片，成熟时红色；果梗直立，粗壮。花期4—5月，果期7—8月。

生境：主要栽培于向阳的小坡地

药用部位：根、叶、果实

拉丁名：*Elaeagnus umbellata* Thunb.

▶ 云南沙棘

沙棘、霜渣果

科属：胡颓子科沙棘属

形态：落叶灌木或乔木，高1~5米，棘刺较多，粗壮，顶生或侧生；嫩枝褐绿色，密被银白色而带褐色鳞片或有时具白色星状柔毛，老枝灰黑色，粗糙；芽大，金黄色或锈色。单叶互生，纸质，狭披针形或矩圆状披针形，果实圆球形，橙黄色或橘红色；种子小，阔椭圆形至卵形，有时稍扁，黑色或紫黑色，具光泽。花期4—5月，果期9—10月。

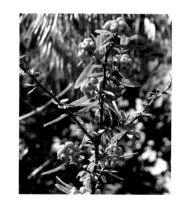

生境：常见于海拔2200~3700米的干涸河谷沙地、石砾地或山坡密林中至高山草地。

药用部位：果实

拉丁名：*Hippophae rhamnoides* Linn. subsp. *yunnanensis* Rousi

▶ 赤瓟

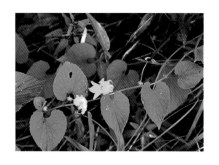

气包、赤包、山屎瓜

科属：葫芦科赤瓟属

形态：攀援草质藤本，全株被黄白色的长柔毛状硬毛；根块状；茎稍粗壮，有棱沟；叶片宽卵状心形，边缘浅波状，有大小不等的细齿；雌雄异株；雄花单生或聚生于短枝的上端呈假总状花序，花萼筒极短，近辐状，裂片披针形，向外反折，花冠黄色，裂片长圆形，雄蕊5，雌花单生，花萼和花冠雌雄花；子房长圆形，柱头膨大，肾形，2裂。果实卵状长圆形，表面橙黄色或红棕色，有光泽，被柔毛，具10条明显的纵纹。种子卵形，黑色，平滑无毛。花期6—8月，果期8—10月。

生境：常生于海拔300~1800米的山坡、河谷及林缘湿处。

药用部位：果实、根

拉丁名：*Thladiantha dubia* Bunge

▶ 五叶赤瓟

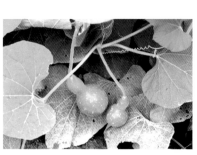

科属：葫芦科赤瓟属

形态：攀援草本；块根扁圆形，重可达数十斤。茎可长达2~4（~10）米；叶片膜质，叶通常为鸟足状5小叶，稀为指状7小叶，小叶片狭长圆形、宽披针形或披针形；雌雄异株。雄花通常3~5朵生于疏散的花序上或稀单生，花冠黄色，雌花单生；子房纺锤形，外面密被黄褐色柔毛，两端狭，花柱细，顶端分3叉，柱头膨大，肾形；果实长圆形，两端稍圆，果皮光滑。种子阔卵形，基部钝圆，两面拱起，平滑。花、果期4—10月。

生境：生于海拔1800~2900米的沟边及林下。

药用部位：块根

拉丁名：*Thladiantha hookeri* C. B. Clarke var. *pentadactyla* (Cogn.) A. M. Lu et Z. Y. Zhang.

▶ 葫芦

葫芦壳、抽葫芦、壶芦

科属：葫芦科葫芦属

形态：一年生攀援草本，藤可达15米长；茎、枝具沟纹，被黏质长柔毛，老后渐脱落，变近无毛；叶片卵状心形或肾状卵形，不分裂或3~5裂；雌雄同株，雌、雄花均单生。雄花花梗细，比叶柄稍长，花梗、花萼、花冠均被微柔毛；花萼筒漏斗状，裂片披针形，花冠黄色，裂片皱波状，雌花花梗比叶柄稍短或近等长；花萼和花冠似雄花；果实初为绿色，后变白色至带黄色，由于长期栽培，果形变异很大，因不同品种或变种而异，有的呈哑铃状，中间缢细；种子白色，倒卵形或三角形，顶端截形或2齿裂，稀圆。花期夏季，果期秋季。

生境：海拔500~2500米均有栽培。

药用部位：种子

拉丁名：*Lagenaria siceraria* (Molina) Standl.

▶ 绞股蓝

超人参、公罗锅底、遍地生根
科属：葫芦科绞股蓝属

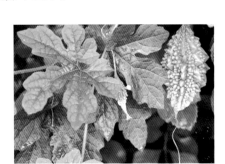

形态：草质攀援植物；茎细弱，具分枝，具纵棱及槽；叶膜质或
纸质，鸟足状，具3~9小叶，通常5~7小叶；小叶片卵状长圆形或
披针形，中央小叶长较大，侧生小较小，先端急尖或短渐尖，边
缘具波状齿或圆齿状牙齿；花雌雄异株，雄花圆锥花序，花冠淡绿色或白色，5深裂，雌花圆锥花序远
较雄花之短小，花萼及花冠似雄花；子房球形，2~3室，果实肉质不裂，球形，成熟后黑色，光滑无
毛；种子卵状心形，灰褐色或深褐色，顶端钝，基部心形，压扁，两面具乳突状凸起。花期3—11月，
果期4—12月。

生境：生于海拔300~3200米的山谷密林中、山坡疏林、灌丛中或路旁草丛中。

药用部位：全草

拉丁名：*Gynostemma pentaphyllum* (Thunb.) Makino

▶ 苦瓜

科属：葫芦科苦瓜属

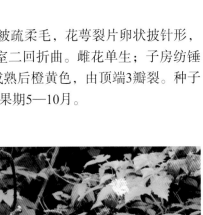

形态：一年生攀援状柔弱草本，多分枝；茎、枝被柔毛，卷须纤
细；叶片轮廓卵状肾形或近圆形，膜质，5~7深裂；雄花：单生
叶腋，花梗纤细，被微柔毛，肾形或圆形，全缘，稍有缘毛，两面被疏柔毛，花萼裂片卵状披针形，
花冠黄色，裂片倒卵形，先端钝，急尖或微凹，雄蕊3，离生，药室二回折曲。雌花单生；子房纺锤
形，密生瘤状突起，膨大，2裂。果实纺锤形或圆柱形，多瘤皱，成熟后橙黄色，由顶端3瓣裂。种子
多数，长圆形，具红色假种皮，两端各具3小齿，两面有刻纹。花、果期5—10月。

生境：人工种植于海拔2000米以下的温暖湿润气候。

药用部位：根、藤及果实

拉丁名：*Momordica charantia* L.

▶ 红花栝楼

瓜蒌、天花粉、红花瓜蒌
科属：葫芦科栝楼属

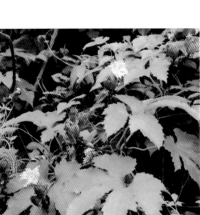

形态：大草质攀援藤本，长达5~6米。茎粗壮，多分枝，具纵棱
及槽，被柔毛。叶片纸质，阔卵形或近圆形，长、宽几相等，
3~7掌状深裂，裂片阔卵形、长圆形或披针形，全缘，或具细
齿、或具不规则的粗齿；花雌雄异株。雄总状花序粗壮，苞片阔卵形或倒卵状菱形，深红色，边缘具
锐裂的长齿；花冠粉红色至红色，裂片倒卵形，雌花单生，裂片和花冠同雄花；子房卵形；果实阔卵
形或球形，成熟时红色；种子长圆状椭圆形，黄褐色。花期5—11月，果期8—12月。

生境：生于海拔(150~)400~1540米的山谷密林中、山坡疏林及灌丛中。

药用部位：块根

拉丁名：*Trichosanthes rubriflos* Thorel ex Cayla

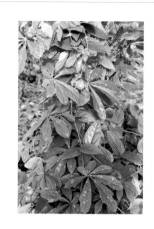

丝毛栝楼

瓜蒌

科属：葫芦科栝楼属

形态：草质藤本植物，茎中等粗，具纵棱及沟，疏被绢毛。叶片坚纸质，轮廓阔卵状心形，3~5深裂，中央裂片狭披针形或卵状披针形，先端渐尖，基部收缩，边缘具细齿；卷须纤细，2歧，稀3歧，疏被绢毛。花雌雄异株。雄花单生，花梗及花蕾均密被白色绢毛，花未开放。雌花单性，花梗及花萼均密被白色绢毛，花冠白色，裂片倒卵状扇形，外面密被短茸毛，先端具细条状流苏；子房椭圆形，密被白色绢毛。果未见。花期4—6月。

生境：生于海拔700~1500米的山坡灌丛中或河滩灌丛及村旁田边。

药用部位：块根

拉丁名：*Trichosanthes sericeifolia* C. Y. Cheng et Yueh

五角栝楼

瓜蒌

科属：葫芦科栝楼属

形态：攀援草本；茎光滑无毛或节上有毛，具纵槽及棱，有浅色斑点。单叶互生，叶片膜质，轮廓五角形或宽卵形，5浅裂至中裂，裂片阔三角形或卵状三角形，先端尾状渐尖，边缘具疏离的骨质小齿；花雌雄异株。雄总状花序稍粗壮，花冠白色，裂片倒卵状三角形，顶端凹入并突然收缩成一短尖头，具长而细的流苏。雌花未见。果实球形，光滑无毛，成熟时红色；种子多数，三角状卵形，褐色，种脐端三角形，另端渐狭，有时稍偏斜。花期7—10月，果期10—12月。

生境：生于海拔580~1500米的山坡林中或路旁。

药用部位：块根

拉丁名：*Trichosanthes quinquangulata* A. Gray

云南马胶儿

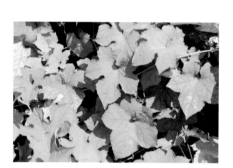

老鼠拉冬瓜、土花粉、土白蔹

科属：葫芦科马胶儿属

形态：一年生攀援草本；茎、枝无毛，有棱沟；叶片膜质，卵状心形或长圆状戟形，常3中裂；雌雄同株。雄花常5~15朵花生于总状花序上，花冠黄色，有柔毛，裂片卵状三角形；花药窄，无毛，药隔不伸出；退化雌蕊腺体状。雌花单生于叶腋；花梗丝状，花萼和花冠同雄花；子房窄长圆形，有微柔毛；花柱短，柱头膨大；果实卵形或近球形，基部稍钝或渐狭。种子卵形，基部钝圆，两面具细凹穴，边缘增厚。花、果期为7—10月。

生境：常生于海拔600~1800米左右的山坡路旁疏林中。

药用部位：全草

拉丁名：*Zehneria marginata* (Bl.) Keraudren

▶ **茅瓜**

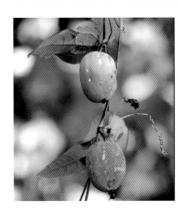

老鼠黄瓜

科属：葫芦科茅瓜属

形态：攀援草本，块根纺锤状，径粗1.5~2厘米。茎、枝柔弱，无毛，具沟纹；叶片薄革质，多型，变异极大，卵形、长圆形、卵状三角形或戟形等，不分裂、3~5浅裂至深裂，裂片长圆状披针形、披针形或三角形，边缘全缘或有疏齿。卷须纤细，不分歧。雌雄异株。雄花呈伞房状花序；花极小，花萼筒钟状，花冠黄色，雌花单生于叶腋；果实红褐色，长圆状或近球形，表面近平滑。种子数枚，灰白色，近圆球形或倒卵形，边缘不拱起，表面光滑无毛。花期5—8月，果期8—11月。

生境：生于海拔600~2600米的山坡路旁、林下、杂木林中或灌丛中。

药用部位：块根

拉丁名：*Solena amplexicaulis* (Lam.) Gandhi

▶ **帽儿瓜**

科属：葫芦科帽儿瓜属

形态：一年生平卧或攀援草本，全株密被黄褐色的糙硬毛；茎多分枝，粗壮，有棱沟及疣状凸起；叶片薄革质，宽卵状五角形或卵状心形，常3~5浅裂，中间的裂片卵状三角形，先端稍钝圆，边缘微波状或有不规则的锯齿；卷须稍粗壮，不分歧。雌雄同株。雄花数朵簇生在叶腋；花萼筒钟状，基部急尖；花冠黄色，裂片卵状长圆形，雌花：单生或3~5朵与雄花在同一叶腋内簇生。果梗近无；果实熟后深红色，球形，果皮较厚，平滑无毛。种子卵形，两面膨胀，具蜂窝状凸起，边缘不明显。花期4—8月，果期8—12月。

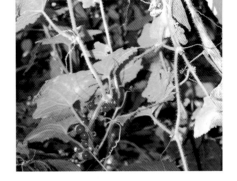

生境：常生于海拔450~1700米的山坡岩石及灌丛中。

药用部位：全草

拉丁名：*Mukia maderaspatana* (L.) M. J. Roem.

▶ **黑籽南瓜**

丝瓜、米线瓜

科属：葫芦科南瓜属

形态：草质藤本，一年至多年生宿根瓜类。一年生株蔓可达 20

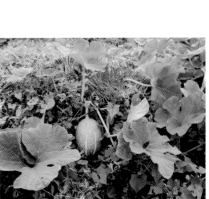

多米，分枝10余条，如任其蔓匍匐生长，老蔓上每节都能生不定根，增加吸收面积。花橘黄色，瓜为长圆形或近球形，瓜表皮光滑，外皮有绿白两色相间花纹，幼嫩瓜肉质淡而多汁，可做菜用，味如瓠瓜。老熟瓜坚硬，中果皮木质化，果中空；瓤为白色纤维状，种子褐色或者黑色。

生境：人工种植于海拔1600~2500米的田地埂。

药用部位：种子

拉丁名：*Cucurbita ficifolia* Bouché.

▶ 南瓜

面瓜、老面瓜

科属：葫芦科南瓜属

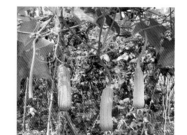

形态：一年生蔓生草本；茎常节部生根，长达2~5米；叶片宽卵形或卵圆形，质稍柔软，有5角或5浅裂，稀钝，上面密被黄白色刚毛和茸毛，卷须稍粗壮；雌雄同株。雄花单生；花萼筒钟形，裂片条形，被柔毛，上部扩大成叶状；花冠黄色，钟状，5中裂，裂片边缘反卷，具皱褶，先端急尖；雄蕊3枚；雌花单生；子房1室，膨大，顶端2裂。果梗粗壮，有棱和槽，瓜蒂扩大成喇叭状；瓠果形状多样，因品种而异，外面常有数条纵沟或无。种子多数，长卵形或长圆形，灰白色，边缘薄。

生境：种植于海拔500~2500米田地埂或灌丛。

药用部位：瓜蒂、种子、藤、根

拉丁名：*Cucurbita moschata* (Duch. ex Lam.) Duch. ex Poiret

▶ 丝瓜

胜瓜、菜瓜、瓢瓜

科属：葫芦科丝瓜属

形态：一年生攀援藤本；茎、枝粗糙，有棱沟，被微柔毛。卷须稍粗壮，被短柔毛；叶片三角形或近圆形，通常掌状5~7裂，裂片三角形，中间的较长，顶端急尖或渐尖，边缘有锯齿，基部深心形；雌雄同株。雄花生于总状花序上部，花序梗稍粗壮，花萼筒宽钟形；花冠黄色，辐状，裂片长圆形，雄蕊通常5枚，稀3枚，雌花单生；子房长圆柱状，有柔毛，膨大。果实圆柱状，直或稍弯，未熟时肉质，成熟后干燥，里面呈网状纤维，由顶端盖裂。种子多数，黑色，卵形，扁，平滑，边缘狭翼状。花、果期夏、秋季。

生境：人工种植于海拔1500米以下湿润肥沃的田地。

药用部位：丝瓜络

拉丁名：*Luffa cylindrica* (L.) Roem.

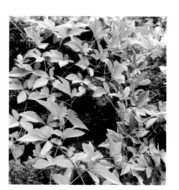

▶ 短柄雪胆

雪胆、罗锅底、金盆

科属：葫芦科雪胆属

形态：多年生攀援草本，块茎倒圆锥形至圆柱形。茎和小枝纤细，疏被短柔毛，卷须线形；趾状复叶由5~7小叶组成，小叶片线状披针形至椭圆状披针形，薄纸质，先端急尖或短渐尖，叶基渐狭；花雌雄异株，蝎尾状聚伞花序，花序梗曲折，雄花花萼裂片5片，卵状披针形，花冠淡黄绿色，盘状，雄蕊5枚，雌花疏被短柔毛，花冠较雄花大，子房圆柱形，果实短柱状棒形，种子深褐色，长圆形，扁平，周生薄木栓质翅，钝圆或偏斜，下端翅具不规则皱纹。花期7—9月，果期8—10月。

生境：生于海拔1800~2000米的疏林下或沟谷边。

药用部位：块根

拉丁名：*Hemsleya delavayi* (Gagnep.) C. Jeffrey

▶ **雪胆**

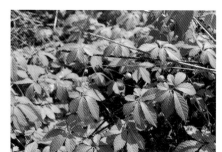

罗锅底、金腰莲、金龟莲、金盆

科属：葫芦科雪胆属

形态：多年生攀援草本。茎和小枝纤细，疏被短柔毛；卷须线形，趾状复叶由5~9小叶组成，多数为7小叶，小叶片卵状披针形、矩圆状披针形或宽披针形，膜质，被短柔毛，上面深绿色，背面灰绿色，先端渐尖，基部渐狭成柄，边缘圆锯齿状；花雌雄异株。雄花：疏散聚伞总状花序或圆锥花序，花序轴及小枝线形；花冠橙红色（压干后呈黄褐色），由于花瓣反折围住花萼成灯笼状（扁圆球形），果矩圆状椭圆形；种子黑褐色，近圆形。花期7—9月，果期9—11月。

生境：生于海拔1200~2100米的杂木林下或林缘沟边。

药用部位：块根；有小毒

拉丁名：*Hemsleya chinensis* Cogn. ex Forbes et Hemsl.

119

葫芦科

虎耳草科

▶ **云南常山**

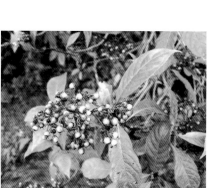

鸡骨常山

科属：虎耳草科常山属

形态：灌木，高1.5~2米；小枝圆柱形，具细条纹，稍被短柔毛，以后毛脱落。叶纸质，长圆形、椭圆形或长圆状披针形，边缘具细锯齿；伞房状圆锥花序，展开，多花，花序梗和花序轴密被皱卷短柔毛；花蓝色；花蕾球形；花萼杯状，外面疏被皱卷短柔毛，裂片5片，展开，三角形或卵形，花瓣5片，卵状长圆形或卵状披针形，内端具三角形尖角，以后伸直呈急尖，花后反折，稍肉质，无毛；雄蕊10枚，花丝钻形，无毛，花药近卵形，疏被短柔毛或无毛；子房半下位，4室，胚珠多颗。浆果近球形；种子小，斜卵状球形或梨形，浅棕色，具网纹。

生境：生于海拔约2400米以下混交林林下。

药用部位：根

拉丁名：*Dichroa yunnanensis* S. M. Hwang

▶ **西南鬼灯檠**

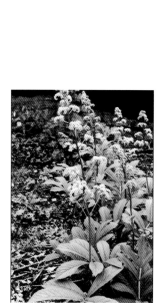

岩陀、毛青红、红姜、参麻

科属：虎耳草科鬼灯檠属

形态：多年生草本，高0.8~1.2米。茎无毛。羽状复叶；叶柄仅基部与小叶着生处具褐色长柔毛；小叶片3~9（~10），基生叶和下部茎生叶通常具顶生小叶片3枚，具侧生小叶片6~7枚（通常对生，稀互生），倒卵形、长圆形至披针形；聚伞花序圆锥状，花序轴与花梗密被膜片状毛；子房半下位，花柱2。花、果期5—10月。

生境：生于海拔1800~3650米的林下、灌丛、草甸或石隙。

药用部位：根茎

拉丁名：*Rodgersia sambucifolia* Hemsl.

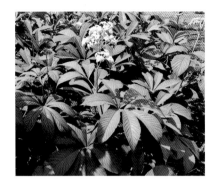

▶ 羽叶鬼灯檠

岩陀、九叶岩陀、大红袍、蛇疙瘩

科属：虎耳草科鬼灯檠属

形态：常多年生草本。茎无毛。近羽状复叶；基部和叶片着生处具褐色长柔毛；基生叶和下部茎生叶通常具小叶片6~9枚，上有顶生者3~5枚，下有轮生者3~4枚，上部茎生叶具小叶片3枚；小叶片椭圆形、长圆形至狭倒卵形，先端短渐尖，基部渐狭，边缘有重锯齿，腹面无毛，背面沿脉具褐色柔毛。多歧聚伞花序圆锥状，花序轴与花梗被膜片状毛，有时还杂有短腺毛；花瓣不存在；子房近上位，花柱2。蒴果紫色。花、果期6~8月。

生境：生于海拔2400~3800米的林下、林缘、灌丛、高山草甸或石隙。

药用部位：根茎

拉丁名：*Rodgersia pinnata* Franch.

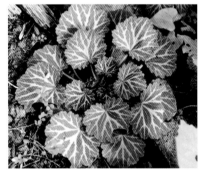

▶ 虎耳草

石荷叶、金线吊芙蓉、老虎耳、天荷叶、金丝荷叶、丝绵吊梅、耳朵草、通耳草、天青地红

科属：虎耳草科虎耳草属

形态：多年生草本，高8~45厘米。鞭匐枝细长，密被卷曲长腺毛，具鳞片状叶。茎被长腺毛；叶片近心形、肾形至扁圆形，裂片边缘具不规则齿牙和腺睫毛，腹面绿色，被腺毛，背面通常红紫色，被腺毛，有斑点；聚伞花序圆锥状；花瓣白色，中上部具紫红色斑点，基部具黄色斑点，5枚；子房卵球形，花柱2，叉开。花、果期4—11月。

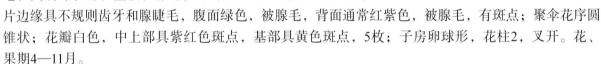

生境：生于海拔400~4500米的林下、灌丛、草甸和阴湿岩隙。

药用部位：全草

拉丁名：*Saxifraga stolonifera* Curt.

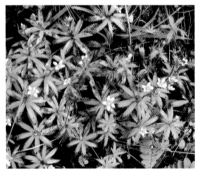

▶ 芽生虎耳草

科属：虎耳草科虎耳草属

形态：多年生草本，高9~24厘米，丛生。茎多分枝，被腺柔毛，具芽。茎生叶通常密集呈莲座状，叶片倒狭卵形、长圆形至线状长圆形，两面被糙伏毛；聚伞花序通常为伞房状，具2~12花；花瓣白色，具黄色或紫红色斑纹，卵形、椭圆形、狭卵形至长圆形，先端急尖或稍钝，基部狭缩成长1~1.5毫米之爪，3~7脉，具2（~4）痂体；子房近上位，卵球形，花柱2，长0.8~3毫米。花、果期6—11月。

生境：生于海拔2100~4900米的林下、林缘、灌丛、草甸和山坡石隙。

药用部位：全草

拉丁名：*Saxifraga gemmipara* Franch.

▶ 溪畔落新妇

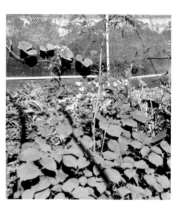

野高粱、水滨升麻、假升麻

科属：虎耳草科落新妇属

形态：多年生草本，高可达2.5米。茎被褐色长腺柔毛。二至三回羽状复叶；叶轴与小叶柄均被褐色长柔毛；小叶片，顶生者菱状椭圆形至倒卵形，侧生者卵形；圆锥花序长41~42厘米，多花；花序多分枝；苞片3片，近椭圆形，全缘或具齿牙，边缘疏生褐色柔毛；与花序轴均被褐色卷曲腺柔毛；萼片4~5片，近膜质，绿色，卵形、椭圆形至长圆形，内面稍凹陷，外面略弓凸，无毛，单脉；无花瓣；子房近上位，花柱叉开。花、果期7—11月。

生境：生于海拔920~3200米的林下、林缘、灌丛和草丛中。

药用部位：根状茎

拉丁名：*Astilbe rivularis* Buch.-Ham. ex D. Don

▶ 凹瓣梅花草

鸡心草

科属：虎耳草科梅花草属

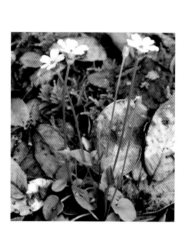

形态：年生草本，高8~13厘米，细弱。根状茎块状或长圆状，其下生出多数成簇细长纤维状根，其上有少数褐色膜质鳞片。基生叶2~4枚，稀5枚，具柄；叶片卵状心形或宽卵形，边全缘，有一圈薄而窄的膜；茎1~2，近基部或1/3部分有一茎生叶，茎生叶无柄半抱茎，与基生叶同形，但较小，并在基部常有铁锈色的附属物，较早脱落。花单生于茎顶，萼筒管陀螺状；萼片长圆形或半圆形，花瓣白色，宽匙形，先端常2裂或微凹；子房卵球形；蒴果3裂；种子多数，褐色，有光泽，沿整个缝线着生。花期7—8月，果期9月开始。

生境：生于海拔2200~3600米山坡杂木林内、灌丛草甸、山坡草地或山坡开阔的地方。

药用部位：全草

拉丁名：*Parnassia mysorensis* Heyne ex Wight et Arn.

▶ 山梅花

云南山梅花、毛叶木通

科属：虎耳草科山梅花属

形态：灌木，高1.5~3.5米；二年生小枝灰褐色，表皮呈片状脱落，当年生小枝浅褐色或紫红色，被微柔毛或有时无毛。叶卵形或阔卵形，先端急尖，基部圆形，花枝上叶较小，卵形、椭圆形至卵状披针形，先端渐尖，基部阔楔形或近圆形，边缘具疏锯齿；总状花序有花5~7（~11）朵，下部的分枝有时具叶；萼筒钟形，裂片卵形，花瓣白色，卵形或近圆形，基部急收狭，较花药小。蒴果倒卵形，种子具短尾。花期5—6月，果期7—8月。

生境：生于海拔1200~2300米林缘灌丛中。

药用部位：根皮、茎、叶

拉丁名：*Philadelphus incanus* Koehne

▶ 东陵绣球

八仙花、铁杆花儿结子、光叶东陵绣球
科属：虎耳草科绣球属
形态：灌木，高1~3米，有时高达5米；当年生小枝栗红色至
栗褐色或淡褐色；叶薄纸质或纸质，卵形至长卵形、倒长卵形
或长椭圆形；伞房状聚伞花序较短小，不育花萼片4片，广椭
圆形、卵形、倒卵形或近圆形，近等大，钝头，全缘；孕性花
萼筒杯状，花瓣白色，卵状披针形或长圆形；蒴果卵球形，顶
端突出部分圆锥形，稍短于萼筒；种子淡褐色，狭椭圆形或长圆形，略扁，具纵脉纹，两端各具长
0.5~0.6毫米的狭翅。花期6—7月，果期9—10月。
生境：生于海拔1200~2800米山谷溪边或山坡密林或疏林中。
药用部位：叶、根
拉丁名：*Hydrangea bretschneideri* Dipp.

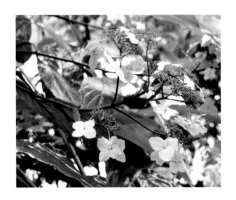

▶ 冠盖绣球

奇形绣球花、木枝挂苦藤、藤绣球
科属：虎耳草科绣球属
形态：攀援藤本，长2~4米或更长；小枝粗壮，淡灰褐色，无
毛，树皮薄而疏松，老后呈片状剥落。叶纸质，椭圆形、长卵
形或卵圆形，边缘有密而小的锯齿；伞房状聚伞花序较大，不育花萼片4片，阔倒卵形或近圆形，边
全缘或微波状或有时顶部具数个圆钝齿；孕性花多数，密集，萼筒钟状，萼齿阔卵形或三角形，先端
钝；种子淡褐色，椭圆形或长圆形，扁平，周边具薄翅。花期5—6月，果期9—10月。
生境：生于海拔500~2900米山谷溪边或山腰石旁，密林或疏林
中。
药用部位：全草
拉丁名：*Hydrangea anomala* D. Don

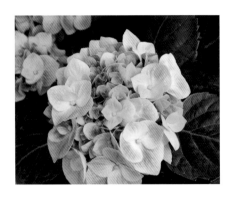

▶ 绣球

八仙花、紫绣球、粉团花、八仙绣球
科属：虎耳草科绣球属
形态：灌木，高1~4米；茎常于基部发出多数放射枝而形成一
圆形灌丛；枝圆柱形；叶纸质或近革质，倒卵形或阔椭圆形，先端骤尖，具短尖头，基部钝圆或阔楔
形，边缘于基部以上具粗齿；伞房状聚伞花序近球形，花密集，多数不育；不育花萼片4片，阔物卵
形、近圆形或阔卵形，粉红色、淡蓝色或白色；孕性花极少数，萼筒倒圆锥状，萼齿卵状三角形，雄
蕊10枚；子房大半下位；蒴果未成熟，长陀螺状；种子未熟。花期6—8月。
生境：人工种植于庭院。
药用部位：花
拉丁名：*Hydrangea macrophylla* (Thunb.) Ser.

▶ 中国绣球

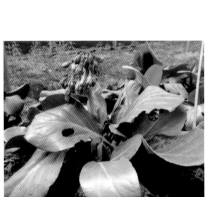

狭瓣绣球、伞形绣球、绿瓣绣球

科属：虎耳草科绣球属

形态：灌木，高0.5~2米；叶薄纸质至纸质，长圆形或狭椭圆形，有时近倒披针形，先端渐尖或短渐尖，具尾状尖头或短尖头，边缘近中部以上具疏钝齿或小齿；伞形状或伞房状聚伞花序顶生，顶端截平或微拱；不育花萼片3~4片，椭圆形、卵圆形、倒卵形或扁圆形；花瓣黄色，椭圆形或倒披针形，蒴果卵球形；种子淡褐色，椭圆形、卵形或近圆形，略扁，无翅，具网状脉纹。花期5—6月，果期9—10月。

生境：生于海拔360~2000米山谷溪边疏林或密林，或山坡、山顶灌丛或草丛中。

药用部位：叶

拉丁名：*Hydrangea chinensis* Maxim.

▶ 岩白菜

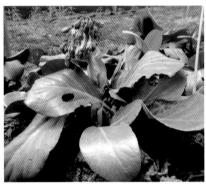

滇岩白菜、岩菖蒲、蓝花岩陀、岩七

科属：虎耳草科岩白菜属

形态：多年生草本，高13~52厘米。根状茎粗壮，被鳞片。叶均基生；叶片革质，倒卵形、狭倒卵形至近椭圆形，稀阔倒卵形至近长圆形，边缘具波状齿至近全缘；花葶疏生腺毛。聚伞花序圆锥状，长3~23厘米；花梗长8~13毫米，与花序分枝均密被具长柄之腺毛；托杯外面被具长柄之腺毛；萼片革质，近狭卵形，先端钝，腹面和边缘无毛，背面密被具长柄之腺毛；花瓣紫红色，阔卵形；子房卵球形。花、果期5—10月。

生境：生于海拔2700~4800米的林下、灌丛、高山草甸和高山碎石隙。

药用部位：根状茎

拉丁名：*Bergenia purpurascens* (Hook. f. et Thoms.) Engl.

▶ 桤木

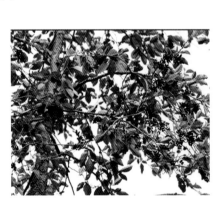

水冬瓜树、水青冈、桤蒿

科属：桦树科桤木属

形态：乔木，高可达30~40米；树皮灰色，平滑；枝条灰色或灰褐色，无毛；小枝褐色，无毛或幼时被淡褐色短柔毛；芽具柄，有2枚芽鳞。叶倒卵形、倒卵状矩圆形、倒披针形或矩圆形，顶端骤尖或锐尖边缘具几不明显而稀疏的钝齿；雄花序单生，果序单生于叶腋，矩圆形，序梗细瘦，柔软，下垂，无毛，很少于幼时被短柔毛；果苞木质，顶端具5枚浅裂片。小坚果卵形，膜质翅宽仅为果的1/2。

生境：生于海拔300~3000米的坡地混交林或成片桤木林。

药用部位：叶、嫩芽

拉丁名：*Alnus cremastogyne* Burk.

▶ 板凳果

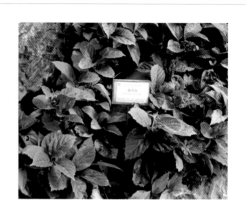

科属：黄杨科板凳果属

形态：亚灌木，下部匍匐，生须状不定根，上部直立，上半部生叶，下半部裸出，仅有稀疏、脱落性小鳞片，高30~50厘米；枝上被极匀细的短柔毛。叶坚纸质，形状不一，或为卵形、椭圆状卵形；花序腋生，直立，未开放前往往下垂，花轴及苞片均密被短柔毛；花白色或蔷薇色；花柱受粉后伸出花外甚长，上端旋卷。果熟时黄色或红色，球形。花期2—5月，果期9—10月。

生境：生于海拔1800~2500米林下或灌丛中湿润土上。

药用部位：全株

拉丁名：*Pachysandra axillaris* Franch.

▶ 小叶黄杨

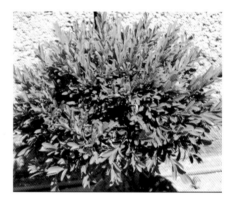

黄杨木、小叶黄杨木

科属：黄杨科黄杨属

形态：灌木或小乔木，高1~6米；枝圆柱形，有纵棱，灰白色；小枝四棱形；叶薄革质，阔椭圆形或阔卵形，叶面无光或光亮，侧脉明显凸出；叶革质，阔椭圆形、阔倒卵形、卵状椭圆形或长圆形；花序腋生，头状，花密集，被毛，苞片阔卵形；子房较花柱稍长，无毛，花柱粗扁，柱头倒心形，下延达花柱中部。蒴果近球形。花期3月，果期5—6月。

生境：生于海拔1200~2600米岩石灌丛。

药用部位：根、叶

拉丁名：*Buxus sinica* (Rehd. et Wils.) Cheng subsp. *sinica* var. *parvifolia* M. Cheng

▶ 野扇花

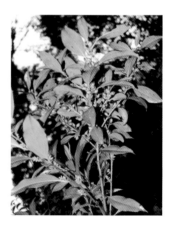

清香桂、胃友

科属：黄杨科野扇花属

形态：灌木，高1~4米，分枝较密，有一主轴及发达的纤维状根系；小枝被密或疏的短柔毛。叶阔椭回状卵形、卵形、椭圆状披针形、披针形或狭披针形，叶片大小变化很大；花序短总状，花序轴被微细毛；苞片披针形或卵状披针形；花白色，芳香；果实球形，熟时猩红至暗红色，宿存花柱3或2。花、果期10月至翌年2月。

生境：生于海拔200~2600米山坡、林下或沟谷中。

药用部位：根、果实、全株

拉丁名：*Sarcococca ruscifolia* Stapf

▶ 云南野扇花

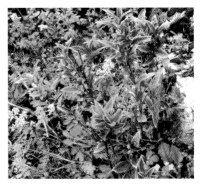
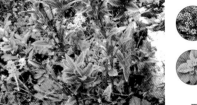

厚叶清香桂、胃友

科属：黄杨科野扇花属

形态：灌木，高0.6~3米，小枝直伸或左右屈曲，有时长而细瘦，具蔓生习性，有纵棱，无毛。叶薄革质，椭圆形、长圆状披针形或披针形，先端渐尖，甚至短尾状，基部圆或阔楔形，叶面亮绿，叶背淡绿，两面无毛；花序近头状或短穗状，花白色，芳香，雄花3~10朵、雌花2~3朵，生花序轴近基部；果实近球形或椭圆形，花柱3~2，向外卷曲，果柄长6~10毫米。花、果期10—12月，或继续至翌年3月。

生境：生于海拔1300~2700米林下湿润山坡或沟谷中。

药用部位：根、果实、全株

拉丁名：*Sarcococca wallichii* Stapf

▶ 长春花

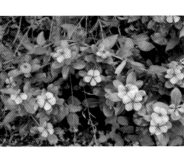
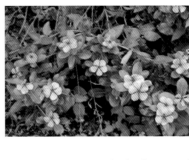

日日草、日日新、三万花

科属：夹竹桃科长春花属

形态：半灌木，略有分枝，高达60厘米，有水液，全株无毛或仅有微毛；茎近方形，有条纹，灰绿色；叶膜质，倒卵状长圆形；聚伞花序腋生或顶生，有花2~3朵；花萼5深裂，内面无腺体或腺体不明显，萼片披针形或钻状渐尖，花冠红色，高脚碟状，花冠筒圆筒状，内面具疏柔毛，喉部紧缩，具刚毛；花冠裂片宽倒卵形；蓇葖双生，直立，平行或略叉开；外果皮厚纸质，有条纹，被柔毛；种子黑色，长圆状圆筒形，两端截形，具有颗粒状小瘤。花期、果期几乎全年。

生境：人工种植于海拔1800米以下花台或房前屋后。

药用部位：全株

拉丁名：*Catharanthus roseus* (L.) G. Don

▶ 倒吊笔

九龙木、墨柱根、章表根、苦常

科属：夹竹桃科倒吊笔属

形态：乔木，高8~20米，胸径可达60厘米，含乳汁；树皮黄灰褐色，浅裂；枝圆柱状；叶坚纸质，每小枝有叶片3~6对，长圆状披针形、卵圆形或卵状长圆形，顶端短渐尖，基部急尖至钝；聚伞花序，萼片阔卵形或卵形，顶端钝，比花冠筒短，被微柔毛，内面基部有腺体；花冠漏斗状，白色、浅黄色或粉红色；蓇葖2个黏生，线状披针形，灰褐色，斑点不明显；种子线状纺锤形，黄褐色，顶端具淡黄色2~3.5厘米的绢质种毛。花期4—8月，果期8月至翌年2月。

生境：散生于海拔1000米热带雨林中和干燥稀树林中。

药用部位：根、茎皮

拉丁名：*Wrightia pubescens* R. Br.

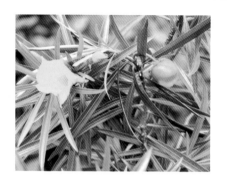

▶ 黄花夹竹桃

黄花状元竹、酒杯花、柳木子

科属： 夹竹桃科黄花夹竹桃属

形态： 乔木，全株无毛；树皮棕褐色，皮孔明显；多枝柔软，小枝下垂；全株具丰富乳汁。叶互生，近革质，无柄，线形或线状披针形，两端长尖，光亮，全缘，边稍背卷；花大，黄色，具香味，顶生聚伞花序，花萼绿色，5裂、裂片三角形，花冠漏斗状，花冠筒喉部具5个被毛的鳞片，花冠裂片向左覆盖，比花冠筒长；子房无毛，2裂，胚珠每室2颗，柱头圆形，端部2裂。核果扁三角状球形，内果皮木质，生时绿色而亮，干时黑色；种子2~4颗。花期5—12月，果期8月至翌年春季。

生境： 生于海拔2200米以下的石山灌丛。

药用部位： 果仁

拉丁名： *Thevetia peruviana* (Pers.) K. Schum.

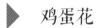

▶ 鸡蛋花

鸡蛋果、缅栀子、大季花、鸭脚木

科属： 夹竹桃科鸡蛋花属

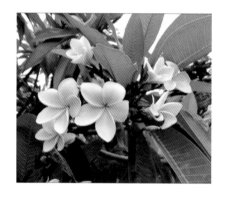

形态： 落叶小乔木，高约5米，最高可达8米，胸径15~20厘米；枝条粗壮，带肉质，具丰富乳汁，绿色，无毛。叶厚纸质，长圆状倒披针形或长椭圆形；聚伞花序顶生，无毛；总花梗三歧，肉质，绿色；淡红色；花萼裂片小，卵圆形，顶端圆，不张开而压紧花冠筒；花冠外面白色，花冠筒外面及裂片外面左边略带淡红色斑纹，花冠内面黄色，花冠筒圆筒形；蓇葖双生，广歧，圆筒形，绿色，无毛；种子斜长圆形，扁平，顶端具膜质的翅。花期5—10月，栽培极少结果，果期一般为7—12月。

生境： 人工种植于热带亚热带地区的房前屋后。

药用部位： 花

拉丁名： *Plumeria rubra* L.

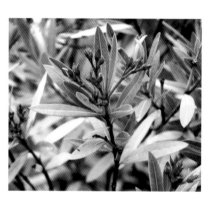

▶ 夹竹桃

红花夹竹桃、柳叶树

科属： 夹竹桃科夹竹桃属

形态： 常绿直立大灌木，高达5米，枝条灰绿色，含水液；嫩枝条具棱，被微毛，老时毛脱落。叶3~4枚轮生，下枝为对生，窄披针形，顶端急尖，基部楔形，叶缘反卷；聚伞花序顶生，着花数朵；花芳香；花萼5深裂，红色，披针形，花冠深红色或粉红色，栽培演变有白色或黄色；蓇葖2个，离生，平行或并连，长圆形，两端较窄；种子长圆形，基部较窄，顶端钝、褐色，种皮被锈色短柔毛，顶端具黄褐色绢质种毛。花期几乎全年，夏秋为最盛；果期一般在冬春季，栽培很少结果。

生境： 常种植在公园、风景区、道路旁或河旁。

药用部位： 叶、树皮、根、花、种子（有毒）

拉丁名： *Nerium indicum* Mill.

▶ 闭鞘姜

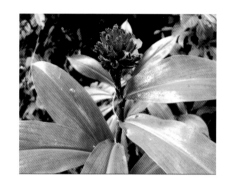

广商陆、水蕉花

科属：姜科闭鞘姜属

形态：株高1~3米，基部近木质，叶片长圆形或披针形，穗状花序顶生，椭圆形或卵形；苞片卵形，革质，红色，小苞片淡红色；花萼革质，红色；花冠管短，唇瓣宽喇叭形，纯白色，顶端具裂齿及皱波状；雄蕊花瓣状，蒴果稍木质，红色；种子黑色，光亮。花期7—9月，果期9—11月。

生境：产我国台湾、广东、广西、云南等省区；生于疏林下、山谷阴湿地、路边草丛、荒坡、水沟边等处，海拔45~1700米。热带亚洲广布。

药用部位：根茎

拉丁名：*Costus speciosus* (Koen.) Smith

▶ 草果

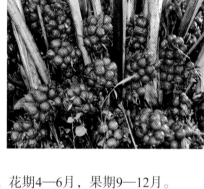

草果药

科属：姜科豆蔻属

形态：茎丛生，高达3米，全株有辛香气，地下部分略似生姜。叶片长椭圆形或长圆形，顶端渐尖，基部渐狭，边缘干膜质，两面光滑无毛，无柄或具短柄，叶舌全缘，顶端钝圆，穗状花序不分枝；花冠红色，裂片长圆形；唇瓣椭圆形，顶端微齿裂；蒴果密生，熟时红色，干后褐色，不开裂，长圆形或长椭圆形，顶端具宿存花柱残迹，干后具皱缩的纵线条，种子多角形，有浓郁香味。花期4—6月，果期9—12月。

生境：人工栽培于海拔1800米以下的潮湿沟谷中。

药用部位：果实

拉丁名：*Amomum tsaoko* Crevost et Lemarie

▶ 喙花姜

滇高良姜、喙姜花、岩姜

科属：姜科喙花姜属

形态：株高0.5~1.5米，具肉质、增厚的根茎，叶片3~6枚，椭圆状长圆形；叶柄极短，内面红色；叶舌膜质。穗状花序顶生，花序柄短；苞片线状披针形，鲜时红色，干时紫红色，薄膜质；花萼管长约3厘米，红色，上部一侧开裂；花丝舟状，黄色，披针形；花药长8毫米；花柱线形；子房被短柔毛。花期7月。

生境：产云南；生于疏林、灌丛或草地上或附生于树上，海拔1500~1900米。缅甸亦有分布。

药用部位：根茎

拉丁名：*Rhynchanthus beesianus* W. W. Smith

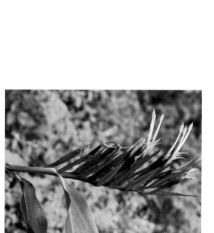

姜科

▶ 草果药

豆蔻、疏穗姜花

科属：姜科姜花属

形态：根茎块状；茎高1米左右。叶片长圆形或长圆状披针形，顶端渐狭渐尖，基部急尖，无毛或仅叶背中脉略被长柔毛；无柄或具极短的柄；叶舌膜质，全缘。穗状花序多花，苞片长圆形，内生单花；花芳香，白色，花冠淡黄色，侧生退化雄蕊匙形，白色，较花冠裂片稍长；唇瓣倒卵形，裂为2瓣，瓣片急尖，具瓣柄，白色或变黄，花丝淡红色，较唇瓣为短。蒴果扁球形，熟时开裂为3瓣；种子在每室约6颗。花期6—7月，果期10—11月。

生境：生于海拔1200~2900米的山地密林中。

药用部位：根状茎、果实及种子或全草

拉丁名：*Hedychium spicatum* Ham. ex Smith

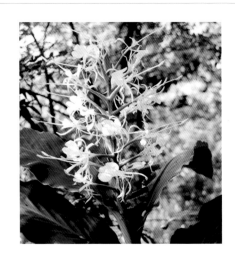

▶ 滇姜花

科属：姜科姜花属

形态：茎粗壮。叶片卵状长圆形至长圆形；叶舌长圆形，膜质。穗状花序；苞片披针形，内卷，无毛，内生一花；花萼管状；花冠管纤细；侧生退化雄蕊长圆状线形；唇瓣倒卵形，基部具瓣柄；柱头具缘毛；子房被疏柔毛。蒴果具钝3棱；种子多数，具红色、撕裂状假种皮。花期9月。

生境：产云南、广西；生于山地密林中。越南亦有分布。

药用部位：根茎

拉丁名：*Hedychium yunnanense* Gagnep.

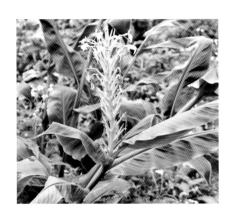

▶ 红姜花

红花山姜

科属：姜科姜花属

形态：茎高1.5~2米。叶片狭线形，顶端尾尖，基部渐狭或近圆形，两面均无毛；无柄；穗状花序稠密，稀较疏，圆柱形，花序轴粗壮，无毛或被稀疏的长柔毛；花红色，花萼具3齿，花冠管稍超过萼，裂片线形，反折；侧生退化雄蕊披针形，唇瓣圆形，径约2厘米或较小，深2裂，基部具瓣柄；花丝长5厘米，花药干时弯曲；子房被绢毛；蒴果球形，直径2厘米；种子红色。花期6—8月，果期10月。

生境：生于海拔2300米以下林下或林缘。

药用部位：根茎

拉丁名：*Hedychium coccineum* Buch.-Ham.

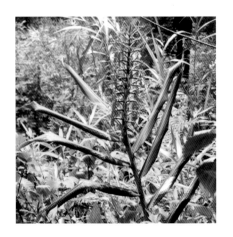

▶ 黄姜花

黄花姜、野姜、山姜

科属：姜科姜花属

形态：茎高1.5~2米；叶片长圆状披针形或披针形，顶端渐尖，并具尾尖，基部渐狭，两面均无毛；无柄；叶舌膜质，披针形，穗状花序长圆形，苞片覆瓦状排列，长圆状卵形，顶端边缘具髯毛，每一苞片内有花3朵；小苞片，内卷呈筒状；花黄色，花萼管长4厘米，外被粗长毛，顶端一侧开裂；花冠管较萼管略长，裂片线形；侧生退化雄蕊倒披针形，唇瓣倒心形，黄色，当中有一个橙色的斑，顶端微凹，基部有短瓣柄；弯曲，柱头漏斗形，子房被长粗毛。花期8—9月。

生境：生于山谷密林中，海拔900~1500米。

药用部位：花

拉丁名：*Hedychium flavum* Roxb.

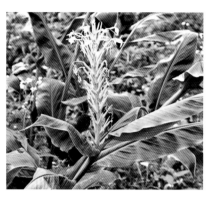
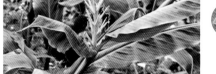

▶ 姜黄

郁金

科属：姜科姜黄属

形态：株高1~1.5米，根茎很发达，成丛，分枝很多，椭圆形或圆柱状，橙黄色，极香；根粗壮，末端膨大呈块根。叶每株5~7片，叶片长圆形或椭圆形；花葶由叶鞘内抽出，穗状花序圆柱状，苞片卵形或长圆形，淡绿色，顶端钝，上部无花的较狭，顶端尖，开展，白色，边缘染淡红晕；花萼白色花冠淡黄色，管上部膨大，裂片三角形，侧生退化雄蕊比唇瓣短，与花丝及唇瓣的基部相连成管状；唇瓣倒卵形，淡黄色；子房被微毛。花期8月。

生境：人工栽培于向阳的坡地上。

药用部位：根茎

拉丁名：*Curcuma longa* L.

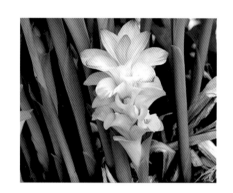

▶ 郁金

科属：姜科姜黄属

形态：株高约1米；根茎肉质，肥大，椭圆形或长椭圆形，黄色，芳香；根端膨大呈纺锤状。叶基生，叶片长圆形，叶柄约与叶片等长。花葶单独由根茎抽出，穗状花序圆柱形，上部无花的苞片较狭，长圆形；花葶被疏柔毛；侧生退化雄蕊淡黄色，倒卵状长圆形；子房被长柔毛。花期4—6月。

生境：产我国东南部至西南部各省区；栽培或野生于林下。东南亚各地亦有分布。

药用部位：根茎

拉丁名：*Curcuma aromatic* Salisb.

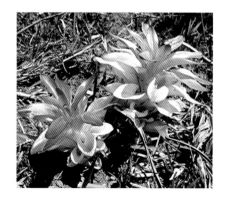

▶ 姜

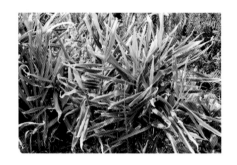

科属：姜科姜属

形态：多年生草本植物，株高0.5~1米；根茎肥厚，多分枝，有芳香及辛辣味。叶片披针形或线状披针形，无毛，无柄；叶舌膜质，穗状花序球果状，苞片卵形，淡绿色或边缘淡黄色，花冠黄绿色，裂片披针形，唇瓣中央裂片长圆状倒卵形，有紫色条纹及淡黄色斑点，侧裂片卵形，雄蕊暗紫色，药隔附属体钻状，长约7毫米。花期秋季。

生境：姜原产东南亚的热带地区，喜欢温暖、湿润的气候，耐寒和抗旱能力较弱。

药用部位：根茎

拉丁名：*Zingiber officinale* Rosc.

▶ 山姜

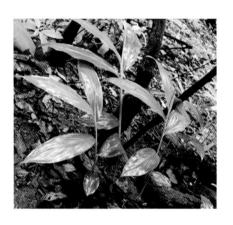

襄荷、野姜

科属：姜科姜属

形态：株高0.5~1米；根茎淡黄色。叶片披针状椭圆形或线状披针形，穗状花序椭圆形，苞片覆瓦状排列，椭圆形，红绿色，具紫脉；花冠管较萼为长，裂片披针形，淡黄色；唇瓣卵形，3裂；花药、药隔附属体各长1厘米。果倒卵形，熟时裂成3瓣，果皮里面鲜红色；种子黑色，被白色假种皮。花期8—10月。

生境：产安徽、江苏、浙江、湖南、江西、广东、广西和贵州。生于山谷中阴湿处或在江苏有栽培

药用部位：根茎

拉丁名：*Alpinia japonica* (Thunb.) Miq.

▶ 珊瑚姜

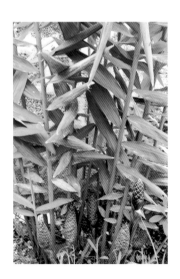

科属：姜科姜属

形态：株高近1米。叶片长圆状披针形或披针形，无柄；穗状花序长圆形，苞片卵形，红色；花萼长1.5~1.8厘米，沿一侧开裂几达中部；花冠管长，裂片具紫红色斑纹，长圆形，唇瓣中央裂片倒卵形，花丝缺，花药长1厘米，药隔附属体喙状，弯曲；子房被绢毛。种子黑色，光亮，假种皮白色，撕裂状。花期5—8月，果期8—10月。

生境：产广东、广西；生于密林中，喜湿热，适应性广，热带、亚热带均能生长。

药用部位：根茎

拉丁名：*Zingiber corallinum* Hance

▶ 阳荷

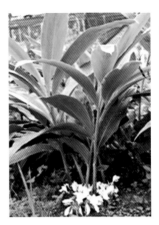

白蘘荷、野姜、野良姜

科属：姜科姜属

形态：株高1~1.5米；根茎白色，微有芳香味。叶片披针形或椭圆状披针形，花序近卵形，苞片红色，花冠管白色，裂片长圆状披针形，白色或稍带黄色，有紫褐色条纹；唇瓣倒卵形，花丝极短，花药室披针形，药隔附属体喙状，种子黑色，被白色假种皮。花期7—9月，果期9—11月。

生境：生于林荫下、溪边，海拔300~1900米。

药用部位：根茎

拉丁名：*Zingiber striolatum* Diels

▶ 多花山姜

科属：姜科山姜属

形态：茎高达4.6米，直径达2.5,厘米；根茎粗，匍匐。叶约达9片，叶片披针形至椭圆形，长达1米，宽24厘米，顶端渐尖，基部楔形，叶面无毛，叶背被茸毛或无毛，边被长缘毛；圆锥花序直立；总苞片长圆状披针形，小苞片倒披针形至长圆形，扁平，膜质，花萼红色，具3钝齿，一侧浅裂；花冠管与花萼近等长，裂片长圆形，唇瓣近圆形至长圆形，顶端具2枚尖齿，中脉淡黄色，近基部两侧有少数紫色条纹；侧生退化雄蕊红色，羊角状；蒴果球形，顶端具宿存的花被管。花期5—6月，果期10—11月。

生境：生于海拔2000米以下沟谷、林缘。

药用部位：根状茎、种子

拉丁名：*Alpinia polyantha* D. Fang

▶ 箭秆风

山姜、小发散、行杆、竹节风

科属：姜科山姜属

形态：常绿草本，高约1米，叶片披针形或线状披针形，穗状花序直立，花萼筒状，花冠管约和萼管等长或稍长；花冠裂片长圆形，侧生退化雄蕊线形，唇瓣倒卵形，雄蕊较唇瓣为长，蒴果球形，顶冠以宿存的萼管；种子5~6颗。花期4—6月，果期6—11月。

生境：多生海拔于林下阴湿处。

药用部位：根茎

拉丁名：*Alpinia stachyoides* Hance

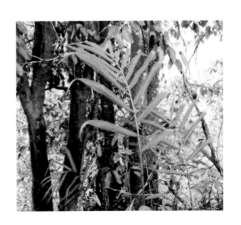

▶ 艳山姜

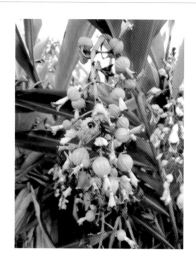

砂仁、绿壳砂

科属：姜科山姜属

形态：株高2~3米。叶片披针形，长30~60厘米，宽5~10厘米，顶端渐尖而有一旋卷的小尖头，基部渐狭，边缘具短柔毛，两面均无毛；圆锥花序呈总状花序式，下垂，长达30厘米，花序轴紫红色，被绒毛，分枝极短，在每一分枝上有花1~2 (~3) 朵；小苞片椭圆形，白色，顶端粉红色，蕾时包裹住花，无毛；小花梗极短；花萼近钟形，顶粉红色，一侧开裂，顶端齿裂；花冠管较花萼为短，裂片长圆形；蒴果卵圆形，直径约2厘米，被稀疏的粗毛，具显露的条纹，顶端常冠以宿萼，熟时朱红色；种子有棱角。花期4—6月，果期7—10月。

生境：人工种植于海拔1800米以下的半阴山坡。

药用部位：根、果实、种子

拉丁名：*Alpinia zerumbet* (Pers.) Burtt. et Smith

▶ 舞花姜

山姜、野姜

科属：姜科舞花姜属

形态：株高0.6~1米；茎基膨大。叶片长圆形或卵状披针形，顶端尾尖，基部急尖，叶片二面的脉上疏被柔毛或无毛，无柄或具短柄；叶舌及叶鞘口具缘毛。圆锥花序顶生，苞片早落；花黄色，各部均具橙色腺点；花萼管漏斗形；蒴果椭圆形，直径约1厘米，无疣状凸起。花期6—9月。

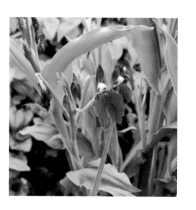

生境：生于海拔400~1800米林下阴湿处。

药用部位：全草或根茎

拉丁名：*Globba racemosa* Smith

▶ 象牙参

藏象牙参

科属：姜科象牙参属

形态：株高15~45厘米；根簇生，膨大呈纺锤状；茎基有2枚鳞片状鞘。叶3~6片，披针形或长圆形，无叶柄。花序顶生，近头状，有花2~4朵，无总花梗，半隐于顶叶的基部；苞片数枚；花紫色或蓝紫色，花冠管较萼管长或等长，裂片披针形，侧生退化雄蕊倒卵形，较唇瓣小；花药室线形，长9毫米，稍弯曲。花期6—7月。

生境：产云南；生于松林下或荒草丛中，海拔2700~3000米。

药用部位：根

拉丁名：*Roscoea purpurea* Smith

蜡瓣花

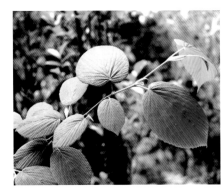

连核梅、连合子

科属：金缕梅科蜡瓣花属

形态：落叶灌木；嫩枝有柔毛，芽体椭圆形。叶薄革质，倒卵圆形或倒卵形，有时为长倒卵形，边缘有锯齿，齿尖刺毛状；叶柄有星毛，托叶窄矩形，略有毛。总状花序，有长绒毛；总苞状鳞片卵圆形，苞片卵形，小苞片矩圆形，萼筒有星状绒毛，萼齿卵形，先端略钝，无毛；花瓣匙形，子房有星毛，基部有毛。蒴果近圆球形，被褐色柔毛。种子黑色。

生境：喜好强光，在海拔1000米以上的山脊较常见。

药用部位：根、花

拉丁名：*Corylopsis sinensis* Hemsl.

马蹄荷

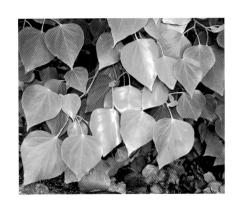

合掌木、解阳树、白克木

科属：金缕梅科马蹄荷属

形态：乔木，高20米，小枝被短柔毛，节膨大。叶革质，阔卵圆形，全缘，叶柄圆筒形，无毛；托叶椭圆形或倒卵形，头状花序单生或数枝排成总状花序，花两性或单性；萼齿不明显，常为鳞片状；雄蕊花丝纤细，无毛；子房半下位，被黄褐色柔毛，头状果序，蒴果椭圆形，种子具窄翅。花期4—8月。

生境：喜光，稍耐阴，喜温暖、湿润的气候，自然分布于海拔800到1200米的山地常绿阔叶林或混交林中。

药用部位：茎枝

拉丁名：*Exbucklandia populnea* (R. Br.) R. W. Brown

红花檵木

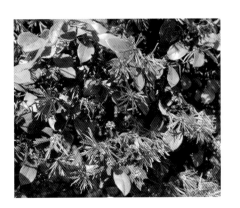

科属：金缕梅科檵木属

形态：灌木，有时为小乔木，多分枝，小枝有星毛。叶革质，卵形，全缘；花3~8朵簇生，有短花梗，红色，比新叶先开放，或与嫩叶同时开放；花瓣4片，带状，先端圆或钝；子房完全下位，被星毛；花柱极短；胚珠1个，垂生于心皮内上角。蒴果卵圆形，先端圆，被褐色星状绒毛，萼筒长为蒴果的2/3。种子圆卵形，黑色，发亮。花期3—4月。

生境：人工栽培于庭院或绿化带。

药用部位：根、叶

拉丁名：*Loropetalum chinense* var. *rubrum* Yieh

▶ 毛脉金粟兰

四块瓦、四叶金、黑细辛

科属：金粟兰科金粟兰属

形态：多年生草本，高25~55厘米；根状茎生多数须根；茎直立，通常不分枝，叶对生，宽椭圆形或倒卵形；叶柄鳞状叶宽卵形或三角形；托叶微小。穗状花序顶生和腋生；苞片宽卵形或近半圆形，不分裂；花白色；药隔伸长成线形，子房卵形。核果近球形或倒卵形，绿色。花期5—6月，果期7—8月。

生境：生于山坡、沟谷密林下或灌丛中，海拔700~1600米。

药用部位：全草

拉丁名：*Chloranthus holostegius* (Hand.-Mazz.) Pei et Shan var. *trichoneurus* K. F. Wu

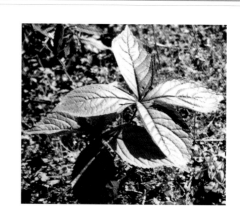

▶ 草珊瑚

接骨金粟兰、肿节风、九节风、九节茶、满山香、九节兰、节骨茶

科属：金粟兰科草珊瑚属

形态：常绿半灌木，高50~120厘米；茎与枝均有膨大的节。叶革质，椭圆形、卵形至卵状披针形，穗状花序顶生，花黄绿色；子房球形或卵形，无花柱，柱头近头状。核果球形，熟时亮红色。花期6月，果期8—10月。

生境：生于山坡、沟谷林下阴湿处，海拔420~1500米。

药用部位：全草

拉丁名：*Sarcandra glabra* (Thunb.) Nakai

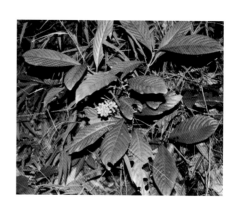

▶ 球果堇菜

毛果堇菜、圆叶毛堇菜

科属：堇菜科堇菜属

形态：多年生草本，高可达20厘米。根状茎粗而肥厚，具结节，黄褐色；根多条，淡褐色。叶均基生，呈莲座状；叶柄具狭翅，被倒生短柔毛，托叶膜质，披针形边缘具较稀疏的流苏状细齿。花淡紫色，具长梗，萼片长圆状披针形或披针形；花瓣基部微带白色；子房被毛，花柱基部膝曲。蒴果球形，密被白色柔毛。花、果期5—8月。

生境：生长于海拔50~2680米的地区，多生于沟谷、草坡、灌丛、林下、林缘或路旁阴湿处。

药用部位：全草

拉丁名：*Viola collina* Bess.

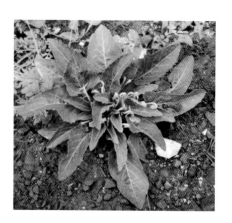

▶ 心叶堇菜

犁头草

科属：堇菜科堇菜属

形态：多年生草本，无地上茎和匍匐枝。根状茎粗短，节密生；支根多条，较粗壮而伸长，褐色。叶多数，基生；叶片卵形、宽卵形或三角状卵形；花淡紫色；花梗不高出于叶片，被短毛或无毛；萼片宽披针形；上方花瓣与侧方花瓣倒卵形；子房圆锥状，无毛，花柱棍棒状。蒴果椭圆形。

生境：生于林缘、林下开阔草地间、山地草丛、溪谷旁。

药用部位：全草

拉丁名：*Viola concordifolia* C. J. Wang

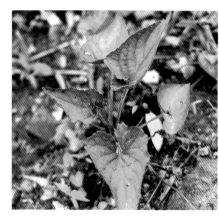

▶ 大黄花堇菜

科属：堇菜科堇菜属

形态：多年生草本。根状茎细长而横走，节间较长。基生叶1~3枚，叶片心形或肾形，先端具短尖，基部心形，边缘具稍向内弯的锯齿及缘毛，花金黄色，生于茎顶第二叶的叶腋内；萼片长卵形或披针形，子房无毛，花柱向上渐增粗，蒴果椭圆形，种子球形。花期5月中旬至6月下旬，果期6—7月。

生境：生长于海拔200~900米的地区，多生于针阔混交林林下、林缘腐殖质较丰富的湿润土壤上以及溪边。

药用部位：全草

拉丁名：*Viola muehldorfii* Kiss.

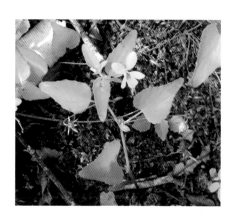

▶ 匍匐堇菜

科属：堇菜科堇菜属

形态：多年生草本，无地上茎或具极短的地上茎。根状茎垂直或斜生，具明显的节间。匍匐枝纤细，延伸，无毛，有均匀散生的叶。叶近基生，叶片卵形或狭卵形，边缘密生浅钝齿；花中等大，淡紫色或白色；花梗通常高出于叶，子房通常被短毛，花柱棍棒状；蒴果近球形，长5~10毫米，被柔毛或无毛。种子表面具点状突起，侧下方有明显的附属物。花期春季。

生境：生长于海拔800~2500米山地林下、草地或路边

药用部位：全草

拉丁名：*Viola serpens* Wall.

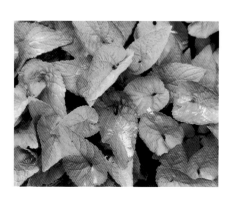

董菜科

锦葵科

▶ **紫花地丁**

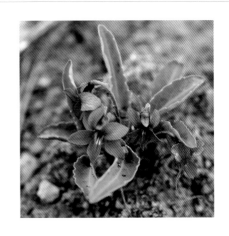

野董菜、光瓣董菜、光萼董菜

科属：董菜科董菜属

形态：多年生草本，无地上茎，高4~14厘米，果期高达20余厘米。根状茎短，垂直，淡褐色。叶多数，基生，莲座状；叶片下部者通常较小，呈三角状卵形或狭卵形，花中等大，紫董色或淡紫色，稀呈白色，喉部色较淡并带有紫色条纹，萼片卵状披针形或披针形；花瓣倒卵形或长圆状倒卵形，子房卵形，无毛，花柱棍棒状，蒴果长圆形，无毛；种子卵球形，淡黄色。花果期4—9月。

生境：性喜光，喜湿润的环境，耐阴也耐寒，多生于田间、荒地、山坡草丛、林缘或灌丛中。

药用部位：全草

拉丁名：*Viola philippica* Cav.

▶ **云南地桃花**

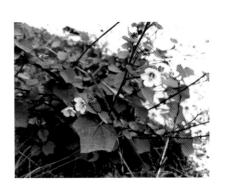

肖梵天花、野棉花、田芙蓉、头婆等

科属：锦葵科梵天花属

形态：直立亚灌木状草本，高达1米，小枝被星状绒毛。茎下部的叶近圆形，花腋生，单生或稍丛生，淡红色，小苞片5，基部1/3合生；花萼杯状，裂片5片，较小苞片略短，两者均被星状柔毛；花瓣5片，倒卵形，花柱分枝10，微被长硬毛。果扁球形，分果爿被星状短柔毛和锚状刺。花期7—10月。

生境：生于海拔1300~2200米的山坡灌丛或沟谷草丛间。

药用部位：根

拉丁名：*Urena lobata* Linn. var. *yunnanensis* S. Y. Hu

▶ **拔毒散**

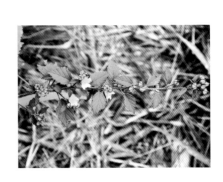

小黄药、小迷马桩、迷马桩棵、小克麻等

科属：锦葵科黄花稔属

形态：直立亚灌木，高约1米，小枝被星状长柔毛。叶二型，下部生的宽菱形至扇形，花单生或簇生于小枝端，花梗密被星状黏毛，萼杯状，裂片三角形，疏被星状柔毛；花黄色，花瓣倒卵形，果近圆球形，分果爿8~9个，疏被星状柔毛，具短芒；种子黑褐色，平滑，种脐被白色柔毛。花期6—11月。

生境：常见于荒坡灌丛、松林边、路旁和沟谷边。

药用部位：枝叶

拉丁名：*Sida szechuensis* Matsuda

▶ 黄花稔

小本黄花草、吸血仔、四吻草、索血草等

科属：锦葵科黄花稔属

形态：直立亚灌木状草本，高1~2米；分枝多，小枝被柔毛至近无毛。叶披针形，花单朵或成对生于叶腋；萼浅杯状，无毛；花黄色，花瓣倒卵形，先端圆，基部狭长，被纤毛；蒴果近圆球形，分果爿4~9个，顶端具2短芒，果皮具网状皱纹。花期冬春季。

生境：生于山坡灌丛间，路旁或荒坡。

药用部位：叶、根

拉丁名：*Sida acuta* Burm. f.

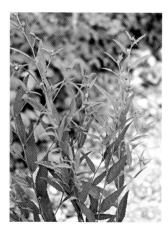

▶ 锦葵

荆葵、钱葵、金钱紫花葵、小白淑气花

科属：锦葵科锦葵属

形态：二年生或多年生直立草本，高50~90厘米，分枝多，疏被粗毛。叶圆心形或肾形，具5~7圆齿状钝裂片；花3~11朵簇生，花紫红色或白色，花瓣5片，匙形，先端微缺，爪具髯毛；雄蕊柱长8~10毫米，被刺毛，花丝无毛；花柱分枝9~11，被微细毛。果扁圆形，分果爿9~11个，肾形，被柔毛；种子黑褐色，肾形。花期5—10月。

生境：栽种于房前屋后或逸生到村庄附近。

药用部位：茎、叶、花

拉丁名：*Malva sinensis* Cavan.

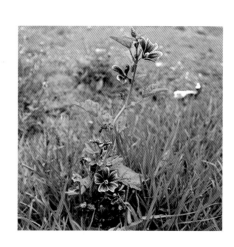

▶ 野葵

冬葵野葵苗、冬葵

科属：锦葵科锦葵属

形态：二年生草本，高0.5~1米，茎干被星状长柔毛。叶肾形或圆形，通常为掌状5~7裂，裂片三角形，具钝尖头，边缘具钝齿，两面被极疏糙伏毛或近无毛；花3至多朵，簇生于叶腋，具极短柄至近无柄；小苞片3片，线状披针形，果扁球形，分果爿10~11个，背面平滑，两侧具网纹；种子肾形，无毛，紫褐色。花期3—11月。

生境：在海拔1600~3000米的山坡、林缘、草地、路旁常见之。

药用部位：种子、根、叶

拉丁名：*Malva verticillata* Linn.

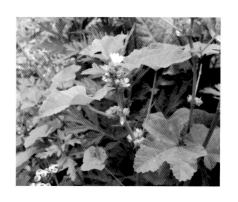

▶ 草棉

阿拉伯棉、小棉

科属：锦葵科棉属

形态：一年生草本至亚灌木，高达1.5米，疏被柔毛。叶掌状5裂，宽超过于长，裂片宽卵形，先端短尖，基部心形，托叶线形，早落，花单生于叶腋，被长柔毛+；花萼杯状，5浅裂+；花黄色，内面基部紫色，蒴果卵圆形，具喙，通常3~4室，种子大，分离，斜圆锥形，被白色长绵毛和短绵毛。花期7—9月。

生境：产中国广东、云南、四川、甘肃和新疆等省区，均系栽培。

药用部位：全草

拉丁名：*Gossypium herbaceum* Linn.

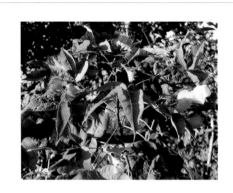

▶ 木芙蓉

芙蓉、拒霜花、三变花等

科属：锦葵科木槿属

形态：落叶灌木，高达3米，全株密被密闭的星状短柔毛。叶心形，部生的叶通常7裂，裂片宽三角形，具不整齐齿，两面均密被星状短柔毛；叶柄圆柱形，花单生于枝端叶腋间，苞片4枚或5枚，卵形，基部合生，密被星状绒毛；萼杯状，卵状渐尖形；花粉红色至白色，花瓣倒卵形，蒴果近圆球形，被硬毛，果爿5~6个；种子肾形，密被锈色柔毛。花期7—12月。

生境：生于山谷灌丛中，海拔700~2000米的地带。

药用部位：全草

拉丁名：*Hibiscus mutabilis* Linn.

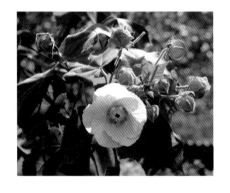

▶ 野西瓜苗

香铃草、灯笼花、小秋葵、黑芝麻、火炮草

科属：锦葵科木槿属

形态：一年生直立或平卧草本，高25~70厘米，茎柔软，被白色星状粗毛。叶二型，下部的叶圆形，不分裂，上部的叶掌状3~5深裂；花单生于叶腋，花萼钟形，淡绿色，花淡黄色，内面基部紫色，花瓣5片，倒卵形，外面疏被极细柔毛；雄蕊柱长约5毫米，花丝纤细，长约3毫米，花药黄色；花柱枝5，无毛。蒴果长圆状球形，直径约1厘米，被粗硬毛，果爿5个，果皮薄，黑色；种子肾形，黑色，具腺状突起。花期7—10月。

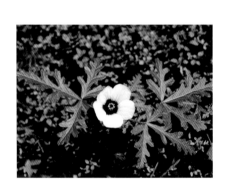

生境：生于海拔2000米以下荒地、草丛或田野。

药用部位：全草、果实和种子

拉丁名：*Hibiscus trionum* Linn.

▶ **朱槿**

扶桑、赤槿、佛桑、红木槿、桑槿等

科属：锦葵科木槿属

形态：常绿灌木，高约1~3米；小枝圆柱形，疏被星状柔毛。叶阔卵形或狭卵形，花单生于上部叶腋间，常下垂，小苞片6~7，线形，萼钟形，被星状柔毛，裂片5片，卵形至披针形；花冠漏斗形，玫瑰红色或淡红、淡黄等色，花瓣倒卵形，先端圆，外面疏被柔毛；蒴果卵形，平滑无毛，有喙。花期全年。

生境：喜温暖、湿润，要求日光充足，不耐阴，不耐寒、旱，热带及亚热带地区多有种植。

药用部位：根、叶、花

拉丁名：*Hibiscus rosa-sinensis* Linn.

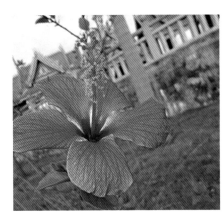

▶ **长毛黄葵**

山芙蓉、野棉花、黄花马宁

科属：锦葵科秋葵属

形态：多年生草本，高0.5~2米，全株被黄色长硬毛，茎下部的叶圆形，茎中部的叶心形，具粗齿，茎上部的叶箭形，两面均密被长硬毛，沿脉上疏被长刚毛或星状长刚毛；花顶生或腋生，3~9朵花排列成总状花序，萼佛焰苞状，较长于小苞片，密被黄色长硬毛；花黄色，蒴果近球形，种子多数，肾形，具乳突状脉纹。花期5—9月。

生境：海拔300~1300米的草坡。

药用部位：全草

拉丁名：*Abelmoschus crinitus* Wall.

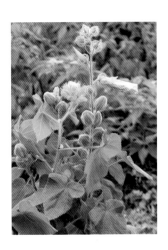

▶ **黄蜀葵**

秋葵、棉花葵、假阳桃、野芙蓉、黄芙蓉、黄花莲、鸡爪莲、疽疮药、追风药、豹子眼睛花

科属：锦葵科秋葵属

形态：一年生或多年生草本，高1~2米，疏被长硬毛。叶掌状5~9深裂，裂片长圆状披针形，花单生于枝端叶腋；小苞片4~5片，卵状披针形，疏被长硬毛；萼佛焰苞状，5裂，近全缘，较长于小苞片，被柔毛，果时脱落；花大，淡黄色，内面基部紫色，直蒴果卵状椭圆形，被硬毛；种子多数，肾形，被柔毛组成的条纹多条。花期8—10月。

生境：喜温暖、雨量充足、排水良好而疏松肥沃的土壤，常生于山谷草丛、田边或沟旁灌丛间。

药用部位：全草

拉丁名：*Abelmoschus manihot* (Linn.) Medicus

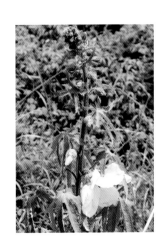

▶ **箭叶秋葵**

铜皮、五指山参、小红芙蓉、岩酸

科属： 锦葵科秋葵属

形态： 多年生草本，高40~100厘米，具萝卜状肉质根，小枝被糙硬长毛。叶形多样，下部的叶卵形，中部以上的叶卵状戟形、箭形至掌状3~5浅裂或深裂，裂片阔卵形至阔披针形，边缘具锯齿或缺刻；花单生于叶腋；花萼佛焰苞状；花红色或黄色，花瓣倒卵状长圆形；柱头扁平。蒴果椭圆形，被刺毛，具短喙；种子肾形，具腺状条纹。花期5—9月。

生境： 常见于低丘、草坡、旷地、稀疏松林下或干燥的瘠地。亦有栽培。

药用部位： 根

拉丁名： *Abelmoschus sagittifolius* (Kurz) Merr.

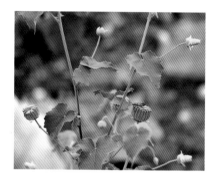

▶ **苘麻**

椿麻、塘麻、青麻、白麻、车轮草

科属： 锦葵科秋葵属

形态： 一年生亚灌木状草本，高达1~2米，茎枝被柔毛，叶互生，圆心形，基部心形，边缘具细圆锯齿，两面均密被星状柔毛；花萼杯状，密被短绒毛，裂片5片，卵形，花黄色，花瓣倒卵形，蒴果半球形，分果爿15~20个，被粗毛，种子肾形，褐色，被星状柔毛。花期7—8月。

生境： 常见于路旁、荒地和田野间。

药用部位： 全草

拉丁名： *Abutilon theophrasti* Medicus

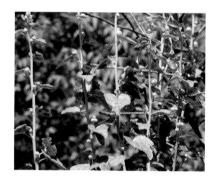

▶ **蜀葵**

一丈红、大蜀季、戎葵、吴葵、卫足葵等

科属： 锦葵科秋葵属

形态： 二年生直立草本，高达2米，茎枝密被刺毛。叶近圆心形，裂片三角形或圆形；叶柄被星状长硬毛，托叶卵形，花腋生，单生或近簇生，排列成总状花序式，具叶状苞片，裂片卵状披针形，萼钟状，5齿裂，裂片卵状三角形，花大，有红、紫、白、粉红、黄和黑紫等色，单瓣或重瓣，花瓣倒卵状三角形，花柱分枝多数，微被细毛。果盘状，被短柔毛，分果爿近圆形，多数，背部厚，具纵槽。花期2—8月。

生境： 喜阳光充足，耐半阴，但忌涝。

药用部位： 全草

拉丁名： *Althaea rosea* (Linn.) Cavan.

▶ 赛葵

黄花草，黄花棉

科属：锦葵科赛葵属

形态：亚灌木状，直立，高达1米，疏被单毛和星状粗毛。叶卵状披针形或卵形，花单生于叶腋，被长毛；小苞片线形，疏被长毛；萼浅杯状，5裂，裂片卵形，渐尖头，基部合生，疏被单长毛和星状长毛；花黄色，花瓣5片，倒卵形，雄蕊柱长约6毫米，无毛。果直径约6毫米，分果爿8~12个，肾形，疏被星状柔毛，具2芒刺。

生境：散生于干热草坡。

药用部位：全草

拉丁名：*Malvastrum coromandelianum* (Linn.) Gurcke

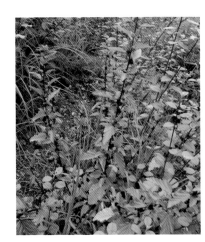

▶ 悬铃花

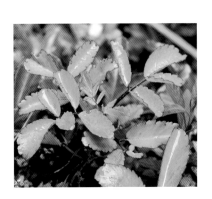

垂花悬铃花、小悬铃花、大红袍、粉花悬铃花、卷瓣朱槿、南美朱槿

科属：锦葵科悬铃花属

形态：常绿灌木，外形略似，但叶片较为狭长浓绿；花朵不如其他朱槿类会完全展开，鲜红的花瓣螺旋卷屈，呈吊钟状，雌雄蕊细长突出瓣外苞，花瓣略左旋，不开含苞状，鱼红色，叶阔心形，浅二裂或角状。花朵向下悬垂。叶有柄，互生，集株端，长椭圆形状，先端渐尖，粗钝锯齿缘，主叶脉掌状，有五至七条。绿色。全年出叶，尤以3—8月为盛。

生境：人工种植于海拔2000米以下的庭院。

药用部位：花、叶

拉丁名：*Malvaviscus arboreus* Cav.

▶ 落地生根

不死鸟、墨西哥斗笠、灯笼花

科属：景天科落地生根属

形态：多年生草本植物，高40~150厘米；茎有分枝。羽状复叶，圆锥花序顶生，花下垂，花萼圆柱形，花冠高脚碟形，长达5厘米，基部稍膨大，向上成管状，裂片4片，卵状披针形，淡红色或紫红色；雄蕊8枚，着生花冠基部，花丝长；鳞片近长方形；心皮4。蓇葖包在花萼及花冠内；种子小，有条纹。花期1—3月。

生境：喜阳光充足温暖湿润的环境，较耐旱，甚耐寒，常见山坡上或溪边灌木丛中。

药用部位：全草

拉丁名：*Bryophyllum pinnatum* (L. f.) Oken

▶ 八宝景天

华丽景天、长药八宝、大叶景天等

科属：景天科八宝属

形态：多年生草本植物，块根胡萝卜状。茎直立，茎高60~70厘米，不分枝。全株青白色，叶对生或3~4枚轮生，长圆形至卵状长圆形，伞房状聚伞花序着生茎顶，花密生，花梗稍短或同长；萼片5片，卵形，花瓣5片，白色或粉红色，宽披针形，渐尖；雄蕊10枚，与花瓣同长或稍短，花药紫色；鳞片5片，长圆状楔形，先端有微缺；心皮5，直立，基部几分离。花期8~9月。

生境：喜强光和干燥、通风良好的环境，常见生于海拔450~1800米的山坡草地或沟边。

药用部位：全草

拉丁名：*Hylotelephium erythrostictum* (Miq.) H. Ohba

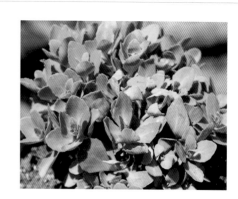

▶ 短尖景天

苔状景天

科属：景天科景天属

形态：多年生草本，有多数不育茎。根状茎匍匐地下，有纤维状根。叶互生，无柄，线形或三角状披针形，先端渐尖，前缘有乳头状突起，基部扩张并有3~4裂的距。花序伞房状，花密而小形；苞片叶状。花为不等的五基数；萼片线形或线状披针形，花瓣黄色，披针形，鳞片线状匙形，种子倒卵形，有细乳头状突起。花期9—10月，果期11—12月。

生境：生于干山坡岩石上或岩隙中，也见于林下岩石上，海拔2550~4000米。

药用部位：全草

拉丁名：*Sedum beauverdii* Hamet

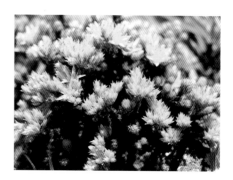

▶ 佛甲草

佛指甲、铁指甲、狗牙菜、金钗插

科属：景天科景天属

形态：多年生草本，无毛。茎高10~20厘米。3叶轮生，叶线形，基部无柄，有短距。花序聚伞状，顶生，疏生花，中央有一朵有短梗的花，萼片5片，线状披针形，不等长，不具距，有时有短距，先端钝；花瓣5片，黄色，披针形，先端急尖，基部稍狭；鳞片5，宽楔形至近四方形，蓇葖略叉开，花柱短；种子小。花期4—5月，果期6—7月。

生境：其耐干旱能力极强，耐寒力亦较强，常生于低山或平地草坡上。

药用部位：全草

拉丁名：*Sedum lineare* Thunb.

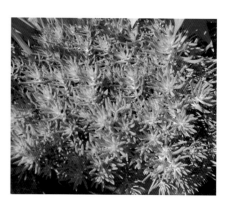

▶ 棒叶落地生根

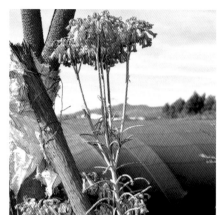

窄叶落地生根

科属：景天科落地生根属

形态：多年生肉质草本植物。茎、叶都呈木棒形。茎直立，粉褐色，稍肉质，基部常半木质化，高可达1m。茎干似竹秆，圆柱形、直立、无分枝，有绿色或紫褐色斑点，叶细长圆棒状，肉质、无柄，对生或三片轮生，绿色带褐色斑纹；顶生聚伞花序，花序大，花朵倒垂，花冠圆筒状，下半部包围在萼筒内，上半部露出，先端4裂，肉红色至深红色。雄蕊8枚，花丝着生于花冠管基部，下部有鳞片4枚，花朵繁多。花期12月至次年3月。

生境：生于干旱的岩石缝隙或屋顶。

药用部位：全草

拉丁名：*Bryophyllum tubiflorum* Harv.

▶ 燕子掌

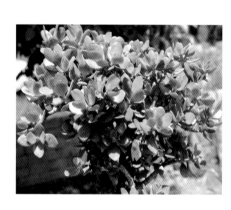

科属：景天科青锁龙属

形态：绿小灌木。茎圆柱形，老茎木质化，呈灰绿色，嫩枝绿色。叶长椭圆形，对生，扁平，肉质，全缘，先端略尖，略呈匙状，长3~5厘米，宽2~3厘米，叶色翠绿有光泽。夏秋开花，花瓣5枚，伞房花序花白色或浅红色。

生境：喜温暖、干燥、通风的环境。耐寒力差。

药用部位：全草

拉丁名：*Crassula obliqua*

▶ 石莲

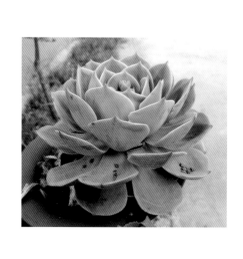

宝石花、莲花还阳、碎骨还阳、狗牙还阳

科属：景天科石莲属

形态：二年生草本，无毛，根须状，花茎高15~60厘米，直立，常被微乳头状突起。基生叶莲座状，匙状长圆形，茎生叶互生，宽倒披针状线形至近倒卵形，萼片5片，宽三角形，花瓣5片，红色，披针形至卵形，先端常反折；雄蕊5片，鳞片5片，正方形，心皮5，基部0.5~1毫米合生，卵形，先端急狭，蓇葖的喙反曲；种子平滑。花期7—10月。

生境：喜温暖干燥、阳光充足环境。常生于海拔1300~3300米处。

药用部位：全草

拉丁名：*Sinocrassula indica* (Decne.) Berger

▶ 钝叶瓦松

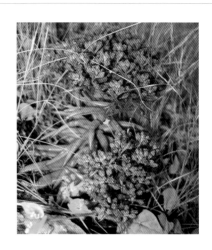

石莲花、艾利格斯

科属：景天科瓦松属

形态：二年生草本，第一年植株有莲座丛；茎生叶互生，近生，较莲座叶为大，苞片匙状卵形，常啮蚀状，上部的短渐尖；花常无梗；萼片5片，长圆形，花瓣5片，白色或带绿色，长圆形至卵状长圆形，鳞片5片，线状长方形，种子卵状长圆形，有纵条纹。花期7月，果期8—9月。

生境：生于海拔1200~1800米的岩石缝中，常见于山坡、岩石园或屋顶。

药用部位：全草

拉丁名：*Orostachys malacophylla* (Pall.) Fisch.

▶ 山梗菜

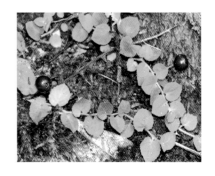

大将军

科属：桔梗科半边莲属

形态：多年生草本，高80~150厘米。主根粗，侧根纤维状。茎禾秆色，无毛，分枝或不分枝。叶螺旋状排列，多少镰状卵形至镰状披针形，总状花序生主茎和分枝顶端，花梗背腹压扁，花萼筒半椭圆状，蒴果近球形，上举，无毛。种子矩圆状，稍压扁表面有蜂窝状纹饰。花、果期8—10月。

生境：生于海拔1000米以下的沟谷、道路旁、水沟边或林中潮湿地。

药用部位：全草

拉丁名：*Lobelia sessilifolia* Lamb.

▶ 铜锤玉带草

地茄子草、翳子草、地浮萍等

科属：桔梗科半边莲属

形态：多年生草本，有白色乳汁。茎平卧，不分枝或在基部有长或短的分枝，节上生根。叶互生，叶片圆卵形、心形或卵形，花单生叶腋；花萼筒坛状，花冠紫红色、淡紫色、绿色或黄白色，果为浆果，紫红色，椭圆状球形，种子多数，近圆球状，稍压扁，表面有小疣突。在热带地区整年可开花结果。

生境：生于田边、路旁以及丘陵、低山草坡或疏林中的潮湿地。

药用部位：全草

拉丁名：*Pratia nummularia* (Lam.) A. Br. et Aschers.

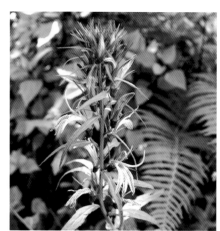

▶ 西南山梗菜

野烟、红雪柳

科属：桔梗科半边莲属

形态：半灌木状草本，高1~2.5（~5）米，茎多分枝，无毛。叶纸质，螺旋状排列，下部的长矩圆形，总状花序生主茎和分枝的顶端，花较密集，偏向花序轴一侧，花萼筒倒卵状矩圆形至倒锥状，花冠紫红色、紫蓝色或淡蓝色，蒴果矩圆状，无毛，因果梗向后弓曲而倒垂。种子矩圆状，表面有蜂窝状纹饰。花、果期8—10月。

生境：生于海拔500~3000米的山坡草地、林边和路旁。

药用部位：全草

拉丁名：*Lobelia sequinii* Levl. et Van.

桔梗科

▶ 鸡蛋参

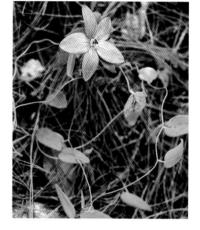

山鸡蛋、金线吊葫芦、牛尾参、补血草

科属：桔梗科党参属

形态：茎基极短而有少数瘤状茎痕。根块状，近于卵球状或卵状，茎缠绕或近于直立，不分枝或有少数分枝，叶互生或有时对生，叶基楔形、圆钝或心形，花单生于主茎及侧枝顶端，花萼贴生至子房顶端，裂片上位着生，筒部倒长圆锥状，蒴果上位部分短圆锥状，裂瓣长约4毫米，下位部分倒圆锥状，种子极多，长圆状，无翼，棕黄色，有光泽。花、果期7—10月。

生境：喜温和凉爽气候，耐寒，生于海拔1000~3000米的草坡或灌丛中。

药用部位：全草

拉丁名：*Codonopsis convolvulacea* Kurz.

▶ 西南风铃草

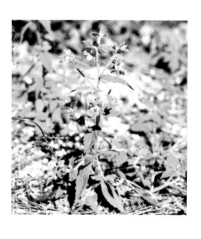

岩兰花、土桔梗、土沙参

科属：桔梗科风铃草属

形态：多年生草本，根胡萝卜状。茎单生，茎下部的叶有带翅的柄，上部的无柄，椭圆形，菱状椭圆形或矩圆形，花下垂，顶生于主茎及分枝上，有时组成聚伞花序；花萼筒部倒圆锥状，被粗刚毛，裂片三角形至三角状钻形，花冠紫色或蓝紫色或蓝色，管状钟形，蒴果倒圆锥状。种子矩圆状，稍扁。花期5—9月。

生境：喜光照充足环境，可耐半阴，常生于海拔1000~4000米的山坡草地和疏林下。

药用部位：全草

拉丁名：*Campanula colorata* Wall.

▶ **金钱豹**

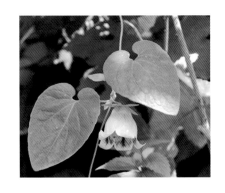

土人参、算盘果、野党参果、土党参

科属：桔梗科金钱豹属

形态：草质缠绕藤本，具乳汁，具胡萝卜状根。茎无毛，多分枝。叶对生，极少互生的，叶片心形或心状卵形，边缘有浅锯齿，极少全缘的，花单朵生叶腋，花萼与子房分离，5裂至近基部，裂片卵状披针形或披针形，柱头4~5裂，子房和蒴果5室。浆果黑紫色，紫红色，球状。种子不规则，常为短柱状，表面有网状纹饰。

生境：生于海拔2400米以下的灌丛中及疏林中。

药用部位：根

拉丁名：*Campanumoea javanica* Bl.

▶ **桔梗**

铃当花

科属：桔梗科桔梗属

形态：茎高20~120厘米，通常无毛，偶密被短毛，不分枝，极少上部分枝。叶全部轮生，部分轮生至全部互生，无柄或有极短的柄，叶片卵形、卵状椭圆形至披针形，边缘具细锯齿。花单朵顶生，或数朵集成假总状花序，或有花序分枝而集成圆锥花序；花冠大，蓝色或紫色。蒴果球状，或球状倒圆锥形，或倒卵状，长1~2.5厘米，直径约1厘米。花期7—9月。

生境：人工栽培于海拔1800~2800米

药用部位：根

拉丁名：*Platycodon grandiflorus* (Jacq.) A. DC.

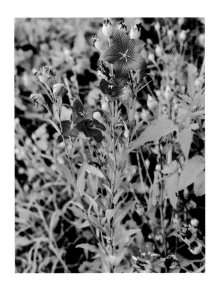

▶ **蓝花参**

细叶沙参、金线吊葫芦、毛鸡脚等

科属：桔梗科蓝花参属

形态：多年生草本，有白色乳汁。根细长，外面白色，细胡萝卜状，茎自基部多分枝，直立或上升，叶互生，无柄或具长至7毫米的短柄，常在茎下部密集，下部的匙形、倒披针形或椭圆形，花梗极长，细而伸直，花萼无毛，筒部倒卵状圆锥形，裂片三角状钻形；蒴果倒圆锥状或倒卵状圆锥形，有10条不甚明显的肋，种子矩圆状，光滑，黄棕色，长0.3~0.5毫米。花、果期2—5月。

生境：生于低海拔的田边、路边和荒地中，有时生于山坡或沟边。

药用部位：根

拉丁名：*Wahlenbergia marginata* (Thunb.) A. DC.

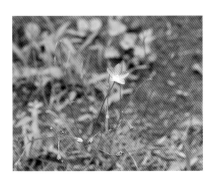

▶ 球果牧根草

土沙参、喉结草、兰花参、牧根草、球果肖牧根草、土参

科属：桔梗科牧根草属

形态：根胡萝卜状，肉质。茎单生，直立，叶片卵形，卵状披针形、披针形或椭圆形，穗状花序少花，有时仅数朵花，每个总苞片腋间有花1~4朵，总苞片有时被毛。花萼通常无毛，少被硬毛的，筒部球状花冠紫色或鲜蓝色；花柱稍短于花冠。蒴果球状，基部平截形，种子卵状矩圆形，稍扁。花、果期6—9月。

生境：生于海拔3000米以下的山坡草地、林缘、林中。

药用部位：全草

拉丁名：*Asyneuma chinense* Hong

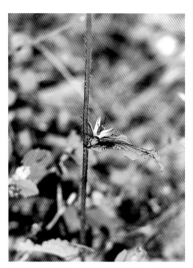

▶ 泡沙参

灯花草、灯笼花、奶腥菜花、泡参

科属：桔梗科沙参属

形态：多年生草本，茎高30~100厘米，不分枝，茎生叶无柄花序通常在基部有分枝，组成圆锥花序，也有时仅数朵花，集成假总状花序。花梗短，花冠钟状，紫色、蓝色或蓝紫色，少为白色，蒴果球状椭圆形或椭圆状，种子棕黄色，长椭圆状，有一条翅状棱。花期7—10月，果期10—11月。

生境：生于海拔3100米以下的阳坡草地，少生于灌丛或林下。

药用部位：根

拉丁名：*Adenophora potaninii* Korsh.

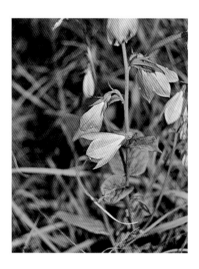

▶ 云南沙参

泡参、玫花沙参、重齿沙参、变白沙参

科属：桔梗科沙参属

形态：茎常单枝，高可达1米，不分枝，茎生叶卵圆形、卵形、长卵形或倒卵形，花序有短的分枝而成狭圆锥状花序或无分枝，仅数朵花组成假总状花序。花梗短；花萼无毛至有相当密的短硬毛花冠狭漏斗状钟形；淡紫色或蓝色，花盘短筒状，花柱比花冠稍长，至相当强烈地伸出。花期8—10月。

生境：生于海拔1000~2800米的杂木林、灌丛或草丛中。

药用部位：根

拉丁名：*Adenophora khasiana* (Hook. f. et Thoms.) Coll. et Hemsl.

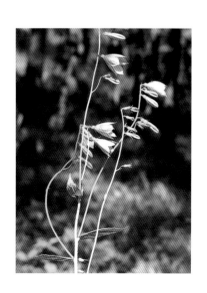

▶ 同钟花

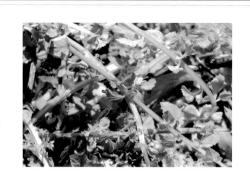

科属：桔梗科同钟花属

形态：一年生匍匐草本，全体无毛，无地下根状茎。茎细长，长至50厘米，有3条纵翅，主茎腋间有极短的分枝，叶互生，叶片三角状圆形或卵圆形，花冠白色，淡蓝色，淡紫色，管状钟形，花柱与花冠近等长。果实卵圆状，果皮薄，有种子数颗。种子棕褐色。花、果期4—8月。

生境：生于海拔1000~2900米的沟边、林下、灌丛边及山坡草地中。

药用部位：全草

拉丁名：*Homocodon brevipes* (Hemsl.) Hong

▶ 艾纳香

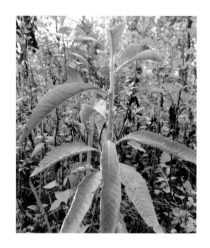

大风艾、牛耳艾、大风叶、紫再枫等

科属：菊科艾纳香属

形态：多年生草本或亚灌木。茎粗壮，直立，高1~3米，茎皮灰褐色，有纵条棱，木质部松软，白色，基部渐狭，具柄，顶端短尖或钝，边缘有细锯齿，头状花序多数，排列成开展具叶的大圆锥花序；花黄色，雌花多数，花冠细管状，檐部2~4齿裂，裂片无毛；两性花较少数，瘦果圆柱形，具5条棱，被密柔毛。冠毛红褐色，糙毛状。花期几乎全年。

生境：生于林缘、林下、河床谷地或草地上，海拔600~1000米。

药用部位：全草

拉丁名：*Blumea balsamifera* (L.) DC.

▶ 白酒草

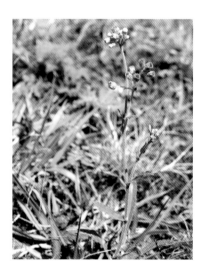

山地菊、白酒棵、白酒香、小白酒草等

科属：菊科白酒草属

形态：一年生或二年生草本，根斜上，不分枝，少有丛生而呈纤维状。茎直立，高（15~）20~45厘米，或更高，有细条纹，自茎基部或在中部以上分枝，少有不分枝，枝斜上或开展，叶通常密集于茎较下部，呈莲座状，基部叶倒卵形或匙形，顶端圆形，基部长渐狭，头状花序较多数，通常在茎及枝端密集成球状或伞房状，花序梗纤细，密被长柔毛；花全部结实，黄色，瘦果长圆形，黄色。花期5—9月。

生境：常生于山谷田边、山坡草地或林缘，海拔700~2500米。

药用部位：全草

拉丁名：*Conyza japonica* (Thunb.) Less

▶ 香丝草

野塘蒿、野地黄菊、蓑衣草

科属：菊科白酒草属

形态：一年生或二年生草本，根纺锤状，常斜升，具纤维状根。茎直立或斜升；叶密集，基部叶花期常枯萎，下部叶倒披针形或长圆状披针形，基部渐狭成长柄，通常具粗齿或羽状浅裂，中部和上部叶具短柄或无柄，狭披针形或线形，上部叶全缘，两面均密被贴糙毛。头状花序多数，在茎端排列成总状或总状圆锥花序，花托稍平，有明显的蜂窝孔；雌花多层，白色，花冠细管状；两性花淡黄色，花冠管状，瘦果线状披针形，扁压，被疏短毛；冠毛一层，淡红褐色。花期5—10月。

生境：生于海拔2200米以下荒地、路旁或沟谷。

药用部位：全草

拉丁名：*Conyza bonariensis* (L.) Cronq.

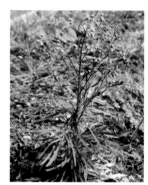

▶ 小蓬草

小白酒、加拿大蓬飞草、小飞蓬、飞蓬

科属：菊科白酒草属

形态：一年生草本，根纺锤状，具纤维状根。茎直立，高50~100厘米或更高，圆柱状，多少具棱，有条纹，被疏长硬毛，上部多分枝。叶密集，基部叶花期常枯萎，头状花序多数，小，排列成顶生多分枝的大圆锥花序；两性花淡黄色，花冠管状，上端具4或5个齿裂，管部上部被疏微毛。瘦果线状披针形，被贴微毛；冠毛污白色，一层，糙毛状。花、果期7—10月。

生境：多生于干燥、向阳的土地上或者路边、田野、牧场、草原、河滩。

药用部位：全草

拉丁名：*Conyza canadensis* (L.) Cronq

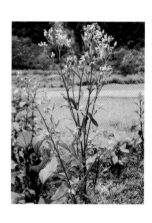

▶ 百日菊

百日草、火毡花、鱼尾菊、节节高、步步登高

科属：菊科百日菊属

形态：一年生草本。茎直立，高30~100厘米，被糙毛或长硬毛。叶宽卵圆形或长圆状椭圆形；头状花序，单生枝端，无中空肥厚的花序梗。总苞宽钟状；总苞片多层，宽卵形或卵状椭圆形，舌状花深红色、玫瑰色、紫堇色或白色，舌片倒卵圆形，先端2~3齿裂或全缘；管状花黄色或橙色；管状花瘦果倒卵状楔形，极扁，被疏毛，顶端有短齿。花期6—9月，果期7—10月。

生境：人工栽培于庭院花坛或逸生村庄附近。

药用部位：全草

拉丁名：*Zinnia elegans* Jacq.

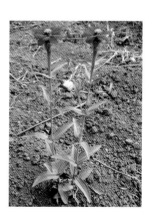

▶ 斑鸠菊

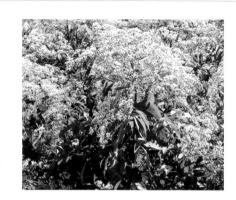

火炭叶、火烫叶、火炭树

科属：菊科斑鸠菊属

形态：灌木或小乔木，高2~6米。枝圆柱形，多少具棱，具条纹，被灰色或灰褐色绒毛；叶具柄，硬纸质，长圆状披针形或披针形，头状花序多数，具5~6个花，在枝端或上部叶腋排列成密或较密的宽圆锥花序；总苞倒锥状，基部尖，总苞片少数，革质，约4层，卵状或卵状长圆形或长圆形，全部或上部暗绿色，瘦果淡黄褐色，近圆柱状，稍具棱，被疏短毛和腺点。花期7—12月。

生境：生于山坡阳处，草坡灌丛，山谷疏林或林缘，海拔1000~2700米。

药用部位：全草

拉丁名：*Vernonia esculenta* Hemsl.

▶ 大叶斑鸠菊

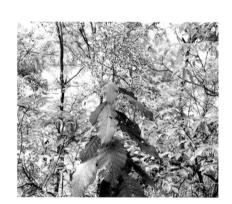

大叶鸡菊花

科属：菊科斑鸠菊属

形态：小乔木，高5~8米。枝粗壮，圆柱形，被淡黄褐色绒毛。叶大，具短柄，倒卵形或倒卵状楔形，稀长圆状倒披针形，叶柄短宽，头状花序多数，具10~12个花，花序轴被黄褐色密绒毛，无或有花序梗；总苞圆柱状狭钟形，总苞片约5层，瘦果长圆状圆柱形，具10肋，肋间具腺或多少被微毛；冠毛淡白色或污白色，外层短，内层糙毛状。花期10月至翌年4月。

生境：生于海拔800~1600米的山谷灌丛或杂木林中。

药用部位：全草

拉丁名：*Vernonia volkameriifolia* (Wall.) DC.

▶ 岗斑鸠菊

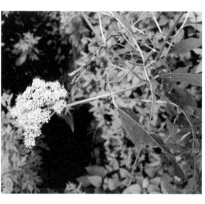

菊叶一枝蒿、柳叶斑鸠菊

科属：菊科斑鸠菊属

形态：多年生草本，高50~90厘米；茎直立，不分枝或稀分枝，具棱和条纹，被短柔毛，上部毛较密；叶纸质，具短柄，长圆形或长圆状披针形，头状花序少数，具15~20个花，通常在侧生短枝上排列成疏圆锥状伞房花序；花序梗细，具2个线形小苞片，被密短柔毛和腺；总苞半球形，总苞片约5层，线形，绿色或上端紫红色，花紫色，花冠管状，无毛，具疏腺体；瘦果长圆状圆柱形，具10条肋，被短硬毛及褐色腺点。花期10月至翌年2月。

生境：生于山谷旷野或湖边灌丛中。

药用部位：全草

拉丁名：*Vernonia clivorum* Hance

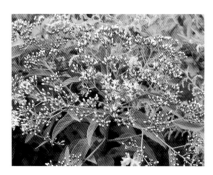

▶ 柳叶斑鸠菊

白头升麻、白龙须

科属：菊科斑鸠菊属

形态：多年生坚硬草本，高60~100厘米，或更高。茎基部木质，直立，分枝圆柱形，劲直，具条纹，被贴生疏短柔毛或近无毛，具腺。头状花序多数，通常6~8个在侧枝顶端或上部叶腋排列成具叶的伞房花序，具6~12个花；总苞片4~5层，花淡红紫色，花冠管状，瘦果长圆形，具10条肋，无毛，肋间具腺点；冠毛淡白色，一层，糙毛状，花期9月至翌年2月。

生境：常生于开旷山坡灌丛中或疏林下，海拔500~2100米。

药用部位：全草

拉丁名：*Vernonia saligna* (Wall.) DC.

▶ 苍耳

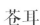

卷耳、葹、苓耳、地葵、枲耳、蒉耳等

科属：菊科苍耳属

形态：一年生草本，高20~90厘米。根纺锤状，分枝或不分枝。茎直立不枝或少有分枝，叶三角状卵形或心形，近全缘，雄性的头状花序球形，有或无花序梗，总苞片长圆状披针形，被短柔毛，花托柱状，托片倒披针形，瘦果成熟时变坚硬，外面有疏生的具钩状的刺，刺极细而直，基部微增粗或几不增粗，瘦果2，倒卵形。花期7—8月，果期9—10月。

生境：喜温暖稍湿润气候。常生长于平原、丘陵、低山、荒野路边、田边。

药用部位：全草

拉丁名：*Xanthium sibiricum* Patrin ex Widder

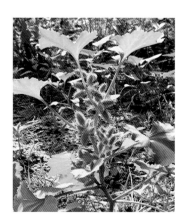

▶ 翅果菊

山莴苣、苦莴苣、山马草、野莴苣

科属：菊科翅果菊属

形态：一年生或二年生草本，根垂直直伸，生多数须根。茎直立，单生，上部圆锥状或总状圆锥状分枝，全部茎枝无毛。全部茎叶线形，边缘有稀疏的尖齿或几全缘或全部茎叶椭圆形；头状花序果期卵球形，多数沿茎枝顶端排成圆锥花序或总状圆锥花序；全部苞片边缘染紫红色。舌状小花25枚，黄色。瘦果椭圆形，黑色，压扁，边缘有宽翅；冠毛2层，白色，几单毛状。花、果期4—11月。

生境：生于山谷、山坡林缘及林下、灌丛中或水沟边、山坡草地或田间。

药用部位：全草

拉丁名：*Pterocypsela indica* (L.) Shih

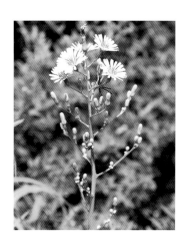

▶ 川木香

木香

科属：菊科川木香属

形态：多年生草本。根粗壮，直径1.5厘米，直伸。全部叶基生，莲座状，全形椭圆形，长10~30厘米，宽5~13厘米，质地厚，羽状半裂，有宽扁叶柄，两面同色被稀疏的糙伏毛，中脉在叶下面高起；侧裂片4~6对，斜三角形或宽披针形，顶裂片与侧裂同形，但较小，边缘锯齿或刺尖。头状花序6~8个集生于茎基顶端的莲座状叶丛中。总苞宽钟状；小花红色。瘦果圆柱状，稍扁，顶端有果缘。冠毛黄褐色，多层，等长。花、果期7—10月。

生境：生于高山草地及灌丛中。

药用部位：根

拉丁名：*Dolomiaea souliei* (Franch.) Shih

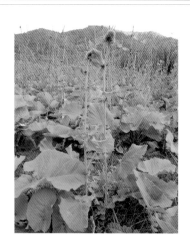

▶ 大丽花

大理花、天竺牡丹、东洋菊、大丽菊等

科属：菊科大丽花属

形态：多年生草本，有巨大棒状块根。茎直立，多分枝，高1.5~2米，粗壮。叶1~3回羽状全裂，上部叶有时不分裂，裂片卵形或长圆状卵形，下面灰绿色，两面无毛。头状花序大，有长花序梗，常下垂，总苞片外层约5个，卵状椭圆形，叶质，内层膜质，椭圆状披针形。管状花黄色，瘦果长圆形，黑色，扁平，有2个不明显的齿。花期6—12月，果期9—10月。

生境：喜半阴、凉爽，不耐干旱，不耐涝，适宜栽培于土壤疏松、排水良好的肥沃沙质土壤中。

药用部位：全草

拉丁名：*Dahlia pinnata* Cav

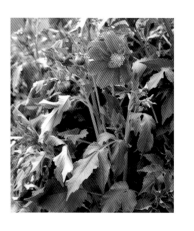

▶ 地胆草

鞋根、草鞋底、地胆头、磨地胆等

科属：菊科地胆草属

形态：根状茎平卧或斜升，具多数纤维状根；茎直立，高20~60厘米，常多少二歧分枝，稍粗糙，密被白色贴生长硬毛；茎叶少数而小，倒披针形或长圆状披针形，向上渐小，全部叶上面被疏长糙毛，下面密被长硬毛和腺点；头状花序多数，在茎或枝端束生的团球状的复头状花序，基部被3个叶状苞片所包围；瘦果长圆状线形，顶端截形，基部缩小，具棱，被短柔毛。花期7—11月。

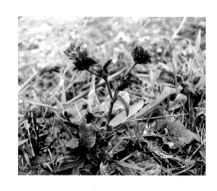

生境：常生于开旷山坡、路旁或山谷林缘。

药用部位：全草

拉丁名：*Elephantopus scaber* L.

▶ **短葶飞蓬**

灯盏花、灯盏细辛、地顶草、地朝阳

科属：菊科飞蓬属

形态：多年生草本，根状茎木质，粗厚或扭成块状，斜升或横走，分枝或不分枝，具纤维状根，颈部常被残叶的基部。叶主要集中于基部，基部叶密集，莲座状，花期生存，倒卵状披针形或宽匙形，头状花序，单生于茎或分枝的顶端，总苞半球形，顶端尖，绿色，或上顶紫红色，外层较短，背面被密或疏的短硬毛，瘦果狭长圆形，扁压，背面常具1肋，被密短毛。花期3—10月。

生境：常见于海拔1200~3500的中山和亚高山开旷山坡，草地或林缘。

药用部位：全草

拉丁名：*Erigeron breviscapus* (Vant.) Hand. -Mazz.

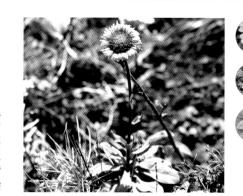
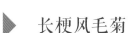

153

▶ **长梗风毛菊**

科属：菊科风毛菊属

形态：多年生草本，高80~100厘米。根状茎斜升。茎直立，有细条纹，无毛，上部伞房状或伞房圆锥花序状分枝，分枝纤细。叶片长圆状披针形、卵状披针形或长圆形，全部叶两面绿色或下面色淡，无毛。头状花序多数或少数，在茎枝顶端排成伞房状花序或伞房圆锥花序，有长粗花序梗，全部总苞片外面无毛。瘦果褐色，无毛。冠毛2层，淡褐色，外层短，糙毛状，长2~3毫米，内层长，羽毛状。花、果期7—10月。

生境：生于山谷林下及山坡，海拔1400~2750米。

药用部位：根

拉丁名：*Saussurea dolichopoda*

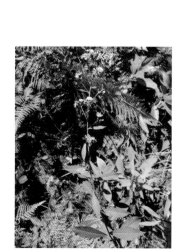

▶ **三角叶风毛菊**

白牛蒡、翻白叶、海肥干

科属：菊科风毛菊属

形态：二年生草本，高0.4~2米。茎直立，被稠密的锈色多细胞节毛及稀疏或稠密的蛛丝状毛或蛛丝状绵毛，有棱，叶片大头羽状全裂，顶裂片大，三角形或三角状戟形，头状花序大，下垂或歪斜，有长花梗，单生茎端或单生枝端或在茎枝顶排列成稠密或稀疏的圆锥花序。小花淡紫红色或白色，瘦果倒圆锥状，黑色，有横皱纹，顶端截形，有具锯齿的小冠。花、果期5—11月。

生境：生于山坡、草地、林下、灌丛、荒地、牧场、杂木林中及河谷林缘，海拔800~3400米。

药用部位：根

拉丁名：*Saussurea deltoidea* (DC.) Sch.-Bip

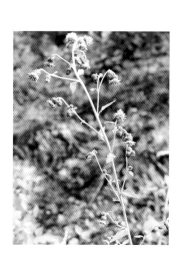

▶ 鬼针草

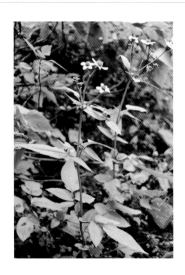

鬼钗草、虾钳草、蟹钳草、对叉草等

科属：菊科鬼针草属

形态：一年生草本植物，茎直立，高30~100厘米，钝四棱形，无毛或上部被极稀疏的柔毛，茎下部叶较小，3裂或不分裂，通常在开花前枯萎，中部叶具无翅的柄，三出，小叶3枚，两侧小叶椭圆形或卵状椭圆形，头状花序，有花序梗。瘦果黑色，条形，略扁，具棱，上部具稀疏瘤状突起及刚毛，顶端芒刺3~4枚，具倒刺毛。无舌状花，盘花筒状，冠檐5齿裂。花、果期8—10月。

生境：生于村旁、路边及荒地中。

药用部位：全草

拉丁名：*Bidens pilosa* L.

▶ 金盏银盘

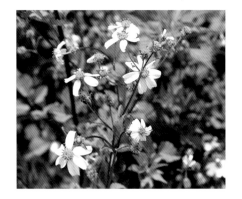

鬼针草、叉叉草

科属：菊科鬼针草属

形态：一年生草本。茎直立，高30~150厘米，略具4棱；叶为一回羽状复叶，顶生小叶卵形至长圆状卵形或卵状披针形，边缘具稍密且近于均匀的锯齿；头状花序，总苞基部有短柔毛，舌状花通常3~5朵，不育，舌片淡黄色，长椭圆形，先端3齿裂，或有时无舌状花；盘花筒状，长4~5.5毫米，冠檐5齿裂。瘦果条形，黑色，具4棱，两端稍狭，多少被小刚毛，顶端芒刺3~4枚，长3~4毫米，具倒刺毛。

生境：生于路边、村旁及荒地中。

药用部位：全草

拉丁名：*Bidens biternata* (Lour.) Merr. et Sherff

▶ 狼杷草

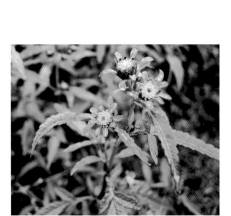

鬼叉、鬼针、鬼刺、夜叉头

科属：菊科鬼针草属

形态：一年生草本。茎高20~150厘米，圆柱状或具钝棱而稍呈四方形，绿色或带紫色，上部分枝或有时自基部分枝。叶对生，下部的较小，不分裂，边缘具锯齿，通常于花期枯萎，中部叶具柄，顶生裂片较大，披针形或长椭圆状披针形，两端渐狭，与侧生裂片边缘均具疏锯齿，上部叶较小，披针形，3裂或不分裂。头状花序单生茎端及枝端，具较长的花序梗。总苞盘状，无舌状花，全为筒状两性花；瘦果扁，楔形或倒卵状楔形，边缘有倒刺毛，顶端芒刺通常2枚，两侧有倒刺毛。

生境：常生于海拔1500~2300米路边荒野及水边湿地。

药用部位：全草

拉丁名：*Bidens tripartita* L.

▶ 大籽蒿

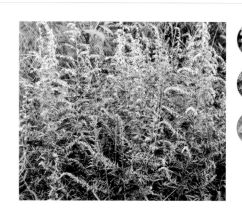

白蒿、大白蒿、臭蒿子、大头蒿、苦蒿

科属：菊科蒿属

形态：一、二年生草本。主根单一，垂直，狭纺锤形。茎单生，直立，高50~150厘米，细，有时略粗，稀下部稍木质化，基部直径可达2厘米，纵棱明显，分枝多；茎、枝被灰白色微柔毛。下部与中部叶宽卵形或宽卵圆形，两面被微柔毛，二至三回羽状全裂，稀为深裂；圆锥花序；瘦果长圆形。花、果期6—10月。

生境：生于海拔500~4200米路旁、荒地、河漫滩、草原、森林草原、干山坡或林缘等。

药用部位：全草

拉丁名：*Artemisia sieversiana* Ehrhart ex Willd.

▶ 牡蒿

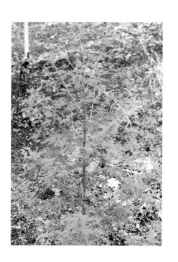

水辣菜

科属：菊科蒿属

形态：多年生草本，有香气。主根稍明显，侧根多，根状茎稍粗短，茎单生或少数，有纵棱，紫褐色或褐色，茎、枝初时被微柔毛，叶纸质，两面无毛或初时微有短柔毛，后无毛；头状花序多数，卵球形或近球形，两性花5~10朵，不孕育，花冠管状，花药线形，瘦果小，倒卵形。花、果期7—10月。

生境：在湿润、半湿润或半干旱的环境里生长，常见于林缘、林中空地、疏林下、旷野、灌丛、丘陵、山坡、路旁等。

药用部位：全草

拉丁名：*Artemisia japonica*

▶ 青蒿

草蒿、廪蒿、茵陈蒿、邪蒿、香蒿、苹蒿等

科属：菊科蒿属

形态：一年生草本；有香气。主根单一，垂直，侧根少。茎单生，高30~150厘米，上部多分枝，幼时绿色，有纵纹，下部稍木质化，纤细，无毛。叶两面青绿色或淡绿色，无毛；头状花序半球形或近半球形，具短梗，下垂，基部有线形的小苞叶，在分枝上排成穗状花序式的总状花序，两性花30~40朵，瘦果长圆形至椭圆形。花、果期6—9月。

生境：常星散生于低海拔、湿润的河岸边沙地、山谷、林缘、路旁等，也见于滨海地区。

药用部位：全草

拉丁名：*Artemisia carvifolia* Buch.-Ham.

菊科

▶ **野艾蒿**

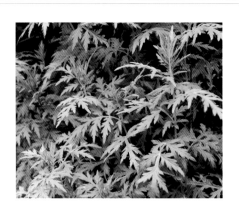

地蒿、野艾、小叶艾、艾叶等

科属：菊科蒿属

形态：多年生草本，时为半灌木状，有香气。主根稍明显，侧根多；根状茎稍粗，茎少数，成小丛，稀少单生，具纵棱，分枝多，茎、枝被灰白色蛛丝状短柔毛。叶纸质，上面绿色，具密集白色腺点及小凹点，头状花序极多数，椭圆形或长圆形，有短梗或近无梗，具小苞叶，瘦果长卵形或倒卵形。花、果期8—10月。

生境：多生于低或中海拔地区的路旁、林缘、山坡、草地、山谷、灌丛及河湖滨草地等。

药用部位：全草

拉丁名：*Artemisia lavandulaefolia* DC.

▶ **红花**

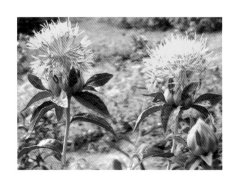

红蓝花、刺红花

科属：菊科红花属

形态：一年生草本，高0.5~1.0米，茎直立，上部分枝，全部茎枝白色或淡白色，光滑，无毛。全部叶质地坚硬，革质，两面无毛无腺点，有光泽，基部无柄，半抱茎。头状花序多数，在茎枝顶端排成伞房花序，为苞叶所围绕，小花红色、橘红色，全部为两性，瘦果倒卵形，乳白色，有4棱，棱在果顶伸出，侧生着生面，无冠毛。花、果期5—8月。

生境：喜温暖、干燥气候，抗寒性强，耐贫瘠，抗旱怕涝，适宜在排水良好、中等肥沃的沙土壤上种植，以油沙土、紫色夹沙土最为适宜。

药用部位：全草

拉丁名：*Chelonopsis pseudobracteata* var. *rubra* C. Y. Wu et H.W.Li

▶ **黄鹌菜**

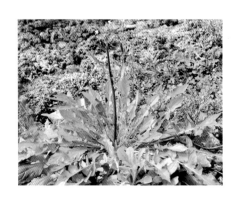

科属：菊科黄鹌菜属

形态：一年生草本，高10~100厘米。根垂直直伸，生多数须根。茎直立，单生或少数茎成簇生，粗壮或细，顶端伞房花序状分枝或下部有长分枝，下部被稀疏的皱波状长或短毛。基生叶全形倒披针形、椭圆形、长椭圆形或宽线形，大头羽状深裂或全裂，头花序含10~20枚舌状小花，少数或多数在茎枝顶端排成伞房花序，花序梗细。舌状小花黄色，花冠管外面有短柔毛；瘦果纺锤形，压扁，褐色或红褐色。花、果期4—10月。

生境：生于山坡、山谷及山沟林缘、林下、林间草地及潮湿地、河边沼泽地、田间与荒地上。

药用部位：全草

拉丁名：*Youngia japonica* (L.) DC.

▶ 火绒草

火绒蒿、大头毛香、老头草、老头艾等

科属：菊科火绒草属

形态：多年生草本。地下茎粗壮，分枝短，花茎直立，较细，挺直或有时稍弯曲，被灰白色长柔毛或白色近绢状毛，不分枝或有时上部有伞房状或近总状花序枝，叶直立，在花后有时开展，线形或线状披针形，顶端尖或稍尖，有长尖头。头状花序大总苞半球形；总苞片约4层，无色或褐色。不育的子房无毛或有乳头状突起；瘦果有乳头状突起或密粗毛。花、果期7—10月。

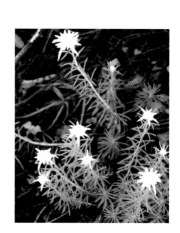

生境：生于干旱草原、黄土坡地、石砾地、山区草地，稀生于湿润地，极常见。海拔100~3200米。

药用部位：全草

拉丁名：*Leontopodium leontopodioides* (Willd.) Beauv

▶ 钻叶火绒草

苦艾、白特、羊毛火绒草

科属：菊科火绒草属

形态：多年生草本，根状茎粗短，根出条木质，有密集的枯萎宿存的叶和顶生的缨状叶丛，多分枝，后渐落叶，平卧或斜升，通常疏散丛生。花茎多数，直立或斜升，纤细，或挺直而稍宿存，叶直立或开展，线形或线状钻形，顶端尖或稍钝，有细长的尖头，头状花序密集成团伞状或复伞房状。总苞片约3层，小花异形或雌雄异株。不育的子房和瘦果有乳头状突起。花期8—9月。

生境：生于高山和亚高山荒原、草甸、砾石坡地和针叶林外缘，海拔2500~2900米。

药用部位：全草

拉丁名：*Leontopodium subulatum* (Franch.) Beauv

▶ 霍香蓟

霍香蓟、胜红蓟、一枝香

科属：菊科霍香蓟属

形态：一年生草本，高10~100厘米，无明显主根，茎粗壮，全部茎枝淡红色，或上部绿色，叶对生，有时上部互生，常有腋生的不发育的叶芽。头状花序4~18个在茎顶排成通常紧密的伞房状花序；总苞钟状或半球形，冠毛膜片5或6个，长圆形，顶端急狭或渐狭成长或短芒状，或部分膜片顶端截形而无芒状渐尖；全部冠毛膜片。花、果期全年。

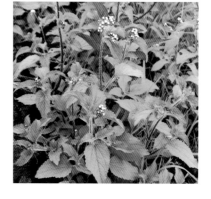

生境：由低海拔到2800米的地区都有分布。生山谷、山坡林下或林缘、河边或山坡草地、田边或荒地上。

药用部位：全草

拉丁名：*Ageratum conyzoides* L.

▶ 金纽扣

红细水草、散血草、小铜锤、黄花草、过海龙

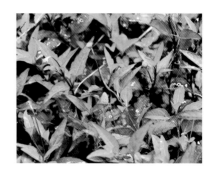

科属：菊科金纽扣属

形态：一年生草本。茎直立或斜升，高15~70（~80）厘米，多分枝，带紫红色，有明显的纵条纹，被短柔毛或近无毛；叶卵形、宽卵圆形或椭圆形，顶端短尖或稍钝，基部宽楔形至圆形，全缘，波状或具波状钝锯齿；头状花序单生，或圆锥状排列，卵圆形，有或无舌状花；花序梗较短，顶端有疏短毛；总苞片约8个，2层，绿色，卵形或卵状长圆形，顶端钝或稍尖；花黄色，雌花舌状；两性花花冠管状；瘦果长圆形，稍扁压，暗褐色，基部缩小，有白色的软骨质边缘，上端稍厚，有疣状腺体及疏微毛。花、果期4~11月。

生境：生于海拔800~1900米田边、沟边、溪旁潮湿地、荒地。

药用部位：全草

拉丁名：*Spilanthes paniculata* Wall. ex DC.

▶ 金腰箭

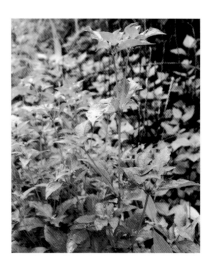

科属：菊科金腰箭属

形态：一年生草本。茎直立，高0.5~1米，基部径约5毫米，二歧分枝，被贴生的粗毛或后脱毛，一年生草本。茎直立，二歧分枝，被贴生的粗毛或后脱毛，雌花瘦果倒卵状长圆形，扁平，深黑色，边缘有增厚、污白色宽翅，翅缘各有6~8个长硬尖刺；两性花瘦果倒锥形或倒卵状圆柱形，黑色，有纵棱，腹面压扁，两面有疣状突起，腹面突起粗密；冠毛2~5，叉开，钢刺状。花期6—10月。

生境：广布于世界热带和亚热带地区，常生于旷野、耕地、路旁及宅旁。

药用部位：全草

拉丁名：*Synedrella nodiflora* (L.) Gaertn.

▶ 狗头七

科属：菊科菊三七属

形态：葶状多年生草本，稍肉质，高20~50厘米。根肉质，圆球形或有时分枝，肥大成块状，有多数纤维状根。茎直立，单生，叶常密集于茎基部，莲座状，具叶柄，头状花序1~5个，在茎或枝端排列成疏伞房状；或丝状线形的苞片，被密或疏柔毛。小花黄色至红色，明显伸出总苞，裂片卵状三角形，顶端钝；瘦果圆柱形，红褐色，具10条肋，无毛或被微毛，冠毛多数，白色，绢毛状，易脱落。

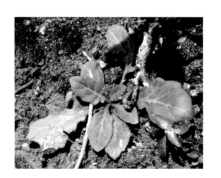

生境：生山坡沙质地、林缘或路旁，海拔160~2100米。

药用部位：全草

拉丁名：*Gynura pseudochina* (L.) DC.

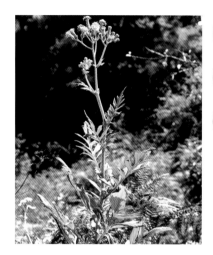

▶ 菊三七

科属：菊科菊三七属

形态：高大多年生草本，高60~150厘米，或更高。根粗大成块状，有多数纤维状根茎直立，中空，基部木质，直径达15毫米，有明显的沟棱，幼时被卷柔毛，后变无毛，多分枝，小枝斜升。基部叶和下部叶较小，椭圆形，不分裂至大头羽状，顶裂片大，中部叶大，具长或短柄，叶柄基部有圆形，具齿或羽状裂的叶耳，多少抱茎；叶片椭圆形或长圆状椭圆形，边缘有锯齿。头状花序多数，花冠黄色或橙黄色。花、果期8—10月。

生境：常生于海拔1200~3000米山谷、山坡草地、林下或林缘。

药用部位：全草或根

拉丁名：*Gynura japonica* (Thunb.) Juel

▶ 木耳菜

西藏三七草、藤菜、潺菜、豆腐菜等

科属：菊科菊三七属

形态：多年生高大草本，高1.5~2米。茎肉质，基部木质，有多数伞房状分枝，绿色或带紫色，有明显的槽沟，无毛或上部多少被毛。头状花序，通常4~15个花茎，枝端排成伞房状圆锥花序；花序枝长短不等，花序梗细，被短柔毛。总苞片狭钟形或圆柱状；橙黄色，管部细，上部扩大，裂片三角状卵形，瘦果圆柱形，褐色，具10条肋，肋间有微毛。花、果期9—10月。

生境：生于林下、山坡或路边草丛中，海拔1350~3400米。

药用部位：全草

拉丁名：*Gynura cusimbua* (D. Don) S. Moore.

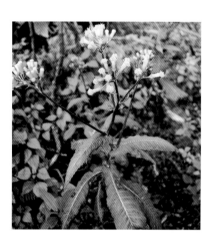

▶ 平卧菊三七

蔓三七草

科属：菊科菊三七属

形态：攀援草本，有臭气，茎匍匐，淡褐色或紫色，有条棱，无毛或幼时有柔毛，有分枝；叶具柄；叶片卵形，卵状长圆形或椭圆形，全缘或有波状齿；顶生或腋生伞房花序，每个伞房花序具3~5个头状花序；花序梗细长，总苞狭钟状或漏斗状，总苞片一层，小花20~30朵，橙黄色；瘦果圆柱形，长4~6毫米，栗褐色，具10肋，无毛；冠毛丰富，白色，细绢毛状。

生境：生于海拔1200~2200米林缘、灌丛或沟谷。

药用部位：嫩茎叶

拉丁名：*Gynura procumbens* (Lour.) Merr.

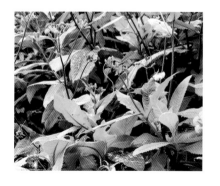

▶ 菊薯

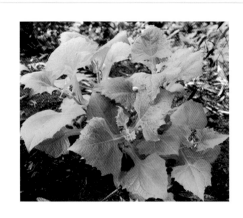

雪莲薯、雪莲果

科属：菊科菊薯属

形态：多年生草本，高可达3米，单叶对生，叶片顶端卵状三角形，边缘有疏齿，在叶柄处下延成翼状；茎上部分枝；顶生头状花序，外观接近向日葵，由边缘的舌状花和花盘中央的管状花组成，果实为瘦果。根膨大成块根状，4~12个一串。

生境：人工种植于海拔1500~2300米的向阳坡地

药用部位：根

拉丁名：*Smallanthus sonchifolius.*

▶ 菊花

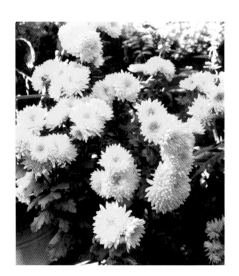

寿客、金英、黄华、秋菊、陶菊

科属：菊科菊属

形态：多年生草本，高60~150厘米。茎直立，分枝或不分枝，被柔毛。叶卵形至披针形，长5~15厘米，羽状浅裂或半裂，有短柄，叶下面被白色短柔毛。头状花序直径2.5~20厘米，大小不一。总苞片多层，外层外面被柔毛。舌状花颜色各种。管状花黄色。

生境：人工栽培于房前屋后或庭院花坛等。

药用部位：全草

拉丁名：*Dendranthema morifolium* (Ramat.) Tzvel.

▶ 全叶苦苣菜

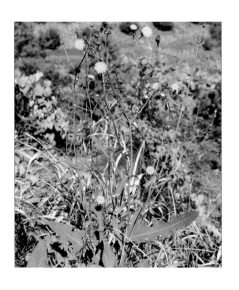

科属：菊科苦苣菜属

形态：多年生草本，有匍匐茎。茎直立，高20~80厘米，有细条纹，上部有伞房状花序分枝，全部茎枝光滑无毛，但在头状花序下部有蛛丝状柔毛。基生叶与茎生叶同形，头状花序少数或多数在茎枝顶端排成伞房花序。总苞钟状，长1~1.5厘米，宽1.5~2厘米；总苞片3~4层，瘦果椭圆形，暗褐色，压扁三棱形，每面有5条高起的纵肋，中间的1条增粗，肋间有横皱纹。冠毛单毛状，白色。花、果期5—9月。

生境：生于山坡草地、水边湿地或田边。海拔200~4 000米。

药用部位：全草

拉丁名：*Sonchus transcaspicus* Nevski.

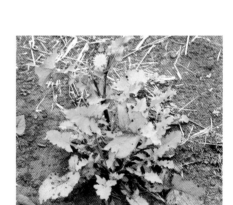

▶ 花叶滇苦菜

断续菊、小鹅菜

科属：菊科苦苣菜属

形态：一年生草本。根倒圆锥状，褐色，垂直直伸。茎单生或少数茎成簇生。茎直立，有纵纹或纵棱，上部长或短总状或伞房状花序分枝，或花序分枝极短缩，全部茎枝光滑无毛或上部及花梗被头状具柄的腺毛。中下部茎叶长椭圆形、倒卵形、匙状或匙状椭圆形；头状花序少数，总苞宽钟状，总苞片3~4层，绿色或绿色；舌状小花黄色。瘦果倒披针状，褐色，压扁，两面各有3条细纵肋，肋间无横皱纹。冠毛白色，柔软，彼此纠缠，基部连合成环。花、果期5—10月。

生境：生于海拔2500米以下荒坡、草地、田野。

药用部位：全草

拉丁名：*Sonchus asper* (L.) Hill.

▶ 苦苣菜

滇苦英菜、小鹅菜

科属：菊科苦苣菜属

形态：一年生或二年生草本。根圆锥状，垂直直伸，有多数纤维状的须根。茎直立，单生，有纵条棱或条纹，不分枝或上部有短的伞房花序状或总状花序式分枝，全部茎枝光滑无毛，或上部花序分枝及花序梗被头状具柄的腺毛；头状花序少数在茎枝顶端排紧密的伞房花序或总状花序或单生茎枝顶端。总苞宽钟状，总苞片3~4层，舌状小花多数，黄色。瘦果褐色，长椭圆形或长椭圆状倒披针形，压扁，每面各有3条细脉，肋间有横皱纹，顶端狭，无喙，冠毛白色，单毛状，彼此纠缠。花、果期5—12月。

生境：生于海拔3200米以下的山坡、田间、空旷处。

药用部位：全草

拉丁名：*Sonchus oleraceus* L.

▶ 剪刀股

假蒲公英、蒲公英、鸭舌草、鹅公英

科属：菊科苦荬菜属

形态：多年草本。根垂直直伸，生多数须根茎基部有匍匐茎，节上生不定根与叶。基生叶花期生存，匙状倒披针形或舌形，基部渐狭成具狭翼的长或短柄，边缘有锯齿至羽状半裂或深裂或大头羽状半裂或深裂，头状花序1~6枚在茎枝顶端排成伞房花序。总苞钟状，总苞片2~3层，瘦果褐色，几纺锤形，无毛，有10条高起的尖翅肋。花、果期3—5月。

生境：生于海边低湿地、路旁及荒地。

药用部位：根

拉丁名：*Ixeris japonica* (Burm. f.) Nakai

▶ **鳢肠**

乌田草、墨旱莲、旱莲草、墨水草、乌心草

科属：菊科鳢肠属

形态：一年生草本。茎直立，斜升或平卧，高达60厘米，自基部分枝，被贴生糙毛。叶长圆状披针形或披针形，无柄或有极短的柄，顶端尖或渐尖，边缘有细锯齿或有时仅波状，两面被密硬糙毛。头状花序，中央的两性花多数，花冠管状，白色，瘦果暗褐色，雌花的瘦果三棱形，两性花的瘦果扁四棱形，顶端截形，具1~3个细齿。花期6—9月。

生境：生于湿润之处，见于路边、田边、塘边及河岸，亦生于潮湿荒地或丢荒的水田中。

药用部位：全草

拉丁名：*Eclipta prostrata* (L.) L.

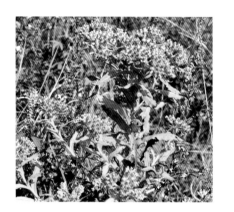

▶ **六棱菊**

百草王、六耳铃、四棱锋、六达草等

科属：菊科六棱菊属

形态：多年生草本，分枝或有时不分枝或少分枝。茎粗壮，直立，高约1米，基部木质，上部多分枝，有沟纹，密被淡黄色腺状柔毛，叶长圆形或匙状长圆形，无柄，头状花序多数，下垂，两性花多数，花冠管状，檐部5浅裂，裂片三角状或卵状渐尖，被疏乳头状腺点和杂有疏短柔毛；全部花冠淡紫色。瘦果圆柱形，有10棱，被疏白色柔毛。冠毛白色，易脱落。花期10月至翌年2月。

生境：生于旷野、路旁以及山坡阳处地。

药用部位：全草

拉丁名：*Laggera alata* (D. Don) Sch. ~Bip. ex Oliv

▶ **翼齿六棱菊**

臭灵丹

科属：菊科六棱菊属

形态：草本。茎直立，粗壮或细弱，上部分枝，高达1米，具沟纹，疏被短柔毛或杂有腺体，或有时无毛；头状花序多数，在茎枝顶端排列成总状或近伞房状的大型圆锥花序，无翅，密被腺状短柔毛；总苞近钟形；总苞片约7层，两性花约与雌花等长，花冠管状，向上渐扩大，檐部通常5裂，裂片卵状或卵状渐尖，背面有乳头状突起。瘦果近纺锤形，有10棱，被白色长柔毛。冠毛白色，易脱落。花期4—10月。

生境：生于空旷草地上或山谷疏林中。

药用部位：全草

拉丁名：*Laggera pterodonta* (DC.) Benth.

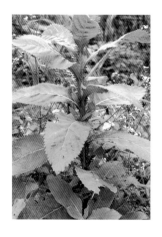

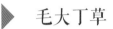

▶ 马兰

路边菊、田边菊、泥鳅菜、泥鳅串等
科属：菊科马兰属
形态：根状茎有匍枝，有时具直根。茎直立，高30~70厘米，上部有短毛，上部或从下部起有分枝。头状花序单生于枝端并排列成疏伞房状。总苞半球形，总苞片2~3层，覆瓦状排列；花托圆锥形。舌状花1层，15~20个，舌片浅紫色，瘦果倒卵状矩圆形，极扁，褐色，边缘浅色而有厚肋。花期5—9月，果期8—10月
生境：性喜肥沃土壤，耐旱亦耐涝，生命力强，生于菜园、农田、路旁。
药用部位：全草
拉丁名：*Kalimeris indica* (L.) Sch. -Bip.

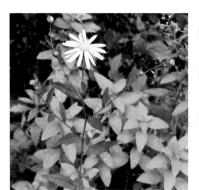

菊科

▶ 毛大丁草

兔耳风、小一枝箭、一枝香、白眉等
科属：菊科毛大丁草属
形态：多年生、被毛草本。根状茎短，粗直或曲膝状，为残存的叶柄所围裹，具较粗的须根。叶基生，莲座状，叶片干时上面变黑色，纸质、倒卵形、倒卵状长圆形或长圆形，稀有卵形，头状花序单生于花葶之顶，总苞盘状，开展，长于冠毛而略短于舌状花冠；总苞片2层，线形或线状披针形，顶端渐尖，外层的短而狭，瘦果纺锤形，具6纵棱，被白色细刚毛，冠毛橙红色或淡褐色，微粗糙，宿存，基部联合成环。花期2—5月及8—12月。
生境：生于林缘、草丛中或旷野荒地上。
药用部位：全草
拉丁名：*Gerbera piloselloides* (Linn.) Cass.

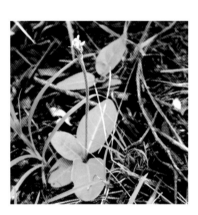

▶ 滇苦荬

苦荬菜、苦荬、毛莲菜
科属：菊科毛莲菜属
形态：二年生草本，高15~40厘米。根垂直直伸，有分枝，生多数须根。茎直立，自基部或下部多次不等二叉状长分枝，基部或下部被稠密或稀疏淡白色顶端分叉的钩毛状硬毛，向上毛稀疏或无硬毛或全株几无钩毛状硬毛。全部叶几基生，基生叶花期生存，倒披针状长椭圆形、长椭圆形或线状长椭圆形；头状花序多数或少数，单生于二叉分枝顶端，舌状小花多数，黄色。花、果期4—11月。
生境：生于海拔1400~2540米山坡草地、林缘及灌丛中。
药用部位：全草
拉丁名：*Sonchus oleraceus* L.

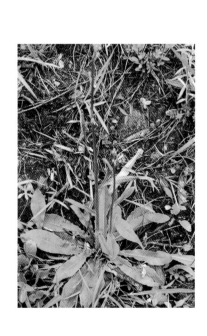

▶ **泥胡菜**

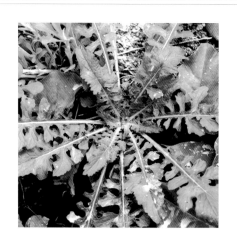

猪兜菜、苦马菜、剪刀草、石灰菜等

科属：菊科泥胡菜属

形态：一年生草本，高30~100厘米。茎单生，很少簇生，通常纤细，被稀疏蛛丝毛，上部常分枝，少有不分枝的。基生叶长椭圆形或倒披针形，花期通常枯萎；头状花序在茎枝顶端排成疏松伞房花序，少有植株仅含一个头状花序而单生茎顶的。总苞宽钟状或半球形，小花紫色或红色，瘦果小，楔状或偏斜楔形，深褐色，压扁。花、果期3—8月。

生境：喜湿、耐微碱的抗逆性，生于山坡、山谷、平原、丘陵、林缘、林下、草地、荒地、田间、河边、路旁等，海拔50~3280米。

药用部位：全草

拉丁名：*Hemistepta lyrata* (Bunge) Bunge

▶ **牛蒡**

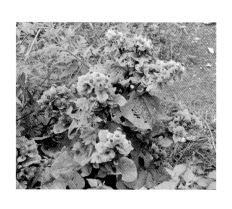

大力子、恶实、牛蒡子

科属：菊科牛蒡属

形态：二年生草本，具粗大的肉质直根，有分枝支根。茎直立，高达2米，粗壮，带紫红或淡紫红色，基生叶宽卵形，边缘稀疏的浅波状凹齿或齿尖，基部心形，头状花序多数或少数在茎枝顶端排成疏松的伞房花序或圆锥状伞房花序。瘦果倒长卵形或偏斜倒长卵形，两侧压扁，浅褐色，有多数细脉纹，有深褐色的色斑或无色斑。花、果期6—9月。

生境：喜温暖气候条件，生于山坡、山谷、林缘、林中、灌木丛中、河边潮湿地、村庄路旁或荒地，海拔750~3500米。

药用部位：全草

拉丁名：*Arctium lappa* L.

▶ **牛膝菊**

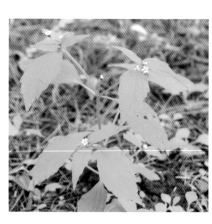

辣子草，向阳花，珍珠草，铜锤草

科属：菊科牛膝菊属

形态：一年生草本，高10~80厘米。茎纤细，不分枝或自基部分枝，分枝斜升，须根发达，近地的茎及茎节均可长出不定根。叶对生，卵形或长椭圆状卵形，基部圆形、宽或狭楔形，顶端渐尖或钝，基出三脉或不明显五出脉，头状花序半球形，有长花梗，多数在茎枝顶端排成疏松的伞房花序；管状花黄色，两性；3棱或中央的瘦果4~5棱，黑色或黑褐色，常压扁，被白色微毛。花、果期7—10月。

生境：喜冷凉气候条件，不耐热，生林下、河谷地、荒野、河边、田间、溪边或市郊路旁。

药用部位：全草

拉丁名：*Galinsoga parviflora* Cav.

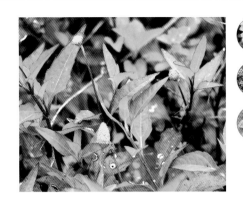

▶ 美形金纽扣

小麻药

科属：菊科金纽扣属

形态：多年生疏散草本。茎匍匐或平卧，高20~60厘米，稍带紫色，有细纵条纹，无毛或近无毛；头状花序卵状圆锥形，有或无舌状花；花序梗细长，顶端常被短柔毛；总苞片约8个片，2层，几等长，绿色，卵状长圆形，瘦果长圆形，褐色，有白色的细边，两面常有少数疣点及疏短毛或无毛，边缘有缘毛或无毛，顶端有2个不等长的细芒，易脱落。花、果期5—12月。

生境：生于山谷溪边、潮湿的沟边、林缘或路旁荒地，海拔1000~1900米。

药用部位：全草

拉丁名：*Spilanthes callimorpha* A. H. Moore

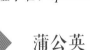

165

菊科

▶ 蒲公英

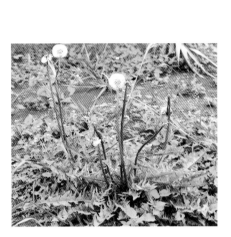

黄花地丁、婆婆丁、灯笼草、姑姑英、地丁

科属：菊科蒲公英属

形态：多年生草本。根圆柱状，黑褐色，粗壮。叶倒卵状披针形、倒披针形或长圆状披针形，先端钝或急尖，边缘有时具波状齿或羽状深裂，有时倒向羽状深裂或大头羽状深裂，顶端裂片较大，三角形或三角状戟形，全缘或具齿；花葶1至数个，与叶等长或稍长，头状花序，总苞钟状，淡绿色；舌状花黄色；瘦果倒卵状披针形，暗褐色，上部具小刺；冠毛白色。花期4—9月，果期5—10月。

生境：生于海拔2300米以下的山坡草地、路边、田野、河滩。

药用部位：全草

拉丁名：*Taraxacum mongolicum* Hand.-Mazz.

▶ 匐枝千里光

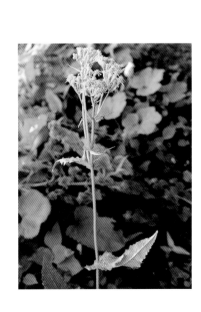

科属：菊科千里光属

形态：多年生具匍匐枝根状茎草本，匍匐枝数个细长，节间长，具叶，或叶通常退化成鳞片。茎单生，直立，不分枝有疏柔毛，有时幼时被蛛丝状绒毛，后脱毛。头状花序有舌状花，多数，排列成顶生简单或复杂的，多少近伞形状伞房花序；花序梗细，有疏短柔毛，有基生的苞片和2~3小苞片；瘦果圆柱形，无毛；冠毛白色，长6毫米。花期5—8月。

生境：生于混交林下潮湿处、林缘和草坡，海拔750~3700米。

药用部位：全草

拉丁名：*Senecio filiferus*

▶ 千里光

九里明、蔓黄、菀、箭草、青龙梗等

科属：菊科千里光属

形态：多年生攀援草本，根状茎木质，粗，径达1.5厘米。茎伸长，弯曲，长2~5米，多分枝，被柔毛或无毛，老时变木质，皮淡色。叶具柄，叶片卵状披针形至长三角形，头状花序有舌状花，多数，在茎枝端排列成顶生复聚伞圆锥花序；分枝和花序梗被密至疏短柔毛；具苞片，小苞片通常1~10片，线状钻形。瘦果圆柱形，长3毫米，被柔毛；冠毛白色，长7.5毫米。

生境：耐干旱，耐潮湿，对土壤条件要求不严，生于山坡、疏林下、林边、路旁。

药用部位：全草

拉丁名：*Senecio scandens* Buch.-Ham. ex D. Don

▶ 千日红

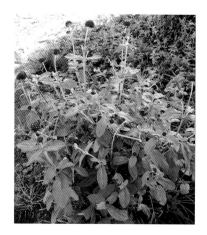

百日红、火球花

科属：菊科千日红属

形态：一年生直立草本，高20~60厘米；茎粗壮，有分枝，枝略成四棱形，有灰色糙毛，幼时更密，节部稍膨大。叶片纸质，长椭圆形或矩圆状倒卵形；花多数，密生，成顶生球形或矩圆形头状花序，单一或2~3个，常紫红色，有时淡紫色或白色；总苞为2绿色对生叶状苞片而成，卵形或心形，两面有灰色长柔毛；苞片卵形，白色，顶端紫红色；小苞片三角状披针形，紫红色。种子肾形，棕色，光亮。花、果期6—9月。

生境：人工栽培于庭院或逸生村庄附近。

药用部位：花序

拉丁名：*Gomphrena globosa* L.

▶ 秋分草

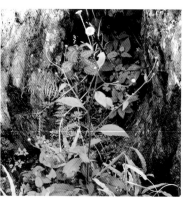

大鱼鳅串、白鱼鳅串、调羹菜

科属：菊科秋分草属

形态：多年生草本，高25~100厘米。茎坚硬，单生，或少数簇生，直立，叶两面被稍稀疏的贴伏短柔毛；基部叶花期脱落稀生存；头状花序单生叉状分枝顶端或单生叶腋或近总状排列，果期增大，有短花序梗，花序梗密被锈色尘状短柔毛。两性花外面被腺点。雌花瘦果压扁，长椭圆形，喙较长，有脉状加厚的边缘，被棕黄色小腺点；瘦果喙短或无喙。冠毛纤细，易脱落。花、果期8—11月。

生境：生长于沟边、水旁、林缘、林下以及杂木林下阴湿处。海拔400~2500米。

药用部位：全草

拉丁名：*Rhynchospermum verticillatum* Reinw

▶ 秋英

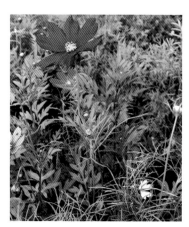

大波斯菊、波斯菊

科属：菊科秋英属

形态：一年生或多年生草本，高1~2米。根纺锤状，多须根，或近茎基部有不定根。茎无毛或稍被柔毛。叶二次羽状深裂，裂片线形或丝状线形。头状花序单生，总苞片外层披针形或线状披针形，近革质，淡绿色，舌状花紫红色、粉红色或白色；管状花黄色；瘦果黑紫色，无毛，上端具长喙，有2~3尖刺。花期6—8月，果期9—10月。

生境：适宜温暖湿润气候，不耐寒，常生于气候炎热的地区，多见于阴湿的小沟边或村边路旁旷地。

药用部位：全草

拉丁名：*Cosmos bipinnata* Cav.

▶ 乳苣

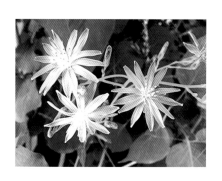

蒙山莴苣、紫花山莴苣、苦菜

科属：菊科乳苣属

形态：多年生草本，高15~60厘米。根垂直直伸。茎直立，有细条棱或条纹，全部叶质地稍厚，两面光滑无毛。头状花序约含20枚小花，多数，在茎枝顶端狭或宽圆锥花序。总苞圆柱状或楔形，果期不为卵球形；总苞片4层，不成明显的覆瓦状排列，瘦果长圆状披针形，稍压扁，灰黑色，每面有5~7条高起的纵肋，中肋稍粗厚，冠毛2层，纤细白色，微锯齿状，分散脱落。花、果期6—9月。

生境：生于河滩、湖边、草甸、田边、固定沙丘或砾石地，海拔1200~4300米。

药用部位：全草

拉丁名：*Mulgedium tataricum* (L.) DC.

▶ 匙叶鼠麴草

科属：菊科鼠麴草属

形态：一年生草本。茎直立或斜升，高30~45厘米，基部斜倾分枝或不分枝，有沟纹，被白色绵毛，倒披针形或匙形；头状花序多数，数个成束簇生，再排列成顶生或腋生、紧密的穗状花序；总苞卵形，苞片2层，污黄色或麦秆黄色，膜质，外层卵状长圆形顶端钝或略尖，背面被绵毛；两性花少数，花冠管状，向上渐扩大，瘦果长圆形，有乳头状突起。冠毛绢毛状，污白色，易脱落，基部连合成环。花期12月至翌年5月。

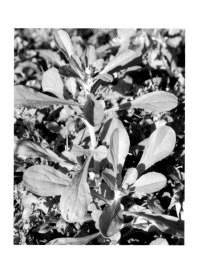

生境：耐旱性强，常见于篱园或耕地上。

药用部位：全草

拉丁名：*Gnaphalium pensylvanicum* Willd

▶ **金头鼠麹草**

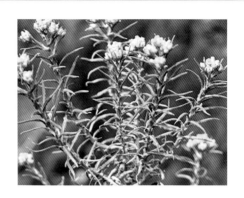

科属：菊科鼠麹草属

形态：草本。茎直立，高60~80厘米，基部径约5毫米，通常不分枝，有沟纹，密被短柔毛状腺毛，上部有时被绵毛，节间长15~30毫米。基部叶密集，头状花序多数，有短细梗，径约5毫米，在枝端密集成球状又作大的伞房花序式排列；花黄色；总苞钟形，径约5毫米；总苞片3层，外层倒卵状长圆形，金黄色，有光泽，背面基部被白色绵毛，瘦果圆柱形或几椭圆形，无毛，冠毛白色，糙毛状，易脱落，长约4毫米。花期6—10月。

生境：生于山坡草丛中，海拔2600~2800米。

药用部位：全草

拉丁名：*Gnaphalium chrysocephalum* Franch.

▶ **宽叶鼠麹草**

地膏药、毛香

科属：菊科鼠麹草属

形态：粗壮草本。茎直立，高0.5~1米，基部下部不分枝或罕有分枝，上部有伞房状分枝，密被紧贴的白色绵毛，基生叶花期凋落；中部及下部叶倒披针状长圆形或倒卵状长圆形；头状花序少数或较多数，在枝端密集成球状，并在茎上部排成大的伞房花序；总苞近球形，雌花多数，结实，花冠丝状，具腺点，花柱分枝纤细。瘦果圆柱形，具乳头状突起。冠毛白色。花期8—10月。

生境：生于山坡、路旁或灌丛中，东南部地区海拔为500~600米，西南部地区海拔2500~3000米。

药用部位：全草

拉丁名：*Gnaphalium adnatum* (Wall. ex DC.) Kitam.

▶ **秋鼠麹草**

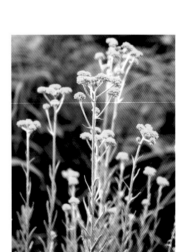

科属：菊科鼠麹草属

形态：粗壮草本。茎直立，高可达70厘米，基部通常木质，上部有斜升的分枝，有沟纹，被白色厚绵毛或于花期基部脱落变稀疏，节间短，头状花序多数，无或有短梗，在枝端密集成伞房花序；花黄色；总苞球形，总苞片4层，全部金黄色或黄色，有光泽，膜质或上半部膜质，瘦果卵形或卵状圆柱形，顶端截平，无毛，冠毛绢毛状，粗糙，污黄色，易脱落，基部分离。花期8—12月。

生境：生于空旷沙土地或山地路旁及山坡上，海拔200~800米，在西南地区海拔较高。

药用部位：全草

拉丁名：*Gnaphalium hypoleucum* DC.

▶ 松果菊

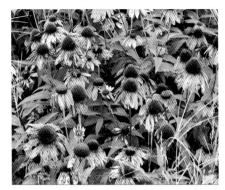

紫锥花、紫锥菊、紫松果菊

科属：菊科松果菊属

形态：多年生草本植物，株高50~150厘米，全株具粗毛，茎直立。基生叶卵形或三角形，茎生叶卵状披针形，叶柄基部稍抱茎；头状花序单生于枝顶，或数多聚生，花径达10厘米，舌状花紫红色，管状花橙黄色。花期6—7月，果期10月。

生境：人工栽培于庭院花坛。

药用部位：全草

拉丁名：*Echinacea purpurea* Linn. Moench

▶ 高原天名精

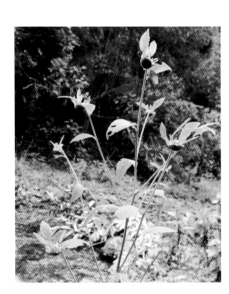

高山金挖耳、贡布美多露米

科属：菊科天名精属

形态：多年生草本。茎直立，高35~70厘米，叶片椭圆形或匙状椭圆形，先端钝或锐尖，基部长渐狭，下延至叶柄，边缘近全缘仅有腺体状突出的胼胝或具小齿，上面绿色，被基部膨大的倒伏柔毛，无柄，上部及枝上叶小，披针形。头状花序单生茎、枝端或腋生而具较长的花序梗，开花时下垂；苞叶5~7枚，披针形，大小近相等，两性花，筒部细窄，被白色柔毛，冠檐扩大开张，呈漏斗状，5齿裂，冠檐5齿裂。瘦果长3.5~4毫米。

生境：生于林缘及山坡灌丛，海拔2000~3500米。

药用部位：全草

拉丁名：*Carpesium lipskyi* Winkl

菊科

▶ 天名精

鹤虱、天蔓青、地菘

科属：菊科天名精属

形态：多年生草本，高30~100厘米。茎直立，有细软毛，嫩时较多，老时渐脱落，上部多分枝，二叉状。基部叶宽椭圆形，花后凋落，下部叶互生，稍有柄，宽椭圆形、长椭圆形，顶端尖或钝，全缘或有不规则的锯齿，深浅不等，头状花序多数，沿枝条一侧着生于叶腋，近无梗，有时下垂，黄色，总苞钟形或半球形。瘦果有纵沟多条，顶端有短喙。花、果期6—10月

生境：生于村旁、路边荒地、溪边及林缘，垂直分布可达海拔2000米。

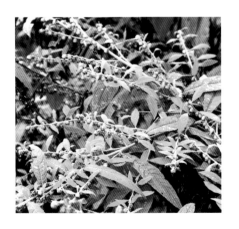

药用部位：全草

拉丁名：*Carpesium abrotanoides* L.

▶ 烟管头草

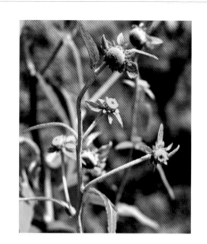

杓儿菜、烟袋草

科属：菊科天名精属

形态：多年生草本。茎高50~100厘米，下部密被白色长柔毛及卷曲的短柔毛，基部及叶腋尤密，常成绵毛状，上部被疏柔毛，后渐脱落稀疏，有明显的纵条纹，多分枝。基叶于开花前凋萎，稀宿存，茎下部叶较大，具长柄，下部具狭翅，向叶基渐宽，叶片长椭圆形或匙状长椭圆形。头状花序单生茎端及枝端，开花时下垂；苞叶多枚，大小不等，椭圆状披针形，两端渐狭，具短柄，密被柔毛及腺点，冠檐5齿裂。瘦果长4~4.5毫米。

生境：生于路边荒地及山坡、沟边等处。

药用部位：全草

拉丁名：*Carpesium cernuum* L.

▶ 长穗兔儿风

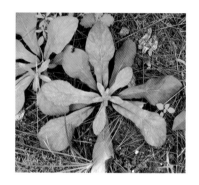

刀口药

科属：菊科兔儿风属

形态：多年生草本，根状茎粗短或伸长而微弯曲，根颈密被黄褐色绒毛；根纤细，绕节丛生，茎直立，不分枝，常呈暗紫色，开花期被毛，后渐脱毛。叶基生，密集，莲座状，叶片稍厚，长卵形或长圆形，头状花序含花3朵，常2~3聚集成小聚伞花序，花全部两性，闭花受精的花冠圆筒形，瘦果圆柱形，无毛，有粗纵棱。冠毛污白至污黄色，羽毛状。花期7—9月。

生境：生于坡地或林下沟边，海拔700~2070米。

药用部位：全草

拉丁名：*Ainsliaea henryi* Diels

▶ 宽穗兔儿风（变种）

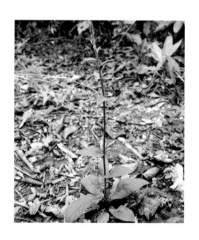

科属：菊科兔儿风属

形态：多年生草本。根状茎粗壮，直或弧曲状，根簇生，细弱，纤维状。茎直立，不分枝，叶聚生于茎基部的呈莲座状，叶片阔卵形或近圆形，花全部两性；花冠管状，檐部5深裂，裂片偏于一侧，长圆形，略长于花冠管；瘦果近纺锤形，具8条粗纵棱，密被倒伏的绢质长毛。冠毛棕褐色，羽毛状，基部联合。花期9月。

生境：生于林缘、沟边或杂木林中，海拔2700~3050米。

药用部位：全草

拉丁名：*Ainsliaea latifolia* (D. Don) Sch.-Bip. var. *platyphylla* (Franch.) C. Y. Wu

▶ 宽叶兔儿风

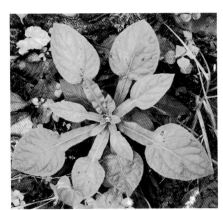

科属：菊科兔儿风属

形态：多年生草本，根状茎粗壮，直或弧曲状，直径5~10毫米，根颈密被污黄色或黄白色绵毛；根簇生、细弱、纤维状。茎直立，不分枝，叶聚生干茎基部的呈莲座状，叶片薄纸质，卵形或狭卵形，头状花序具花3朵，单个或2~4朵聚集于苞片状的叶腋内复组成间断的，瘦果近纺锤形，具8条粗纵棱，密被倒伏的绢质长毛。花期4—10月。

生境：生于山地林下或路边，海拔1300~3500米。

药用部位：叶

拉丁名：*Ainsliaea latifolia* (D. Don) Sch.-Bip.

▶ 细穗兔儿风

科属：菊科兔儿风属

形态：多年生草本。根状茎粗直或细弱呈弧曲状，根颈密被污白色或黄白色绒毛；须根较粗，肉质，茎直立，纤弱，花葶状，被黄褐色丛卷毛。叶聚生于茎的基部，莲座状，叶片纸质，倒卵形或倒卵状圆形，头状花序具花3朵，单生或数个聚生，花全部两性；花冠管状，瘦果倒锥形，具10纵棱，密被白色粗毛。花期4—6月及9—10月。

生境：生于草地、林缘或松林、杂木林中，海拔1100~2000米。

药用部位：全草

拉丁名：*Ainsliaea spicata* Vaniot

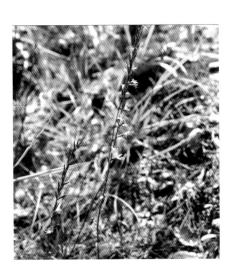

▶ 心叶兔儿风

科属：菊科兔儿风属

形态：多年生草本，高35~95厘米，茎、叶及花序均被灰白色绵毛或后脱毛。根较粗，近肉质，簇生，叶基生的密集，呈莲座状，叶片纸质，圆形或阔卵形，头状花序具3朵花，少有4花，花全部两性，花冠管状，檐部5深裂，瘦果近圆柱形，长约5毫米，基部稍狭，具6棱，被贴生的粗毛。冠毛一层，离生，肉桂色，羽毛状，长6.5~8毫米。花期10—11月。

生境：生长于海拔1200~1950米的地区，多生于山坡林下及阴湿的水沟边。

药用部位：根

拉丁名：*Ainsliaea bonatii* Beauverd

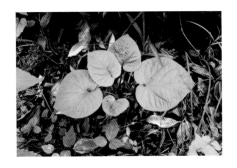

▶ 鹿蹄橐吾

科属：菊科橐吾属

形态：多年生草本，根肉质，多数。茎直立，高达100厘米，上部及花序被白色蛛丝状柔毛和黄褐色有节短柔毛，下部光滑，具棱，基部直径3~5毫米，被枯叶柄纤维包围；头状花序辐射状，单生至多数，排列成伞房状或复伞房状花序，丛生或紧缩；苞片舟形；瘦果圆柱形，长7~8毫米，光滑，具肋。花、果期7—10月。

生境：生于海拔850~2800米的河边、山坡草地及林中。

药用部位：根

拉丁名：*Ligularia hodgsonii* Hook.

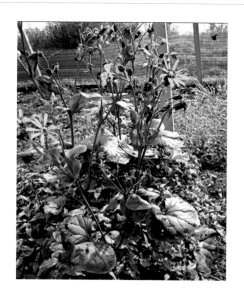

▶ 绵毛橐吾

科属：菊科橐吾属

形态：多年生草本。根肉质较粗，簇生。茎花葶状，高15~63厘米，被疏的白色柔毛；丛生叶和茎基部叶具柄，叶形卵形、椭圆形或近圆形；总状花序，被白色绵毛；苞片线形，头状花序多数，辐射状；小苞片线状；总苞钟形；舌状花5~7朵，黄色，舌片长圆形；管状花多数，冠毛淡黄色与花冠等长。瘦果狭倒披针形，光滑。花、果期6—9月。

生境：生于海拔2100~4600米的水边、林下及草坡。

药用部位：全草

拉丁名：*Ligulariavellerea* (Franch.) Hand.-Mazz.

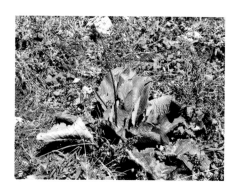

▶ 孔雀草

小万寿菊、红黄草、西番菊、臭菊花等
科属：菊科万寿菊属

形态：一年生草本，高30~100厘米，茎直立，通常近基部分枝，分枝斜开展。叶羽状分裂，裂片线状披针形，边缘有锯齿，齿端常有长细芒，齿的基部通常有1个腺体。头状花序单生，瘦果线形，基部缩小，长8~12毫米，黑色，被短柔毛，冠毛鳞片状，其中1~2个长芒状，2~3个短而钝。花期7—9月。

生境：喜阳光，生于海拔750~1600米的山坡草地、林中，或在庭园栽培。

药用部位：全草

拉丁名：*Tagetes patula* L.

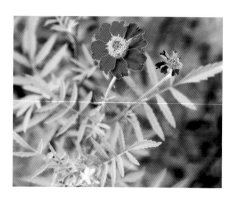

▶ 万寿菊

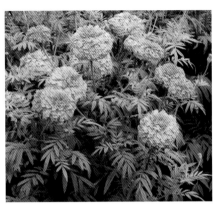

臭芙蓉、万寿灯、蜂窝菊、臭菊花等

科属：菊科万寿菊属

形态：一年生草本，高50~150厘米。茎直立，粗壮，具纵细条棱，分枝向上平展。叶羽状分裂，头状花序单生，花序梗顶端棍棒状膨大；总苞长1.8~2厘米，杯状，顶端具齿尖；舌状花黄色或暗橙色；舌片倒卵形，基部收缩成长爪，顶端微弯缺；管状花花冠黄色，长约9毫米，顶端具5齿裂。瘦果线形，基部缩小，黑色或褐色，被短微毛；冠毛有1~2个长芒和2~3个短而钝的鳞片。花期7—9月。

生境：喜光，可生长在海拔1150~1480米的地区，多生在路边草甸。

药用部位：全草

拉丁名：*Tagetes erecta* L.

▶ 腺梗豨莶

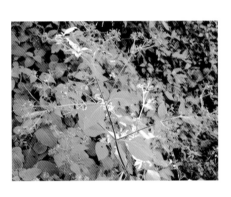

毛豨莶、棉苍狼、珠草

科属：菊科豨莶属

形态：一年生草本。茎直立，粗壮，高30~110厘米，上部多分枝，被开展的灰白色长柔毛和糙毛。全部叶上面深绿色，基出三脉，侧脉和网脉明显，两面被平伏短柔毛；头状花序，多数生于枝端，排列成松散的圆锥花序；花梗较长，密生紫褐色头状具柄腺毛和长柔毛；瘦果倒卵圆形，4棱，顶端有灰褐色环状突起。花期5—8月，果期6—10月。

生境：生于海拔160~3400米山坡、山谷林缘、灌丛林下的草坪中，常见河谷、溪边、河槽潮湿地、旷野、耕地边等。

药用部位：根

拉丁名：*Siegesbeckia pubescens* Makino

▶ 下田菊

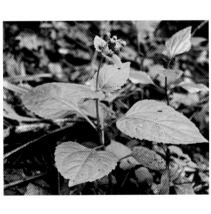

白龙须、水胡椒、风气草、汗苏麻

科属：菊科下田菊属

形态：一年生草本，高30~100厘米。茎直立，单生，基部的叶花期生存或凋萎；中部的茎叶较大，长椭圆状披针形，头状花序小，少数稀多数在假轴分枝顶端排列成松散伞房状或伞房圆锥状花序。花序分枝粗壮；总苞半球形，瘦果倒披针形，冠毛约4枚，棒状，基部结合成环状，顶端有棕黄色的黏质的腺体分泌物。花、果期8—10月。

生境：生长于水边、路旁、柳林沼泽地、林下及山坡灌丛中。海拔460~2000米。

药用部位：全草

拉丁名：*Adenostemma lavenia* (L.) O. Kuntze

▶ 黄绿香青

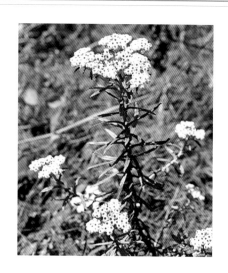

科属：菊科香青属

形态：根状茎粗壮，木质，斜升，上端有密集的枯叶，茎直立或斜升，高20~50厘米，莲座状叶倒卵圆形或长圆形，茎下部叶在花期枯萎；中部叶多少开展，长圆状或线状披针形，顶端尖，有明显的小尖头，全部叶黄绿色，质薄，两面被具柄腺毛，头状花序极多数，在茎或枝端密集成复伞房状；瘦果长圆形，有疏乳头状突起。花期7—9月。

生境：常见于亚高山和低山草地或岩石间，海拔1800~3600米。

药用部位：全草

拉丁名： *Anaphalis virens* Chang

▶ 香青

荻、籁箫、天青地白

科属：菊科香青属

形态：根状茎细或粗壮，木质，茎直立，疏散或密集丛生，高20~50厘米，全部有密生的叶。下部叶在下花期枯萎。中部叶长圆形，倒披针长圆形或线形，基部渐狭，沿茎下延成狭或稍宽的翅，边缘平，顶端渐尖或急尖，有短小尖头，莲座状叶被密绵毛，顶端钝或圆形。头状花序多数或极多数，密集成复伞房状或多次复伞房状；瘦果长0.7~1毫米，被小腺点。花期6—9月，果期8—10月。

生境：生于低山或亚高山灌丛、草地、山坡和溪岸，海拔400~2000米。

药用部位：全草

拉丁名： *Anaphalis sinica* Hance

▶ 珠光香青

山萩

科属：菊科香青属

形态：根状茎横走或斜升，木质，有具褐色鳞片的短匍枝。茎直立或斜升，单生或少数丛生，高30~60稀达100厘米，下部叶在花期常枯萎，顶端钝；中部叶开展，线形或线状披针形，顶端渐尖，有小尖头，头状花序多数，在茎和枝端排列成复伞房状，稀较少而排列成伞房状；瘦果长椭圆形，长0.7毫米，有小腺点。花、果期8—11月。

生境：生长于海拔300~3400米的沟沟边、林缘草丛中。

药用部位：全草

拉丁名： *Anaphalis margaritacea* (L.) Benth. et Hook. f.

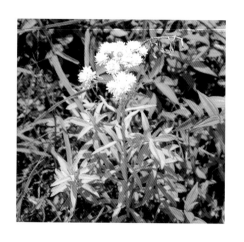

▶ 菊芋

菊藷、五星草、洋羌、番羌

科属：菊科向日葵属

形态：多年生草本植物，高1~3米，有块状的地下茎及纤维状根。茎直立，有分枝，被白色短糙毛或刚毛。叶通常对生，有叶柄，基部宽楔形或圆形，有时微心形头状花序较大，少数或多数，单生于枝端，有1~2个线状披针形的苞叶，直立，径2~5厘米，总苞片多层，披针形，瘦果小，楔形，上端有2~4个有毛的锥状扁芒。花期8—9月。

生境：耐寒抗旱，耐瘠薄，对土壤要求不严，废墟、宅边、路旁都可生长。

药用部位：全草

拉丁名：*Helianthus tuberosus* L.

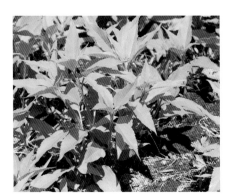

▶ 向日葵

科属：菊科向日葵属

形态：一年生高大草本。茎直立，高1~3米，粗壮，被白色粗硬毛，不分枝或有时上部分枝。叶互生，心状卵圆形或卵圆形，头状花序极大，单生于茎端或枝端，常下倾。总苞片多层，叶质，覆瓦状排列，卵形至卵状披针形，顶端尾状渐尖，被长硬毛或纤毛。管状花极多数，棕色或紫色，有披针形裂片，结果实。瘦果倒卵形或卵状长圆形，稍扁压，有细肋，常被白色短柔毛，上端有2个膜片状早落的冠毛。花期7—9月，果期8—9月。

生境：人工种植于向阳的坡地，或与玉米套种。

药用部位：种子、花盘、茎叶、茎髓、根、花

拉丁名：*Helianthus annuus* L.

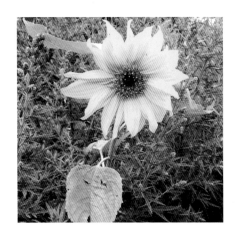

▶ 中华小苦荬

小苦苣、黄鼠草、山苦荬

科属：菊科小苦荬属

形态：多年生草本，高5~47厘米。根垂直直伸，通常不分枝。根状茎极短缩。茎直立单生或少数茎成簇生，头状花序通常在茎枝顶端排成伞房花序，含舌状小花21~25枚。总苞片3~4层，舌状小花黄色，干时带红色。瘦果褐色，长椭圆形，有10条高起的钝肋，肋上有上指的小刺毛，顶端急尖成细喙，喙细，细丝状。花、果期1~10月。

生境：喜阳，耐寒，耐瘠薄，多生于海拔300~1480米以下的山坡路旁、田野、河边灌丛或岩石缝隙中。

药用部位：全草

拉丁名：*Ixeridium chinense* (Thunb.) Tzvel

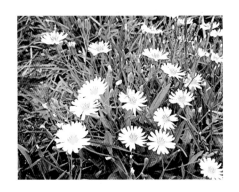

▶ 长穗蟹甲草

科属：菊科蟹甲草属

形态：多年生草本，根状茎粗壮，具多数须根。茎单生，直立，高达100厘米，坚硬，劲直，具纵条棱，上部具细分枝。全株被贴生蛛丝状毛和腺状短柔毛。叶具长柄，中部叶片纸质，宽心形，头状花序多数，在茎端和上部叶腋排列成上升的由数个总状花序组成的圆锥花序，或在一侧的花序退化；总苞圆柱形，瘦果褐色，圆柱形，具绉纹。冠毛白色，短于花冠。花期7—8月，果期9—10月。

生境：生于山坡灌丛草地，海拔2000~3100米。

药用部位：全草

拉丁名：*Parasenecio longispicus (*Hand.-Mazz.) Y. L. Chen

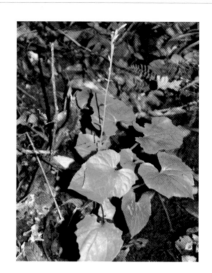

▶ 土木香

青木香

科属：菊科旋覆花属

形态：多年生草本，根状茎块状，有分枝。茎直立，高60~150或达250厘米，粗壮，不分枝或上部有分枝，被开展的长毛，下部有较疏的叶；叶片椭圆状披针形，边缘有不规则的齿或重齿，顶端尖，头状花序少数，排列成伞房状花序；为多数苞叶所围裹；总苞5~6层，舌状花黄色；舌片线形，瘦果四或五面形，有棱和细沟，无毛。花期6—9月。

生境：生于海拔1800~2000米山沟、河谷以及田埂边，喜光照强烈的湿润环境。

药用部位：根

拉丁名：*Inula helenium* L.

▶ 显脉旋覆花

威灵仙、小黑药、黑威灵、草威灵等

科属：菊科旋覆花属

形态：多年生草本。根状茎粗短，有单生或少数簇生的茎，及被长茸毛的芽。茎直立，叶多少开展，椭圆形、披针形或倒披针形，头状花序在枝端单生或少数排列成伞房状，花序梗细长。总苞半球形，总苞片4~5层，外层稍短，椭圆披针形，舌状花较总苞长2倍，瘦果圆柱形，有细沟，被绢毛。花期7—10月，果期9—12月。

生境：生于海拔1200~2100米的低山地区杂木林下、草坡和湿润草地，在云南极常见。

药用部位：根

拉丁名：*Inula nervosa* Wall.

羊耳菊

羊耳菊、猪耳风、羊耳风、山白芷等

科属：菊科旋覆花属

形态：亚灌木。根状茎粗壮，多分枝。茎直立，高70~200厘米，粗壮，全部被污白色或浅褐色绢状或绵状密茸毛，叶多少开展，长圆形或长圆状披针形；全部叶基部圆形或近楔形，顶端钝或急尖，头状花序倒卵圆形，多数密集于茎和枝端成聚伞圆锥花序；被绢状密茸毛。总苞近钟形，中央的小花管状，瘦果长圆柱形，被白色长绢毛。花期6—10月，果期8—12月。

生境：生亚热带、热带的低山和亚高山湿润或干燥丘陵地、荒地、灌丛或草地，海拔500~3200米。

药用部位：全草

拉丁名：*Inula cappa* (Buch.-Ham.) DC.

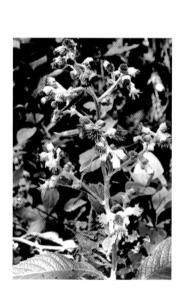

滇南羊耳菊

火把梗

科属：菊科羊耳菊属

形态：亚灌木。根状茎，茎直立，高约100厘米，坚硬，被黄褐色乳头状糙毛，基部膨大而易脱落的粗毛，花序枝有较密的毛，叶多少开展，长圆形，头状花序倒卵圆形，在枝端密集成长伞房圆锥花序；总花序梗细长，有长圆状线形或线形的苞叶，被密糙毛和长粗毛；总苞片4~5层，线状披针形，细尖，近革质，稍黄色，无显明的中脉，舌片长圆形、黄色；瘦果长1.5毫米，被白色绢毛。花期7—9月，果期10月。

生境：生于低山开旷坡地，海拔1200~1650米。

药用部位：全草

拉丁名：*Inula wissmanniana* Hand.-Mazz.

野茼蒿

革命菜、救命菜

科属：菊科野茼蒿属

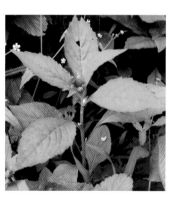

形态：直立草本，高 20~120 厘米，茎有纵条棱，无毛叶膜质，椭圆形或长圆状椭圆形，长 7~12 厘米，宽 4~5 厘米，顶端渐尖，基部楔形，边缘有不规则锯齿或重锯齿，或有时基部羽状裂，两面无或近无毛。头状花序数个在茎端排成伞房状，总苞钟状，基部截形，有数枚不等长的线形小苞片；总苞片一层，线状披针形，等长，具狭膜质边缘，顶端有簇状毛，小花全部管状，两性，花冠红褐色或橙红色，檐部 5 齿裂，花柱基部呈小球状，分枝，顶端尖，被乳头状毛。瘦果狭圆柱形，赤红色，有肋，被毛；冠毛极多数，白色，绢毛状，易脱落。花期 7-12 月。

生境：生于海拔 300~2100 米山坡路旁、水边、灌丛中常见。

药用部位：全草

拉丁名：*Crassocephalum crepidioides* (Benth.) S. Moore

▶ 小一点红

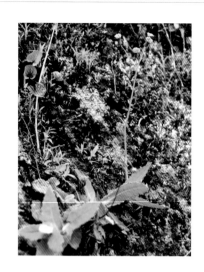

细红背叶、耳挖草

科属：菊科一点红属

形态：一年生草本，茎直立或斜升，高30~90厘米，无毛或被疏短毛。基部叶小，倒卵形或倒卵状长圆形，顶端钝，基部渐狭成长柄，全缘或具疏齿，中部茎叶长圆形或线状长圆形，顶端钝或尖，无柄，抱茎，箭形或具宽耳，头状花序在茎枝端排列成疏伞房状；背面无毛。小花花冠红色或紫红色，管部细，檐部5齿裂，裂片披针形；花柱分枝顶端增粗。瘦果圆柱形，具5肋，无毛。花、果期5—10月。

生境：生山坡路旁、疏林或林中潮湿处，海拔550~2000米。

药用部位：全草

拉丁名：*Emilia prenanthoidea* DC.

▶ 银胶菊

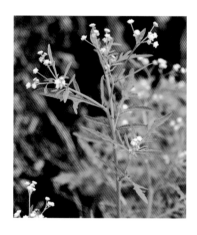

科属：菊科银胶菊属

形态：一年生草本。茎直立，高0.6~1米，多分枝，具条纹，被短柔毛，头状花序多数，在茎枝顶端排成开展的伞房花序，被粗毛；总苞宽钟形或近半球形，总苞片2层，各5个，外层较硬，卵形，顶端叶质，钝，背面被短柔毛，内层较薄，几近圆形，长宽近相等，雌花瘦果倒卵形，基部渐尖，干时黑色，被疏腺点。冠毛2，鳞片状，长圆形，顶端截平或有时具细齿。花期4—10月。

生境：生于旷地、路旁、河边及坡地上，海拔90~1500米。

药用部位：全草

拉丁名：*Parthenium hysterophorus* L.

▶ 小鱼眼草

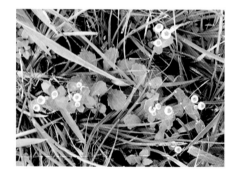

小馒头草、蛆头草、地胡椒、羼子草等

科属：菊科鱼眼草属

形态：一年生草本，高15~35厘米，近直立或铺散。茎单生或簇生，通常粗壮，少有纤细的，整个茎枝被白色长或短柔毛，全部叶两面被白色疏或密短毛，有时脱毛或几无毛。头状花序小，扁球形，生枝端，少数或多数头状花序在茎顶和枝端排成疏松或紧密的伞房花序或圆锥状伞房花序；中央两性花少数，黄绿色，花冠管状，瘦果压扁，光滑倒披针形，边缘脉状加厚。花、果期全年。

生境：生于山坡与山谷草地、河岸、溪旁、路旁或田边荒地。海拔1350~3200米。

药用部位：全草

拉丁名：*Dichrocephala benthamii* C. B. Clarke

▶ **鱼眼草**

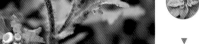

科属：菊科鱼眼草属

形态：一年生草本，直立或铺散，高12~50厘米。茎通常粗壮，少有纤细的，不分枝或分枝自基部而铺散，或分枝自中部而斜升，茎枝被白色长或短绒毛，头状花序小，球形，生枝端，多数头状花序在枝端或茎顶排列成疏松或紧密的伞房状花序或伞房状圆锥花序；中央两性花黄绿色，少数，管部短，狭细，檐部长钟状，瘦果压扁，倒披针形。花、果期全年。

生境：生山坡、山谷阴处或阳处，或山坡林下，或平川耕地、荒地或水沟边。海拔200~2000米。

药用部位：全草

拉丁名：*Dichrocephala auriculata* (Thunb.) Druce

▶ **羽芒菊**

科属：菊科羽芒菊属

形态：多年生铺地草本。茎纤细，平卧，节处常生多数不定根，长30~100厘米，略呈四方形，分枝，被倒向糙毛或脱毛，叶片披针形或卵状披针形，头状花序少数，单生于茎、枝顶端；被白色疏毛，花序下方的毛稠密；总苞钟形，总苞片2~3层，外层绿色，两性花多数，花冠管状，瘦果陀螺形、倒圆锥形或稀圆柱状，干时黑色，密被疏毛。花期11月至翌年3月。

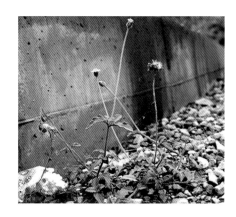

生境：耐干旱，生于低海拔旷野、荒地、坡地以及路旁阳处。

药用部位：全草

拉丁名：*Tridax procumbens* L.

▶ **白头婆**

泽兰

科属：菊科泽兰属

形态：多年生草本，高0.5~2米。根茎短，有多数细长侧根。茎直立，全部淡紫红色，不分枝，伞房状花序分枝，全部茎枝被白色皱波状短柔毛，叶对生，有叶柄，质地稍厚；全部茎叶两面粗涩，被皱波状长或短柔毛及黄色腺点，头状花序在茎顶或枝端排成紧密的伞房花序，花白色或带红紫色或粉红色，瘦果淡黑褐色，椭圆状，5棱，被多数黄色腺点，无毛。花、果期6—11月。

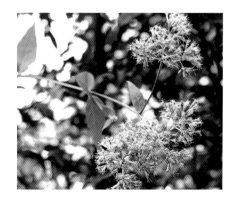

生境：常生于密疏林下、灌丛中、山坡草地、水湿地和河岸水旁，海拔120~2900米的地区。

药用部位：全草

拉丁名：*Eupatorium japonicum* Thunb.

▶ 飞机草

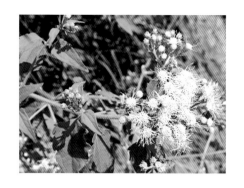

解放草、马鹿草、破坏草、黑头草等

科属：菊科泽兰属

形态：多年生草本植物，根茎粗壮，横走。茎直立，高1~3米，苍白色，有细条纹；分枝粗壮，常对生，叶对生，卵形、三角形或卵状三角形，花序下部的叶小，常全缘。头状花序多数或少数在茎顶或枝端排成复伞房状或伞房花序，总苞圆柱形，覆瓦状排列，外层苞片卵形，麦秆黄色。花白色或粉红色。瘦果黑褐色，5棱。花、果期4—12月。

生境：适应能力极强，干旱、瘠薄的荒坡隙地，甚至石缝和楼顶上照样能生长。生于热带、亚热带的山坡、路旁。

药用部位：全草

拉丁名：*Eupatorium odoratum* Linn.

▶ 异叶泽兰

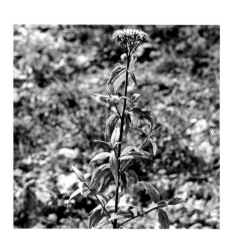

红梗草红升麻

科属：菊科泽兰属

形态：多年生草本，高1~2米，或小半灌木状，中下部木质。茎枝直立，淡褐色或紫红色，分枝斜升，上部花序分枝伞房状，全部茎枝被白色或污白色短柔毛，叶对生，全部叶两面被稠密的黄色腺点，上面粗涩，被白色短柔毛，下面柔软，头状花序多数，在茎枝顶端排成复伞房花序，花白色或微带红色，外面被稀疏黄色腺点。瘦果黑褐色，长椭圆状，5棱，散布黄色腺体，无毛。花、果期4—10月。

生境：生山坡林下、林缘、草地及河谷中。海拔1700~3000米。

药用部位：全草

拉丁名：*Eupatorium heterophyllum* DC.

▶ 圆舌黏冠草

科属：菊科黏冠草属

形态：多年生草本，通常粗壮，高达1米。根茎短，横走。茎直立，全部茎枝无毛，光滑，或仅接头状花序处被稀疏短毛或糠秕状毛。全部叶上面无毛，下面沿脉有极稀疏的短柔毛。头状花序球形或半球形，单生茎顶或枝端，多数头状花序排列成疏松的伞房状或伞房状圆锥花序。总苞片2~3层，几等长，外面被微柔毛。瘦果压扁，边缘脉状加厚，顶端有黏质分泌物。无冠毛。花、果期4—11月。

生境：生山坡山谷林缘、林下、灌丛中，或近水潮湿地或荒地上。海拔1250~3400米。

部位：根

拉丁名：*Myriactis nepalensis* Less.

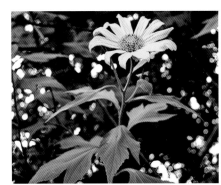

▶ 肿柄菊

科属：菊科肿柄菊属

形态：一年生草本，高2~5米。茎直立，有粗壮的分枝，被稠密的短柔毛或通常下部脱毛。叶卵形或卵状三角形或近圆形，有长叶柄，上部的叶有时不分裂，裂片卵形或披针形，边缘有细锯齿，下面被尖状短柔毛，沿脉的毛较密，基出三脉。头状花序大，舌状花一层，黄色，舌片长卵形，顶端有不明显的3齿；管状花黄色。瘦果长椭圆形，长约4毫米，扁平，被短柔毛。花、果期9—11月。

生境：生于海拔1800米以下林缘、路旁干旱之地。

药用部位：茎叶或根

拉丁名：*Tithonia diversifolia* A. Gray

▶ 狗舌紫菀

小黑药

科属：菊科紫菀属

形态：多年生草本；根状茎粗壮。茎直立，常单生，高16~50厘米，有棱，细或粗壮，被开展的长粗毛，上部有花枝及较疏的叶。基部叶较小，全部叶质稍厚，两面或上面被密糙毛；头状花序，伞房排列；舌状花约20个，舌片淡紫色，管状花黄绿色；瘦果长圆形，稍扁，长3~3.5毫米，宽1毫米，除边肋外，背面有2~3肋，内面有1~2肋，被腺点。花期8—9月，果期9—10月。

生境：生于海拔2100~3000米高山山谷坡地、针叶林下及山顶石砾地。

药用部位：全草或根

拉丁名：*Aster senecioides* Franch.

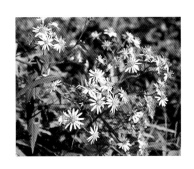

▶ 三脉紫菀

野白菊花、山白菊、山雪花、白升麻等

科属：菊科紫菀属

形态：多年生草本，根状茎粗壮，茎直立，高40~100厘米，细或粗壮，有棱及沟，叶片宽卵圆形，急狭成长柄；中部叶椭圆形或长圆状披针形，头状花序，排列成伞房或圆锥伞房状，舌状花约十余个，舌片线状长圆形，紫色，浅红色或白色，管状花黄色，冠毛浅红褐色或污白色。瘦果倒卵状长圆形，灰褐色，被短粗毛。花、果期7—12月。

生境：生于林下、林缘、灌丛及山谷湿地，海拔100~3350米。

药用部位：全草

拉丁名：*Aster ageratoides* Turcz.

▶ 小舌紫菀

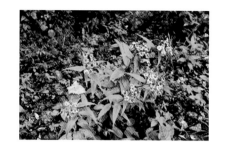

科属：菊科紫菀属

形态：灌木，高30~180厘米，多分枝；叶卵圆、椭圆或长圆状，披针形，全缘或有浅齿；头状花序径约5~7毫米，多数在茎和枝端排列成复伞房状；总苞倒锥状，舌状花15~30个；管部长2.5毫米，舌片白色，浅红色或紫红色，管状花黄色；冠毛污白色，后红褐色，一层，长4毫米，有多数近等长的微糙毛。瘦果长圆形，有4~6肋，被白色短绢毛。花期6—9月，果期8—10月。

生境：生于海拔500~4100米低山至高山林下及灌丛中。

药用部位：全株

拉丁名：*Aster albescens* (DC.) Hand.-Mazz.

▶ 紫菀

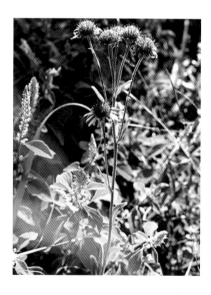

青菀、紫倩、小辫、返魂草、山白菜

科属：菊科紫菀属

形态：多年生草本，根状茎斜升。茎直立，高40~50厘米，粗壮，基部有纤维状枯叶残片且常有不定根，有棱及沟，被疏粗毛，有疏生的叶。长圆状或椭圆状匙形，全部叶厚纸质，头状花序多数，在茎和枝端排列成复伞房状；瘦果倒卵状长圆形，紫褐色，两面各有1或少有3脉，上部被疏粗毛。花期7—9月，果期8—10月。

生境：耐涝、怕干旱，耐寒性较强，生于海拔400~2000米的低山阴坡湿地、山顶和低山草地及沼泽地。

药用部位：全草

拉丁名：*Aster tataricus* L. f.

▶ 箭根薯

蒟蒻薯、老虎须、老虎花、山大黄等

科属：蒟蒻薯科蒟蒻薯属

形态：多年生草本。根状茎粗壮，近圆柱形。叶片长圆形或长圆状椭圆形，叶柄长10~30厘米，基部有鞘。花葶较长；总苞片4枚，暗紫色，外轮2枚卵状披针形，伞形花序有花5~7 (~18) 朵；花被裂片6片，紫褐色，外轮花被裂片披针形，浆果肉质，椭圆形，具6棱，紫褐色，长约3厘米，顶端有宿存的花被裂片；种子肾形，有条纹，长约3毫米。花、果期4—11月。

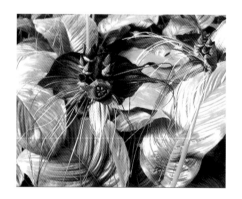

生境：生于海拔170~1300米的水边、林下、山谷阴湿处。

药用部位：根

拉丁名：*Tacca chantrieri* Andre

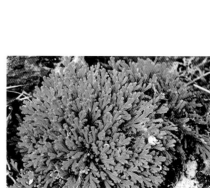
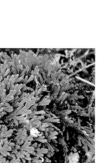

▶ 江南卷柏

石柏、岩柏草、黄疸卷柏

科属：卷柏科卷柏属

形态：土生或石生，直立，高20~55厘米，具一横走的地下根状茎和游走茎，其上生鳞片状淡绿色的叶。根托只生于茎的基部，根多分叉，密被毛。叶（除不分枝主茎上的外）交互排列，二形，草纸或纸质，表面光滑，边缘不为全缘，具白边，不分枝主茎上的叶排列较疏，孢子叶穗紧密，四棱柱形，单生于小枝末端，孢子叶一形，卵状三角形，边缘有细齿，具白边，先端渐尖，龙骨状；大孢子叶分布于孢子叶穗中部的下侧。

生境：生于岩石缝中，海拔100~1500米。

药用部位：全草

拉丁名：*Selaginella moellendorffii* Hieron.

▶ 垫状卷柏

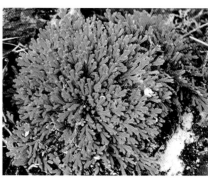

卷柏

科属：卷柏科卷柏属

形态：土生或石生，旱生复苏植物，呈垫状，无匍匐根状茎或游走茎。根托只生于茎的基部，根多分叉，密被毛，和茎及分枝密集形成树状主干，高数厘米。主茎自近基部羽状分枝，叶全部交互排列，二形，叶质厚，表面光滑，边缘撕裂状。侧叶不对称，小枝上的叶距圆形，略斜升，边缘全缘，基部上侧扩大，加宽，覆盖小枝，基部上侧边缘不为全缘，呈撕裂状，基部下侧不呈耳状，边缘不为全缘，呈撕裂状，下侧边缘内卷。孢子叶穗紧密，四棱柱形，单生于小枝末端。大孢子黄白色或深褐色；小孢子浅黄色。

生境：生于海拔2500米以下岩石缝隙或干旱向阳的山坡、灌丛。

药用部位：全草

拉丁名：*Selaginella pulvinata* (Hook. et Grev.) Maxim.

▶ 板蓝

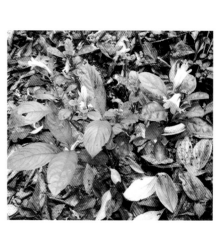

马蓝

科属：爵床科板蓝属

形态：草本，多年生一次性结实，茎直立或基部外倾。稍木质化，高约1米，通常成对分枝，幼嫩部分和花序均被锈色、鳞片状毛，叶柔软，纸质，椭圆形或卵形，顶端短渐尖，基部楔形，边缘有稍粗的锯齿，两面无毛，干时黑色；侧脉每边约8条，两面均凸起；穗状花序直立；苞片对生；蒴果无毛；种子卵形。花期11月。

生境：海拔400~1800米林下潮湿地。

药用部位：根、叶

拉丁名：*Baphicacanthus cusia* (Nees) Bremek

▶ 狗肝菜

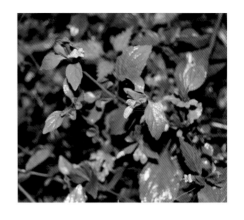

四籽马蓝、华九头狮子草

科属：爵床科狗肝菜属

形态：草本，高30~80厘米；茎外倾或上升，具6条钝棱和浅沟，节常膨大膝曲状，近无毛或节处被疏柔毛。叶卵状椭圆形，顶端短渐尖，基部阔楔形或稍下延，纸质，绿深色，两面近无毛或背面脉上被疏柔毛；花序腋生或顶生，由3~4个聚伞花序组成，每个聚伞花序有1至少数花，总苞片阔倒卵形或近圆形，稀披针形，大小不等，蒴果长约6毫米，被柔毛，开裂时由蒴底弹起，具种子4粒。

生境：生于海拔1800米以下疏林下、溪边、路旁。

药用部位：全草

拉丁名：*Dicliptera chinensis* (L.) Juss.

▶ 九头狮子草

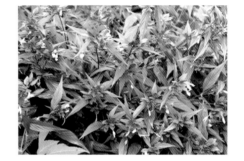

接长草、土细辛

科属：爵床科属观音草属

形态：草本，高20~50厘米；叶卵状矩圆形，顶端渐尖或尾尖.基部钝或急尖。花序顶生或腋生于上部叶腋，由2~8（~10）聚伞花序组成，每个聚伞花序下托以2枚总苞状苞片，一大一小，卵形，几倒卵形，蒴果长1~1.2厘米，疏生短柔毛，开裂时胎座不弹起，上部具4粒种子，下部实心；种子有小疣状突起。

生境：低海拔广布，常生路边，草地或林下。路旁、溪边等阴湿处。

药用部位：全草

拉丁名：*Peristrophe japonica* (Thunb.) Bremek.

▶ 黄猄草

四子马蓝

科属：爵床科黄猄草属

形态：直立或匍匐草本；茎细瘦，近无毛。叶纸质，卵形或近椭圆形，顶端钝，基部渐狭或稍收缩，边缘具圆齿；穗状花序短而紧密，通常仅有花数朵；苞片叶状，倒卵形或匙形，具羽状脉；花冠淡红色或淡紫色，外面被短柔毛，内有长柔毛，冠檐裂片几相等，被缘毛。雄蕊4枚，2强，花丝基部有膜相连，有1枚退化雄蕊残迹，花粉粒圆球形具种阜形纹饰。蒴果长约10毫米，顶部被柔毛。花期秋季。

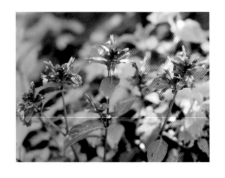

生境：生于海拔1200~2200米密林中或林缘草丛。

药用部位：全草

拉丁名：*Championella tetrasperma* (Champ. ex Benth.) Bremek.

▶ 假杜鹃

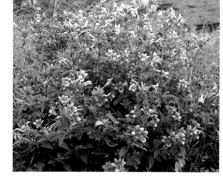

科属：爵床科假杜鹃属

形态：小灌木，高达2米。茎圆柱状，被柔毛，有分枝。叶片纸质、椭圆形、长椭圆形或卵形，腋生短枝的叶小，具短柄，叶片椭圆形或卵形，叶腋内通常着生2朵花。短枝有分枝，花在短枝上密集。

拉丁名：花的苞片叶形，无柄，小苞片披针形或线形，子房扁，长椭圆形，无毛，花盘杯状，包被子房下部，花柱线状无毛，柱头略膨大。蒴果长圆形，两端急尖，无毛。花期11—12月。

生境：生于海拔700~1100米的山坡、路旁或疏林下阴处，也可生于干燥草坡或岩石中。

药用部位：全株

拉丁名：*Barleria cristata* L.

▶ 爵床

科属：爵床科爵床属

形态：草本，茎基部匍匐，通常有短硬毛，高20~50厘米。叶椭圆形至椭圆状长圆形，先端锐尖或钝，基部宽楔形或近圆形，两面常被短硬毛；叶柄短，被短硬毛。穗状花序顶生或生上部叶腋，苞片1，小苞片2，均披针形，有缘毛；花萼裂片4，线形，约与苞片等长，有膜质边缘和缘毛；蒴果长约5毫米，上部具4粒种子，下部实心似柄状。种子表面有瘤状皱纹。

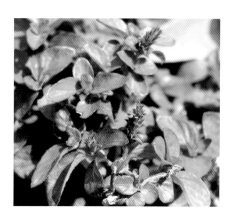

生境：海拔2200~2400米。生于山坡林间草丛中，为习见野草。

药用部位：全草

拉丁名：*Rostellularia procumbens* (L.) Nees

▶ 色萼花

科属：爵床科色萼花属

形态：灌木，高0.5~3米，茎纤细，少分枝，圆柱形，无毛，节间延长。叶不等大，聚伞圆锥呈穗状花序，有分枝，长3厘米。花对生或2~3朵聚成聚伞花序；苞片矩圆状披针形或宽披针形，花冠二唇形，白色，带粉红色点到紫色的点，约长2.5厘米，外被长柔毛，冠管狭处柱形，子房顶端有毛，花柱长2.5厘米，基部有微柔毛。蒴果1.2~1.6厘米，具圆形，顶端稍被微柔毛或光滑。种子4粒，压扁，圆形，具短毛。

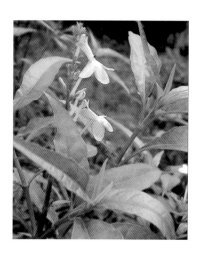

生境：生于海拔200~1400米的林下。

药用部位：全株

拉丁名：*Chroesthes lanceolata* (T. Anders.) B. Hansen

▶ 红花山牵牛

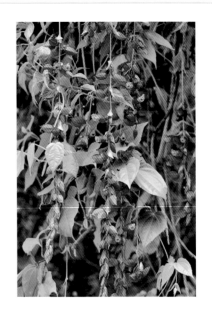

科属：爵床科山牵牛属

形态：攀缘灌木，茎及枝条具明显或不太明显的9棱，初被短柔毛，后仅节处被毛，余无毛。叶具叶柄，叶柄有沟，花序下的叶无柄，被短柔毛或仅先端被短柔毛；叶片宽卵形、卵形至披针形，先端渐尖，基部圆或心形，边缘波状或疏离的大齿，两面脉上被短柔毛，脉掌状5~7出。总状花序顶生或腋生，下垂，总花梗、花轴、花梗、小苞片被短柔毛；花冠红色，花冠管和喉间缢缩，冠檐裂片近圆形；子房和花柱无毛，柱头露出，2裂，裂片相等。蒴果无毛。

生境：生于海拔850~1600米山地林中。

药用部位：根、叶、花

拉丁名：*Thunbergia coccinea* Wall.

▶ 羽脉山牵牛

科属：爵床科山牵牛属

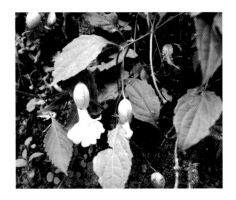

形态：缠绕草本，具有直径达3厘米的纺锤形块根；茎具纵沟，除节处有一圈毛外无毛，叶对生，无毛；叶片卵形至长卵形，偶至卵状披针形，花单生叶腋，花梗长5~7.5厘米，无毛，花后不延长；小苞片椭圆形，子房及花柱无毛，花柱长2.5厘米，柱头2裂，裂片近相等，直立。蒴果无毛，带种子部分18毫米，高10毫米，喙长18毫米，基部直径8毫米，种子肾形，长8毫米，宽5毫米，背面圆，腹面凹下。

生境：生于林下或灌丛，海拔1000~2500米处。

药用部位：全草

拉丁名：*Thunbergia lutea* T. Anders.

▶ 鸭嘴花

大驳骨、大驳骨消、牛舌兰、龙头草等
科属：爵床科鸭嘴花属

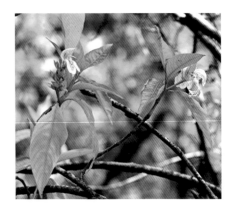

形态：大灌木，高达1~3米；枝圆柱状，灰色，有皮孔，嫩枝密被灰白色微柔毛。叶纸质，矩圆状披针形至披针形，或卵形或椭圆状卵形，茎叶揉后有特殊臭气。穗状花序卵形或稍伸长；花梗长5~10厘米；苞片卵形或阔卵形，被微柔毛；小苞片披针形，稍短于苞片，萼裂片5片，矩圆状披针形，蒴果近木质，长约0.5厘米，上部具4粒种子，下部实心短柄状。

生境：性喜温暖，耐寒力较低忌霜冻。

药用部位：全株

拉丁名：*Adhatoda vasica* Nees

▶ **野靛棵**

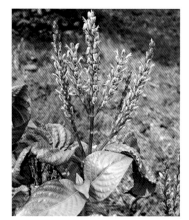

龙州爵床

科属：爵床科野靛棵属

形态：灌木，茎下部匍匐，圆柱形，顶端上升。叶椭圆形，矩圆状椭圆形，顶端渐尖，基部渐狭，下部具长柄，全缘，无毛，边缘粗糙，上面具细而平行的线条。由二级分枝组成的穗状花序顶生，花对生，苞片和小苞片稍较花萼短，卵形或卵状披针形，下部花枝的苞片近线形，卵状披针形，急尖。花萼钟状张开，5浅裂至中部，裂片披针形，急尖，相等。被微柔毛，白色。雄蕊与花冠等长，花丝光滑，花药室半椭圆形，较大，白色。

生境：生长于海拔600~1500米的地区。

药用部位：全株

拉丁名：*Mananthes patentiflora* (Hemsl.) Bremek.

▶ **栗**

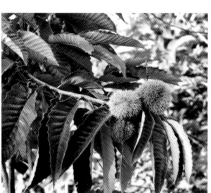
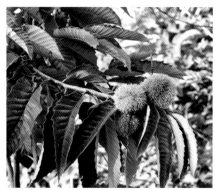

板栗、魁栗、毛栗、风栗

科属：壳斗科栗属

形态：高达20米的乔木，胸径80厘米，冬芽长约5毫米，小枝灰褐色，托叶长圆形，被疏长毛及鳞腺。叶椭圆至长圆形，新生叶的基部常狭楔尖且两侧对称，叶背被星芒状伏贴绒毛或因毛脱落变为几无毛；雄花序长10~20厘米，花序轴被毛；花3~5朵聚生成簇，雌花1~3(~5)朵发育结实，成熟壳斗的锐刺有长有短，有疏有密，坚果高1.5~3厘米，宽1.8~3.5厘米。花期4—6月，果期8—10月。

生境：抗旱抗涝，耐瘠薄，见于平地至海拔2800米山地。

药用部位：全株

拉丁名：*Castanea mollissima* Bl.

▶ **槲栎**

大叶栎树、白栎树、虎朴、板栎树、青冈树

科属：壳斗科栎属

形态：落叶乔木，高达30米；树皮暗灰色，深纵裂。老枝暗紫色，具多数灰白色突起的皮孔；小枝灰褐色，近无毛，具圆形淡褐色皮孔；芽卵形，芽鳞具缘毛。叶片长椭圆状倒卵形至倒卵形，雄花序长4~8厘米，雄花单生或数朵簇生于花序轴，微有毛，花被6裂，雄蕊通常10枚；坚果椭圆形至卵形，果脐微突起。花期（3）4—5月，果期9—10月。

生境：生于海拔100~2000米的向阳山坡。

药用部位：种子、壳斗、树皮

拉丁名：*Quercus aliena* Bl.

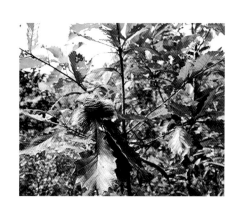

云南长蒴苣苔

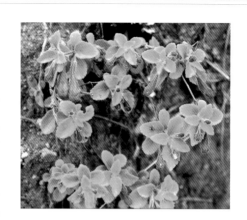

科属：苦苣苔科长蒴苣苔属

形态：多年生草本。茎高3~26厘米，密被极短的柔毛，偶而分枝，有3~4节，下面二节或上面二节常密集。叶对生，中部叶具长柄，上部叶无柄；叶片草质，长椭圆状卵形或卵形，两侧不相等，花序生茎顶或茎中部叶腋，长1.5~6厘米，1~2回分枝，稀不分枝，有1至数朵花；花序梗长1~2.8厘米，与花梗有疏腺毛；苞片对生，常紫色，圆卵形，蒴果长3~4.2厘米，宽1~1.2毫米，无毛。种子淡褐色，椭圆形。花期8—10月。

生境：生山谷石上或石崖上，海拔1500~2600米。

药用部位：全草

拉丁名：*Didymocarpus yunnanensis* (Franch.) W. W. Smith

吊石苣苔

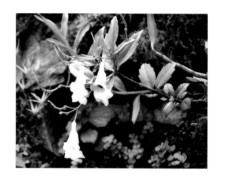

石吊兰、石豇豆、接骨生

科属：苦苣苔科吊石苣苔属

形态：小灌木，茎长7~30厘米，分枝或不分枝，无毛或上部疏被短毛。叶3枚轮生，有时对生或斗枚轮生，具短柄或近无柄；叶片革质，形状变化大、线形、线状倒披针形、狭长圆形或倒卵状长圆形，少有为狭倒卵形或长椭圆形，花序有1~2（~5）；花序梗纤细，无毛；苞片披针状线形，疏被短毛或近无毛；宽2~3毫米，无毛。种子纺锤形，长0.6~1毫米，毛长1.2~1.5毫米。花期7—10月。

生境：生于丘陵或山地林中或阴处石崖上或树上，海拔300~2000米。

药用部位：全草

拉丁名：*Lysionotus pauciflorus* Maxim.

短柄吊石苣苔

吊石苣苔

科属：苦苣苔科吊石苣苔属

形态：小灌木。茎长25~45厘米，不分枝或分枝，无毛。叶3枚轮生，或茎下部叶对生，无柄或有短柄，无毛；叶片薄革质或纸质，长圆形、长椭圆形或卵状披针形，边缘有密牙齿；聚伞花序腋生，有花2~15朵；花冠紫色，筒细漏斗状；花盘环状，近全缘。雌蕊长约14毫米，无毛。蒴果线形，无毛。种子狭长圆形，长约1毫米，毛状突起长约1.5毫米。花期8—10月。

生境：生于海拔1600~2400米的山谷林中石上或溪边石上。

药用部位：全草

拉丁名：*Lysionotus sessilifolius* Hand.-Mazz.

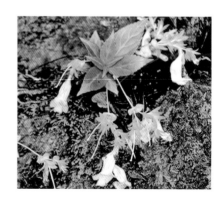

斑叶唇柱苣苔

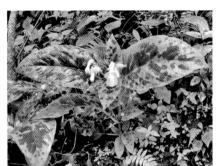
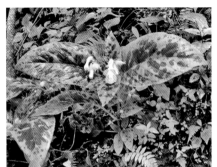
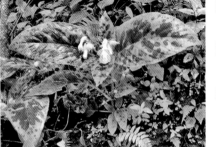

科属：苦苣苔科短筒苣苔属

形态：一年生草本。茎高6~46厘米，有1~6节，不分枝或有短分枝，被柔毛。叶对生，同一对叶稍不等大；叶片草质，有紫色斑，狭卵形、斜椭圆形或卵形，花序腋生，有长梗，1~4回分枝，稀不分枝，有花（1~）2~7朵；花序梗长2.8~10厘米，被短柔毛，有时变无毛；苞片卵形、宽卵形或披针形，蒴果长6~12厘米，宽约1.5毫米。种子椭圆形，长约0.25毫米。花期7—9月。

生境：生于山地林中、溪边、石上、陡崖上或土山草丛中，海拔800~2380米。

药用部位：全草

拉丁名：*Chirita pumila* D. Don

短筒苣苔

科属：苦苣苔科短筒苣苔属

形态：多年生草本，幼茎被黄褐色绵毛，老时部分脱落。叶互生，具柄，多集生于茎上部；叶片披针状椭圆形，果序腋生，似圆锥状，三至四回分枝；果序梗长10~11厘米，被黄褐色绵毛；苞片2片，线形，果序腋生，似圆锥状，三至四回分枝；果序梗长10~11厘米，被黄褐色绵毛；苞片2片，线形，全缘，密被黄褐色绵毛，宿存花萼钟状，蒴果线形，连同喙长约1厘米，直径1.5~2毫米，外面近无毛。种子小，长约0.3毫米。

生境：生于海拔1350米左右山地。

药用部位：全草

拉丁名：*Boeica fulva* Clarke

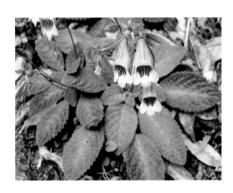

圆叶唇柱苣苔

科属：苦苣苔科短筒苣苔属

形态：多年生草本。叶均基生；叶片草质，圆卵形或近圆形，有时椭圆形，花序高4~11.8厘米，被柔毛，有1（~2）花；苞片不存在，或2枚，近对生，披针形或倒披针形，边缘全缘或有少数小齿，被柔毛。花萼长10~17毫米，5裂近中部，裂片三角形，外面沿裂片中脉疏被长柔毛，内面无毛。雄蕊无毛；退化雄蕊2，生于距花冠基部12毫米处，披针状狭线形，被柔毛，顶端头状。花盘环状，雌蕊无毛，2裂近中部。花期6—9月。

生境：生于山地石上阴处，海拔1900~3000米。

药用部位：全草

拉丁名：*Chirita dielsii* (Borza) Burtt

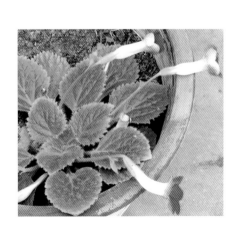

▶ 云南粗筒苣苔

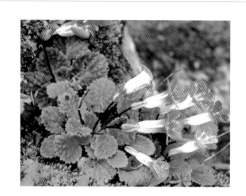

科属：苦苣苔科短筒苣苔属

形态：多年生草本。根状茎短。叶全部基生，似莲座状，具短柄；叶片卵状长圆形，长圆形或披针状长圆形，聚伞花序，1~2条，每花序具1~3花；花序梗长12~16厘米，被锈色长柔毛；苞片2，线形，长3~4毫米，被锈色长柔毛；花梗长约2厘米，被锈色腺状柔毛。花萼5裂至近基部，裂片披针状长圆形，外面被锈色长柔毛，内面近无毛。子房狭长圆形，长1.1厘米，花柱长4毫米，柱头2，长圆形，长1.5毫米。蒴果未见。花期6月。

生境：生于阴湿岩石上，海拔1600~3000米。

药用部位：全草

拉丁名：*Briggsia forrestii* Craib

▶ 川滇马铃苣苔

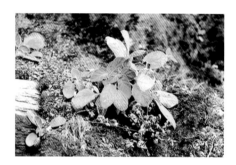

科属：苦苣苔科马铃苣苔属

形态：多年生草本。根状茎短而粗，直径约1.5厘米。叶全部基生，具长柄；叶片披针状狭卵形，聚伞花序2次分枝，2~4条，每花序具6~8花；花序梗长10~18厘米，与花梗被深紫色腺状柔毛；苞片小，钻形，脱落；子房长圆形，花柱长约1.5毫米；柱头1，盘状。雄蕊分生，无毛，花药宽长圆形，药室2，花盘环状，全缘。蒴果倒披针形，长2.5~3.3厘米，无毛。花期7—8月，果期10月。

生境：生于山地潮湿岩石上，海拔650~2600米。

药用部位：全草

拉丁名：*Oreocharis henryana* Oliv.

▶ 芒毛苣苔

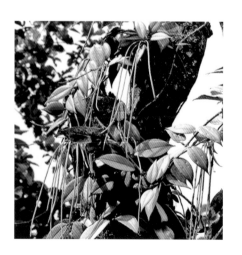

科属：苦苣苔科芒毛苣苔属

形态：附生小灌木。茎长约90厘米，无毛，常多分枝；枝条对生，灰色或灰白色。叶对生，无毛；叶片薄纸质，长圆形、椭圆形或狭倒披针形；花序生茎顶部叶腋，有1~3朵花；花冠红色，外面无毛，内面在口部及下唇基部有短柔毛；蒴果线形，无毛。种子狭长圆形，每端各有1条长1.5~4毫米的毛。花期10—12月。

生境：生于海拔500~2200米山谷林中树上或溪边石上。

药用部位：全草

拉丁名：*Aeschynanthus acuminatus* Wall. ex A. DC.

▶ 石花

石胆草、石莲花

科属：苦苣苔科珊瑚苣苔属

形态：多年生草本。叶全部基生，莲座状，外层叶具长柄，内层叶无柄；叶片革质，宽倒卵形、扇形，稀近卵形，聚伞花序2~3次分枝，2~5条，每花序具5~12花；花序梗长8~17厘米，幼时密被淡褐色绵毛，老时逐渐稀疏至近无毛；苞片不存在；花柱与子房等长或稍长于子房，柱头头状，微凹。蒴果长圆形，长1~2厘米，直径2~3毫米。花期6—7月，果期8月。

生境：生于山坡林缘岩石上及石缝中，海拔1400~3600米。

药用部位：全草

拉丁名：*Corallodiscus flabellatus* (Craib.) Burtt.

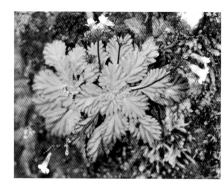

苦苣苔科

▶ 绢毛石花

石胆草、石莲花

科属：苦苣苔科石花属

形态：多年生草本。叶全部基生，莲座状，外层叶具长柄，内层叶无柄；叶椭圆状倒卵形或菱状倒卵形，上面密被淡褐色长柔毛，边缘具浅圆齿或齿不明显；聚伞花序，花萼钟状，花冠较大而粗，筒状，蓝色、紫蓝色，子房长圆形，花柱与子房等长或稍长于子房，柱头头状，微凹。蒴果长圆形。花期6—7月，果期8月。

生境：生于海拔2200~3000米岩石上或林缘岩石上。

药用部位：全草

拉丁名：*Corallodiscus flabellatus* var. sericeus (Craib) K. Y. Pan

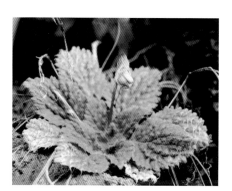

▶ 云南蛛毛苣苔

科属：苦苣苔科蛛毛苣苔属

形态：多年生草本，根状茎短而粗，长约5毫米，直径约1厘米。叶全部基生，具柄；叶片长圆形、椭圆形或倒卵状披针形，聚伞花序伞状，2~6条，每花序具5~15花；花萼5裂至近基部，裂片相等，线状披针形，子房狭长圆形，花柱长5~5.5毫米，上部弯曲，柱头1，头状。蒴果长圆形，无毛，顶端具短尖头，螺旋状卷曲。种子狭长圆形，长0.5~0.6毫米，褐色。花期7月，果期8月。

生境：生石灰岩上及路旁阴湿处，海拔2100米。

药用部位：全草

拉丁名：*Paraboea neurophylla* (Coll. et Hemsl.) Burtt

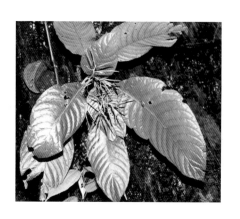

▶ 光叶紫花苣苔

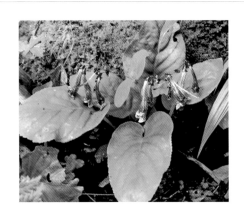

科属: 苦苣苔科紫花苣苔属

形态: 亚灌木。具匍匐茎,节间长11~13厘米,直径约2毫米。茎数条由匍匐茎节上生出,高10~22厘米,不分枝,有棱,疏被短柔毛。叶对生,每对不等大;叶片纸质,狭椭圆形,长椭圆形,子房长圆形,长7~8毫米,直径1.5~2毫米,被黄褐色短柔毛,柱头2,卵圆形。蒴果线形,长7.5~8厘米,直径2~3.5毫米,淡褐色,近无毛。种子小,长圆形,褐色,两端具长0.4~0.5毫米的毛状附属物。花期10月。

生境: 生海拔1200米石灰岩石壁上或附生树上。

药用部位: 全草

拉丁名: *Loxostigma glabrifolium* D. Fang et K. Y. Pan

▶ 臭椿

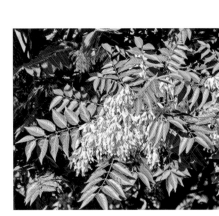

臭椿皮、大果臭椿

科属: 苦木科臭椿属

形态: 落叶乔木,高可达20余米,树皮平滑而有直纹;嫩枝有髓,后脱落。叶为奇数羽状复叶,有小叶13~27;小叶对生或近对生,纸质,卵状披针形,先端长渐尖,基部偏斜,截形或稍圆,叶面深绿色,背面灰绿色,柔碎后具臭味。圆锥花序长10~30厘米;花淡绿色,萼片5片,覆瓦状排列,翅果长椭圆形,种子位于翅的中间,扁圆形。花期4—5月,果期8—10月。

生境: 喜光,不耐阴,适应性强,分布在海拔100~2000米范围内。

药用部位: 树皮、根皮、果实

拉丁名: *Ailanthus altissima* (Mill.) Swingle

▶ 鸦胆子

老鸦胆、鸦胆、苦榛子、苦参子、鸦蛋子

科属: 苦木科鸦胆子属

形态: 灌木或小乔木;嫩枝、叶柄和花序均被黄色柔毛。叶长20~40厘米,有小叶3~15对;小叶卵形或卵状披针形,花组成圆锥花序,雄花序长15~25(~40)厘米,雌花序长约为雄花序的一半;花细小,暗紫色,核果1~4个,分离,长卵形,长6~8毫米,直径4~6毫米,成熟时灰黑色,干后有不规则多角形网纹,外壳硬骨质而脆,种仁黄白色,卵形,有薄膜,含油丰富,味极苦。花期夏季,果期8—10月。

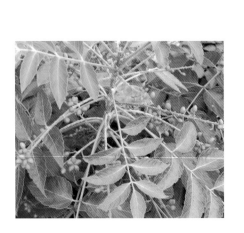

生境: 生于海拔950~1000m的石灰山疏林中。

药用部位: 种子

拉丁名: *Brucea javanica* (L.) Merr.

▶ **筒瓣兰**

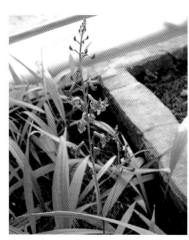

科属：兰科筒瓣兰属

形态：植株高达55厘米。假鳞茎单生或聚生，粗1~2厘米，具2~3个节，顶生2~5枚叶。叶纸质，狭椭圆形或狭披针形，总状花序，疏生数朵花；花苞片小，卵状披针形，长约4毫米，先端急尖；花梗和子房长1.5~2厘米；花下倾，纯紫红色或白色而带紫红色的唇瓣；萼片下半部合生成狭筒状，唇瓣长1.6厘米，基部具爪，前端3裂；侧裂片卵状三角形，先端钝；中裂片近卵形，与侧裂片近等大，先端钝；蕊柱长约1.6厘米。花期8—10月。

生境：生海拔1180~2300米的山坡草丛或灌丛。

药用部位：鳞茎

拉丁名：*Anthogonium gracile* Lindl.

▶ **白及**

白根、地螺丝、羊角七
科属：兰科白及属

形态：植株高18~60厘米，假鳞茎扁球形，上面具荸荠似的环带，富黏性。茎粗壮，劲直。叶4~6枚，狭长圆形或披针形，先端渐尖，基部收狭成鞘并抱茎。花序具3~10朵花，常不分枝或极罕分枝；花序轴或多或少呈"之"字状曲折；花苞片长圆状披针形，开花时常凋落；花大，紫红色或粉红色；萼片和花瓣近等长，狭长圆形，先端急尖；花瓣较萼片稍宽。花期4—5月。

生境：生于海拔100~3200米的常绿阔叶林下，栋树林或针叶林下、路边草丛或岩石缝中。

药用部位：鳞茎

拉丁名：*Bletilla striata* (Thunb. ex A. Murray) Rchb. f.

▶ **斑叶兰**

大斑叶兰、白花斑叶兰、大武山斑叶兰等
科属：兰科斑叶兰属

形态：植株高15~35厘米。根状茎伸长，茎状，匍匐，具节。茎直立，绿色，具4~6枚叶。叶片卵形或卵状披针形，上面绿色，具白色不规则的点状斑纹，背面淡绿色，先端急尖，基部近圆形或宽楔形，具柄，基部扩大成抱茎的鞘。花茎直立，被长柔毛，具3~5枚鞘状苞片；总状花序具几朵至20余朵疏生近偏向一侧的花；蕊柱短，花药卵形，渐尖；花粉团长约3毫米；蕊喙直立，叉状2裂；柱头1个，位于蕊喙之下。花期8—10月。

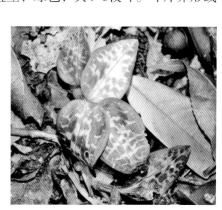

生境：生海拔500~2800米山坡或沟谷阔叶林下。

药用部位：全草

拉丁名：*Goodyera schlechtendaliana* Rchb. f.

▶ 小斑叶兰

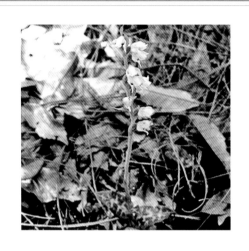

珍斑叶兰、匍枝斑叶兰、南投斑叶兰

科属：兰科斑叶兰属

形态：植株高10~25厘米。根状茎伸长，茎状，匍匐，具节。茎直立，绿色，具5~6枚叶。叶片卵形或卵状椭圆形，上面深绿色具白色斑纹，背面淡绿色，先端急尖，基部钝或宽楔形，具柄；花茎直立或近直立，被白色腺状柔毛，具3~5枚鞘状苞片；总状花序具几朵至10余朵、密生、多少偏向一侧的花；花小，白色或带绿色或带粉红色，半张开；花瓣斜匙形，无毛；唇瓣卵形，基部凹陷呈囊状。花期7—8月。

生境：生于海拔700~3800米的山坡、沟谷林下。

药用部位：全草

拉丁名：*Goodyera repens* (L.) R. Br.

▶ 离萼杓兰

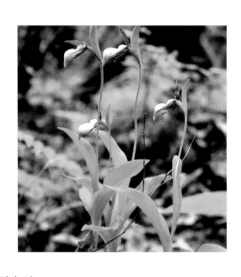

科属：兰科杓兰属

形态：植株高12~30厘米，具粗壮、较短的根状茎。茎直立，被短柔毛，基部具数枚鞘，鞘上方通常具3枚叶，较少为2或4枚叶。叶片椭圆形至狭椭圆状披针形；花序顶生，具1花；花序柄纤细，被短柔毛；花瓣淡红褐色或栗褐色并有白色边缘，唇瓣白色而有粉红色晕；中萼片卵状披针形；唇瓣深囊状，倒圆锥形，略斜歪；蒴果狭椭圆形，有棱，棱上被短柔毛。花期4—6月，果期7月。

生境：生于海拔2000~3600米的林下、林缘、灌丛中或草坡上多石之地。

药用部位：全草

拉丁名：*Cypripedium plectrochilum* Franch

▶ 地宝兰

科属：兰科地宝兰属

形态：假鳞茎块茎状，常为不规则的椭圆状或三角状卵形，多个连接，位于地下，直径1.5~2厘米，有节，干后皱缩，常有残存的叶鞘纤维。叶2~3枚，在花期已长成，椭圆形、狭椭圆形或长圆状披针形，花苞片线状披针形，花梗和子房长7~8毫米；花白色；萼片长圆形；侧萼片略斜歪；花瓣近倒卵状长圆形，与萼片近等长，宽约5毫米；唇瓣宽卵状长圆形，先端近截形并略有裂缺；蕊柱长约3毫米（不连花药），有短的蕊柱足。花期6—7月。

生境：生林下、溪旁、草坡，海拔1500米以下。

药用部位：全草

拉丁名：*Geodorum densiflorum* (Lam.) Schltr.

云南独蒜兰

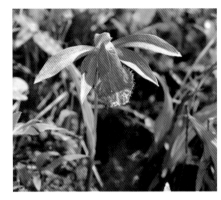

科属：兰科独蒜兰属

形态：地生或附生草本。假鳞茎卵形、狭卵形或圆锥形，上端有明显的长颈，绿色，顶端具1枚叶。叶在花期极幼嫩或未长出，长成后披针形至狭椭圆形，纸质，花葶从无叶的老假鳞茎基部发出，直立，基部有数枚膜质筒状鞘，顶端具1花，罕为2花；花淡紫色、粉红色或有时近白色；蒴果纺锤状圆柱形。花期4—5月，果期9—10月。

生境：生于林下和林缘多石地上或苔藓覆盖的岩石上，常见于草坡稍荫蔽的砾石地上，海拔1100~3500米。

药用部位：鳞茎

拉丁名：*Pleione yunnanensis* (Rolfe) Rolfe

杜鹃兰

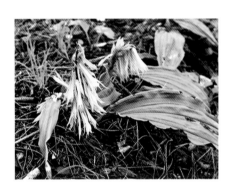

科属：兰科杜鹃兰属

形态：假鳞茎卵球形或近球形，密接，有关节，外被撕裂成纤维状的残存鞘。叶通常1枚，生于假鳞茎顶端，狭椭圆形、近椭圆形或倒披针状狭椭圆形，花葶从假鳞茎上部节上发出，近直立；总状花序，具5~22朵花；花苞片披针形至卵状披针形；花常偏花序一侧，多少下垂，不完全开放，有香气，狭钟形，淡紫褐色；蕊柱细长；蒴果近椭圆形，下垂。花期5—6月，果期9—12月。

生境：生于林下湿地或沟边湿地上，海拔500~2900米。

药用部位：鳞茎

拉丁名：*Cremastra appendiculata* (D. Don) Makino

裂唇舌喙兰

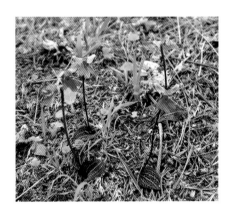

科属：兰科喙兰属

形态：直立草本，高20~32厘米。块茎椭圆状，长约2厘米。茎在基部通常具1枚筒状膜质鞘，鞘上方1枚叶，罕具2枚叶，向上还具2~4枚鞘状退化叶。叶片卵形，总状花序，具3~9朵花；花苞片披针形，先端渐尖或长渐尖，下面的一枚长约1.2厘米，向上渐短；子房线形；花紫红色，较大；唇瓣宽倒卵状楔形，3裂，上面被细小的乳突，在基部近距口处具2枚胼胝体；蕊喙卵形，长约2毫米，先端急尖，上面具细小的乳突。花期8月。

生境：多生于海拔800~900米的多岩石的地方。

药用部位：全草

拉丁名：*Hemipilia henryi* Rolfe

▶ 舌喙兰

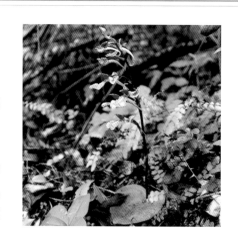

科属：兰科喙兰属

形态：直立草本，高13~27厘米。块茎椭圆状。茎基部具1~2枚膜质鞘，鞘上方具1枚叶，向上还具1~3枚鞘状退化叶。叶片心形、宽卵形或宽心形，总状花序，通常具8~10朵花；花苞片披针形；花浅红色至紫红色；中萼片卵形，舟状，先端具短尖或钝，具5脉，无毛；唇瓣与侧萼片等长，3深裂或3浅裂，上面被细小的乳突，在基部近距口处具2枚胼胝体；中裂片与侧裂片的形状及大小变化很大；花药明显高出蕊喙。花期6—8月。

生境：生于海拔2300~3500米的林下或山坡上。

药用部位：全草

拉丁名：*Hemipilia cruciata* Finet

▶ 火烧兰

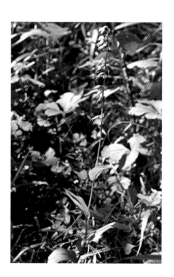

小花火烧兰

科属：兰科火烧兰属

形态：地生草本，高20~70厘米；根状茎粗短。茎上部被短柔毛，下部无毛，具2~3枚鳞片状鞘。叶4~7枚，互生；叶片卵圆形、卵形至椭圆状披针形，罕有披针形；总状花序，通常具3~40朵花；花苞片叶状，线状披针形，花绿色或淡紫色，下垂，较小；花瓣椭圆形，下唇兜状，上唇近三角形或近扁圆形，先端锐尖，在近基部两侧各有一枚半圆形褶片，近先端有时脉稍呈龙骨状；蒴果倒卵状椭圆状，具极疏的短柔毛。花期7月，果期9月。

生境：生于海拔250~3600米山坡林下、草丛或沟边。

药用部位：全草

拉丁名：*Epipactis helleborine* (L.) Crantz

▶ 小尖囊兰

科属：兰科尖囊兰属

形态：根丛生，扁平，长而弯曲，表面多少具疣状突起。茎不明显。叶少数，近丛生，花期或旱季时凋落，有时仅存留1枚，近长圆形，花序侧生于茎的基部，不分枝；疏生1~2枚筒状鞘；花序轴长5~10毫米，具1~2朵花；花苞片卵状三角形，花开展，萼片和花瓣淡紫红色；花瓣倒卵状匙形，蕊柱长5毫米，具3毫米的蕊柱足；药帽半球形，前端稍向前伸长，先端稍具短突。花期6月。

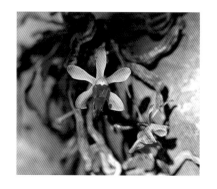

生境：生于海拔达2000米的山坡林中树干上。

药用部位：全草

拉丁名：*Kingidium taeniale* (Lindl.) P. F. Hunt

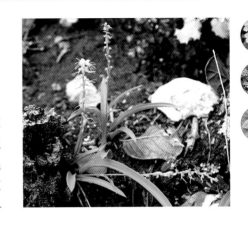

▶ 角盘兰

科属：兰科角盘兰属

形态：植株高5.5~35厘米。块茎球形，肉质。茎直立，无毛，基部具2枚筒状鞘，下部具2~3枚叶，在叶之上具1~2枚苞片状小叶。叶片狭椭圆状披针形或狭椭圆形，直立伸展，总状花序具多数花，圆柱状；花苞片线状披针形，先端长渐尖，尾状，直立伸展；蕊喙矮而阔；柱头2个，隆起，叉开，位于蕊喙之下；退化雄蕊2个，近三角形，先端钝，显著。花期6—7（—8）月。

生境：生于海拔600~4500米的山坡阔叶林至针叶林下、灌丛下、山坡草地或河滩沼泽草地中。

药用部位：全草

拉丁名：*Herminium monorchis* (L.) R. Br.

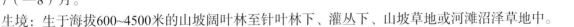

▶ 三脊金石斛

科属：兰科金石斛属

形态：根状茎匍匐，粗4~6毫米，具长5~10毫米的节间，每相距7个节间发出1个茎。茎金黄色，下垂或斜出，长达27厘米，常分枝；叶革质，狭卵状披针形，先端渐尖并且微凹。花序出自叶腋和叶基部的远轴面一侧，通常具1朵花；花序柄长约4毫米，被覆数枚鳞片状的鞘；花梗和子房长约6毫米；花淡黄色，质地薄，仅开放半天，随后凋谢；蕊柱粗短，长约4毫米，具长约5毫米的蕊柱足；药帽前端平截，其边缘具细齿。花期6月。

生境：生于海拔约800米的山地疏林中树干上。

药用部位：全草

拉丁名：*Flickingeria tricarinata* Z. H. Tsi et S. C. Chen

▶ 君子兰

科属：兰科君子兰属

形态：多年生草本。茎基部宿存的叶基呈鳞茎状。基生叶质厚，深绿色，具光泽，带状，长30~50厘米，宽3~5厘米，下部渐狭。花茎宽约2厘米；伞形花序有花10~20朵，有时更多；花梗长2.5~5厘米；花直立向上，花被宽漏斗形，鲜红色，内面略带黄色；花被管长约5毫米，外轮花被裂片顶端有微凸头，内轮顶端微凹，略长于雄蕊；花柱长，稍伸出于花被外。浆果紫红色，宽卵形。花期为春夏季，有时冬季也可开花。

生境：人工栽培于花坛、庭院。

药用部位：全草

拉丁名：*Clivia miniata* Regel

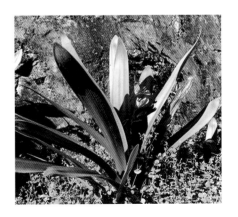

▶ 齿唇兰

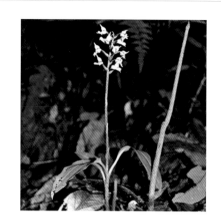

云南齿唇兰、二囊齿唇兰、黄花齿唇兰

科属：兰科开唇兰属

形态：植株高15~30厘米。根状茎伸长，匍匐，肉质，具节，节上生根。茎直立，圆柱形，无毛，具4~5枚叶。叶片卵形、卵状披针形或椭圆形；总状花序具3~10余朵花，花序轴和花序梗被短柔毛，花序梗短，具1~2枚鞘状苞片；花苞片披针形或卵状披针形，先端渐尖；花较大，黄色；萼片黄绿色；中萼片卵形或卵状长圆形，凹陷呈舟状；侧萼片张开，斜歪的卵状椭圆形；花瓣带白绿色，斜歪，半卵形。花期6—9月。

生境：生于海拔800~2200米的山坡或沟谷的常绿阔叶林下阴湿处。

药用部位：全草

拉丁名：*Anoectochilus lanceolatus* Lindl.

▶ 滇南开唇兰

金线莲、金线兰、血叶兰

科属：兰科开唇兰属

形态：植株高20~30厘米。根状茎伸长，匍匐，肉质，具节，节上生根。茎直立，圆柱形，具3~6枚叶。叶片卵形或卵状椭圆形，上面暗绿色，无金红色或白色美丽的脉网，背面淡红色；叶柄基部扩大成抱茎的鞘。总状花序具多数较疏生的花，花序

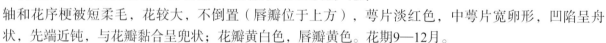

轴和花序梗被短柔毛，花较大，不倒置（唇瓣位于上方），萼片淡红色，中萼片宽卵形，凹陷呈舟状，先端近钝，与花瓣黏合呈兜状；花瓣黄白色，唇瓣黄色。花期9—12月。

生境：生于海拔1050~2150米的山坡或沟谷常绿阔叶林下阴湿处。

药用部位：全草

拉丁名：*Anoectochilus burmannicus* Rolfe

▶ 春兰

兰花、剑兰、兰草

科属：兰科兰属

形态：地生植物；假鳞茎较小，卵球形，包藏于叶基之内。叶4~7枚，带形，通常较短小，边缘无齿或具细齿。花葶从假鳞茎基部外侧叶腋中抽出，直立；花序具单朵花，极罕2朵；花色泽变化较大，通常为绿色或淡褐黄色而有紫褐色脉纹，有香气；萼片近长圆形至长圆状倒卵形，花瓣倒卵状椭圆形至长圆状卵

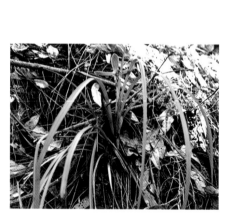

形；唇瓣近卵形；花粉团4个，成2对。蒴果狭椭圆形，长6~8厘米，宽2~3厘米。花期1—3月。

生境：生于海拔300~2700米多石山坡、林缘、林中透光处。

药用部位：根、叶、花、果、种子

拉丁名：*Cymbidium goeringii* (Rchb. f.) Rchb. f.

▶ 虎头兰

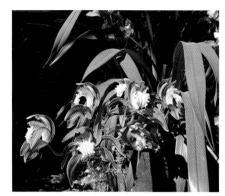
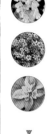

科属：兰科兰属

形态：附生草本，假鳞茎狭椭圆形至狭卵形，大部分包藏于叶基之内。叶4~6 (~8)枚，带形，先端急尖，关节位于距基部（4~）6~10厘米处。花葶从假鳞茎下部穿鞘而出，外弯或近直立，总状花序具7~14朵花；花苞片卵状三角形，花大，有香气；萼片与花瓣苹果绿或黄绿色，唇盘上2条纵褶片从基部延伸至中裂片基部以上，沿褶片生有短毛；花粉团2个，近三角形。蒴果狭椭圆形。花期1—4月。

生境：生于林中树上或溪谷旁岩石上，海拔1100~2700米。

药用部位：全草

拉丁名：*Cymbidium hookerianum* Rchb. f.

▶ 兔耳兰

科属：兰科兰属

形态：半附生植物；假鳞茎近扁圆柱形或狭梭形，有节，多少裸露，顶端聚生2~4枚叶。叶倒披针状长圆形至狭椭圆形，先端渐尖，上部边缘有细齿，基部收狭为柄；花葶从假鳞茎下部侧面节上发出，直立；花序具2~6朵花，较少减退为单花或具更多的花；花苞片披针形，花通常白色至淡绿色，萼片倒披针状长圆形；花粉团4个，成2对。蒴果狭椭圆形。花期5—8月。

生境：生于疏林下、竹林下、林缘、阔叶林下或溪谷旁的岩石上、树上或地上，海拔300~2200米。

药用部位：全草

拉丁名：*Cymbidium lancifolium* Hook.

▶ 粗茎毛兰

小脚筒兰

科属：兰科毛兰属

形态：假鳞茎纺锤形或圆柱形，基部具鞘，顶端具1~3枚叶。叶长椭圆形或卵状椭圆形，先端急尖，基部渐狭成柄，具8~12条主脉。花序1~2 (~4) 个，从靠近假鳞茎中上部的鞘中发出，有时甚至从近基部发出，近直立，疏生6~10朵花；花序轴密生锈色卷曲柔毛；花粉团倒三角形，淡黄色。蒴果倒卵状圆柱形，下部渐变细，具锈色疏柔毛。花期3—4月，果期6月。

生境：喜透水和保水性良好的条件，常生于海拔900~2200米的林中树上。

药用部位：全草

拉丁名：*Eria amica* Rchb. f.

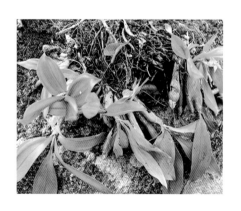

指叶毛兰

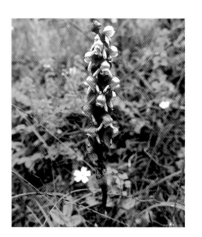

树葱

科属：兰科毛兰属

形态：植物体较小，幼时全体被白色绒毛，但除花序及花外，毛易脱落；根状茎明显，具鞘，假鳞茎不膨大，圆柱形，上部近顶端处着生3~4枚叶，基部被2~3枚筒状鞘。叶肉质，圆柱形，稍两侧压扁；花序1个，着生于假鳞茎顶部，从叶内侧发出，花黄色，萼片外面密被白色绒毛，花瓣长圆形，先端钝，两面疏被白色绒毛；唇瓣近倒卵状椭圆形，不裂，上部稍肉质，花粉团梨形，扁平，黄色，长约0.5毫米。花期4—5月。

生境：生于海拔800~2700米的林中树上或林下岩石上。

药用部位：全草

拉丁名：*Eria pannea* Lindl.

鸟足兰

长距鸟足兰、双肾参、双参

科属：兰科鸟足兰属

形态：植株高30~45厘米，具块茎；块茎长圆状椭圆形，茎无毛，基部具膜质鞘，在鞘的上方有2~3枚叶和2~4枚叶状鞘。叶片椭圆形、卵形或卵状披针形；总状花序长8~9厘米，密生20余朵或更多的花；花粉红色；中萼片狭椭圆形，先端钝；侧萼片长圆状半卵形，稍斜歪，花瓣狭长圆形或狭椭圆形；唇瓣位于上方，兜状，近半球形，先端钝并外折，背面有龙骨状突起；距2个，纤细，下垂，通常与子房等长；柱头唇近圆形；蕊喙唇3裂。花期9—12月。

生境：生于海拔1000~3200米的草坡上、林间空地或林下。

药用部位：全草

拉丁名：*Satyrium nepalense* D. Don

扇唇舌喙兰

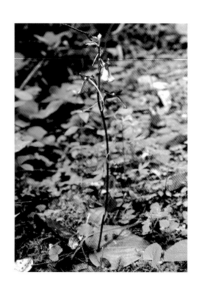

双参、舌喙兰、独叶草

科属：兰科舌喙兰属

形态：直立草本，高20~28厘米。块茎狭椭圆状；茎在基部具1枚膜质鞘，鞘上方具1枚叶，向上具1~4枚鞘状退化叶。叶片心形、卵状心形或宽卵形，大小变化甚大，先端急尖或具短尖，基部心形或近圆形，抱茎，上面绿色并具紫色斑点，背面紫色，无毛；总状花序，通常具3~15朵花；花苞片披针形；花颜色变化较大，从紫红色到近纯白色；花瓣宽卵形；唇瓣基部具明显的爪；蒴果圆柱形。花期6—8月。

生境：生于海拔2000~3200米的林下、林缘或石灰岩石缝中。

药用部位：全草

拉丁名：*Hemipilia flabellata* Bur. et Franch.

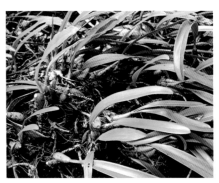
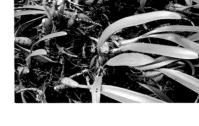

▶ 赤唇石豆兰

高士佛豆兰、恒春石豆兰

科属：兰科石豆兰属

形态：根状茎粗壮，粗4~5毫米，被覆瓦状鳞片状鞘。根从节上和节间中发出，多数。假鳞茎直立，彼此相距4~8厘米，近圆柱形，顶生1枚叶。叶厚革质或肉质，直立，长圆形；花葶从根状茎上和假鳞茎基部抽出，稍扁，连同花梗长4~8厘米；花序柄极短，顶生1朵花，基部被3~5枚鞘；鞘筒状，彼此套叠；花淡黄色带紫色条纹，质地较厚；药帽僧帽状或长圆锥形，上面具细乳突。花期5—7月。

生境：生于海拔100~1550米的林中树干上或沟谷岩石上。

药用部位：全草

拉丁名：*Bulbophyllum affine* Lindl.

▶ 滇南石豆兰

科属：兰科石豆兰属

形态：假鳞茎卵形，卧伏在根状茎上，彼此无明显的间隙，仅上部稍抬起，被膜质鞘，顶生1枚叶。叶片椭圆形或长圆形，花葶从假鳞茎基部发出，具1~2朵花；花序基部被鞘；花苞片宽卵形，先端锐尖；花梗和子房纤细，圆柱形；花黄色带紫色斑点；蕊柱粗短；蕊柱翅在蕊柱基部上方向前扩展为前端近锐尖的三角形；蕊柱齿牙齿状；药帽长圆锥形，前端收窄为狭长的尖头。花期6月。

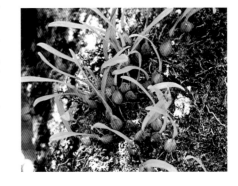

生境：生于海拔达1500米的山地疏林中树干上或向阳山坡的岩石上。

药用部位：鳞茎

拉丁名：*Bulbophyllum psittacoglossum* Rchb. f.

▶ 齿瓣石斛

紫皮石斛

科属：兰科石斛属

形态：茎下垂，稍肉质，细圆柱形，不分枝，具多数节，干后常淡褐色带污黑。叶纸质，二列互生于整个茎上，狭卵状披针形，先端长渐尖，基部具抱茎的鞘；叶鞘常具紫红色斑点，干后纸质。总状花序常数个，出自于落了叶的老茎上，每个具1~2朵花；花序柄绿色，基部具2~3枚干膜质的鞘；花苞片膜质，卵形，先端近锐尖；花梗和子房绿色带褐色；花质地薄，开展，具香气；蕊柱白色，前面两侧具紫红色条纹。花期4—5月。

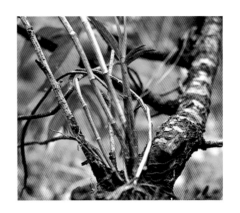

生境：生于海拔达1850米的山地密林中树干上。

药用部位：全草

拉丁名：*Dendrobium devonianum* Paxt.

▶ 叠鞘石斛

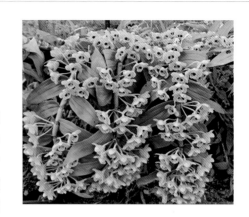

石斛、黄草

科属： 兰科石斛属

形态： 茎粗壮，圆柱形，不分枝，具多数节；节间长2.5~4厘米，干后淡黄色或黄褐色。叶革质，线形或狭长圆形总状花序侧生于去年生落了叶的茎上端，长约1厘米，通常1~2朵花，有时3朵；花序柄近直立；鞘纸质，浅白色，杯状或筒状；花苞片膜质，浅白色，舟状；花橘黄色，开展；中萼片长圆状椭圆形，先端钝，全缘；萼囊圆锥形；花瓣椭圆形或宽椭圆状倒卵形；唇瓣近圆形，唇瓣上面具一个大的紫色斑块。花期5—6月。

生境： 生于海拔600~2500米的山地疏林中树干上。

药用部位： 茎、叶、花

拉丁名： *Dendrobium aurantiacum* Rchb. f. var. *denneanum* (kerr) Z. H. Tsi

▶ 鼓槌石斛

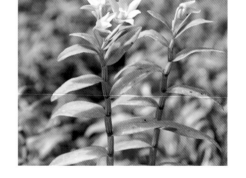

金弓石斛

科属： 兰科石斛属

形态： 茎直立，肉质，纺锤形，长6~30厘米，中部粗，具2~5节间，具多数圆钝的条棱，干后金黄色，近顶端具2~5枚叶。叶革质，或先端急尖而钩转，基部收狭，但不下延为抱茎的鞘。总状花序近茎顶端发出，斜出或稍下垂；花序轴粗壮，疏生多数花；花质地厚，金黄色，稍带香气；中萼片长圆形，先端稍钝，具7条脉；侧萼片与中萼片近等大；萼囊近球形。花期3—5月。

生境： 生于海拔520~1800米，阳光充足的常绿阔叶林中树干上或疏林下岩石上。

药用部位： 全草

拉丁名： *Dendrobium chrysotoxum* Lindl.

▶ 铁皮石斛

云南铁皮、黑节草

科属： 兰科石斛属

形态： 茎直立，圆柱形，长9~35厘米，粗2~4毫米，不分枝，具多节，常在中部以上互生3~5枚叶；叶二列，纸质，长圆状披针形，总状花序常从落了叶的老茎上部发出，具2~3朵花；花序轴回折状弯曲；花苞片干膜质，浅白色，卵形，先端稍钝；萼片和花瓣黄绿色，近相似，长圆状披针形，唇盘密布细乳突状的毛，并且在中部以上具1个紫红色斑块；蕊柱黄绿色，先端两侧各具1个紫点；蕊柱足黄绿色带紫红色条纹，疏生毛。花期3—6月。

生境： 生海拔1600米的山地半阴湿的岩石上。

药用部位： 全草

拉丁名： *Dendrobium officinale* Kimura et Migo

▶ 节茎石仙桃

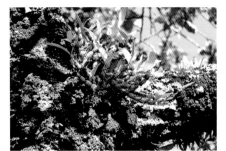

科属：兰科石仙桃属

形态：假鳞茎近圆筒形，肉质，有时两端略收狭，彼此以首尾相连接，貌似长茎状，有时有少数分枝，在连接处有一段很短的根状茎或根状茎不甚明显，有时发出少数根。叶2枚，生于新假鳞茎顶端，花期叶已长成，倒卵状椭圆形、长圆形或狭椭圆形，花葶从假鳞茎顶端两叶中央发出，通常略长或短于叶；总状花序具10余朵花；蒴果椭圆形至倒卵状椭圆形，略具3棱。花期6—8月，果期10—12月。

生境：生于林中树上或稍荫蔽的岩石上，海拔800~2500米。

药用部位：全草

拉丁名：*Pholidota articulata* Lindl.

▶ 宿苞石仙桃

科属：兰科石仙桃属

形态：根状茎匍匐，较粗壮，具多节，密被鳞片状鞘，生多数根；假鳞茎密接，近长圆形，略带4钝棱，有时上端略收狭，顶端生1叶。叶长圆状倒披针形、长圆形至近宽倒披针形，薄革质，先端短渐尖或急尖，基部楔形；花葶生于幼嫩假鳞茎顶端，开花时叶已基本长成，总状花序下垂，密生数十朵花；花苞片宽卵形，花白色或略带红色；蒴果倒卵状椭圆形，果梗长2~4毫米。花期7—9月，果期10月至次年1月。

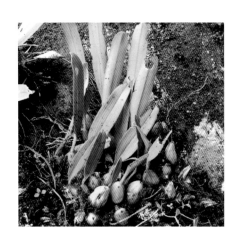

生境：生林中树上或岩石上，海拔1000~2700米。

药用部位：全草

拉丁名：*Pholidota imbricata* Hook.

▶ 绶草

清明草、盘龙参、金龙盘树、青龙抱柱

科属：兰科绶草属

形态：多年生宿根草本，株高为30~45厘米，花朵以螺旋状排列在花茎上，是长相极有特色的植物。花朵旋转着生于花轴，花冠呈白色至粉红色。花奇特美丽，外貌状似杂草，根部却如人参般之植物。花形小巧独特，叶子成倒披针形，约有4~5片；花朵为雌雄同株，总状花序，小花朵呈螺旋状上升；花被为淡粉红色，唇瓣囊状，内有腺毛，下方唇瓣呈囊状还有着蕾丝边。

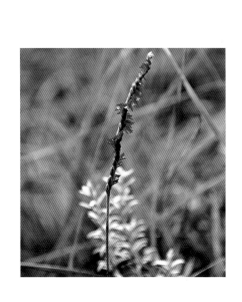

生境：多见于平野、田畔、湿润草地至中海拔林荫下。

药用部位：全草

拉丁名：*Spiranthes sinensis* (Pers.) Ames

▶ 笋兰

科属：兰科笋兰属

形态：地生或附生草本，高30~55厘米，地下具粗短根状茎及大量纤维根。茎直立，较粗壮，圆柱形，通常具10余枚互生叶，基部有数枚抱茎鞘，初时全部包藏于叶鞘内，秋季叶脱落后仅留筒状鞘，貌似多节竹笋。叶薄纸质，狭椭圆形或狭椭圆状披针形，总状花序，具2~7朵花；花苞片大，宽椭圆形至狭椭圆形，舟状，薄革质，宿存；蒴果椭圆形，长约4厘米，宽约2厘米。花期6月.

生境：生于林下岩石上或树杈凹处，也见于多石地上，海拔1200~2300米。

药用部位：全草

拉丁名：*Thunia alba* (Lindl.) Rchb. f.

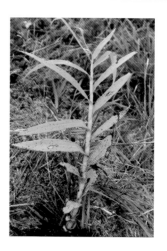

▶ 大黄花虾脊兰

黄根节兰

科属：兰科虾脊兰属

形态：假鳞茎小，具2~3枚叶和5~7枚鞘。叶宽椭圆形，先端具短尖，基部收狭为较长的柄。花葶长40~50厘米；总状花序，无毛，疏生约10朵花；花苞片披针形，先端渐尖；花大，鲜黄色，稍肉质；唇瓣基部与整个蕊柱翅合生，平伸，3深裂，近基部处具红色斑块并具有2排白色短毛；侧裂片斜倒卵形或镰状倒卵形，先端圆钝；中裂片近椭圆形，先端具一短尖；唇盘上具5条波状龙骨状脊，中央3条较长；内面被毛；蕊柱粗短。花期2—3月。

生境：生于海拔1200~1500米的山地林下。

药用部位：全草

拉丁名：*Calanthe sieboldii* Decne.

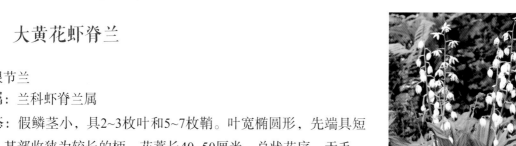

▶ 剑叶虾脊兰

长叶根节兰

科属：兰科虾脊兰属

形态：植株紧密聚生，无明显的假鳞茎和根状茎。假茎通常长4~10厘米，具数枚鞘和3~4枚叶。叶在花期全部展开，剑形或带状，先端急尖，基部收窄；花葶出自叶腋，直立，粗壮，密被细花；花序之下疏生数枚紧贴花序柄的筒状鞘；鞘膜质；总状花序密生许多小花；花黄绿色、白色或有时带紫色；萼片和花瓣反折；萼片相似，近椭圆形，先端锐尖或稍钝；花瓣狭长圆状倒披针形；蒴果卵球形。花期6—7月，果期9—10月。

生境：生于海拔500~3300米的山谷、溪边或林下。

药用部位：全草

拉丁名：*Calanthe davidii* Franch.

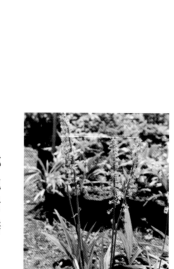

▶ **羊耳蒜**

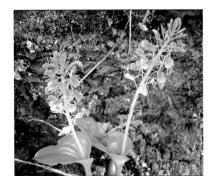
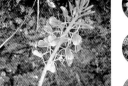

珍珠七、借母怀胎、鸡心七、算盘七

科属：兰科羊耳蒜属

形态：地生草本。假鳞茎卵形，外被白色的薄膜质鞘。叶2枚，卵形、卵状长圆形或近椭圆形，膜质或草质，先端急尖或钝，边缘皱波状或近全缘，基部收狭成鞘状柄，无关节；总状花序具数朵至10余朵花；花苞片狭卵形，花通常淡绿色，有时可变为粉红色或带紫红色；萼片线状披针形。蒴果倒卵状长圆形，果梗长5~9毫米。花期6—8月，果期9—10月。

生境：生于林下、灌丛中或草地荫蔽处。海拔1100~2750米。

药用部位：全草

拉丁名：*Liparis japonica* (Miq.) Maxim

▶ **紫花羊耳蒜**

科属：兰科羊耳蒜属

形态：地生草本，较高大。茎（或假鳞茎）圆柱状，肥厚，肉质，有数节，绿色，下部被数枚薄膜质鞘。叶3~6枚，椭圆形、卵状椭圆形或卵状长圆形，膜质或草质，常稍斜歪，先端渐尖、短尾状或近急尖，基部斜歪并收狭成鞘状柄，无关节；花葶生于茎顶端；花序轴具很狭的翅；花苞片很小，卵形，花深紫红色，较大；蒴果倒卵状长圆形；果梗长6~9毫米。花期2—5月，果期11月。

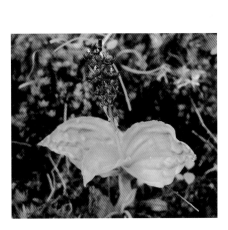

生境：生于常绿阔叶林下或阴湿的岩石覆土上或地上，海拔500~1700米。

药用部位：全草

拉丁名：*Liparis nigra* Seidenf.

▶ **棒距玉凤花**

川滇玉凤花

科属：兰科玉凤花属

形态：植株高18~65厘米，干后变成黑色。块茎肉质，长圆形或卵形，茎较粗壮，直立，圆柱形，在叶之下具2~3枚长的筒状鞘，其上具5~6枚叶。叶片椭圆状舌形或长圆状披针形，直立伸展，总状花序具4~19朵较密生的花；花苞片椭圆状披针形，先端渐尖；花较大，绿白色；萼片黄绿色，边缘具缘毛，中萼片狭卵形，直立，凹陷呈舟状，药室叉开，基部伸长的沟，与蕊喙臂伸长的沟两者靠合成细的管，管上举；卵形。花期7—8月。

生境：生于海拔2400~3400米的林下或灌丛草地。

药用部位：全草

拉丁名：*Habenaria mairei* Schltr

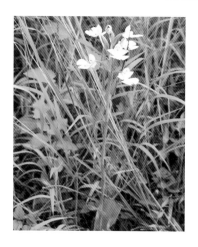

▶ 鹅毛玉凤花

科属：兰科玉凤花属

形态：植株高达50厘米。块茎肉质，长圆形。茎细长，直立，圆柱形，无毛，下部具6枚叶，在叶之上疏生11枚、披针形、先端长渐尖的鞘状苞片。叶片椭圆形至狭椭圆形，先端渐尖或急尖，基部收狭并抱茎。总状花序具多数密生的花，无毛；花苞片披针形，先端长渐尖，较子房稍短或近等长；花小，淡绿色，无毛；蕊柱短；药室稍叉开，基部伸长的管与药室近等长；柱头2个，隆起，小，近长圆形。花期9月。

生境：生南贡山山脚林缘或林下。海拔1150米。

药用部位：全草

拉丁名：*Habenaria dentata* (Sw.) Schltr.

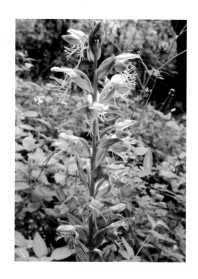

▶ 宽药隔玉凤花

科属：兰科玉凤花属

形态：植株高18~60厘米，干后变成黑色。块茎卵状椭圆形或长圆形，肉质；茎粗壮，直立，圆柱形，具4~7枚叶。叶片卵形至长圆状披针形，先端渐尖或急尖，基部抱茎。总状花序具3~20朵疏生的花，花苞片卵状披针形；子房圆柱形，扭转，无毛；花较大，绿白色，萼片绿色或白绿色，前部边缘具缘毛；中萼片卵状椭圆形，直立，凹陷呈舟状；花瓣白色，直立，偏斜长圆形，镰状，不裂，唇瓣白色；柱头的突出伸长，棒状，较药室长，前部镰状膨大且向上弯曲；退化雄蕊小，椭圆形。花期6—8月。

生境：生于海拔2200~3500米的山坡林下、灌丛或草地。

药用部位：全草

拉丁名：*Habenaria limprichtii* Schltr.

▶ 毛唇芋兰

福氏芋兰、独叶草

科属：兰科芋兰属

形态：块茎圆球形，直径10~15毫米。叶1枚，在花凋谢后长出，淡绿色，质地较薄，干后带黄色，心状卵形，总状花序具3~5朵花；花苞片线形，反折，较子房和花梗长；子房椭圆形，长5毫米，棱上具狭翅，具4~5毫米长的花梗；花梗细，常多少下弯；花半张开；萼片和花瓣淡绿色，具紫色脉，近等大，线状长圆形，先端钝或急尖；中裂片横的椭圆形，先端钝；蕊柱长6~8毫米。花期5月。

生境：生于海拔220~1000米的山坡或沟谷林下阴湿处。

药用部位：全草

拉丁名：*Nervilia fordii* (Hance) Schltr

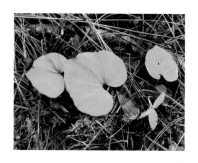

▶ 鸢尾兰

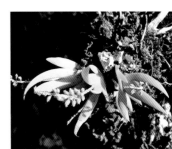

科属：兰科鸢尾兰属

形态：茎短，不明显。叶近基生，5~6枚，二列套叠，两侧压扁，肥厚，先端短渐尖或钝，干后脉明显可见，下部内侧有干膜质边缘，基部有关节。总状花序，下垂，密生数百朵小花；花苞片近椭圆形或长圆形，边缘有啮蚀状齿；花梗和子房长约1.5毫米；花红褐色；唇瓣轮廓为宽卵形或近半圆形，不明显的3裂，基部向后方延伸，边缘有不规则的裂缺或流苏，先端2裂，蕊柱短。蒴果椭圆形，果梗极短。花、果期8—12月。

生境：生于林中树上，海拔1300~1400米。

药用部位：全草

拉丁名：*Nervilia fordii* (Hance) Schltr

207

▶ 竹叶兰

科属：兰科竹叶兰属

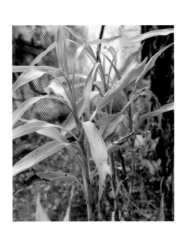

形态：植株高40~80厘米，有时可达1米以上；地下根状茎常在连接茎基部处呈卵球形膨大，貌似假鳞茎；茎直立；叶线状披针形，薄革质或坚纸质，基部具圆筒状的鞘；鞘抱茎；花序总状或基部有1~2个分枝而成圆锥状，具2~10朵花，但每次仅开1朵花；花粉红色或略带紫色或白色；萼片狭椭圆形或狭椭圆状披针形，花瓣椭圆形或卵状椭圆形，唇瓣轮廓近长圆状卵形；蒴果近长圆形。花、果期主要为9—11月，但1—4月也有。

生境：生于海拔400~2800米草坡、溪谷旁、灌丛下或林中。

药用部位：全草、根状茎

拉丁名：*Arundina graminifolia* (D. Don) Hochr.

▶ 钻喙兰

狐尾兰

科属：兰科钻喙兰属

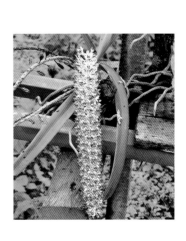

形态：植株具发达而肥厚的气根。根粗6~16毫米。茎直立或斜立，不分枝，具少数至多数节，密被套叠的叶鞘。叶肉质，二列，彼此紧靠，外弯，宽带状，基部具宿存的鞘。花序腋生，1~3个，长于或近等长于叶，不分枝，常下垂；花序轴多少肥厚，密生许多花；花苞片反折，宽卵形，花白色而密布紫色斑点，开展，纸质；中萼片椭圆形；黏盘柄线形；蒴果倒卵形或近棒状，具棱，果柄长约1厘米。花期5—6月，果期5—7月。

生境：生于海拔310~1400米疏林中或林缘树干上。

药用部位：全草

拉丁名：*Rhynchostylis retusa* (L.) Bl.

▶ 藜

灰藿、灰菜
科属：藜科藜属
形态：一年生草本，高30~150厘米。茎直立，粗壮，具条棱及绿色或紫红色色条，多分枝；枝条斜升或开展。叶片菱状卵形至宽披针形，有时嫩叶的上面有紫红色粉，下面多少有粉，边缘具不整齐锯齿；花两性，花簇于枝上部排列成或大或小的穗状圆锥状或圆锥状花序；花被裂片5片，宽卵形至椭圆形；果皮与种子贴生。种子横生，双凸镜状，边缘钝，黑色，有光泽，表面具浅沟纹；胚环形。花、果期5—10月。
生境：生于路旁、荒地及田间。
药用部位：全草
拉丁名：*Chenopodium album* L.

▶ 土荆芥

鹅脚草、臭草、杀虫芥
科属：藜科藜属
形态：一年生或多年生草本，高50~80厘米，有强烈香味。茎直立，多分枝，有色条及钝条棱；枝通常细瘦，有短柔毛并兼有具节的长柔毛，有时近于无毛。叶片矩圆状披针形至披针形，先端急尖或渐尖，边缘具稀疏不整齐的大锯齿；花两性及雌性，通常3~5个团集，生于上部叶腋；胞果扁球形，完全包于花被内。种子横生或斜生，黑色或暗红色，平滑，有光泽，边缘钝。花期和果期的时间都很长。
生境：生于海拔2200米以下村旁、路边、河岸等处。
药用部位：全草
拉丁名：*Chenopodium ambrosioides* L.

▶ 地肤

地麦、落帚、扫帚苗、扫帚菜、孔雀松
科属：藜科地肤属
形态：一年生草本，高50~100厘米。根略呈纺锤形。茎直立，圆柱状，淡绿色或带紫红色，有多数条棱，稍有短柔毛或下部几无毛；分枝稀疏，斜上。叶为平面叶，披针形或条状披针形，花两性或雌性，通常1~3朵生于上部叶腋，构成疏穗状圆锥状花序，花下有时有锈色长柔毛；胞果扁球形，果皮膜质，与种子离生。种子卵形，黑褐色，稍有光泽；胚环形，胚乳块状。花期6—9月，果期7—10月。
生境：生于田边、路旁、荒地等处。
药用部位：果实
拉丁名：*Kochia scoparia* (L.) Schrad.

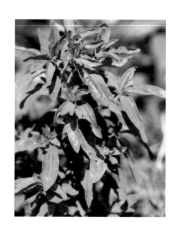

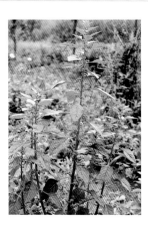

▶ 千针苋

刺苋、野麻、千针线、针苋

科属：藜科千针苋属

形态：直立，高30~80厘米。茎通常单一，具条棱及条纹，上部多分枝，枝斜伸。叶片卵形至狭卵形，边缘不整齐羽状浅裂，裂片具锐锯齿；复二歧聚伞花序遍生叶腋，基部分枝或不分枝；花被直径约1毫米，5裂至近基部；盖果半球形，直径约1.5毫米，顶面具宿存的花柱，果皮与种皮分离。种子直径略大于1毫米，稍现点网纹，边缘钝。花、果期6—11月。

生境：多生于田边、路旁、河边、荒地等处。

药用部位：全草

拉丁名：*Acroglochin persicarioides* (Poir.) Moq.

▶ 川楝

川楝子、金铃子

科属：楝科楝属

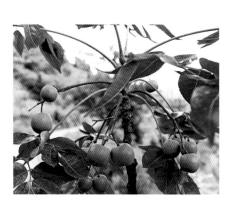

形态：乔木，高10余米；幼枝密被褐色星状鳞片，老时无，暗红色，具皮孔，叶痕明显。二回羽状复叶，每一羽片有小叶4~5对；具长柄；小叶对生，具短柄或近无柄，膜质，椭圆状披针形，圆锥花序聚生于小枝顶部之叶腋内，密被灰褐色星状鳞片；花具梗，较密集；核果大，椭圆状球形，果皮薄，熟后淡黄色；核稍坚硬，6~8室。花期3~4月，果期10—11月。

生境：生于海拔500~2100米的杂木林和疏林内或平坝、丘陵地带湿润处。

药用部位：果实

拉丁名：*Melia toosendan* Sieb. et Zucc.

▶ 地黄连

花叶矮陀陀、土黄连、假苦楝、矮秃秃等

科属：楝科地黄连属

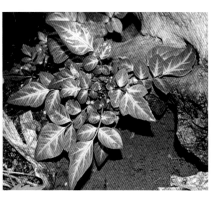

形态：矮小亚灌木，高10~15厘米，茎通常不分枝。叶为奇数羽状复叶，被短柔毛，小叶通常3枚，有时5枚，顶生小叶较大，卵形至椭圆状卵形，先端锐尖而钝，边缘有稀疏的粗锯齿，基部宽楔形或圆形，侧生小叶近圆形或卵圆形，有粗锯齿或有时有不规则的浅裂。聚伞花序腋生，通常有花3朵，长约3厘米；萼片5片，披针形，外被短柔毛；花瓣白色，裂片5片；雄蕊管顶端10裂，花药10。蒴果扁球形，被细柔毛。花期6月，果期8月。

生境：常见于林缘、路边、石缝阴地。

药用部位：全草

拉丁名：*Munronia sinica* Diels

▶ 云南地黄连

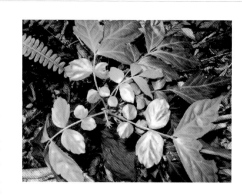

小地黄连、矮陀陀、千年矮等
科属：楝科地黄连属
形态：矮小亚灌木，植株高2.5~15厘米，被柔毛。叶为奇数羽状复叶，小叶通常7~9枚，有时5枚；小叶近无柄，倒卵形至近圆形，花具短柄，有小苞片；萼5裂达基部，裂片小，线状披针形，外被微柔毛；花冠白色，无毛，裂片近相等，长椭圆形或倒卵形，长10~12毫米；子房被毛，花柱线形，与雄蕊管等长，无毛，柱头头状。蒴果扁球形，被长柔毛，果柄弯垂。花期5—7月。
生境：生长于海拔1100~1750米的金沙江河谷急流石岩上。

药用部位：全草

拉丁名：*Munronia delavayi* Franch.

▶ 浆果楝

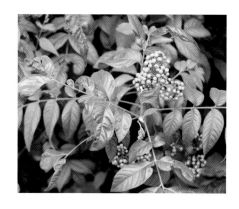

科属：楝科浆果楝属
形态：灌木；小枝红褐色，初时有细柔毛，后变无毛，有灰白色的皮孔。叶互生，有小叶4~6对；小叶对生，膜质，长卵形、长椭圆形至披针形，边全缘或仅上半部有锯齿；叶柄极短。圆锥花序，有短的分枝，无毛；花瓣白色或淡黄色，膜质，长椭圆形，急尖，无毛或近无毛；雄蕊稍短于花瓣，花丝和雄蕊管无毛，花药卵形，无毛；子房5室，无毛。核果熟后紫红色，有棱。花期4—6月，果期12月至翌年2月。
生境：生于海拔1200~2000米山地疏林或灌木林中。

药用部位：根、树皮

拉丁名：*Cipadessa baccifera* (Roth.) Miq.

▶ 香椿

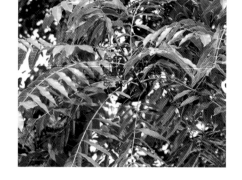

椿树、野椿、红椿
科属：楝科香椿属
形态：乔木；树皮粗糙，深褐色，片状脱落。叶具长柄，偶数羽状复叶，小叶16~20对，对生或互生，纸质，卵状披针形或卵状长椭圆形，边全缘或有疏离的小锯齿，两面均无毛；圆锥花序与叶等长或更长，被稀疏的锈色短柔毛或有时近无毛，小聚伞花序生于短的小枝上，多花；具短花梗；花盘无毛，近念珠状；子房圆锥形，蒴果狭椭圆形，深褐色，有小而苍白色的皮孔，果瓣薄；种子基部通常钝，上端有膜质的长翅，下端无翅。花期6—8月，果期10—12月。
生境：海拔300~2500米均有人栽培。

药用部位：全草

拉丁名：*Toona sinensis* (A. Juss.) Roem.

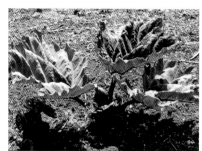

▶ **掌叶大黄**

葵叶大黄、大黄

科属：蓼科大黄属

形态：高大粗壮草本，高1.5~2米，根及根状茎粗壮木质。茎直立中空，叶片长宽近相等，通常成掌状半5裂；大型圆锥花序，分枝较聚拢，密被粗糙短毛；花小， 通常为紫红色，有时黄白色；子房菱状宽卵形，花柱略反曲，柱头头状。果实矩圆状椭圆形到矩圆形，两端均下凹，翅宽约2.5毫米，纵脉靠近翅的边缘。种子宽卵形，棕黑色。花期6月，果期8月。果期果序的分枝直而聚拢。

生境：人工栽培与海拔1500~4400米山坡或房前屋后。

药用部位：根状茎

拉丁名：*Rheum palmatum* L.

▶ **齿叶蓼**

酱头、血娃娃

科属：蓼科何首乌属

形态：多年生草本。根状茎肥厚，近球形，直径可达10厘米。茎缠绕，具纵棱，疏生小突起，无毛，中空，基部稍木质化，叶卵状三角形；托叶鞘膜质，带紫红色；花序圆锥状，稀疏，腋生或顶生；苞片漏斗状，偏斜，淡紫色，每苞片内具1~2花；花被白色或淡绿色，花被片长椭圆形；花丝淡紫红色，比花被稍短；中下部合生，柱头头状。花期8—9月。产云南耿马。生山坡灌丛，海拔2450米。

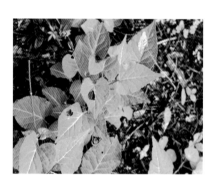

生境：生海拔1600~2800米山坡、灌丛或山谷湿地。

药用部位：根状茎

拉丁名：*Fallopia denticulata* (Huang) A. J. Li

▶ **何首乌**

多花蓼、紫乌藤、夜交藤、九真藤

科属：蓼科何首乌属

形态：多年生草本。块根肥厚，长椭圆形，黑褐色。茎缠绕，长2~4米，多分枝，具纵棱，无毛，微粗糙，下部木质化。叶卵形或长卵形，花序圆锥状，顶生或腋生，分枝开展，具细纵棱，沿棱密被小突起；花被5深裂，白色或淡绿色，果时增大，花被果时外形近圆形，花柱3，极短，柱头头状。瘦果卵形，具3棱，黑褐色，有光泽，包于宿存花被内。花期8—9月，果期9—10月。

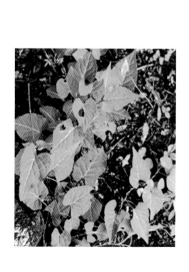

生境：生山谷灌丛、山坡林下、沟边石隙，海拔200~3000米。

药用部位：块根

拉丁名：*Fallopia multiflora* (Thunb.) Harald.

▶ 厚皮菜

牛皮菜

科属：藜科甜菜属

形态：二年生草本，根圆锥状至纺锤状，多汁。茎直立，多少有分枝，具条棱及色条。基生叶矩圆形，具长叶柄，上面皱缩不平，略有光泽，下面有粗壮凸出的叶脉，全缘或略呈波状，先端钝，基部楔形、截形或略呈心形；花2~3朵团集，果时花被基底部彼此合生；花被裂片条形或狭矩圆形，果时变为革质并向内拱曲。胞果下部陷在硬化的花被内，上部稍肉质。种子双凸镜形，红褐色，有光泽；胚环形，苍白色；胚乳粉状，白色。花期5—6月，果期7月。

生境：人工栽培于菜园。

药用部位：全草

拉丁名：*Beta vulgaris* L. var. *cicla* L.

▶ 虎杖

酸筒杆、酸桶芦、大接骨、斑庄根

科属：蓼科虎杖属

形态：多年生草本。根状茎粗壮，横走。茎直立，高1~2米，粗壮，空心，具明显的纵棱，具小突起，无毛，散生红色或紫红斑点。叶宽卵形或卵状椭圆形，托叶鞘膜质，偏斜，褐色，具纵脉，无毛，顶端截形，无缘毛，常破裂，早落。花单性，雌雄异株，花序圆锥状，花被5深裂，淡绿色；瘦果卵形，具3棱，黑褐色，有光泽，包于宿存花被内。花期8—9月，果期9—10月。

生境：生山坡灌丛、山谷、路旁、田边湿地，海拔140~2000米。

药用部位：根状茎

拉丁名：*Reynoutria japonica* Houtt.

▶ 蚕茧草

紫蓼

科属：蓼科蓼属

形态：多年生草本，根状茎横走。茎直立，淡红色，无毛有时具稀疏的短硬伏毛，节部膨大，高50~100厘米。叶披针形，近薄革质，坚硬，顶端渐尖，基部楔形，全缘，两面疏生短硬伏毛，叶柄短或近无柄；托叶鞘筒状，膜质，总状花序呈穗状，顶生，通常数个再集成圆锥状；瘦果卵形，具3棱或双凸镜状，黑色，有光泽，包于宿存花被内。花期8—10月，果期9—11月。

生境：生路边湿地、水边及山谷草地，海拔20~1700米。

药用部位：全草

拉丁名：*Polygonum japonicum* Meisn.

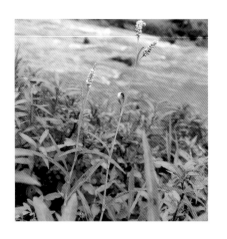

▶ 草血竭

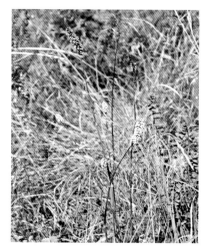

一口血、弓腰老、老腰弓、小么公等

科属：蓼科蓼属

形态：多年生草本。根状茎肥厚，弯曲，直径2~3厘米，黑褐色。茎直立，高40~60厘米，不分枝，无毛，具细条棱，单生或2~3。基生叶革质，狭长圆形或披针形，茎生叶披针形，较小，具短柄总状花序呈穗状，紧密；苞片卵状披针形，膜质，顶端长渐尖；花梗细弱，淡红色或白色，柱头头状。瘦果卵形，具3锐棱，有光泽，长约2.5毫米，包于宿存花被内。花期7—8月，果期9—10月。

生境：生山坡草地、林缘，海拔1500~3500米。

药用部位：根状茎

拉丁名：*Polygonum paleaceum* Wall. ex HK. f.

213

▶ 多穗蓼

科属：蓼科蓼属

形态：半灌木，茎直立，高80~100厘米，具柔毛，有时无毛，多分枝，具纵棱。叶片宽披针形或长圆状披针形，顶长渐尖，基部戟状心形或近截形，上面绿色，疏生短柔毛，托叶鞘偏斜，膜质，深褐色，下面灰绿色，密生白色短柔毛；叶柄粗壮，花序圆锥状，开展，花序轴及分枝具柔毛；花被5深裂，白色或淡红色，花柱3，自基部离生，柱头头状。瘦果卵形，具3棱，黄褐色，平滑。花期8—9月，果期9—10月。

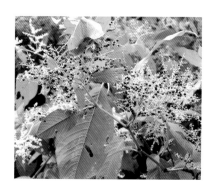

生境：生海拔2700~4500米山坡灌丛，山谷湿地。

药用部位：全草

拉丁名：*Polygonum polystachyum* Wall. ex Meisn.

▶ 火炭母

赤地利、为炭星、白饭草

科属：蓼科蓼属

形态：多年生草本，基部近木质。根状茎粗壮。茎直立，高70~100厘米，通常无毛，具纵棱，多分枝，斜上。叶卵形或长卵形，托叶鞘膜质，无毛，具脉纹，顶端偏斜，无缘毛。花序头状，通常数个排成圆锥状，顶生或腋生，花序梗被腺毛；苞片宽卵形，每苞内具1~3朵花；花被5深裂，白色或淡红色，裂片卵形，果时增大，呈肉质，蓝黑色；瘦果宽卵形，具3棱，黑色，无光泽，包于宿存的花被。花期7—9月，果期8—10月。

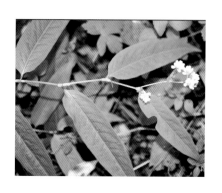

生境：生山谷湿地、山坡草地，海拔30~2400米。

药用部位：根状茎

拉丁名：*Polygonum chinense* L.

▶ 宽叶火炭母

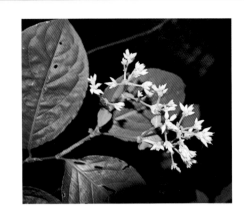

科属：蓼科蓼属

形态：多年生草本，基部近木质。根状茎粗壮。茎直立，高70~100厘米，通常无毛，具纵棱，多分枝，斜上。叶宽卵形或椭圆形，长10~16厘米，宽6~8厘米。托叶鞘膜质，无毛，具脉纹，顶端偏斜，无缘毛。花序头状，通常数个排成圆锥状，顶生或腋生，花序梗被腺毛；苞片宽卵形，每苞内具1~3花；花被5深裂，白色或淡红色，裂片卵形，瘦果宽卵形，具3棱，黑色，无光泽，包于宿存的花被。花期7—9月，果期8—10月。

生境：生山坡林下，海拔1200~3000米。

药用部位：根状茎

拉丁名：*Polygonum chinense* L. var. *ovalifolium* Meisn.

▶ 水蓼

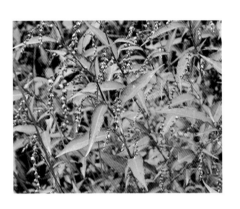

辣蓼、虞蓼、蔷蓼、蔷虞等

科属：蓼科蓼属

形态：一年生草本，高40~70厘米。茎直立，多分枝，无毛，节部膨大。叶披针形或椭圆状披针形，顶端渐尖，基部楔形，边缘全缘，具缘毛，两面无毛，被褐色小点，有时沿中脉具短硬伏毛，具辛辣味，叶腋具闭花受精花；总状花序呈穗状，顶生或腋生，通常下垂，花稀疏，下部间断；花柱2~3，柱头头状。瘦果卵形，双凸镜状或具3棱，密被小点，黑褐色，无光泽，包于宿存花被内。花期5—9月，果期6—10月。

生境：生海拔50~3500米河滩、沟边、山谷湿地。

药用部位：全草

拉丁名：*Polygonum hydropiper* L.

▶ 头花蓼

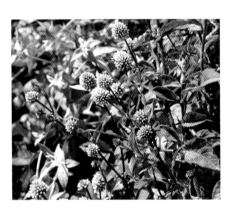

草石椒

科属：蓼科蓼属

形态：多年生草本。茎匍匐，丛生，基部木质化，节部生根，节间比叶片短，多分枝，疏生腺毛或近无毛，一年生枝近直立，具纵棱，疏生腺毛。叶卵形或椭圆形，花序头状，单生或成对，顶生；花序梗具腺毛；苞片长卵形，膜质；花梗极短；花被5深裂，淡红色，花被片椭圆形，柱头头状。瘦果长卵形，具3棱，黑褐色，密生小点，微有光泽，包于宿存花被内。花期6—9月，果期8—10月。

生境：生山坡、山谷湿地，常成片生长，海拔600~3500米。

药用部位：全草

拉丁名：*Polygonum capitatum* Buch.-Ham. ex D. Don

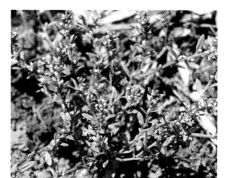
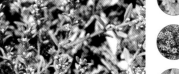

▶ 习见蓼

铁马齿苋

科属：蓼科蓼属

形态：一年生草本。茎平卧，自基部分枝，长10~40厘米，具纵棱，沿棱具小突起，通常小枝的节间比叶片短。叶狭椭圆形或倒披针形，顶端钝或急尖，基部狭楔形，两面无毛，侧脉不明显；叶柄极短或近无柄；托叶鞘膜质，白色，透明，顶端撕裂，花3~6朵，簇生于叶腋，遍布于全植株；柱头头状。瘦果宽卵形，具3锐棱或双凸镜状，黑褐色，平滑，有光泽，包于宿存花被内。花期5—8月，果期6—9月。

生境：生海拔30~2200米田边、路旁、水边湿地。

药用部位：全草

拉丁名：*Polygonum plebeium* R. Br.

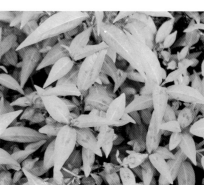
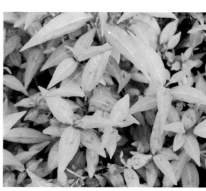

▶ 香蓼

粘毛蓼、水毛蓼、红杆蓼

科属：蓼科蓼属

形态：一年生草本，植株具香味。茎直立或上升，多分枝，密被开展的长糙硬毛及腺毛，高50~90厘米。叶卵状披针形或椭圆状披针形，顶端渐尖或急尖，基部楔形，沿叶柄下延，两面被糙硬毛，叶脉上毛较密，边缘全缘，密生短缘毛；托叶鞘膜质，筒状，总状花序呈穗状，顶生或腋生，花紧密，通常数个再组成圆锥状，瘦果宽卵形，具3棱，黑褐色，有光泽，包于宿存花被内。花期7—9月，果期8—10月。

生境：生路旁湿地、沟边草丛，海拔30~1900米。

药用部位：全草

拉丁名：*Polygonum viscosum* Buch.-Ham. ex D. Don

▶ 硬毛火炭母

科属：蓼科蓼属

形态：多年生草本，基部近木质。根状茎粗壮。茎直立，高70~100厘米，通常无毛，具纵棱，多分枝，斜上。叶两面被糙硬毛；茎、枝具倒生糙硬毛。托叶鞘膜质，无毛，具脉纹，顶端偏斜，无缘毛。花序头状，通常数个排成圆锥状，顶生或腋生，花序梗被腺毛；苞片宽卵形，每苞内具1~3花；花被5深裂，白色或淡红色，裂片卵形，瘦果宽卵形，具3棱，黑色，无光泽，包于宿存的花被。花期7—9月，果期8—10月。

生境：生海拔600~2800米山坡草地、山谷灌丛。

药用部位：根状茎

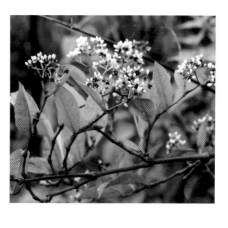

拉丁名：*Polygonum chinense* L. var. *hispidum* Hook. F

▶ 羽叶蓼

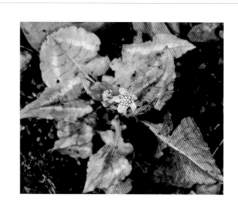

科属：蓼科蓼属

形态：多年生草本，具根状茎。茎近直立或上升，高30~60厘米，具纵棱，有毛或近无毛，节部通常具倒生伏毛，叶羽裂，顶生裂片较大，三角状卵形，顶端渐尖，托叶鞘膜质，筒状，松散，有柔毛，顶端截形，具缘毛。花序头状，紧密，顶生通常成对，花序梗具腺毛；花被5深裂，淡红色或白色，花被片长卵形，花柱3，中下部合生。瘦果卵形，具3棱，黑褐色，无光泽，包于宿存花被内。花期4—8月，果期6—10月。

生境：生海拔1200~3900米山坡草地、山谷。

药用部位：全草

拉丁名：*Polygonum runcinatum* Buch.-Ham. ex D. Don

▶ 窄叶火炭母

科属：蓼科蓼属

形态：多年生草本，基部近木质。根状茎粗壮。茎直立，高70~100厘米，通常无毛，具纵棱，多分枝，斜上。叶宽披针形，长7~12厘米，宽1.5~2.5厘米。托叶鞘膜质，无毛，具脉纹，顶端偏斜，无缘毛。花序头状，通常数个排成圆锥状，顶生或腋生，花序梗被腺毛；苞片宽卵形，每苞内具1~3朵花；花被5深裂，白色或淡红色，裂片卵形，瘦果宽卵形，具3棱，黑色，无光泽，包于宿存的花被。花期7—9月，果期8—10月。

生境：生山坡、山谷灌丛，海拔900~2600米。

药用部位：根状茎

拉丁名：*Polygonum chinense* L. var. *paradoxum* (Levl.) A. J. Li

▶ 金荞麦

天荞麦、赤地利、透骨消、苦荞头

科属：蓼科荞麦属

形态：多年生草本。根状茎木质化，黑褐色。茎直立，高50~100厘米，分枝，具纵棱，无毛。有时一侧沿棱被柔毛。叶三角形，花序伞房状，顶生或腋生；苞片卵状披针形，顶端尖，边缘膜质，长约3毫米，每苞内具2~4花；花梗中部具关节，与苞片近等长；花被5深裂，白色，花被片长椭圆形，长约2.5毫米，雄蕊8枚，比花被短，花柱3，柱头头状。瘦果宽卵形，具3锐棱，黑褐色，无光泽，超出宿存花被2~3倍。花期7—9月，果期8—10月。

生境：生海拔250~3200米山谷湿地、山坡灌丛。

药用部位：块根

拉丁名：*Fagopyrum dibotrys* (D. Don) Hara

▶ 苦荞麦

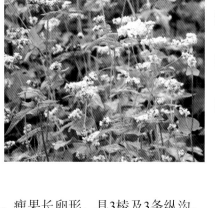

菠麦、乌麦、花荞

科属：蓼科荞麦属

形态：一年生草本。茎直立，高30~70厘米，分枝，绿色或微逞紫色，有细纵棱，一侧具乳头状突起，叶宽三角形，两面沿叶脉具乳头状突起，下部叶具长叶柄，上部叶较小具短柄；托叶鞘偏斜，膜质，黄褐色，花序总状，顶生或腋生，花排列稀疏；苞片卵形，每苞内具2~4花，花梗中部具关节；花被5深裂，白色或淡红色，花被片椭圆形；雄蕊8枚，比花被短；花柱3，短，柱头头状。瘦果长卵形，具3棱及3条纵沟。花期6—9月，果期8—10月。

生境：生海拔500~3900米田边、路旁、山坡。

药用部位：块根

拉丁名：*Fagopyrum tataricum* (L.) Gaertn

▶ 细柄野荞麦

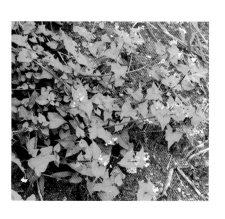

野荞

科属：蓼科荞麦属

形态：一年生草本。茎直立，高20~70厘米，自基部分枝，具纵棱，疏被短糙伏毛。叶卵状三角形，顶端渐尖，基部心形；花序总状，腋生或顶生，极稀疏，间断，花序梗细弱，俯垂；苞片漏斗状，上部近缘膜质，中下部草质，绿色，花被5深裂，淡红色，花被片椭圆形；瘦果宽卵形，具3锐棱，有时沿棱生狭翅，有光泽，突出花被之外。花期6—9月，果期8—10月。

生境：生于海拔300~3400米山坡草地、山谷湿地、田埂、路旁。

药用部位：全草

拉丁名：*Fagopyrum gracilipes* (Hemsl.) Damm. ex Diels

▶ 中华山蓼

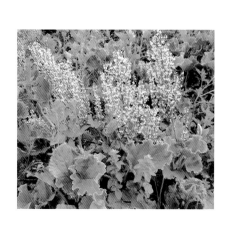

铜矿草、金边莲、蓼子七、马蹄草、红马蹄窝、酸猪草

科属：蓼科山蓼属

形态：多年生草本，高30~50厘米。根状茎粗壮，木质。茎直立，通常数条，自根状茎发出；无基生叶，茎生叶叶片圆心形或肾形，边缘呈波状；花序圆锥状，分枝密集，粗壮；苞片膜质，褐色，每苞内具5~8花；瘦果宽卵形，双凸镜状，两侧边缘具翅，连翅外形呈圆形，直径6~8毫米；翅薄膜质，淡红色，边缘具不规则的小齿。花期4—5月，果期5—6月。

生境：生于1600~3800米山坡、山谷路旁。

药用部位：全草

拉丁名：*Oxyria sinensis* Hemsl.

▶ 齿果酸模

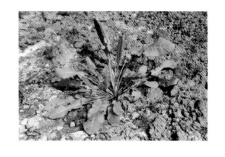

科属：蓼科酸模属

形态：一年生草本。茎直立，高30~70厘米，自基部分枝，枝斜上，具浅沟槽。茎下部叶长圆形或长椭圆形，顶端圆钝或急尖，基部圆形或近心形，边缘浅波状，茎生叶较小；花序总状，顶生和腋生，具叶由数个再组成圆锥状花序，长达35厘米，多花，轮状排列，花轮间断；花梗中下部具关节；瘦果卵形，具3锐棱，长2~2.5毫米，两端尖，黄褐色，有光泽。花期5—6月，果期6—7月。

生境：生沟边湿地、山坡路旁，海拔30~2500米。

药用部位：全草

拉丁名：*Rumex dentatus* L.

▶ 戟叶酸模

太阳草

科属：蓼科酸模属

形态：灌木，高50~90厘米，老枝木质，暗紫褐色、具沟槽；一年生枝草质，绿色，具浅沟槽，无毛。叶互生或簇生，戟形，近革质，中裂线形有或狭三角形，顶端尖，两侧裂片向上弯曲；花序圆锥状，顶生，分枝稀疏；花梗细弱，中下部具关节；雄花的雄蕊6枚；雌花的外花被片椭圆形，果时反折，膜质，半透明，淡红色，顶端圆钝或微凹，基部深心形，边缘近全缘，基部具极小的小瘤。瘦果卵形，具3棱，褐色，有光泽。花期4—5月，果期5—6月。

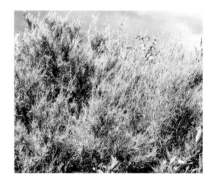

生境：生于海拔600~3200米沙质荒坡、山坡阳处。

药用部位：根、全株

拉丁名：*Rumex hastatus* D. Don

▶ 羊蹄

土大黄、牛舌头、野菠菜、羊蹄叶等

科属：蓼科酸模属

形态：多年生草本。茎直立，高50~100厘米，上部分枝，具沟槽。基生叶长圆形或披针状长圆形，顶端急尖，基部圆形或心，边缘微波状，下面沿叶脉具小突起；茎上部叶狭长圆形；托叶鞘膜质，易破裂。花序圆锥状，花两性，多花轮生；花梗细长，中下部具关节；花被片6片，淡绿色，外花被片椭圆形，瘦果宽卵形，具3锐棱，长约2.5毫米，两端尖，暗褐色，有光泽。花期5—6月，果期6—7月。

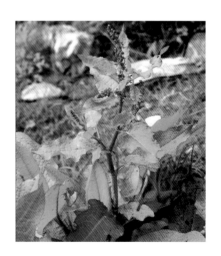

生境：生田边路旁、河滩、沟边湿地，海拔30~3400米。

药用部位：根

拉丁名：*Rumex japonicus* Houtt.

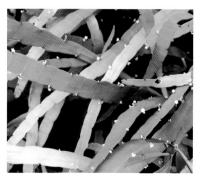

▶ 竹节蓼

扁叶蓼、扁茎竹、百足草

科属：蓼科竹节蓼属

形态：多年生直立草本，高0.6~2米。茎基部圆柱形，木质化，上部枝扁平，呈带状，深绿色，具光泽，有显著的细线条，节处略收缩，托叶鞘退化成线状，分枝基部较窄，先端锐尖。叶多生于新枝上，互生，菱状卵形，先端渐尖，基部楔形，全缘或在近基部有一对锯齿，羽状网脉，无柄。花小，两性，具纤细柄，子房上位，花柱短，3枚，柱头分叉。瘦果三角形，包于红色内质的花被内。花期9—10月，果期10—11月。

生境：喜阳光，稍耐阴。

药用部位：茎

拉丁名：*Homalocladium platycladum* (F. Muell.ex Hook.) L. H.Bailey

▶ 倒挂金钟

灯笼花、吊钟海棠

科属：柳叶菜科倒挂金钟属

形态：半灌木，茎直立，高50~200厘米，多分枝，被短柔毛与腺毛，老时渐变无毛，幼枝带红色。叶对生，卵形或狭卵形，花两性，单一，稀成对生于茎枝顶叶腋，下垂；花梗纤细，淡绿色或带红色，子房倒卵状长圆形，疏被柔毛与腺毛，4室，每室有多数胚珠；花柱红色，基部围以绿色的浅杯状花盘；柱头棍棒状，褐色，顶端4浅裂。果紫红色，倒卵状长圆形，长约1厘米。花期4—12月。

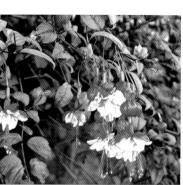

生境：凉爽湿润环境，怕高温和强光，忌酷暑闷热及雨淋日晒。

药用部位：全草

拉丁名：*Fuchsia hybrida* Hort. ex Sieb. et Voss.

▶ 毛草龙

草里金钗、锁匙筒、水仙桃、针筒草等

科属：柳叶菜科丁香蓼属

形态：多年生粗壮直立草本，有时基部木质化，甚至亚灌木状，高50~200厘米，多分枝，稍具纵棱，常被伸展的黄褐色粗毛。叶披针形至线状披针形，萼片4片，卵形，先端渐尖，基出3脉，两面被粗毛；花瓣黄色，倒卵状楔形，蒴果圆柱状，具8条棱，绿色至紫红色，被粗毛，熟时迅速并不规则地室背开裂；种子每室多列，离生，近球状或倒卵状。花期6—8月，果期8—11月

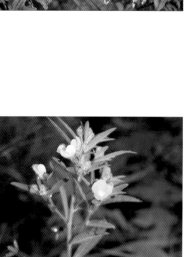

生境：生于海拔1750米以下的水田边、水塘边、沟谷旁及开阔潮湿处。

药用部位：全草

拉丁名：*Ludwigia octovalvis* (Jacq.) Raven

柳叶菜

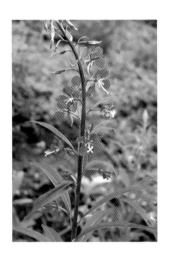

水丁香、地母怀胎草、菜籽灵、通经草

科属：柳叶菜科柳叶菜属

形态：多年生粗壮草本，有时近基部木质化，秋季自根颈常平卧生出长达1米多粗壮，地下匍匐根状茎，茎上疏生鳞片状叶；叶草质，对生，茎上部的互生，无柄，并多少抱茎；茎生叶披针状椭圆形至狭倒卵形或椭圆形，稀狭披针形，总状花序直立；苞片叶状。花直立，花蕾卵状长圆形，蒴果被毛同子房上的；种子倒卵状，种缨长7~10毫米，黄褐色或灰白色，易脱落。花期6—8月，果期7—9月。

生境：河谷、溪流河床沙地或石砾地或沟边、湖边向阳湿处，也生于灌丛、荒坡、路旁。

药用部位：全草

拉丁名：*Epilobium hirsutum* L.

柳兰

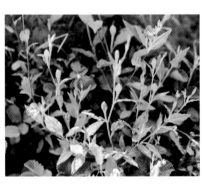

铁筷、火烧兰、糯芋

科属：柳叶菜科柳叶菜属

形态：多年粗壮草本，直立，丛生；根状茎广泛匍匐于表土层，木质化，自茎基部生出强壮的越冬根出条。茎高20~130厘米；叶螺旋状互生，稀近基部对生，无柄，茎下部的近膜质，披针状长圆形至倒卵形，边缘近全缘或稀疏浅小齿，稍微反卷；花序总状，直立，花蕾倒卵状，子房淡红色或紫红色，花管缺，萼片紫红色，长圆状披针形；蒴果长4~8厘米，密被贴生的白灰色柔毛；种子狭倒卵状。花期6~9月，果期8~10月。

生境：生于海拔2900~4700米山区半开旷或开旷较湿润草坡灌丛、林缘。

药用部位：根状茎

拉丁名：*Epilobium angustifolium* L.

粉花月见草

科属：柳叶菜科月见草属

形态：多年生草本，具粗大主根；茎常丛生，上升，长30~50厘米，多分枝，被曲柔毛，基生叶紧贴地面，倒披针形，茎生叶灰绿色，披针形（轮廓）或长圆状卵形，花单生于茎、枝顶部叶腋，近早晨日出开放；花蕾绿色，锥状圆柱形，子房花期狭椭圆状，柱头红色，围以花药，花粉直接授在裂片上。蒴果棒状，具4条纵翅，翅间具棱，顶端具短喙；果梗长6~12毫米。种子每室多数，近横向簇生，长圆状倒卵形。花期4—11月，果期9—12月。

生境：生海拔1000~2000米荒草地、沟边半阴处。

药用部位：全草

拉丁名：*Oenothera rosea* L Herpt. ex Ait.

▶ 笔龙胆

绍氏龙胆、小龙胆

科属：龙胆科龙胆属

形态：一年生草本，高3~6厘米。茎直立，紫红色，光滑，从基部起分枝，稀不分枝。叶卵圆形或卵圆状匙形，先端钝圆或圆形，具小尖头，边缘软骨质，基生叶在花期不枯萎，与茎生叶相似而较小；茎生叶常密集，覆瓦状排列，稀疏离。花多数，单生于小枝顶端，小枝密集呈伞房状，稀单花顶生；花梗紫色，光滑；花萼漏斗形；花冠淡蓝色，外面具黄绿色宽条纹。漏斗形；子房椭圆形；种子褐色，椭圆形，表面具细网纹。花、果期4—6月。

生境：生于海拔1200~2650米草甸、灌丛中、林缘。

药用部位：全草

拉丁名：*Gentiana zollingeri* Fawcett

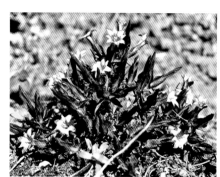
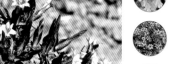

▶ 椭圆叶花锚

西伯利亚花锚、金锚

科属：龙胆科花锚属

形态：一年生草本，高15~60厘米。根具分枝，黄褐色。茎直立，无毛、四棱形，上部具分枝。基生叶椭圆形，有时略呈圆形，叶脉3条；茎生叶卵形、椭圆形、长椭圆形或卵状披针形，先端圆钝或急尖，基部圆形或宽楔形，全缘，叶脉5条；聚伞花序腋生和顶生；花梗长短不相等；花冠蓝色或紫色，花冠筒长约2毫米，裂片卵圆形或椭圆形，向外水平开展；雄蕊内藏；蒴果宽卵形，上部渐狭，淡褐色；种子褐色，椭圆形或近圆形。花、果期7—9月。

生境：生于海拔700~4100米的高山林下及林缘、山坡草地、灌丛中、山谷水沟边。

药用部位：全草

拉丁名：*Halenia elliptica* D. Don

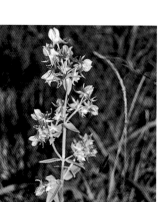
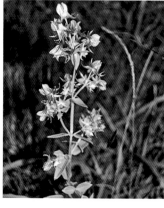
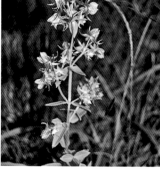

▶ 昆明龙胆

科属：龙胆科龙胆属

形态：多年生草本，高3~5厘米。须根肉质。主茎直立或平卧呈匍匐状，淡黄褐色，长可达8厘米，有分枝。花枝多数，丛生，低矮，黄绿色，光滑。叶大部分基生，呈莲座状，叶片匙形或矩圆状倒披针形；花枝2~8个，由叶腋中抽出，具1~3朵花，花簇生枝端；无花梗；花萼狭倒锥形；花冠蔷薇色，冠檐具多数蓝色斑点，漏斗形；子房线状椭圆形，两端渐狭；种子淡黄色，有光泽，矩圆形，表面具蜂窝状网隙。花、果期4—9月。

生境：生于海拔1800~1900米山坡或林缘

药用部位：根或全草

拉丁名：*Gentiana duclouxii* Franch.

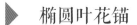

▶ 鳞叶龙胆

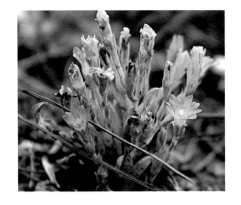

石龙胆、鳞片龙胆、岩龙胆、小龙胆

科属：龙胆科龙胆属

形态：一年生草本，高2~8厘米。茎黄绿色或紫红色，密被黄绿色有时夹杂有紫色乳突，自基部起多分枝，枝铺散，斜升。叶先端钝圆或急尖，边缘厚软骨质，边缘具短睫毛；基生叶大，在花期枯萎，宿存、卵形、卵圆形或卵状椭圆形，茎生叶小；花多数，单生于小枝顶端；花梗黄绿色或紫红色，花萼倒锥状筒形；花冠蓝色，筒状漏斗形；子房宽椭圆形；蒴果外露，倒卵状矩圆形；种子黑褐色，椭圆形或矩圆形，表面有白色光亮的细网纹。花、果期4—9月。

生境：生于海拔110~4200米山坡、灌丛中及高山草甸。

药用部位：全草

拉丁名：*Gentiana squarrosa* Ledeb.

▶ 滇龙胆草

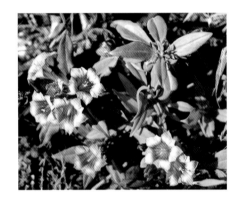

坚龙胆、苦草、青鱼胆、小秦艽等

科属：龙胆科龙胆属

形态：多年生草本，高30~50厘米。须根肉质。主茎粗壮，发达，有分枝。花枝多数，丛生，直立，坚硬，基部木质化，上部草质，紫色或黄绿色，中空，近圆形，无莲座状叶丛；茎生叶多对，下部2~4对小，鳞片形，其余叶卵状矩圆形、倒卵形或卵形，花多数，簇生枝端头状，稀腋生或簇生小枝顶端，被包围于最上部的苞叶状的叶丛中；无花梗；种子黄褐色，有光泽，矩圆形。花、果期8—12月。

生境：生于山坡草地、灌丛中、林下及山谷中，海拔1100~3000米。

药用部位：全草

拉丁名：*Gentiana rigescens* Franch. ex Hemsl.

▶ 高山龙胆

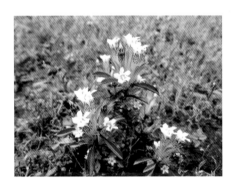

白花龙胆、无茎龙胆、麻龙胆

科属：龙胆科龙胆属

形态：多年生草本。基部被黑褐色枯老膜质叶柄包围。根茎短缩，直立，具多数略肉质的须根。枝2~4个丛生，其中只有1~3个营养枝及1个花枝，花枝直立，黄绿色，中空，光滑。叶大部分基生；叶片线状椭圆形，先端钝；基部渐狭；茎生叶1~2对，叶片狭长圆形，先端钝。花顶生和腋生；花萼倒锥形，萼筒不开裂，稍不整齐，先端钝；花冠淡黄色；种子黄褐色，宽长圆形或近圆形，有光泽，表面具海绵状网隙。花、果期7—10月。

生境：生于海拔2700~5300米的高山草甸、山顶流石滩处。

药用部位：带根全草

拉丁名：*Gentiana algida* Pall.

▶ 红花龙胆

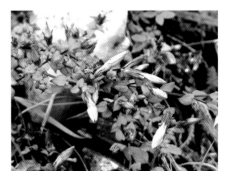

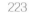

红龙胆、龙胆草、小青鱼胆、星秀花

科属：龙胆科龙胆属

形态：多年生草本，高20~50厘米，具短缩根茎。根细条形，黄色。茎直立，单生或数个丛生，基生叶呈莲座状，椭圆形、倒卵形或卵形，花单生茎顶，无花梗；花萼膜质，有时微带紫色，子房椭圆形，柄短，花柱丝状，柱头线形，2裂。蒴果内藏或仅先端外露，淡褐色，长椭圆形，两端渐狭，果皮薄；种子淡褐色，近圆形，直径约1毫米，具翅。花、果期10月至翌年2月。

生境：生于高山灌丛、草地及林下，海拔570~1750米。

药用部位：全草

拉丁名：*Gentiana rhodantha* Franch. ex Hemsl.

▶ 女娄菜叶龙胆

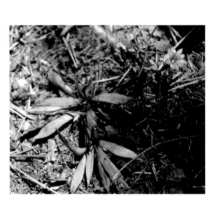

科属：龙胆科龙胆属

形态：多年生草本，高5~7厘米。须根略肉质，松散，粗而长。主茎粗壮，较长，平卧呈匍匐状，淡黄褐色；花枝数个丛生，斜升，紫红色或草黄色，近圆形，下部光滑，上部具乳突。叶先端钝圆，基部钝，突然狭缩成柄，边缘微外卷，平滑，茎生叶4~5对，矩圆形、卵形或近圆形，花1~3朵，簇生枝端，被包围于最上部叶丛中；无花梗；花萼倒锥形，蒴果内藏，椭圆形或披针形；种子黄褐色，有光泽，近圆球形，具蜂窝状网隙。花、果期5—10月。

生境：生于山坡岩石上，海拔2200~3000米。

药用部位：全草

拉丁名：*Gentiana melandriifolia* Franch. ex Hemsl.

▶ 秦艽

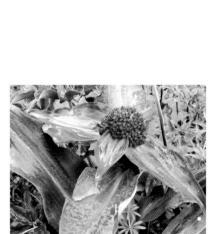

秦乣、秦爪、秦胶、大叶龙胆、西秦艽

科属：龙胆科秦艽属

形态：多年生草本，高30~60厘米，全株光滑无毛。须根多条，扭结或黏结成一个圆柱形的根。枝少数丛生，直立或斜升，近圆形。莲座丛叶卵状椭圆形或狭椭圆形；花多数，无花梗，簇生枝顶呈头状或腋生作轮状；花萼筒膜质，黄绿色或有时带紫色，花冠筒部黄绿色，冠檐蓝色或蓝紫色，壶形；子房无柄，椭圆状披针形或狭椭圆形，先端渐狭，柱头2裂；蒴果内藏或先端外露，卵状椭圆形；种子红褐色，有光泽，矩圆形，表面具细网纹。花、果期7—10月。

生境：人工栽培于海拔2000~3000米的向阳坡地。

药用部位：根茎或全草

拉丁名：*Gentiana macrophylla* Pall.

▶ **双蝴蝶**

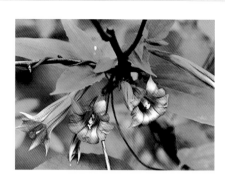

肺形草、黄金线、胡地莲

科属：龙胆科双蝴蝶属

形态：多年生缠绕草本。具短根茎，根黄褐色或深褐色，细圆柱形。茎绿色或紫红色，近圆形具细条棱，茎生叶通常卵状披针形，少为卵形，2~4朵呈聚伞花序，少单花、腋生；子房长椭圆形，两端渐狭，柱头线形，2裂，反卷。蒴果内藏或先端外露，淡褐色、椭圆形、扁平、花柱宿存；种子淡褐色，近圆形，长宽约相等，具盘状双翅。花、果期10—12月。

生境：生山坡林下、林缘、灌木丛或草丛中，海拔300~1100米。

药用部位：全草

拉丁名：*Tripterospermum chinense* (Migo) H. Smith

▶ **台湾肺形草**

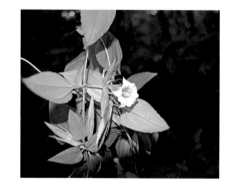

科属：龙胆科双蝴蝶属

形态：多年生缠绕草本。茎光滑无毛，有时具分枝，节间长7~15厘米。茎生叶卵形、宽卵形、卵状披针形或披针形，单花腋生或呈聚伞花序；花梗短，具卵形或三角形叶状小苞片；花萼钟形，花冠淡绿色、淡黄色或白色，狭钟形，裂片三角形，长宽约相等，长约5毫米，先端急尖，具小尖头，褶三角形，偏斜，先端呈不规则的波状；子房披针形，两端渐狭，柄短，基部具5裂的花盘，花柱线形，柱头2裂。浆果内藏，矩圆形，具短柄。

生境：生于山坡阔叶林下，海拔300~2300米。

药用部位：全草

拉丁名：*Tripterospermum taiwanense* (Masam.) Satake

▶ **青叶胆**

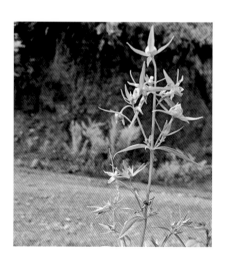

肝炎草、小青鱼胆、七疸药、青鱼胆等

科属：龙胆科獐牙菜属

形态：一年生草本，高15~45厘米。主根棕黄色。茎直立，四棱形，具窄翅，下部常紫色，直径2~4毫米，从基部起呈塔形分枝。叶无柄，叶片狭矩圆形、披针形至线形，长4~40毫米，宽1.5~10毫米，圆锥状聚伞花序多花，开展，侧枝生单花；花梗细，花4数，直径约1厘米；花萼绿色，叶状，稍短于花冠，裂片线状披针形，子房卵状矩圆形，花柱明显，柱头小。蒴果椭圆状卵形或长椭圆形；种子棕褐色，卵球形。花、果期9—11月。

生境：生于山坡草丛中，海拔1300~1650米。

药用部位：全草

拉丁名：*Swertia mileensis* T. N. Ho et W. L. Shi

▶ **西南獐牙菜**

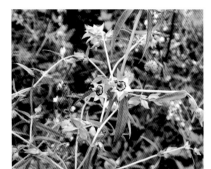

红直当药

科属：龙胆科獐牙菜属

形态：一年生草本，高30~150厘米。茎直立，中空，圆形，中上部有分枝；基生叶在花期凋谢；茎生叶具极短的柄，叶片披针形或椭圆状披针形；圆锥状复聚伞花序，多花；花萼稍长于花冠，裂片略不等大，卵状披针形；花冠黄绿色，基部环绕着一圈紫晕，裂片卵状披针形，先端渐尖呈尾状，边缘具短睫毛，基部具1个马蹄形裸露腺窝，腺窝之上具2个黑紫色斑点；子房卵状披针形，裂片长圆形。蒴果卵状披针形；种子矩圆形，黄色，表面具细网状突起。花、果期8—11月。

生境：生于海拔1400~3750米潮湿山坡、灌丛中、林下。

药用部位：全草

拉丁名：*Swertia cincta* Burk.

▶ **獐牙菜**

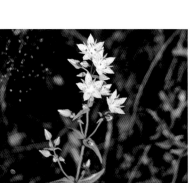
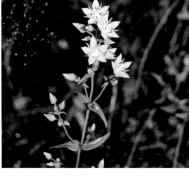

大苦草、黑节苦草、黑药黄、走胆草等

科属：龙胆科獐牙菜属

形态：一年生草本，高0.3~2米。根细，棕黄色。茎直立，圆形，中空，基部直径2~6毫米，中部以上分枝。基生叶在花期枯萎；茎生叶无柄或具短柄，叶片椭圆形至卵状披针形，大型圆锥状复聚伞花序疏松，开展，多花；花梗较粗，直立或斜伸，不等长，子房无柄，披针形，长约8毫米，花柱短，柱头小，头状，2裂。蒴果无柄，狭卵形；种子褐色，圆形，表面具瘤状突起。花、果期6—11月。

生境：生于河滩、山坡草地、林下、灌丛中、沼泽地，海拔250~3000米。

药用部位：全草

拉丁名：*Swertia bimaculata* (Sieb. et Zucc.) Hook. f. et Thoms. ex C. B. Clarke

▶ **剑麻**

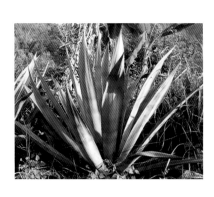

凤尾兰、菠萝花、厚叶丝兰、凤尾丝兰

科属：石蒜科龙舌兰属

形态：多年生植物。茎粗短。叶呈莲座式排列，开花之前，一株剑麻通常可产生叶约200~250枚，叶刚直，肉质，剑形，初被白霜，后渐脱落而呈深蓝绿色，通常长1~1.5米，最长可达2米，中部最宽10~15厘米，表面凹，背面凸，叶缘无刺或偶而具刺，顶端有一硬尖刺，刺红褐色，长2~3厘米。圆锥花序粗壮，高可达6米；花黄绿色，有浓烈的气味；花被裂片卵状披针形，长1.2~2厘米，基部宽6~8毫米；蒴果长圆形。

生境：多栽培。

药用部位：全草

拉丁名：*Agave sisalana* Perr. ex Engelm.

▶ 青梅

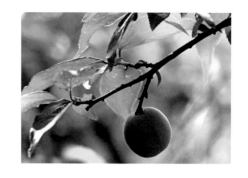

青皮、海梅、苦香、油楠、青相

科属：龙脑香科青梅属

形态：乔木，具白色芳香树脂，高约20米。小枝被星状绒毛。叶革质，全缘，长圆形至长圆状披针形，圆锥花序顶生或腋生，长4~8厘米，纤细，被银灰色的星状毛或鳞片状毛。花萼裂片5枚，镊合状排列，卵状披针形或长圆形，不等大，子房球形，密被短绒毛，花柱短，柱头头状，3裂。果实球形；增大的花萼裂片其中2枚较长，长3~4厘米，宽1~1.5厘米，先端圆形，具纵脉5条。花期5—6月，果期8—9月。

生境：生于丘陵、坡地林中，海拔700米以下。

药用部位：果实

拉丁名：*Vatica mangachapoi* Blanco

▶ 水晶兰

兰花、水兰草、银锁匙

科属：鹿蹄草科水晶兰属

形态：多年生，草本，腐生；茎直立，单一，不分枝，高10~30厘米，全株无叶绿素，白色，肉质，干后变黑褐色。根细而分枝密，交结成鸟巢状。叶鳞片状，直立，互生，长圆形或狭长圆形或宽披针形，花单一，顶生，先下垂，后直立，花冠筒状钟形；苞片鳞片状，与叶同形；萼片鳞片状，早落；花瓣5~6片，离生，楔形或倒卵状长圆形，子房中轴胎座，5室；柱头膨大成漏斗状。蒴果椭圆状球形，直立，向上。花期8—9月，果期10—11月。

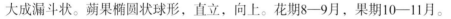

生境：生于海拔800~3850米山地林下。

药用部位：全草

拉丁名：*Monotropa uniflora* Linn.

▶ 白薇

薇草、知微老、老瓜瓢根、百荡草、白马薇、白前、老君须

科属：萝摩科鹅绒藤属

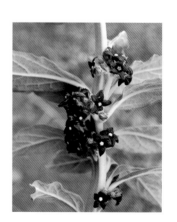

形态：直立多年生草本，高达50厘米；根须状，有香气。叶卵形或卵状长圆形，两面均被有白色绒毛；伞形状聚伞花序，无总花梗，生在茎的四周，着花8~10朵；花深紫色；菁葖单生，向端部渐尖，基部钝形，中间膨大；种子扁平；种毛白色，长约3厘米。花期4—8月，果期6—8月。

生境：生长于海拔100~1800米的河边、干荒地及草丛中，山沟、林下草地常见。

药用部位：根及根茎

拉丁名：*Cynanchum atratum* Bunge

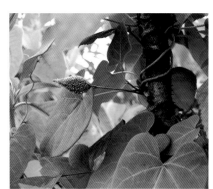

▶ 萝藦

芄兰、斫合子、白环藤、羊婆奶、羊角等

科属：萝藦科萝藦属

形态：多年生草质藤本，长达8米，具乳汁；茎圆柱状，下部木质化，上部较柔韧，表面淡绿色，有纵条纹，幼时密被短柔毛，老时被毛渐脱落。叶膜质，卵状心形，总状式聚伞花序腋生或腋外生，具长总花梗；被短柔毛；子房无毛，柱头延伸成一长喙，顶端2裂。蓇葖叉生，纺锤形，平滑无毛，顶端急尖，基部膨大；种子扁平，卵圆形，长5毫米，有膜质边缘，褐色，顶端具白色绢质种毛；种毛长1.5厘米。花期7—8月，果期9—12月。

生境：生于林边荒地、山脚、河边、路旁灌木丛。

药用部位：全株

拉丁名：*Metaplexis japonica* (Thunb.) Makino

▶ 古钩藤

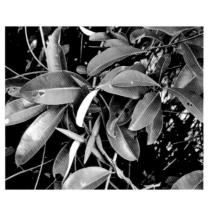

半架牛、牛奶藤、大暗消、大叶百叶藤等

科属：萝藦科白叶藤属

形态：木质藤本，具乳汁；茎皮红褐色有斑点，小枝灰绿色，无毛。叶纸质，长圆形或椭圆形，聚伞花序腋生，比叶为短；子房无毛，由2枚离生心皮组成，花柱极短，柱头盘状5棱，顶端突尖2裂；每心皮有胚珠多个。蓇葖2个，叉开成直线，长圆形，外果皮具纵条纹，无毛；种子卵圆形，顶端具白色绢质种毛；种毛长3.5厘米。花期3—8月，果期6—12月。

生境：生于海拔500~1500米山地疏林中或山谷密林中，攀援树上。

药用部位：全株

拉丁名：*Cryptolepis buchananii* Roem. et Schult.

▶ 短序吊灯花

小鹅儿肠

科属：萝藦科吊灯花属

形态：藤本；茎部纤弱，长达1米，具疏柔毛。叶卵圆形，顶端急尖，基部圆形，两面被浓柔毛，叶缘常呈波状；侧脉5对，明显；花序梗极短，着花1~3朵；花冠在筒部的中部以上紫罗兰色，下部黄色，基部斜形，椭圆状膨胀，长圆形，顶端黏合，边缘具微白缘毛；着粉腺比花粉块为短，花粉块柄甚短。蓇葖披针形，略为靠合；种子顶端具白色绢质种毛。花期10月。

生境：生长于海拔2300米以下山地、灌丛或林中。

药用部位：全株或根

拉丁名：*Ceropegia christenseniana* Hand. -Mazz.

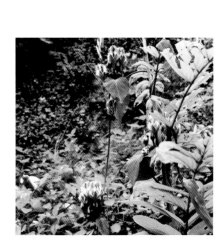

金雀马尾参

太子参、普吉藤

科属：萝藦科吊灯花属

形态：多年生草本；茎上部缠绕，下部直立，高达35厘米；根部丛生，肉质；茎部单独，曲折，近基部无叶，具微毛。叶直立展开，椭圆形或椭圆状披针形；聚伞花序近无梗，少花；花萼裂片狭披针形；花冠近圆形，花冠筒近圆筒状，花冠喉部略为膨大，裂片舌状长圆形，内面具微毛，与花冠筒等长。花期5月。

生境：生长于海拔1000~2300米的山地石缝或林下。

药用部位：根

拉丁名：*Ceropegia mairei* (Lev.) H. Huber

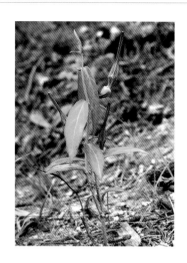

长叶吊灯花

科属：萝藦科吊灯花属

形态：根茎肉质，细长丛生；茎柔细，缠绕，长约1米。叶对生，膜质，线状披针形，长5~12厘米，宽0.5~2厘米，顶端渐尖。花单生或2~7朵集生；花萼裂片线状披针形；花冠褐红色，裂片顶端黏合；副花冠2轮，外轮具10齿，内轮5舌状片，比外轮长1倍；花粉块单独，直立。蓇葖狭披针形，长约10厘米，直径5毫米。花期7—8月，果期9月。

生境：生长于海拔500~1000米山地密林中。

药用部位：全草

拉丁名：*Ceropegia dolichophylla* Schltr.

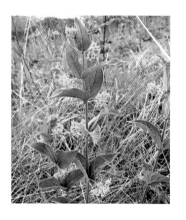

大理白前

狗毒、白薇、白龙须、蛇辣子

科属：萝藦科鹅绒藤属

形态：多年生直立草本，单茎，稀在近基部分枝，被有单列柔毛，上部密被柔毛。叶对生，薄纸质，宽卵形，基部近心形或钝形，顶端急尖，近无毛或在脉上有微毛；侧脉5对。伞形状聚伞花序腋生或近顶生，伞形状聚伞花序腋生或近顶生，着花10余朵；蓇葖多数单生，稀双生，披针形，上尖下狭，无毛，长6厘米，直径8毫米；种子扁平；种毛长2厘米。花期4—7月，果期6—11月。

生境：常见于高原或山地、灌木林缘、干旱草地或路边草地上，海拔1000~3500米。

药用部位：根

拉丁名：*Cynanchum forrestii* Schltr.

青羊参

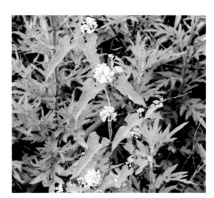

千年生、奶浆藤、白芍、青阳参、青洋参

科属：萝藦科鹅绒藤属

形态：多年生草质藤本；根圆柱状，灰黑色，直径约8毫米；茎被两列毛。叶对生，膜质，卵状披针形，伞形聚伞花序腋生，着花20余朵；花萼外面被微毛，基部内面有腺体5个；花冠白色，裂片长圆形，内被微毛；副花冠杯状，比合蕊冠略长，裂片中间有1小齿，或有褶皱或缺；柱头顶端略为2裂。蓇葖双生或仅1枚发育，短披针形，种子卵形；种毛白色绢质。花期6—10月，果期8—11月。

生境：生长于海拔1500~2800米的山地、溪谷疏林中或山坡路边。

药用部位：全草

拉丁名：*Cynanchum otophyllum* Schneid.

杠柳

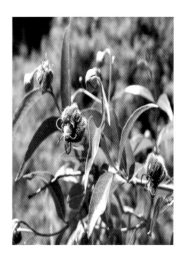

羊奶条，山五加皮、香加皮、北五加皮

科属：萝藦科杠柳属

形态：落叶蔓性灌木，长可达1.5米。主根圆柱状，外皮灰棕色，内皮浅黄色。具乳汁，除花外，全株无毛；茎皮灰褐色；小枝通常对生，有细条纹，具皮孔。叶卵状长圆形，聚伞花序腋生，着花数朵；花序梗和花梗柔弱；花萼裂片卵圆形，蓇葖2，圆柱状，无毛，具有纵条纹；种子长圆形，长约7毫米，宽约1毫米，黑褐色，顶端具白色绢质种毛；种毛长3厘米。花期5—6月，果期7—9月。

生境：生于平原及低山丘的林缘、沟坡、河边沙质地或地埂等处。

药用部位：根皮、茎皮

拉丁名：*Periploca sepium* Bunge

黑龙骨

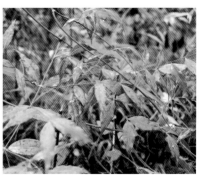

青蛇胆、铁骨头、飞仙藤、达风藤

科属：萝藦科杠柳属

形态：藤状灌木，长达10米，具乳汁，多分枝，全株无毛。叶革质，披针形，聚伞花序腋生，比叶为短，着花1~3朵；花序梗和花梗柔细；花小，直径约5毫米，黄绿色；子房无毛，心皮离生，胚珠多个，柱头圆锥状，基部具5棱。蓇葖双生，长圆柱形，长达11厘米，直径5毫米；种子长圆形，扁平，顶端具白色绢质种毛；种毛长3厘米。花期3—4月，果期6—7月。

生境：生于海拔2000米以下的山地疏林向阳处或阴湿的杂木林下或灌木丛中。

药用部位：全草

拉丁名：*Periploca forrestii* Schltr.

萝摩科

▶ 马利筋

科属：萝摩科马利筋属

形态：多年生直立草本，灌木状，高达80厘米，全株有白色乳汁；茎淡灰色，无毛或有微毛。叶膜质，披针形至椭圆状披针形，聚伞花序顶生或腋生，着花10~20朵；花萼裂片披针形，被柔毛；花冠紫红色，裂片长圆形，长5毫米，宽3毫米，反折；种子卵圆形，长约6毫米，宽3毫米，顶端具白色绢质种毛；种毛长2.5厘米。花期几乎全年，果期8—12月。

生境：多见于开阔地或丛林边缘或路旁，极为常见。生长于海拔250~2000米的地方。

药用部位：全草

拉丁名：*Asclepias curassavica* L.

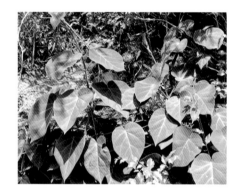

▶ 通光散

通光藤、大苦藤、地甘草、鸟骨藤、黄桧、下奶藤、勒藤

科属：萝摩科牛奶菜属

形态：坚韧木质藤本；茎密被柔毛。叶宽卵形，长和宽15~18厘米，基部深心形，两面均被茸毛，或叶面近无毛。伞形状复聚伞花序腋生，长5~15厘米；花萼裂片长圆形，内有腺体；花冠黄紫色；副花冠裂片短于花药，基部有距；花粉块长圆形，每室1个直立，着粉腺三角形；柱头圆锥状。蓇葖长披针形，长约8厘米，直径1厘米，密被柔毛；种子顶端具白色绢质种毛。花期6月，果期11月。

生境：生长于海拔2000米以下的疏林中。

药用部位：藤茎

拉丁名：*Marsdenia tenacissima* (Roxb.) Wight et Arn.

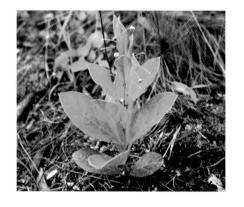

▶ 云南娃儿藤

野辣椒、小白薇、白龙须、野辣子等

科属：萝摩科娃儿藤属

形态：直立半灌木，高约50厘米；须状根丛生；地上茎不分枝，或极少分枝；茎被短柔毛，节间长3.5~6.5厘米，顶端缠绕状。叶纸质，卵状椭圆形，聚伞花序腋生，长约5厘米，直径2厘米，着花多朵；花小，紫红色；花萼5深裂，裂片披针形，外面被微毛，花萼内面基部腺体2齿裂；蓇葖双生，披针形，顶端渐尖，无毛；种子顶端具黄白色种毛；种毛长2.5厘米。花期5—8月，果期8—11月。

生境：生长于海拔2000米以下山坡、向阳旷野及草地上。

药用部位：根

拉丁名：*Tylophora yunnanensis* Schltr.

▶ 夜来香

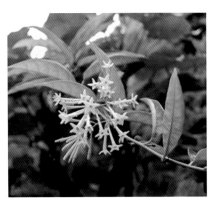

夜香花、夜兰香、夜丁香、千里香

科属：萝藦科夜来香属

形态：柔弱藤状灌木；小枝被柔毛，黄绿色，老枝灰褐色，渐无毛，略具有皮孔。叶膜质，卵状长圆形至宽卵形，伞形状聚伞花序腋生，着花多达30朵；花序梗长5~15毫米，被微毛，子房无毛，心皮离生，每室有胚珠多个，花柱短柱状，柱头头状，基部5棱。蓇葖披针形，长7~10厘米，渐尖，外果皮厚，无毛；种子宽卵形，长约8毫米，顶端具白色绢质种毛。花期5—8月，极少结果。

生境：喜温暖湿润环境，常生长于亚热带和暖温带地区的丛林、林地或灌木丛中。

药用部位：花、叶

拉丁名：*Telosma cordata* (Burm. f.) Merr.

▶ 落葵薯

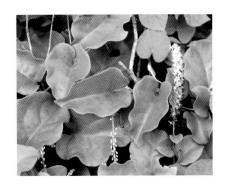

马德拉藤、藤三七、心叶落葵薯、洋落葵

科属：落葵科落葵薯属

形态：缠绕藤本，长可达数米。根状茎粗壮。叶具短柄，叶片卵形至近圆形，总状花序具多花，花序轴纤细，下垂，长7~25厘米；苞片狭，不超过花梗长度，宿存；花梗长2~3毫米，花托顶端杯状，花常由此脱落；下面1对小苞片宿存，宽三角形，急尖，透明，上面1对小苞片淡绿色，比花被短，宽椭圆形至近圆形；花柱白色，分裂成3个柱头臂，每臂具一棍棒状或宽椭圆形柱头。果实、种子未见。花期6—10月。

生境：生于海拔800~2200米房前屋后或灌丛边缘。

药用部位：珠芽、叶及根

拉丁名：*Anredera cordifolia* (Tenore) Steenis

▶ 赪桐

百日红、贞桐花、状元红、荷苞花、红花倒血莲

科属：马鞭草科大青属

形态：灌木，高1~4米；小枝四棱形，干后有较深的沟槽，老枝近于无毛或被短柔毛，同对叶柄之间密被长柔毛，枝干后不中空。叶片圆心形，二歧聚伞花序组成顶生，大而开展的圆锥花序，花序的最后侧枝呈总状花序，果实椭圆状球形，绿色或蓝黑色，常分裂成2~4个分核，宿萼增大，初包被果实，后向外反折呈星状。花、果期5—11月。

生境：喜高温、湿润、半荫蔽的气候环境，常生于平原、山谷、溪边或疏林中或栽培于庭园。

药用部位：全株

拉丁名：*Clerodendrum japonicum* (Thunb.) Sweet

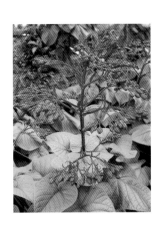

▶ **臭茉莉**

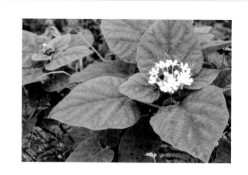

白花臭牡丹、朋必

科属：马鞭草科大青属

形态：灌木，高50~120厘米；小枝钝四棱形或近圆形，幼枝被柔毛。叶片宽卵形或近于心形，顶端渐尖，基部截形，宽楔形或浅心形，边缘疏生粗齿，伞房状聚伞花序较密集，花较多，苞片较多，花单瓣，较大，花萼长1.3~2.5厘米，萼裂片披针形，长1~1.6厘米，花冠白色或淡红色，花冠管长2~3厘米，裂片椭圆形，长约1厘米。核果近球形，径8~10毫米，成熟时蓝黑色。宿萼增大包果。花、果期5—11月。

生境：生于海拔650~1500米的林中或溪边。

药用部位：根、叶、花

拉丁名：*Clerodendrum philippinum* Schauer var. *simplex* Moldenke

▶ **臭牡丹**

大红袍、臭八宝、矮童子、野朱桐等

科属：马鞭草科大青属

形态：灌木，高1~2米，植株有臭味；花序轴、叶柄密被褐色、黄褐色或紫色脱落性的柔毛；小枝近圆形，皮孔显著。叶片纸质，宽卵形或卵形，伞房状聚伞花序顶生，密集；苞片叶状，披针形或卵状披针形，早落或花时不落，早落后在花序梗上残留凸起的痕迹，小苞片披针形；花柱短于、等于或稍长于雄蕊；柱头2裂，子房4室。核果近球形，成熟时蓝黑色。花、果期5—11月。

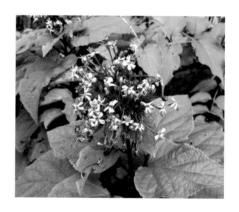

生境：生于海拔2500米以下的山坡、林缘、沟谷、路旁、灌丛润湿处。

药用部位：根、茎、叶

拉丁名：*Clerodendrum bungei* Steud.

▶ **垂茉莉**

科属：马鞭草科大青属

形态：直立灌木或小乔木，高2~4米；小枝锐四棱形或呈翅状，无毛，髓部充实。叶片近革质，长圆形或长圆状披针形，聚伞花序排列成圆锥状，长20~33厘米，下垂，无毛，每聚伞花序对生或交互对生，着花少数，花序梗及花序轴锐四棱形或翅状；苞片小，线形或钻形；核果球形，径1~1.3厘米，初时黄绿色，成熟后紫黑色，光亮，通常2槽纹较显著。花、果期10月至次年4月。

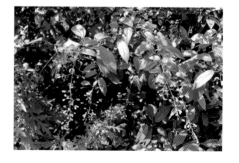

生境：生于海拔100~1190米的山坡、疏林中。

药用部位：全草

拉丁名：*Clerodendrum wallichii* Merr.

▶ 三对节

齿叶赪桐、三台大药、三台红花

科属：马鞭草科大青属

形态：灌木，高1~4米；小枝四棱形或略呈四棱形，幼枝密被土黄色短柔毛，尤以节上更密，老枝暗褐色或灰黄色，毛渐脱落，具皮孔；髓致密，干后不中空聚伞花序组成直立、开展的圆锥花序，顶生密被黄褐色柔毛；子房无毛，花柱2浅裂，与花丝均伸出花冠外。核果近球形，绿色，后转黑色，分裂为1~4个卵形分核，宿存萼略增大。花、果期6—12月。

生境：生于海拔210~1800米的山坡疏林和谷地沟边灌丛中。

药用部位：全草

拉丁名：*Clerodendrum serratum* (Linn.) Moon

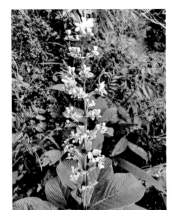

▶ 三台花

科属：马鞭草科大青属

形态：灌木，高1~4米；小枝四棱形或略呈四棱形，幼枝密被土黄色短柔毛，尤以节上更密，老枝暗褐色或灰黄色，毛渐脱落，具皮孔；髓致密，干后不中空。叶片较小、对生、倒披针状卵形或倒卵形，长12~16厘米，少数可达9~18厘米，宽4.5~6厘米，少为2.5~8厘米，边缘疏生锯齿；花序分枝较紧缩，有时花序上部近穗状。

生境：生于海拔630~1600米的路旁密林或灌丛中，常生长在较阴湿的地方。

药用部位：全草

拉丁名：*Clerodendrum serratum* (Linn.) Moon var. *amplexifolium* Moldenke

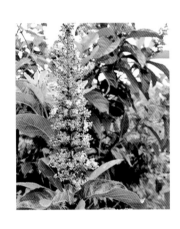

▶ 西垂茉莉

臭茉莉

科属：马鞭草科大青属

形态：灌木，高1~4米；幼枝、叶柄、花序梗、花柄、花萼等各部都被粘性柔毛。叶片纸质，长椭圆形、长椭圆状披针形或椭圆形，全缘或上部有波状齿；聚伞花序通常由3朵花组成，有时再组成疏松的伞房状或圆锥状，腋生或生于小枝顶；花冠白色，花冠管纤细，裂片匙形，外面密生黄色小腺点，花冠管下部常随子房受精后膨大，花冠宿存至果熟后脱落。核果球形，成熟时黑色，宿萼增大且略增厚，玫瑰红色，长超过果。花果期11月至次年6月。

生境：生于海拔800~1700米的山坡林缘或林下。

药用部位：全株

拉丁名：*Clerodendrum griffithianum* C. B. Clarke

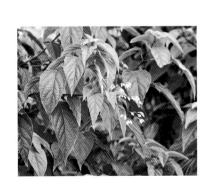

▶ 过江藤

蓬莱草 、苦舌草、水马齿苋、鸭脚板、铜锤草、大二郎箭、虾子草

科属：马鞭草科过江藤属

形态：多年生草本，有木质宿根，多分枝，全体有紧贴丁字状短毛。叶近无柄，匙形、倒卵形至倒披针形，顶端钝或近圆形，基部狭楔形，中部以上的边缘有锐锯齿；穗状花序腋生，卵形或圆柱形；苞片宽倒卵形，花萼膜质；花冠白色、粉红色至紫红色，内外无毛；雄蕊短小，不伸出花冠外；子房无毛。果淡黄色，内藏于膜质的花萼内。花、果期6—10月。

生境：常生长在海拔600~2300米的山坡、平地、河滩等湿润地方

药用部位：全草

拉丁名：*Phyla nodiflora* (L.) Greene

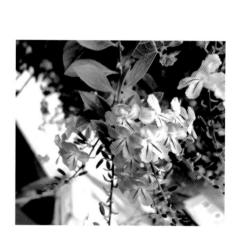

▶ 假连翘

莲荞、番仔刺、洋刺、花墙刺

科属：马鞭草科假连翘属

形态：灌木，高约1.5~3米；枝条有皮刺，幼枝有柔毛。叶对生，少有轮生，叶片卵状椭圆形或卵状披针形，纸质，顶端短尖或钝，基部楔形，全缘或中部以上有锯齿，有柔毛；叶柄长约1厘米，有柔毛。总状花序顶生或腋生，常排成圆锥状；花萼管状，有毛，长约5毫米，5裂，有5棱；花冠通常蓝紫色，稍不整齐，5裂，裂片平展，内外有微毛；花柱短于花冠管；子房无毛。核果球形，无毛，有光泽，熟时红黄色，有增大宿存花萼包围。花、果期5—10月，在南方可为全年。

生境：人工栽培与海拔2000米以下的绿化带或庭院。

药用部位：根、叶、果

拉丁名：*Duranta repens* L.

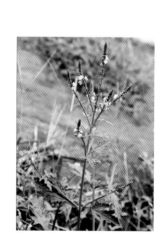

▶ 马鞭草

紫顶龙芽草、野荆芥、龙芽草、凤颈草等

科属：马鞭草科马鞭草属

形态：多年生草本，高30~120厘米。茎四方形，近基部可为圆形，节和棱上有硬毛。叶片卵圆形至倒卵形或长圆状披针形，穗状花序顶生和腋生，细弱，结果时长达25厘米；花小，无柄，最初密集，结果时疏离；花冠淡紫至蓝色，长4~8毫米，外面有微毛，裂片5片；雄蕊4枚，着生于花冠管的中部，花丝短；子房无毛。果长圆形，外果皮薄，成熟时4瓣裂。花期6—8月，果期7—10月。

生境：生长在低至高海拔的路边、山坡、溪边或林旁。

药用部位：全草

拉丁名：*Verbena officinalis* L.

▶ 马缨丹

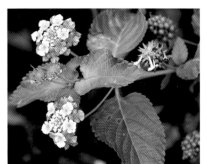

五色梅、五彩花、臭草、如意草、七变花

科属：马鞭草科马缨丹属

形态：直立或蔓性的灌木，高1~2米，有时藤状，长达4米；茎枝均呈四方形，有短柔毛，常有短而倒钩状刺。单叶对生，揉烂后有强烈的气味，叶片卵形至卵状长圆形；花序梗粗壮，长于叶柄；苞片披针形，长为花萼的1~3倍，外部有粗毛；花萼管状，膜质，花冠黄色或橙黄色，开花后不久转为深红色，花冠管长约1厘米，两面有细短毛；子房无毛。果圆球形，成熟时紫黑色。全年开花。

生境：生长于海拔80~1500米的海边沙滩和空旷地区。

药用部位：根、叶、花

拉丁名：*Lantana camara* L.

▶ 蔓荆

白叶、水稔子、三叶蔓荆

科属：马鞭草科牡荆属

形态：落叶灌木，罕为小乔木，高1.5~5米，有香味；小枝四棱形，密生细柔毛。通常三出复叶，有时在侧枝上可有单叶，叶柄长1~3厘米；小叶片卵形、倒卵形或倒卵状长圆形，圆锥花序顶生，长3~15厘米，花序梗密被灰白色绒毛；花萼钟形，顶端5浅裂，外面有绒毛；花冠淡紫色或蓝紫色，子房无毛，密生腺点；花柱无毛，柱头2裂。核果近圆形，径约5毫米，成熟时黑色；果萼宿存，外被灰白色绒毛。花期7月，果期9—11月。

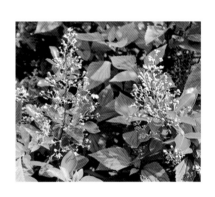

生境：生于平原、河滩、疏林及村寨附近。

药用部位：果实

拉丁名：*Vitex trifolia* L.

▶ 大叶紫珠

紫珠草、大风叶、白骨风

科属：马鞭草科紫珠属

形态：灌木，稀小乔术，高3~5米；小枝近四方形，密生灰白色粗糠状分枝茸毛，稍有臭味。叶片长椭圆形、卵状椭圆形或长椭圆状披针形，聚伞花序宽4~8厘米，5~7次分歧，被毛与小枝同，花序梗粗壮，长2~3厘米；苞片线形；花丝长约5毫米，花药卵形，药隔有黄色腺点，药室纵裂；子房被微柔毛，花柱长约6毫米。果实球形，径约1.5毫米，有腺点和微毛。花期4—7月，果期7—12月。

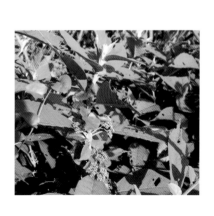

生境：生于海拔100~2000米的疏林下和灌丛中。

药用部位：全株

拉丁名：*Callicarpa macrophylla* Vahl

▶ ## 紫珠

珍珠枫、漆大伯、大叶鸦鹊饭、白木姜等

科属：马鞭草科紫珠属

形态：灌木，高约2米；小枝、叶柄和花序均被粗糠状星状毛。
叶片卵状长椭圆形至椭圆形，顶端长渐尖至短尖，基部楔形，
边缘有细锯齿，表面干后暗棕褐色，有短柔毛，背面灰棕色，
密被星状柔毛，两面密生暗红色或红色细粒状腺点；聚伞花序
宽3~4.5厘米，4~5次分歧，花序梗长不超过1厘米；苞片细小，
线形；子房有毛。果实球形，熟时紫色，无毛。花期6—7月，果期8—11月。

生境：生于海拔200~2300米的林中、林缘及灌丛中。

药用部位：全株

拉丁名：*Callicarpa bodinieri* Levl.

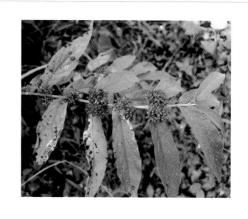

▶ ## 大花马齿苋

半枝莲、松叶牡丹、龙须牡丹、金丝杜鹃、洋马齿苋、太阳花

科属：马齿苋科马齿苋属

形态：一年生草本，高10~30厘米。茎平卧或斜升，紫红色，
多分枝，节上丛生毛。叶密集枝端，较下的叶分开，不规则互
生，叶片细圆柱形，有时微弯，叶柄极短或近无柄，叶腋常生
一撮白色长柔毛。花单生或数朵簇生枝端，总苞8~9片，叶状，
轮生，具白色长柔毛；种子细小，多数，圆肾形，铅灰色、
灰褐色或灰黑色，有珍珠光泽，表面有小瘤状凸起。花期6—9
月，果期8—11月。

生境：人工种植。

药用部位：全草

拉丁名：*Portulaca grandiflora* Hook.

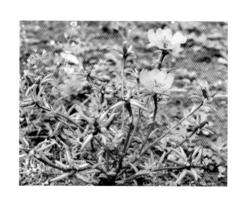

▶ ## 马齿苋

马苋、五行草、长命菜、五方草、瓜子菜

科属：马齿苋科马齿苋属

形态：一年生草本，全株无毛。茎平卧或斜倚，伏地铺散，多
分枝，圆柱形，长10~15厘米淡绿色或带暗红色。叶互生，有时
近对生，叶片扁平，肥厚，倒卵形，似马齿状，花无梗，子房
无毛，花柱比雄蕊稍长，柱头4~6裂，线形。蒴果卵球形，长约
5毫米，盖裂；种子细小，多数，偏斜球形，黑褐色，有光泽，
直径不及1毫米，具小疣状凸起。花期5—8月，果期6—9月。

生境：喜肥沃土壤，耐旱亦耐涝，生命力强，生于菜园、农田、路旁，为田间常见杂草。

药用部位：全草

拉丁名：*Portulaca oleracea* L.

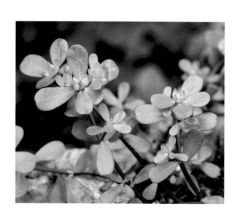

▶ 土人参

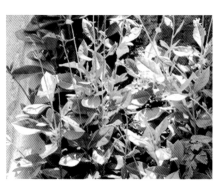

栌兰、土洋参、福参、申时花、假人参等

科属：马齿苋科土人参属

形态：一年生或多年生草本，全株无毛，高30~100厘米。主根粗壮，圆锥形，有少数分枝，皮黑褐色，断面乳白色。叶互生或近对生，具短柄或近无柄，叶片稍肉质，倒卵形或倒卵状长椭圆形，花小；总苞片绿色或近红色，圆形，顶端圆钝，苞片2片，膜质，披针形，顶端急尖，长约1毫米；蒴果近球形，3瓣裂，坚纸质；种子多数，扁圆形，黑褐色或黑色，有光泽。花期6—8月，果期9—11月。

生境：喜欢温暖湿润的气候，耐高温高湿，不耐寒冷，有的逸为野生，生于阴湿地。

药用部位：根、叶

拉丁名：*Talinum paniculatum* (Jacq.) Gaertn.

▶ 云南马兜铃

追风散、白防己、串石藤、打鼓藤

科属：马兜铃科马兜铃属

形态：木质大藤本；嫩枝密生红棕色长绒毛，老枝被疏柔毛或无毛。叶近圆形或卵形，嫩叶较小，檐部圆盘状，内面暗紫色而有黑色乳突状小点，网脉明显，边缘不明显浅3裂，裂片平展，阔三角形，近等大；喉部近圆形，暗紫色；合蕊柱顶端3裂，裂片顶端钝，边缘向下延伸，具乳头状突起。蒴果长圆柱形，6棱，成熟时自顶端向下开裂；种子卵形，背面平凸状，有皱纹，腹面凹入，中间具种脊，灰褐色。花期4—5月，果期8—10月。

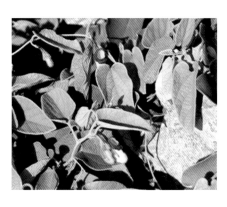

生境：生于海拔2000米的林中。

药用部位：根茎或全草

拉丁名：*Aristolochia yunnanensis* Franch.

▶ 细辛

华细辛、盆草细辛

科属：马兜铃科细辛属

形态：多年生草本；根状茎直立或横走，有多条须根。叶通常2枚，叶片心形或卵状心形，先端渐尖或急尖；芽苞叶肾圆形，边缘疏被柔毛。花紫黑色，花被管钟状，内壁有疏离纵行脊皱；花被裂片三角状卵形，直立或近平展；雄蕊着生子房中部，花丝与花药近等长或稍长，药隔突出，短锥形；子房球状，较短，顶端2裂，柱头侧生。果近球状，棕黄色。花期4—5月。

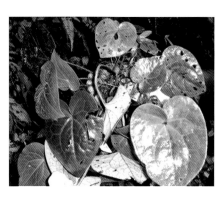

生境：生于海拔1200~2100米林下阴湿腐殖土中。

药用部位：全草

拉丁名：*Asarum sieboldii* Mig

▶ 青城细辛

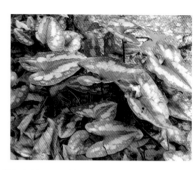

花脸细辛、花脸王、翻天印

科属：马兜铃科细辛属

形态：多年生草本；根状茎横走，根稍肉质；叶片卵状心形、长卵形或近戟形，先端急尖，基部耳状深裂或近心形，叶面中脉两旁有白色云斑；芽苞叶长卵形；花紫绿色，花被管浅杯状或半球状，喉部稍缢缩，有宽大喉孔，喉孔直径约1.5厘米，膜环不明显，内壁有格状网眼，花被裂片宽卵形，基部有半圆形乳突皱褶区；雄蕊药隔伸出，钝圆形；子房近上位，柱头卵状，侧生。花期4—5月。

生境：生于海拔850~1300米陡坡草丛或竹林下阴湿地。

药用部位：全草

拉丁名：*Asarum splendens* (Maekawa) C. Y. Cheng et C. S. Yang

▶ 钩吻

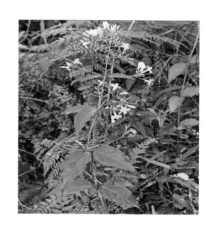

野葛、胡蔓藤、断肠草、烂肠草

科属：马钱科钩吻属

形态：常绿木质藤本，长3~12米。小枝圆柱形；叶片膜质，通常卵形，长5~12厘米，宽2~6厘米，顶端渐尖，基部阔楔形至近圆形；花密集，顶生和腋生的三歧聚伞花序，苞片2枚；花萼裂片卵状披针形；花冠黄色，漏斗状，内面有淡红色斑点，花冠裂片卵形；蒴果卵形或椭圆形，通常黑色，果皮薄革质；种子扁压状椭圆形或肾形，边缘具膜质翅。花期5—11月，果期7月至翌年3月。

生境：生海拔500~2000米山地路旁灌木丛中或潮湿肥沃的丘陵山坡疏林下。

药用部位：全株

拉丁名：*Gelsemium elegans* (Gardn. & Champ.)

▶ 大序醉鱼草

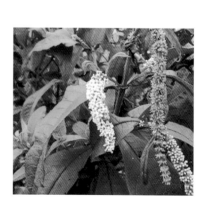

白叶子、羊巴巴叶

科属：马钱科醉鱼草

形态：灌木或小乔木，高2~6米。小枝四棱形，通常具窄翅。叶对生，纸质，披针形或长圆状披针形，长4~45厘米，宽1~15厘米，顶端渐尖；叶柄极短；叶柄间有1~2枚叶状托叶，托叶有时早落；花芳香，多朵组成顶生或腋生的总状聚伞花序；花萼钟状；花冠淡紫色至紫红色，花冠裂片近圆形，蒴果椭圆状或卵状；种子褐色，两端具长窄翅。花期3—9月，果期6—12月。

生境：生海拔900~3200米山地疏林中或山坡灌木丛中。

药用部位：全株

拉丁名：*Buddleja macrostachya* Wall. ex Benth.

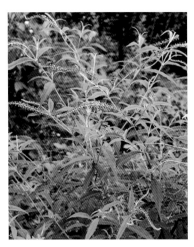
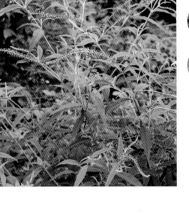

▶ 白背枫

驳骨丹、狭叶醉鱼草、七里香、驳骨丹、醉鱼草

科属：马钱科醉鱼草属

形态：直立灌木或小乔木，高1~8米。嫩枝条四棱形，老枝条圆柱形；幼枝、叶下面、叶柄和花序均密被灰色或淡黄色星状短绒毛，有时毛被极密而成绵毛状。叶对生，叶片膜质至纸质，狭椭圆形、披针形或长披针形，全缘或有小锯齿；总状花序窄而长，由多个小聚伞花序组成，花萼钟状或圆筒状，花冠芳香，白色，有时淡绿色，花冠管圆筒状；子房卵形或长卵形；蒴果椭圆状；种子灰褐色，椭圆形，两端具短翅。花期1~10月，果期3—12月。

生境：生海拔200~3000米向阳山坡灌木丛中或疏林缘。

药用部位：根、叶

拉丁名：*Buddleja asiatica* Lour.

▶ 蜜蒙花

蒙花、小锦花、黄饭花、疙瘩皮树花、鸡骨头花、羊耳朵、蒙花树、米汤花、染饭花

科属：马钱科醉鱼草属

形态：灌木，高1~4米。小枝略呈四棱形，灰褐色；小枝、叶下面、叶柄和花序均密被灰白色星状短绒毛。叶对生，叶片纸质，狭椭圆形、长卵形、卵状披针形或长圆状披针形，通常全缘，稀有疏锯齿；花多而密集，组成顶生聚伞圆锥花序；花冠紫堇色，后变白色或淡黄白色，喉部橘黄色，花冠管圆筒形，内面黄色，被疏柔毛，花冠裂片卵形；子房卵珠状。蒴果椭圆状；种子多颗，狭椭圆形，两端具翅。花期3—4月，果期5—8月。

生境：生海拔200~2800米向阳山坡、河边、村旁的灌木丛中或林缘。

药用部位：全草

拉丁名：*Buddleja officinalis* Maxim.

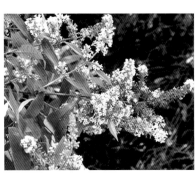
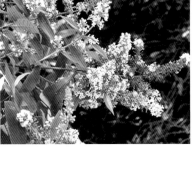

▶ 马桑

水马桑、野马桑、马桑柴、马桑树

科属：马桑科马桑属

形态：灌木，高1.5~2.5米，分枝水平开展，小枝四棱形或成四狭翅，幼枝疏被微柔毛，后变无毛，常带紫色，老枝紫褐色；叶对生，纸质至薄革质，椭圆形或阔椭圆形，全缘；总状花序生于二年生的枝条上，雄花序先叶开放，多花密集；苞片和小苞片卵圆形，膜质，半透明，内凹，上部边缘具流苏状细齿；萼片卵形，边缘半透明，上部具流苏状细齿；花瓣极小，卵形，雌花序与叶同出，苞片稍大，带紫色；花瓣肉质，较小，龙骨状；果球形，果期花瓣肉质增大包于果外，成熟时由红色变紫黑色；种子卵状长圆形。

生境：生于海拔400~3200米林缘、灌丛。

药用部位：全株，有毒

拉丁名：*Coriaria nepalensis* Wall.

老鹳草

鸭脚草、野老鹳草

科属：牻牛儿苗科老鹳草

形态：多年生草本，高30~80厘米。根茎直生，粗壮，具簇生纤维状细长须根。茎伏卧或略倾斜，多分枝；叶对生，叶片 3~5深裂，近五角形，基部略呈心形，裂片近菱形，边缘具整齐的锯齿；花小，每一花梗2朵，腋生；花萼5片，卵形或卵披针形，花瓣5片，倒卵形，白色或淡红色，具深红色纵脉；蒴果先端长喙状，成熟时裂开，喙部由下而上卷曲；种子长圆形，黑褐色。花期5—6月，果期6—7月。

生境：生于山坡、草地及路旁。

药用部位：全草

拉丁名：*Geranium wilfordii* Maxim.

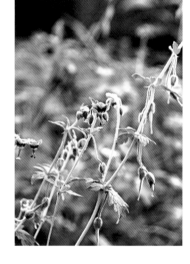

中华老鹳草

科属：牻牛儿苗科老鹳草属

形态：多年生草本，高25~40厘米。根茎粗壮，具多数稍肥厚的纤维状须根。茎直立，单生或数个丛生，中部以上假二叉状分枝。叶对生；基生叶和茎下部叶具长柄；叶片圆形或肾圆形，宽约4~5厘米，5深裂几达基部。总花梗顶生或腋生，与叶近等长，具2花；萼片长卵形；花瓣淡紫红色，倒长卵形；蒴果被短柔毛。种子肾形具网纹。花期7—8月，果期8—9月。

生境：生于山地草甸、林缘、灌丛和亚高山，海拔3000~4300米。

药用部位：根

拉丁名：*Geranium sinense* R. Knuth

天竺葵

洋绣球、入腊红、石腊红、日烂红、洋葵

科属：牻牛儿苗科天竺葵属

形态：多年生草本，高30~60厘米。茎直立，基部木质化，上部肉质，具明显的节，密被短柔毛，具浓裂鱼腥味叶互生；叶柄长3~10厘米；叶片圆形或肾形，茎部心形，直径3~7厘米，边缘波状浅裂，被透明短柔毛。伞形花序腋生，具多花；萼片狭披针形，花瓣红色、橙红、粉红或白色，宽倒卵形，先端圆形，基部具短爪，下面3枚通常较大。花期5—7月，果期6—9月。

生境：天竺葵原产非洲南部。喜温暖、湿润和阳光充足环境。

药用部位：全草

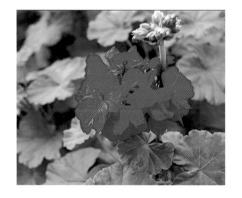

拉丁名：*Pelargonium hortorum* Bailey

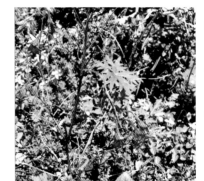

▶ 云南翠雀花

月下参，小草乌，鸡脚草乌

科属：毛茛科翠雀属

形态：茎高可达90厘米，下部被反曲的短柔毛，下部有少数分枝，疏生4~6叶，下部叶有长柄。叶片五角形，长3.6~5.8厘米，宽5.5~10厘米，三深裂至距基部3~5毫米处，中央深裂片菱状楔形，二回裂片狭三角形至狭披针形，全缘或有1~2个小裂片；上部茎生叶变小，深裂片常全缘，披针状线形。总状花序狭长，疏生3~10花；花梗无毛或近无毛；萼片蓝紫色，椭圆状倒卵形，花瓣无毛；种子小，金字塔形，沿棱有狭翅。8—10月开花。

生境：生海拔1000~2400米山地草坡或灌丛边。

药用部位：根

拉丁名：*Delphinium yunnanense* Franch.

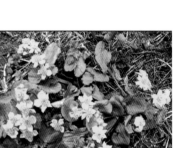
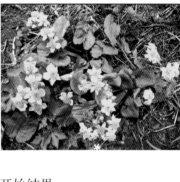

▶ 驴蹄草

马蹄叶、马蹄草、立金花、沼泽金盏花

科属：毛茛科驴蹄草属

形态：多年生草本，全部无毛，有多数肉质须根。茎高10~48厘米，实心，常中部以上分枝。基生叶3~7枚，有长柄；叶片圆形，圆肾形或心形，长2~5厘米，宽3~9厘米，顶端圆形；茎生叶较小，圆肾形或三角状心形。单歧聚伞花序；苞片三角状心形；萼片5，黄色，倒卵形，菁葖长约1厘米；种子狭卵球形，黑色。5—9月开花，6月开始结果。

生境：生于山谷溪边或湿草甸，有时也生在草坡或林下较阴湿处。

药用部位：全草

拉丁名：*Caltha palustris* L.

▶ 茴茴蒜

石龙芮、土细辛、小虎掌草、鸭脚板

科属：毛茛科毛茛属

形态：一年生草本，须根多数簇生。茎直立粗壮，高20~70厘米，直径在5毫米以上，中空，有纵条纹，分枝多，与叶柄均密生开展的淡黄色糙毛。基生叶有长叶柄，为三出复叶，叶片宽卵形至三角形。小叶2~3深裂，上部叶较小，叶片3全裂；花序有较多疏生的花，萼片狭卵形；花瓣5，宽卵圆形，黄色或上面白色，聚合果长圆形；瘦果扁平无毛。花、果期5—9月。

生境：生于海拔700~2500米、平原与丘陵、溪边、田旁的水湿草地。

药用部位：全草

拉丁名：*Ranunculus chinensis* Bunge

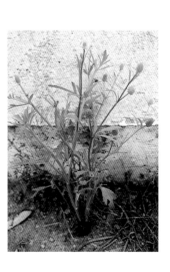

▶ 猫爪草

小毛茛

科属：毛茛科毛茛属

形态：一年生草本。簇生多数肉质小块根，块根卵球形或纺锤形，顶端质硬，形似猫爪，直径3~5毫米。茎铺散，高5~20厘米。基生叶有长柄；叶片形状多变，单叶或三出复叶，宽卵形至圆肾形，无毛；茎生叶无柄，叶片较小，全裂或细裂。花单生茎顶和分枝顶端；萼片5~7片，疏生柔毛；花瓣5~7片或更多，黄色或后变白色，倒卵形。花期早，春季3月开花，果期4—7月。

生境：生于丘陵、旱坡、田埂、路旁、荒地阴湿处，适应性强。

药用部位：块根或全草

拉丁名：*Ranunculus ternatus* Thunb.

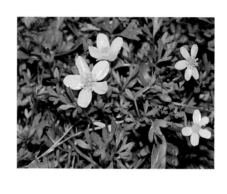

▶ 毛茛

鱼疗草、鸭脚板、野芹菜

科属：毛茛科毛茛属

形态：多年生草本。须根多数簇生。茎直立，高30~70厘米，中空有槽，具分枝，生开展或贴伏的柔毛。基生叶多数；叶片圆心形或五角形，长及宽为3~10厘米，基部心形或截形，通常3深裂不达基部，叶柄长。下部叶与基生叶相似，较小，3深裂，裂片披针形。聚伞花序有多数花；萼片椭圆形，生白柔毛；花瓣5片，倒卵状圆形。聚合果近球形；瘦果扁平无毛。花、果期4—9月。

生境：生于田沟旁和林缘路边的湿草地上，海拔200~2500米。

药用部位：全草

拉丁名：*Ranunculus japonicus* Thunb.

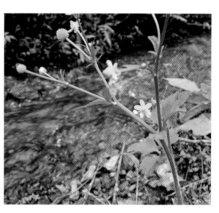

▶ 石龙芮

科属：毛茛科毛茛属

形态：一年生草本。茎直立，高10~50厘米，直径2~5毫米，有时粗达1厘米，上部多分枝，具多数节，下部节上有时生根，无毛或疏生柔毛。基生叶多数；叶片肾状圆形，长1~4厘米，宽1.5~5厘米，基部心形，3深裂不达基部，无毛；叶柄长3~15厘米，近无毛。茎生叶多数，下部叶与基生叶相似；上部叶较小。聚伞花序有多数花；花小；萼片椭圆形，花瓣5，倒卵形。聚合果长圆形；瘦果近百枚，倒卵球形，稍扁。花、果期5—8月。

生境：生于平原湿地或河沟边，甚至生于水中。

药用部位：全草

拉丁名：*Ranunculus sceleratus* L.

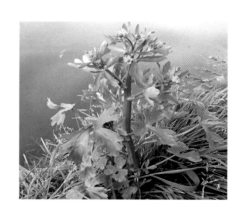

▶ 黄牡丹

牡丹花

科属：毛茛科芍药属

形态：亚灌木，全体无毛。茎高1.5米；当年生小枝草质，小枝基部具数枚鳞片。叶为二回三出复叶；叶片轮廓为宽卵形或卵形，羽状分裂，裂片披针形至长圆状披针形；花2~5朵，生枝顶和叶腋，苞片3~6片，披针形，大小不等；萼片3~4片，宽卵形，大小不等；花瓣9（~12）片，黄色，有时边缘红色或基部有紫色斑块；花盘肉质，包住心皮基部，顶端裂片三角形或钝圆；心皮2~5，无毛。花期5月，果期7—8月。

生境：生海拔2500~3500米的山地林缘或石灰岩山。

药用部位：根皮或根茎

拉丁名：*Paeonia delavayi* Franch. var. *lutea* (Delavay ex Franch.) Finet et Gagnep

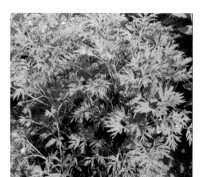

毛茛科

▶ 芍药

牡丹

科属：毛茛科芍药属

形态：多年生草本。根粗壮，分枝黑褐色。下部茎生叶为二回三出复叶，上部茎生叶为三出复叶；小叶狭卵形，椭圆形或披针形，顶端渐尖，基部楔形或偏斜，边缘具白色骨质细齿，两面无毛，背面沿叶脉疏生短柔毛。花数朵，生茎顶和叶腋，有时仅顶端一朵开放，花瓣9~13片，倒卵形，白色、粉色、红色等；蓇葖顶端具喙。花期5—6月，果期8月。

生境：人工栽培于庭院花坛等。

药用部位：根茎

拉丁名：*Paeonia lactiflora* Pall.

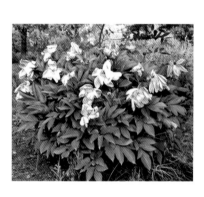

▶ 唐松草

草黄连、马尾连、白蓬草

科属：毛茛科唐松草属

形态：多年生草本，植株无毛。茎粗壮，高60~150厘米，粗达1厘米，分枝。基生叶在开花时枯萎。茎生叶为三至四回三出复叶；叶片长10~30厘米；小叶草质，顶生小叶倒卵形或扁圆形，长1.5~2.5厘米，宽1.2~3厘米，顶端圆或微钝，基部圆楔形或不明显心形，3浅裂。圆锥花序伞房状，有多数密集的花；萼片白色或外面带紫色，宽椭圆形，早落；瘦果倒卵形。7月开花。

生境：生海拔500~1800米间草原、山地林边草坡或林中。

药用部位：根

拉丁名：*Thalictrum aquilegifolium* Linn. var. *sibiricum* Regel et Tiling

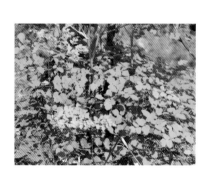

▶ 爪哇唐松草

科属：毛茛科唐松草属

形态：植株全部无毛。茎高30~100厘米，中部以上分枝。基生叶在开花时枯萎。茎生叶4~6，为三至四回三出复叶；叶片长6~25厘米，小叶纸质，顶生小叶倒卵形、椭圆形或近圆形，长1.2~2.5厘米，宽1~1.8厘米，基部宽楔形，3浅裂，有圆齿，托叶棕色，膜质。花序近二歧状分枝，伞房状或圆锥状，有少数或多数花；萼片4片，早落；瘦果狭椭圆形。4—7月开花。

生境：生海拔1500~3400米间山地林中、沟边或陡崖边较阴湿处。

药用部位：全草

拉丁名：*Thalictrum javanicum* Bl.

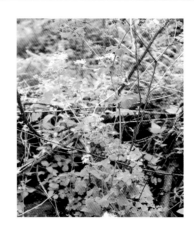

▶ 长冬草

铁扫帚、黑狗筋、黑老婆秧

科属：毛茛科铁线莲属

形态：直立草本，高30~100多厘米。老枝圆柱形，有纵沟；叶片近革质，干后常变黑色，单叶至复叶，一至二回羽状深裂，裂片披针形至椭圆形，长1.5~10厘米，宽0.1~2厘米，全缘，叶片两面无毛或下面疏生长柔毛；总状、圆锥状聚伞花序顶生，有时花单生；萼片4~8片，通常6片，白色，长椭圆形或狭倒卵形，除外面边缘有绒毛外，其余无毛；花蕾时像棉花球；瘦果倒卵形，扁平。花期6—8月，果期7—10月。

生境：生于山坡草地。

药用部位：根

拉丁名：*Clematis hexapetala* Pall. var. *tchefouensis* (Debeaux) S. Y. Hu

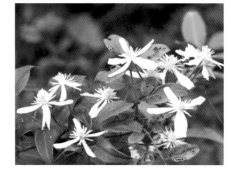

▶ 钝齿铁线莲

川木通、花木通、百根草

科属：毛茛科铁线莲属

形态：藤本。小枝和花序梗、花梗密生贴伏短柔毛。三出复叶，连叶柄长5~17厘米，叶柄长3~7厘米；小叶片卵形或宽卵形，长2.5~8厘米，宽1.5~7厘米，常有不明显3浅裂，通常下面密生短柔毛，边缘有少数钝牙齿。圆锥状聚伞花序多花；萼片4片，开展，白色，狭倒卵形；瘦果纺锤形或狭卵形，顶端渐尖，不扁，有柔毛。花期7—9月，果期9—10月。

生境：分布于海拔1550~1700米的山坡林中或沟边。

药用部位：茎

拉丁名：*Clematis apiifolia* DC. var. *obtusidentata* Rehd. et Wils.

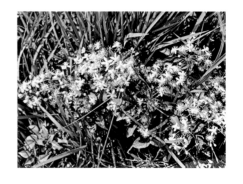

▶ 铁线莲

铁线牡丹、山木通、番莲、威灵仙

科属：毛茛科铁线莲属

形态：草质藤本，长约1~2米。茎棕色或紫红色，具六条纵纹，节部膨大。二回三出复叶，连叶柄长达12厘米；小叶片狭卵形至披针形，长2~6厘米、宽1~2厘米、边缘全缘；花单生于叶腋；花梗长约6~11厘米，中下部生一对叶状苞片；苞片宽卵圆形或卵状三角形；萼片6枚，白色，倒卵圆形或匙形。瘦果倒卵形，扁平。花期1—2月，果期3—4月。

生境：生于低山区的丘陵灌丛中，山谷、路旁及小溪边。

药用部位：根和全草

拉丁名：*Clematis florida* Thunb.

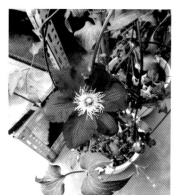

▶ 西南铁线莲

铁线莲、白头翁

科属：毛茛科铁线莲属

形态：木质藤本，长约1米，幼枝被柔毛，老枝无毛，表面棕红色，有纵沟纹；当年生枝基部有芽鳞，鳞片卵状三角形，深棕色，二回三出复叶；单花腋生，稀有2花束生，花梗细瘦，顶端微被柔毛，无苞片；萼片4枚，钟状，淡紫红色至紫黑色，卵状披针形或椭圆状披针形，边缘密被淡黄色绒毛；上部及药隔的背面被密毛，基部无毛，花药黄色，被淡黄色绢状毛。瘦果狭卵形，被金黄色短柔毛，宿存花柱被长柔毛。花期6—7月，果期8—9月。

生境：生于海拔2700~4300米的溪边、山沟、疏林下及灌丛中。

药用部位：茎

拉丁名：*Clematis pseudopogonandra* Finet et Gagn.

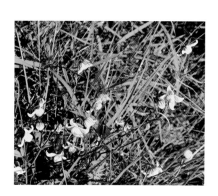

▶ 细木通

小木通

科属：毛茛科铁线莲属

形态：藤本。茎、小枝、叶柄及花序梗、花梗均密生淡黄褐色短柔毛。1~2回羽状复叶，有5~21小叶，茎上部有时为三出叶；小叶片卵形至披针形，长2~11厘米、宽1~5厘米，顶端渐尖，基部圆形，生短柔毛，全缘，偶尔2~3浅裂。圆锥状聚伞花序腋生或顶生；萼片4，开展，白色，近长圆形或狭倒卵形。瘦果纺锤形至狭卵形，不扁。花期11月至第二年1月，果期2—4月。

生境：生海拔450~1900米的山坡、路边、沟旁灌丛中或林边。

药用部位：根和全草

拉丁名：*Clematis kerriana* Drumm. et Craib

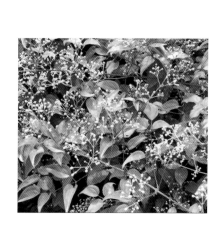

▶ 小木通

川木通、大木通、大叶木通

科属：毛茛科铁线莲属

形态：木质藤本，高达6米。茎圆柱形，有纵条纹，小枝有棱。三出复叶；小叶片革质，卵状，长4~16厘米，宽2~~8厘米，顶端渐尖，基部圆形、心形或宽楔形，全缘，两面无毛。聚伞花序或圆锥状聚伞花序，腋生或顶生；苞片近长圆形，常3浅裂；萼片4~5片，开展，白色，偶带淡红色，长圆形或长椭圆形。瘦果扁，卵形至椭圆形。花期3—4月，果期4—7月。

生境：生于海拔800~2400米的山坡、山谷、路边灌丛中、林边或水沟旁。

药用部位：藤茎、根和花

拉丁名：*Clematis armandii* Franch.

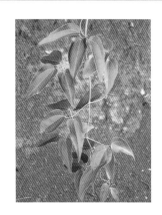

▶ 锈毛铁线莲

科属：毛茛科铁线莲属

形态：木质藤本。茎圆柱形，有纵沟纹，全株密被金黄色柔毛。三出复叶；小叶片纸质，卵圆形或卵状披针形，长7~11厘米，宽3.5~8厘米，基部圆形或浅心形，常偏斜，上部边缘有钝锯齿，基出主脉3~5条；小叶柄长1~2.5厘米，叶柄长5~11厘米；聚伞花序腋生，常只有3花；花序分枝处具一对披针形的苞片；花萼直立成壶状，顶端反卷；萼片4片，黄色，卵圆形至卵状椭圆形；瘦果狭卵形。花期1—2月，果期3—4月。

生境：生于海拔500~1200米的山坡灌丛中。

药用部位：叶

拉丁名：*Clematis leschenaultiana* DC.

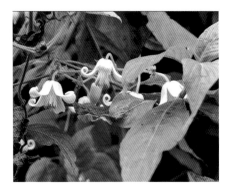

▶ 乌头草

乌、乌药、盐乌头、附子、川乌

科属：毛茛科乌头属

形态：块根倒圆锥形，长2~4厘米，粗1~1.6厘米。茎高60~150厘米，中部之上疏被反曲的短柔毛，等距离生叶，分枝。茎下部叶在开花时枯萎。茎中部叶有长柄；叶片薄革质或纸质，五角形，基部浅心形三裂达或近基部，中央全裂片宽菱形，有时倒卵状菱形或菱形，急尖，有时短渐尖近羽状分裂；顶生总状花序，萼片蓝紫色，外面被短柔毛，上萼片高盔形；蓇葖长1.5~1.8厘米；种子长3~3.2毫米，三棱形，只在二面密生横膜翅。9—10月开花。

生境：人工栽培，栽培海拔为1800~2800米。

药用部位：块根

拉丁名：*Aconitum carmichaeli* Debx.

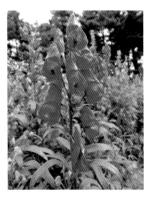

▶ 野棉花

打破碗花花、野棉花、盖头花
科属：毛茛科银莲花属
形态：草本植物，植株高60~100厘米。根状茎斜，木质，粗0.8~1.5厘米。基生叶2~5，有长柄；叶片心状卵形或心状宽卵形，长5~22厘米，宽6~26厘米，顶端急尖3~5浅裂；叶柄长，有柔毛。花葶粗壮有柔毛；聚伞花序2~4回分枝；苞片3枚，形状似基生叶，较小；萼片5片，白色或带粉红色，倒卵形。聚合果球形，直径约1.5厘米；瘦果有细柄。7—10月开花。
生境：分布于海拔1200~2700米的山地草坡、沟边或疏林中。
药用部位：根状茎
拉丁名：*Anemone vitifolia* Buch.-Ham.

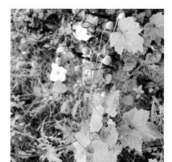

▶ 草玉梅

虎掌草、白花舌头草、见风青、见风黄
科属：毛茛科银莲花属
形态：多年生草本，高度15~65厘米。根状茎木质，垂直或稍斜；基生叶3~5片，有长柄；叶片肾状五角形，长2~7厘米，宽4~14厘米，3全裂，中全裂片宽菱形或菱状卵形，两面都有糙伏毛。花葶直立，聚伞状序（1~）2~3回分枝；苞片3~4片，有柄，似基生叶，宽菱形，3裂近基部；花萼片5至多数，白色，倒卵形或椭圆状倒卵形；瘦果狭卵球形，稍扁。5—8月开花。
生境：生于1600~4004米的生山地草坡、小溪边或湖边。
药用部位：根状茎、叶和全草
拉丁名：*Anemone rivularis* Buch.-Ham.

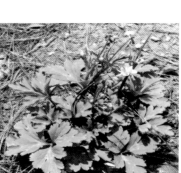
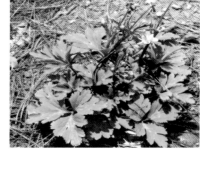

▶ 光萼茅膏菜

陈伤子、茅膏菜
科属：茅膏菜科茅膏菜属
形态：多年生草本，直立，有时攀援状，高9~32厘米，淡绿色，具紫红色汁液；鳞茎状球茎紫色，球形，直径1~8毫米；地下有球茎，白色。茎直立，纤细，夏天枯萎。叶互生，半月形，长0.5~0.8厘米，宽2.5~5毫米，具红色腺毛。基生叶花时脱落或干枯，稀宿存，部分鳞片状；蝎尾状聚伞花序于枝顶，花两性，小型，花萼钟形，裂片5，背面无毛；花瓣5片，白色；蒴果开裂为2~6果爿。种子细小，椭圆形。花期5—6月。
生境：常生于山坡草丛中或林边。
药用部位：全草
拉丁名：*Drosera peltata* Smith var. *glabrata* Y. Z. Ruan

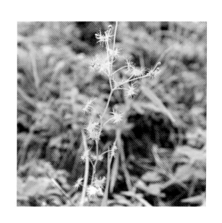

毛茛科

茅膏菜科

▶ 美人蕉

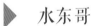

大花美人蕉、红艳蕉

科属：美人蕉科美人蕉属

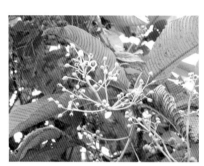

形态：植株全部绿色，高可达1.5米。叶片卵状长圆形，长10~30厘米，宽达10厘米。总状花序疏花；略超出于叶片之上；花红色，单生；苞片卵形，绿色，长约1.2厘米；萼片3片，披针形，长约1厘米，绿色而有时染红；花冠管长不及1厘米，花冠裂片披针形，长3~3.5厘米，绿色或红色；外轮退化雄蕊2枚倒披针形鲜红色，另一枚特别小；唇瓣披针形，长3厘米，弯曲；蒴果绿色，长卵形，有软刺，长1.2~1.8厘米。花、果期3—12月。

生境：原产印度。喜温暖和充足的阳光，不耐寒。

药用部位：根茎及花

拉丁名：*Canna indica* L.

▶ 水东哥

白饭果、白饭木、米花树、水枇杷

科属：猕猴桃科水东哥属

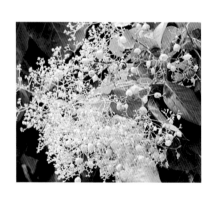

形态：灌木或小乔木，高3~6米，稀达12米；小枝无毛或被绒毛，被爪甲状鳞片或钻状刺毛。叶纸质或薄革质，倒卵状椭圆形、倒卵形，长10~28厘米，宽4~11厘米，叶缘具刺状锯齿；叶柄具钻状刺毛。花序聚伞式，1~4枚簇生于叶腋或老枝落叶叶腋，被毛和鳞片；花粉红色或白色，小；萼片阔卵形或椭圆形；花瓣卵形，顶部反卷；浆果近球形，有白色乳汁；种子多数，有洼孔。花期3—7月。

生境：生于海拔140~1300米的丘陵、低山山地林下和灌丛中。

药用部位：根、叶

拉丁名：*Saurauia tristyla* DC.

▶ 柚木

脂树、紫油木、血树，麻栗

科属：牡荆亚科柚木属

形态：大乔木，高达40米；小枝淡灰色或淡褐色，四棱形，具4槽，被灰黄色或灰褐色星状绒毛。叶对生，厚纸质，全缘，卵状椭圆形或倒卵形，圆锥花序顶生；花有香气，但仅有少数能发育；花萼钟状，被白色星状绒毛，裂片较萼管短；花冠白色，花冠管长2.5~3毫米，裂片长约2毫米，顶端圆钝，被毛及腺点；子房被糙毛；花柱长3~4毫米，柱头2裂。核果球形，外果皮茶褐色，被毡状细毛，内果皮骨质。花期8月，果期10月。

生境：生于海拔900米以下的潮湿疏林中。

药用部位：花、种子

拉丁名：*Tectona grandis* L. f.

▶ 南五味子

红木香、紫金藤、紫荆皮、盘柱香

科属：木兰科南五味子属

形态：藤本，各部无毛。叶长圆状披针形或卵状长圆形，长5~13厘米，宽2~6厘米，先端渐尖或尖，基部楔形，边有疏齿，侧脉每边5~7条；上面具淡褐色透明腺点，叶柄长0.6~2.5厘米。花单生于叶腋，雌雄异株；雄花：花被片白色或淡黄色，8~17片，中轮最大1片，椭圆形；聚合果球形，径1.5~3.5厘米；小浆果倒卵圆形，长8~14毫米，外果皮薄革质，干时显出种子。种子2~3粒，稀4~5粒，肾形或肾状椭圆体形。花期6—9月，果期9—12月。

生境：生于海拔1000米以下的山坡、林中。

药用部位：根、茎、叶、种子

拉丁名：*Kadsura longipedunculata* Finet et Gagnep.

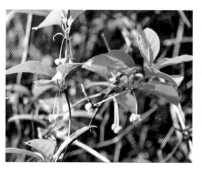

木兰科

▶ 白兰

白缅花、白兰花、缅桂花、天女木兰

科属：木兰科含笑属

形态：常绿乔木，高达17米，枝广展，呈阔伞形树冠；胸径30厘米；树皮灰色；揉枝叶有芳香，嫩枝及芽密被淡黄白色微柔毛，老时毛渐脱落。叶薄革质，长椭圆形或披针状椭圆形，长10~27厘米，宽4~9.5厘米；叶柄长1.5~2厘米，疏被微柔毛；托叶痕几达叶柄中部。花白色，极香；花被片10片，披针形；蓇葖熟时鲜红色。花期4—9月，夏季盛开，通常不结实。

生境：喜光照充足、暖热湿润和通风良好的环境，不耐寒，不耐阴，怕高温和强光。

药用部位：花、根皮

拉丁名：*Michelia alba* DC.

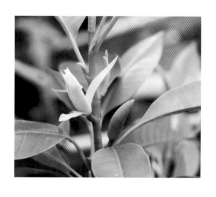

▶ 厚朴

凹叶厚朴

科属：木兰科木兰属

形态：落叶乔木，高达20米；树皮厚，褐色，不开裂；小枝粗壮，淡黄色或灰黄色，幼时有绢毛；顶芽大，狭卵状圆锥形，无毛。叶大，近革质，7~9片聚生于枝端，长圆状倒卵形；花白色，芳香；花被片9~12 (~17)，厚肉质；聚合果长圆状卵圆形，长9~15厘米；蓇葖具长3~4毫米的喙；种子三角状倒卵形，长约1厘米。花期5—6月，果期8—10月。

生境：生于海拔300~1500米的山地林间。

药用部位：树皮、根皮、花、种子及芽

拉丁名：*Magnolia officinalis* Rehd. et Wils.

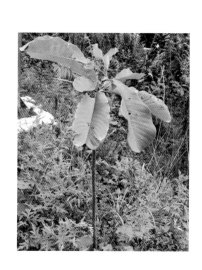

▶ 山玉兰

优昙花、山波萝

科属：木兰科木兰属

形态：常绿乔木，高达12米，胸径80厘米，树皮灰色或灰黑色，粗糙而开裂。嫩枝榄绿色，被淡黄褐色平伏柔毛，老枝粗壮，具圆点状皮孔。叶厚革质，卵形，卵状长圆形，边缘波状。花芳香，杯状，直径15~20厘米；花被片9~10片，外轮3片淡绿色，向外反卷，内两轮乳白色；聚合果卵状长圆体形，蓇葖狭椭圆体形。花期4—6月，果期8—10月。

生境：喜生于海拔1500~2800米的石灰岩山地阔叶林中或沟边较潮湿的坡地。

药用部位：树皮、花

拉丁名：*Magnolia delavayi* Franch.

▶ 紫玉兰

辛夷、木笔

科属：木兰科木兰属

形态：落叶灌木，高达3米，常丛生，树皮灰褐色，小枝绿紫色或淡褐紫色。叶椭圆状倒卵形或倒卵形；花蕾卵圆形，被淡黄色绢毛；花叶同时开放，瓶形，直立于粗壮、被毛的花梗上，稍有香气；花被片9~12片，外轮3片萼片状，紫绿色，内两轮肉质，外面紫色或紫红色，内面带白色，花瓣状，椭圆状倒卵形；聚合果深紫褐色，变褐色，圆柱形；成熟蓇葖近圆球形，顶端具短喙。花期3—4月，果期8—9月。

生境：广泛栽培于庭院或绿化带。

药用部位：树皮、叶、花蕾

拉丁名：*Magnolia liliflora* Desr.

▶ 木莲

红色木莲、巴东木莲、薄叶木莲

科属：木兰科木莲属

形态：常绿乔木，高达30米，胸径可达40厘米；叶革质，倒披针形或长圆状椭圆形，长10~26厘米，宽4~10厘米，先端渐尖或尾状渐尖，自2/3以下渐窄至基部，上面无毛；花芳香，花梗粗壮，花被片9~12片，外轮3片褐色，腹面染红色或紫红色，向外反曲，中内轮6~9片，直立，乳白色染粉红色，倒卵状匙形；聚合果鲜时紫红色，卵状长圆形；蓇葖背缝全裂，具乳头状突起。花期5—6月，果期8—9月。

生境：生于海拔900~1200米的林间。

药用部位：果及树皮

拉丁名：*Manglietia fordiana* Oliv.

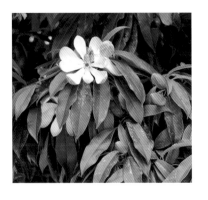

▶ 翼梗五味子

北五味子、翅枝五味子、大风藤
科属：木兰科五味子属
形态：落叶木质藤本，当年生枝淡绿色，小枝紫褐色，具翅棱；内芽鳞紫红色，长圆形或椭圆形。叶宽卵形或近圆形，长6~11厘米，宽3~8厘米；叶柄红色，具叶基下延的薄翅。雄花：花被片黄色，8~10片，近圆形；雌花：花梗长7~8厘米，花被片与雄花的相似；小浆果红色，球形，具长约1毫米的果柄，种子褐黄色，扁球形。花期5—7月，果期8—9月。
生境：生于海拔500~1500米的沟谷边、山坡林下或灌丛中。
药用部位：茎
拉丁名：*Schisandra henryi* Clarke.

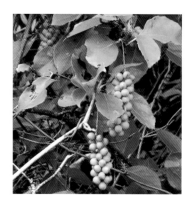

▶ 木棉

红棉、英雄树、攀枝花
科属：木棉科木棉属
形态：落叶大乔木，高可达25米，树皮灰白色，幼树的树干通常有圆锥状的粗刺；分枝平展。掌状复叶，小叶5~7片，长圆形至长圆状披针形，全缘；托叶小。花单生枝顶叶腋，通常红色，有时橙红色，萼杯状，外面无毛，内面密被淡黄色短绢毛，萼齿3~5，半圆形，花瓣肉质，倒卵状长圆形；花柱长于雄蕊。蒴果长圆形，钝，密被灰白色长柔毛和星状柔毛；种子多数，倒卵形，光滑。花期3—4月，果夏季成熟。
生境：生于海拔1700米以下的干热河谷及稀树草原，也可生长在沟谷季雨林内，也有栽培作行道树的。
药用部位：全草
拉丁名：*Bombax malabaricum* DC.

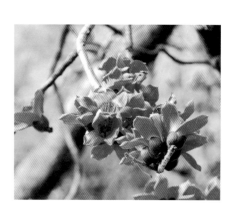

▶ 五月瓜藤

五加藤、野人瓜、预知子
科属：木通科八月瓜属
形态：常绿木质藤本。茎与枝圆柱形，灰褐色，具线纹。掌状复叶有小叶3~9片；叶柄长2~5厘米；小叶革质，线状长圆形、长圆状披针形至倒披针形；花雌雄同株，红色紫红色暗紫色绿白色或淡黄色，数朵组成伞房式的短总状花序；总花梗短，多个簇生于叶腋；花瓣小，卵状三角形；果紫色，长圆形；种子椭圆形，种皮褐黑色，有光泽。花期4—5月，果期7—8月。
生境：生于海拔500~3000米的山坡杂木林及沟谷林中。
药用部位：根
拉丁名：*Holboellia fargesii* Reaub.

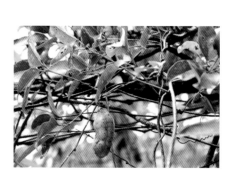

木兰科

木棉科

木通科

▶ 三叶木通

三叶拿藤、八月瓜、牛腰子

科属：木通科木通属

形态：落叶木质藤本。茎皮灰褐色，有稀疏的皮孔及小疣点。掌状复叶互生或在短枝上的簇生；长7~11厘米；小叶3片，纸质或薄革质，卵形至阔卵形；总状花序自短枝上簇生叶中抽出，约有15~30朵雄花；雄花：萼片3片，淡紫色，阔椭圆形或椭圆形；雌花：萼片3片，紫褐色，近圆形；果长圆形，成熟时灰白略带淡紫色；种子极多数，扁卵形。花期4—5月，果期7—8月。

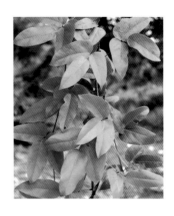

生境：生于海拔250~2000米的山地沟谷边疏林或丘陵灌丛中。

药用部位：根、茎、果

拉丁名：*Akebia trifoliata* (Thunb.) Koidz.

▶ 木犀

桂花金桂、银桂

科属：木犀科木犀属

形态：常绿乔木或灌木，高3~5米，最高可达18米；树皮灰褐色。小枝黄褐色，无毛。叶片革质，椭圆形、长椭圆形或椭圆状披针形，全缘或通常上半部具细锯齿，两面无毛；聚伞花序簇生于叶腋，或近于帚状，每腋内有花多朵；苞片宽卵形，质厚，花极芳香；花冠黄白色、淡黄色、黄色或橘红色；果歪斜，椭圆形，长1~1.5厘米，呈紫黑色。花期9—10月上旬，果期翌年3月。

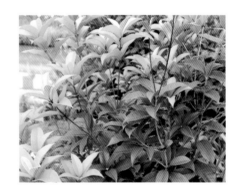

生境：人工栽培于庭院。

药用部位：花、果、根

拉丁名：*Osmanthus fragrans* (Thunb.) Lour.

▶ 小叶女贞

白蜡条

科属：木犀科女贞属

形态：直立小灌木，高约1.5米。枝和小枝均呈灰黄色，圆柱形，密被圆形皮孔，小枝节处稍扁，被微柔毛。叶片薄革质，常绿，狭披针或长圆状椭圆形，长3~5厘米，宽0.6~1.1厘米，叶缘反卷；叶柄长3~5毫米，上面具浅沟，无毛。圆锥花序顶

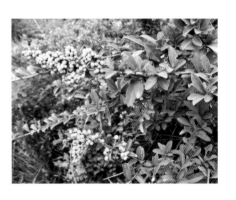

生；花序梗被微柔毛，密被皮孔；花萼无毛；花冠长约6毫米，裂片长圆形；果未见。花期4—5月。

生境：生长于海拔200米的地区，常生于山沟阴处。

药用部位：种子

拉丁名：*Ligustrum quihoui* Carr.

▶ # 女贞

女贞实、桢木、冬青子

科属：木犀科女贞属

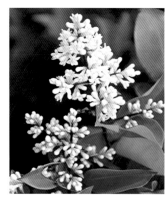
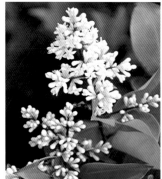

形态：灌木或乔木，高可达25米；树皮灰褐色。枝黄褐色、灰色或紫红色，圆柱形，疏生圆形或长圆形皮孔。叶片常绿，革质，卵形、长卵形或椭圆形，长6~17厘米，宽3~8厘米，两面无毛；叶柄长1~3厘米，上面具沟，无毛。圆锥花序顶生；花序梗长0~3厘米；花序轴及分枝轴无毛，紫色或黄棕色，果时具棱；花萼无毛，齿不明显或近截形；果肾形或近肾形，深蓝黑色，成熟时呈红黑色，被白粉。花期5—7月，果期7月至翌年5月。

生境：生海拔2900米以下疏、密林中。

药用部位：叶

拉丁名：*Ligustrum lucidum* Ait.

253

木犀科

▶ # 云南素馨

科属：木犀科素馨属

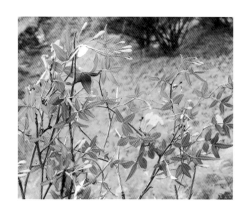

形态：木质藤本。小枝圆柱形，当年生枝径约2毫米，疏被至密被锈色长柔毛。叶对生，有时近对生，单叶，叶片纸质，椭圆形、宽卵形或心形，长6.5~19厘米，宽3.3~9厘米，先端渐尖、锐尖或骤短尾尖，基部宽楔形；叶柄长0.5~1.2厘米，密被锈色长柔毛。聚伞花序密集，顶生，有花多朵；花芳香；花萼黄色，裂片5~8枚，线形；花冠白色，高脚碟状。果椭圆形或近球形，呈紫黑色。花期5月，果期4—5月。

生境：生河谷、灌丛，海拔约700~2000米左右。

药用部位：全株

拉丁名：*Jasminum yunnanense* Jien ex P. Y. Bai

▶ # 迎春花

科属：木犀科素馨属

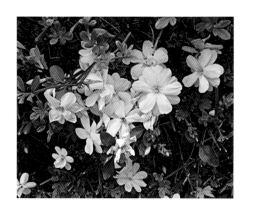

形态：落叶灌木，直立或匍匐，高0.3~5米，枝条下垂。枝稍扭曲，光滑无毛，小枝四棱形，棱上多少具狭翼。叶对生，三出复叶，小枝基部常具单叶；小叶片卵形、长卵形或椭圆形，狭椭圆形，稀倒卵形；单叶为卵形或椭圆形，有时近圆形；花单生于去年生小枝的叶腋，稀生于小枝顶端；花萼绿色，裂片5~6枚，花冠黄色。花期6月。

生境：生于海拔800~2000米山坡灌丛中或人工栽培。

药用部位：花、叶

拉丁名：*Jasminum nudiflorum* Lindl.

▶ 素方花

科属：木犀科素馨属

形态：攀援灌木，高0.4~5米。小枝具棱或沟，无毛，稀被微柔毛。叶对生，羽状深裂或羽状复叶，有小叶3~9枚，通常5~7枚，小枝基部常有不裂的单叶；聚伞花序伞状或近伞状，顶生，稀腋生，有花1~10朵；花序梗长0~4厘米；苞片线形；花萼杯状，光滑无毛或微被短柔毛，锥状线形；花冠白色，或外面红色，内面白色，花冠裂片常5枚，狭卵形、卵形或长圆；花柱异长。果球形或椭圆形，成熟时由暗红色变为紫色。花期5—8月，果期9月。

生境：生于1800~3800米山谷、沟地、灌丛中或林中，或高山草地。

药用部位：根

拉丁名：*Jasminum officinale* L. var. *officinale* L.

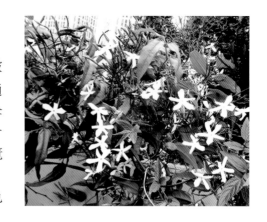

▶ 问荆

接续草、公母草、搂接草、空心草

科属：木贼科木贼属

形态：多年生草本植物。根状茎横生地下，黑褐色。地上气生的直立茎由根状茎上生出，细长，有节和节间、节间通常中空，表面有明显的纵棱。能育茎(生殖枝)无色或带褐色，春季由根状茎上生出，单生无分枝，顶端生有1个像毛笔头似的孢子叶穗。不育茎(营养枝)绿色多分枝，每年春末夏初当生殖枝枯萎时，从地上茎上长出。叶退化为细小的鳞片状。

生境：生于溪边或阴谷，海拔600~3700米。常见于河道沟渠旁、疏林、荒野和路边。

药用部位：全草

拉丁名：*Equisetum arvense* L.

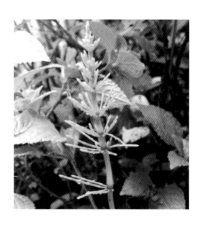

▶ 木贼

千峰草、笔头草、笔筒草、节骨草

科属：木贼科木贼属

形态：多年生常绿草本，根茎横走或直立，黑棕色，节和根有黄棕色长毛。地上枝多年生。枝一型。高达1米或更多，单一或仅于基部分枝，直径6~8毫米，中空，有节，表面灰绿色或黄绿色，有纵棱粗糙。鞘筒黑棕色或顶部及基部各有一圈或仅顶部有一圈黑棕色；鞘齿16~22枚，披针形，小，顶端淡棕色，膜质，芒状，早落。孢子囊穗卵状，顶端有小尖突，无柄。

生境：喜生于山坡林下阴湿处，易生河岸湿地、溪边，或杂草地。

药用部位：全草

拉丁名：*Equisetum hyemale* L.

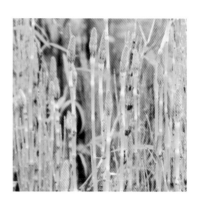

▶ 苹

田字萍、田字草、夜合草、大浮萍

科属：蘋科苹属

形态：多年生草本植物。根状茎匍匐泥中，细长而柔软，不
实叶具长柄，长7~20厘米，叶柄顶端有小叶4片，十字形，对
生，薄纸质；小叶倒三角形，长与宽1~3厘米，先端浑圆，全
缘，叶脉叉状，下面淡褐色，有腺状鳞片。斜卵形或圆形，
长2~4毫米，被毛，于叶柄基部侧出，通常2、3个丛集，柄长
1厘米以下，基部多少毗连；果内有孢约15个，每个孢子囊群具有少数，其周围有数个小孢子囊。

生境：常生长于海拔2300米以下的池塘水面或沼泽、稻田。

药用部位：全草

拉丁名：*Marsilea quadrifolia* L.

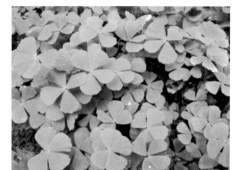

▶ 青紫葛

锦叶葡萄、花叶粉藤、哈蚂藤

科属：葡萄科白粉藤属

形态：草质藤本。卷须2叉分枝，相隔2节间断与叶对生。叶戟形或卵状戟形，长6~15厘米，宽4~10厘
米，基部心形，边缘锯齿，干时两面显著不同色；基出脉5；叶柄长2~4.5厘米，无毛或被疏柔毛；花
序顶生或与叶对生，二级分枝4~5集生成伞形；萼碟形；花瓣
4片，椭圆形；果实倒卵椭圆形，有种子1颗。花期6—10月，
果期11—12月。

生境：生山坡林中、草丛或灌中，海拔600~2000米。

药用部位：全草

拉丁名：*Cissus javana* DC.

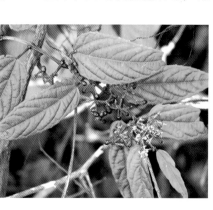

▶ 三叶地锦

大血藤、三角风

科属：葡萄科地锦属

形态：木质藤本。小枝圆柱形，嫩时被疏柔毛，以后脱落几无
毛。卷须总状4~6分枝，相隔2节间断与叶对生。叶为3小叶，中央
小叶倒卵椭圆形或倒卵圆形，基部楔形，最宽处在上部，边缘有
锯齿，侧生小叶卵椭圆形或长椭圆形，基部不对称，近圆形，边
缘有锯齿；小叶几无柄。多歧聚伞花序着生在短枝上；萼碟形；
花瓣5片，卵椭圆形；果实近球形，有种子1~2颗；种子倒卵形。
花期5—7月，果期9—10月。

生境：生山坡林中或灌丛，海拔500~3800米。

药用部位：茎叶

拉丁名：*Parthenocissus semicordata* (Wall. ex Roxb.) Planch.

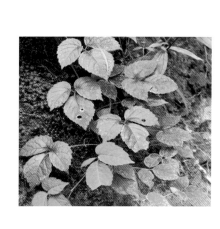

葡萄科

▶ **毛葡萄**

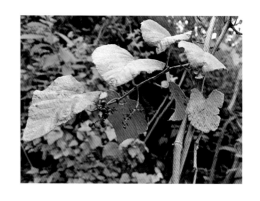

山葡萄、野葡萄、玉葡萄根

科属：葡萄科葡萄属

形态：木质藤本。小枝圆柱形，有纵棱纹，被灰色或褐色蛛丝状绒毛。卷须2叉分枝，密被绒毛，每隔2节间断与叶对生。叶卵圆形、长卵椭圆形或卵状五角形，边缘每侧有9~19个尖锐锯齿，上面绿色，初时疏被蛛丝状绒毛，以后脱落无毛，下面密被灰色或褐色绒毛，稀脱落变稀疏；花杂性异株；圆锥花序疏散，与叶对生，分枝发达；花蕾倒卵圆形或椭圆形，顶端圆形；萼碟形，边缘近全缘；果实圆球形，成熟时紫黑色；种子倒卵形，顶端圆形，基部有短喙，种脐在背面中部呈圆形，腹面中棱脊突起，两侧洼穴狭窄呈条形。花期4—6月，果期6—10月。

生境：生于海拔100~3200米的山坡、沟谷灌丛、林缘或林中。

药用部位：根、果实

拉丁名：*Vitis heyneana* Roem. et Schult.

▶ **葡萄**

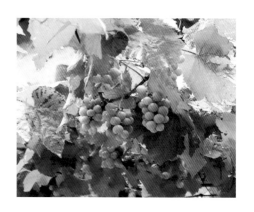

提子、蒲桃、草龙珠

科属：葡萄科葡萄属

形态：木质藤本。卷须2叉分枝，每隔2节间断与叶对生。叶卵圆形，显著3~5浅裂或中裂，长7~18厘米，宽6~16厘米，中裂片顶端急尖，裂片常靠合，基部深心形，边缘有锯齿；圆锥花序密集或疏散，多花，与叶对生；萼浅碟形，边缘呈波状；花瓣5片，呈帽状黏合脱落；果实球形或椭圆形；种子倒卵椭圆形。花期4—5月，果期8—9月。

生境：栽培种，主要分布在海拔200~1000米。

药用部位：皮、果、根、藤

拉丁名：*Vitis vinifera* L.

▶ **山葡萄**

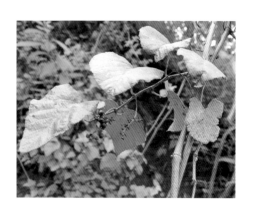

野葡萄

科属：葡萄科葡萄属

形态：木质藤本。卷须2~3分枝，每隔2节间断与叶对生。叶阔卵圆形，长6~24厘米，宽5~21厘米，3稀5浅裂或中裂，或不分裂，边缘有粗锯齿；叶柄长4~14厘米；圆锥花序疏散，与叶对生；萼碟形，几全缘，无毛；花瓣5片，呈帽状黏合脱落；果实直径1~1.5厘米；种子倒卵圆形，顶端微凹。花期5—6月，果期7—9月。

生境：生山坡、沟谷林中或灌丛，海拔200~2100米。

药用部位：果

拉丁名：*Vitis amurensis* Rupr.

▶ 三裂蛇葡萄

三裂叶蛇葡萄、赤木通

科属：葡萄科蛇葡萄属

形态：木质藤本，小枝圆柱形，有纵棱纹，疏生短柔毛，以后脱落。卷须2~3叉分枝，相隔2节间断与叶对生。叶为3小叶，中央小叶披针形或椭圆披针形，基部近圆形，侧生小叶卵椭圆形或卵披针形，基部不对称，近截形，边缘有粗锯齿；侧生小叶无柄。多歧聚伞花序与叶对生；萼碟形，边缘呈波状浅裂，无毛；花瓣5，卵椭圆形。果实近球形，有种子2~3颗。花期6—8月，果期9—11月。

生境：生山谷林中或山坡灌丛或林中，海拔50~2200米。

药用部位：根茎

拉丁名：*Ampelopsis delavayana* Planch.

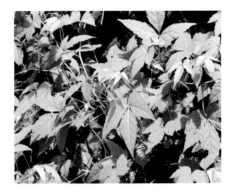

▶ 乌蔹莓

五叶藤、五爪龙、母猪藤

科属：葡萄科蛇葡萄属

形态：草质藤本。小枝圆柱形，有纵棱纹，无毛或微被疏柔毛。卷须2~3叉分枝，相隔2节间断与叶对生。叶为鸟足状5小叶，中央小叶长椭圆形或椭圆披针形，基部楔形，侧生小叶椭圆形或长椭圆形，基部楔形或近圆形，边缘每侧有6~15个锯齿；托叶早落。花序腋生，复二歧聚伞花序；萼碟形；花瓣4片；果实近球形，有种子2~4颗。花期3—8月，果期8—11月。

生境：生山谷林中或山坡灌丛，海拔300~2500米。

药用部位：全草、根

拉丁名：*Cayratia japonica* (Thunb.) Gagnep.

▶ 云南崖爬藤

科属：葡萄科崖爬藤

形态：草质或半木质藤本。卷须4~9集生成伞形，相隔2节间断与叶对生。叶为掌状5小叶，小叶倒卵椭圆形、菱状卵形或披针形，基部楔形，边缘有个锯齿；花序为复伞形花序，假顶生或与叶相对着生于侧枝近顶端，稀腋生；萼浅碟形，边缘呈波状；花瓣4片，卵圆形或卵椭圆形；果实球形，有种子1~2颗；种子椭圆形。花期4月，果期10—11月。

生境：生溪边林中，海拔1200~2500米。

药用部位：全草

拉丁名：*Tetrastigma yunnanense* Gagnep.

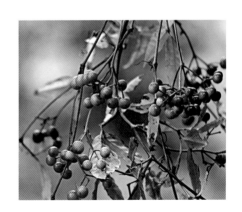

▶ **扁担藤**

科属：葡萄科崖爬藤属

形态：木质大藤本，茎扁压，深褐色。小枝圆柱形或微扁，有纵棱纹，无毛。卷须不分枝，相隔2节间断与叶对生。叶为掌状5小叶，小叶长圆披针形、披针形、卵披针形；花序腋生，花蕾卵圆形，顶端圆钝；果实近球形，多肉质，有种子1~2（~3）颗；种子长椭圆形，顶端圆形，基部急尖，种脐在背面中部呈带形，达种子顶端，腹部中棱脊扁平，两侧洼穴呈沟状，从基部向上接近中部时斜向外伸展达种子顶端。花期4—6月，果期8—12月。

生境：生于海拔100~2100米山谷林中或山坡岩石缝中。

药用部位：茎藤

拉丁名：*Tetrastigma planicaule* (Hook.) Gagnep.

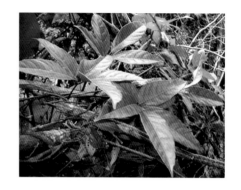

▶ **三角槭**

三角枫

科属：槭树科槭属

形态：落叶乔木，高5~10米，稀达20米；当年生枝紫色或紫绿色；多年生枝淡灰色或灰褐色。叶纸质，基部近于圆形或楔形，通常浅3裂，稀全缘；裂片边缘通常全缘；叶柄淡紫绿色，细瘦。花成顶生的伞房花序；萼片5，黄绿色，卵形；花瓣5片，淡黄色，狭窄披针形或匙状披针形；翅果黄褐色；小坚果特别凸起。花期4月，果期8月。

生境：生于海拔300~1000米的阔叶林中。

药用部位：根

拉丁名：*Acer buergerianum* Miq.

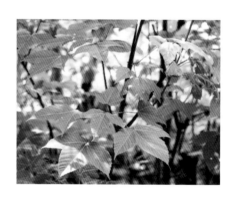

▶ **色木槭**

五角枫、五角槭、色木

科属：槭树科槭属

形态：落叶乔木，高达15~20米。小枝细瘦，无毛。叶纸质，基部截形或近于心脏形，叶片椭圆形，长6~8厘米，宽9~11厘米，常5裂；裂片卵形，全缘，深达叶片的中段；花多数，杂性，雄花与两性花同株，顶生圆锥状伞房花序；萼片5片，黄绿色，长圆形；花瓣5片，淡白色，椭圆形或椭圆倒卵形；小坚果压扁状；翅长圆形。花期5月，果期9月。

生境：生于海拔800~1500米的山坡或山谷疏林中。

药用部位：枝、叶

拉丁名：*Acer mono* Maxim.

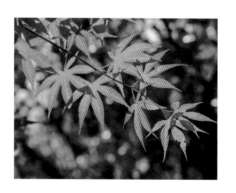

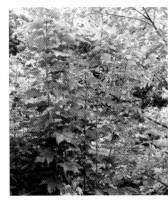
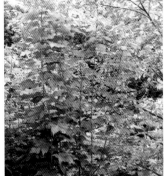

▶ 绿叶中华槭

地锦槭、五角枫、五角槭

科属：槭树科槭属

形态：落叶乔木，高达15~20米。叶纸质，基部截形或近于心脏形，叶片椭圆形，两面均系绿色，长6~8厘米，宽9~11厘米，常5裂；裂片卵形，全缘，裂片深达叶片的中段；叶柄长4~6厘米，细瘦。花多数，杂性，雄花与两性花同株，常成顶生圆锥状伞房花序；萼片5片，黄绿色，长圆形；花瓣5，淡白色；小坚果压扁状；翅长圆形。花期5月，果期9月。

生境：生于海拔800~1500米的山坡或山谷疏林中。

药用部位：枝、叶

拉丁名：*Acer sinense* Pax var.

槭树科

漆树科

▶ 鸡爪槭

小叶五角鸦枫、阿斗先、柳叶枫

科属：槭树科槭属

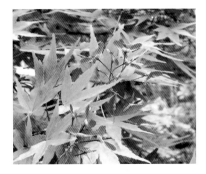

形态：落叶小乔木。当年生枝紫色或淡紫绿色；多年生枝淡灰紫色或深紫色。叶纸质，圆形，基部心脏形稀截形，5~9掌状分裂，通常7裂，裂片长圆卵形或披针形；裂片深达叶片的1/2或1/3；上面深绿色，下面淡绿色，在叶脉的脉腋被有白色丛毛；花紫色，雄花与两性花同株，伞房花序，叶发出后才开花；萼片5片；花瓣5片，椭圆形或倒卵形，先端钝圆；翅果嫩时紫红色，成熟时淡棕黄色；小坚果球形。花期5月，果期9月。

生境：生于海拔200~1200米的林边或疏林中。

药用部位：枝、叶

拉丁名：*Acer palmatum* Thunb.

▶ 杧果

马蒙、檬果、漭果

科属：漆树科芒果属

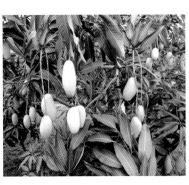

形态：常绿大乔木，高10~20米；叶薄革质，常集生枝顶，叶形长圆形或长圆状披针形，长12~30厘米，宽3.5~6.5厘米，基部楔形或近圆形，边缘皱波状，叶柄具槽，基部膨大。圆锥花序多花密集；花小，黄色；花梗具节；萼片卵状披针形；花瓣长圆形或长圆状披针形，开花时外卷；花盘膨大，肉质，5浅裂；核果大，肾形，成熟时黄色，中果皮肉质，肥厚，鲜黄色，味甜，果核坚硬。

生境：生于海拔200~1350米的山坡，河谷或旷野的林中。

药用部位：果

拉丁名：*Mangifera indica* L.

▶ 清香木

细叶楷木、香叶子

科属：漆树科黄连木属

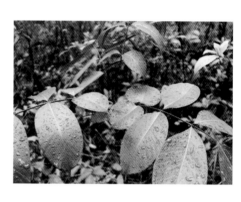

形态：灌木或小乔木，高2~8米，稀达10~15米；树皮灰色。偶数羽状复叶互生，有小叶4~9对，叶轴具狭翅，上面具槽；小叶革质，长圆形或倒卵状长圆形，较小，长1.3~3.5厘米，具芒刺状硬尖头，基部略不对称，阔楔形，全缘，略背卷；小叶柄极短。花序腋生，与叶同出；花小，紫红色，无梗；花被片5~8片，长圆形或长圆状披针形；核果球形，长约5毫米，径约6毫米，成熟时红色，先端细尖。

生境：生于海拔580~2700米的石灰山林下或灌丛中。

药用部位：叶、树皮

拉丁名：*Pistacia weinmannifolia* J. Poisson ex Franch.

▶ 大叶漆

科属：漆树科漆属

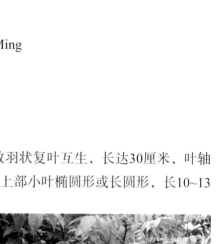

形态：小乔木，高约6米；小枝粗壮。奇数羽状复叶互生，有小叶3~4对，叶轴圆柱形，具条纹，近无毛，叶柄长10~14厘米，近基部上面扁平；小叶对生，革质，椭圆形或长圆形，长14~23厘米，宽6~9厘米，基部圆形或近截形，全缘，叶面干后暗褐色，小叶柄短，被锈色毛。圆锥花序腋生；花萼无毛，裂片阔卵形，花瓣长圆形。核果近球形，外果皮黄色，中果皮厚，蜡质，果核坚硬，略压扁。花期7月，果期8—11月。

生境：生于海拔1250~2600米的阔叶林中。

药用部位：种子、树汁

拉丁名：*Toxicodendron hookeri* (Sahni et Bahadur) C. Y. Wu et T. L. Ming

▶ 绒毛漆

科属：漆树科漆属

形态：乔木，高5~7米或更高，枝、叶、花序密被锈色绒毛；奇数羽状复叶互生，长达30厘米，叶轴和叶柄圆柱形，有小叶3~5对；小叶对生，革质，下部小叶卵形，上部小叶椭圆形或长圆形，长10~13厘米，宽5~7厘米，先端渐尖，基部圆形或近心形，全缘；小叶柄短。圆锥花序腋生，花淡黄白色，无梗或近无梗；花萼小，无毛；花瓣长圆形；花盘5浅裂；果序直立密集排列，球形，外果皮薄，中果皮厚，白色蜡质，果核骨质，压扁，先端微凹。

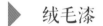

生境：生于海拔1850~2400米常绿阔叶林中。

药用部位：种子、树皮、树汁

拉丁名：*Toxicodendron wallichii* (Hook. f.) O. Kuntze

▶ 野漆

大木漆、小木漆、山漆

科属：漆树科漆属

形态：落叶乔木或小乔木，高达10米；小枝粗壮，无毛，顶芽大，紫褐色。奇数羽状复叶互生，常集生小枝顶端，长25~35厘米，有小叶4~7对；小叶对生或近对生，长圆状椭圆形长5~16厘米，宽2~5.5厘米，先端渐尖，基部多少偏斜，圆形或阔楔形，全缘，侧脉15~22对；小叶柄长2~5毫米。圆锥花序长7~15厘米，多分枝；花黄绿色；花瓣长圆形，褐色。核果大，偏斜，外果皮薄，淡黄色，中果皮厚，蜡质，白色，果核坚硬，压扁。

生境：生于海拔800~2500米的林中。

药用部位：根、果实、树叶

拉丁名：*Toxicodendron succedaneum* (L.) O. Kuntze Ming

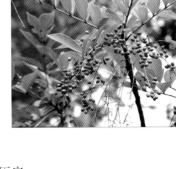

▶ 云南漆

科属：漆树科漆属

形态：小灌木，高1~1.5米，各部被黄色柔毛；幼枝红褐色。奇数羽状复叶互生，长8~23厘米，有小叶3~4对；叶柄长3~8.5厘米；小叶对生，纸质，卵状披针形，自下而上逐渐增大，长3.5~8.5厘米，宽1.2~3.8厘米，顶生小叶长达10.5厘米，基部偏斜，边缘有波状圆齿，具缘毛；小叶近无柄。小聚伞花序组成的总状花序，比叶短；花白色；花萼无毛，裂片卵形；花瓣长圆形；幼果斜卵形，外果皮无毛，具光泽。

生境：生于海拔1650~2200米的沟谷林中。

药用部位：种子、树皮、树汁

拉丁名：*Toxicodendron yunnanense* C. Y. Wu et T. L. Ming Kuntze

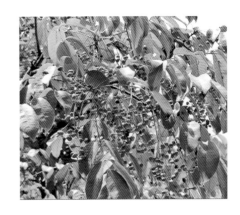

▶ 盐肤木

五倍子树、五倍柴、五倍子

科属：漆树科盐肤木属

形态：落叶小乔木或灌木，高2~10米；奇数羽状复叶有小叶（2~）3~6对，叶轴具宽的叶状翅，小叶自下而上逐渐增大；小叶多形，卵形或椭圆状卵形或长圆形，长6~12厘米，宽3~7厘米，顶生小叶基部楔形，边缘具齿；小叶无柄。圆锥花序宽大，多分枝；花白色；核果球形，略压扁，成熟时红色。花期8—9月，果期10月。

生境：生于海拔170~2700米的向阳山坡、沟谷、溪边的疏林或灌丛中。

药用部位：根、叶

拉丁名：*Rhus chinensis* Mill.

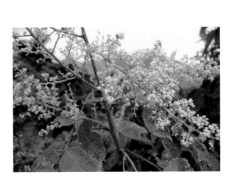

▶ 紫薇

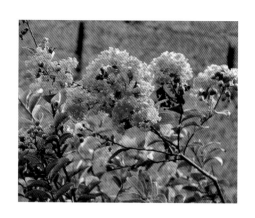

百日红、满堂红、痒痒树

科属：千屈菜科紫薇属

形态：落叶灌木或小乔木，高可达7米；枝干多扭曲，小枝纤细，具4棱，略成翅状。叶互生或有时对生，纸质，椭圆形或阔矩圆形，基部阔楔形或近圆形，近无毛侧脉3~7对，小脉不明显；无柄或叶柄很短。花淡红色或紫色、白色，常组成7~20厘米的顶生圆锥花序；花萼裂片6片，三角形；花瓣6片，皱缩；蒴果椭圆状球形或阔椭圆形，幼时绿色至黄色，成熟时或干燥时呈紫黑色；种子有翅。花期6—9月，果期9—12月。

生境：栽培种，分布广。

药用部位：茎叶、树皮、根

拉丁名：*Lagerstroemia indica* L. Ming Kuntze

▶ 圆叶节节菜

假桑子、上天梯、指甲叶、水酸草

科属：千屈菜科节节菜属

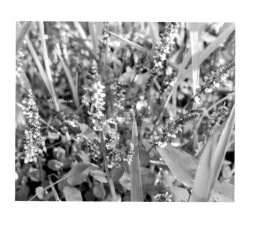

形态：一年生草本，各部无毛；根茎细长，匍匐地上；茎稍分枝，直立，丛生，高5~30厘米，带紫红色。叶对生，无柄或具短柄，近圆形或阔椭圆形，长5~10毫米，有时可达20毫米，宽3.5~5毫米，顶端圆形，基部钝形。花单生于苞片内，组成顶生稠密的穗状花序；花极小，几无梗；萼筒阔钟形，裂片4片，三角形；花瓣4，倒卵形，淡紫红色；蒴果椭圆形，3~4瓣裂。花、果期12月至次年6月。

生境：生于水田或潮湿的地方。

药用部位：全草

拉丁名：*Rotala rotundifolia* (Buch.-Ham. ex Roxb.)

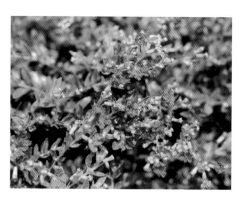

▶ 萼距花

科属：千屈菜科萼距花属

形态：灌木或亚灌木状，高30~70厘米，直立，粗糙，被粗毛及短小硬毛，分枝细，密被短柔毛。叶薄革质，披针形或卵状披针形，稀矩圆形，顶部的线状披针形；花单生于叶柄之间或近腋生，组成少花的总状花序；花梗纤细；花萼基部上方具短距，带红色，花瓣6片，矩圆形，深紫色，波状，具爪，其余4枚极小，锥形，有时消失；雄蕊11杖，有时12枚，其中5~6枚较长，突出萼筒之外，花丝被绒毛；子房矩圆形。

生境：原产墨西哥，现栽种于小区绿化带。

药用部位：全草

拉丁名：*Cuphea hookeriana* Walp.

▶ 水苎麻

水麻、八棱麻、大接骨、大糯叶

科属: 荨麻科苎麻属

形态: 亚灌木或多年生草本; 茎高1~2 (~3.5)米, 上部有疏或稍密的短伏毛。叶对生或近对生; 叶片卵形或椭圆状卵形, 长6.5~14厘米, 宽3.2~7.5厘米, 顶端长骤尖或渐尖, 基部圆形或浅心形, 稍偏斜; 同一对叶的柄不等长。穗状花序单生叶腋, 雌雄异株或同株; 团伞花序。雄花: 花被片4片, 船状椭圆形; 退化雌蕊狭倒卵形, 花被纺锤形或椭圆形, 顶端有2小齿。花期7—9月。

生境: 生于山谷林下或沟边, 海拔1800~3000米。

药用部位: 全草

拉丁名: *Boehmeria macrophylla* Hornem.

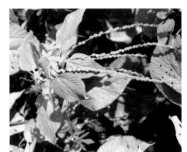
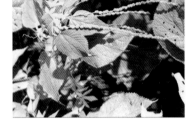

▶ 序叶苎麻

白叶苎麻、野麻

科属: 荨麻科苎麻属

形态: 亚灌木或灌木, 高0.5~1.5米; 茎上部与叶均密被开展的长硬毛和近开展和贴伏的短糙毛。叶互生; 叶片草质, 通常圆卵形或宽卵形, 长6~15厘米, 宽4~11厘米, 顶端骤尖, 基部近截形或宽楔形, 边缘有牙齿; 叶柄长2.5~9.5厘米; 圆锥花序腋生, 雌雄同株或雌株; 花被片4片, 狭椭圆形, 合生至中部, 顶端急尖, 外面有疏柔毛; 果期菱状倒披针形。瘦果近球形, 光滑, 基部突缩成细柄。花期8—10月。

生境: 生于山谷林边或草坡, 海拔200~1700米。

药用部位: 根、叶

拉丁名: *Boehmeria clidemicides* var. *diffusa* (Wedd.) Hand. -Mazz.

▶ 赤车

岩下青、拔血红、小铁木、凤阳草

科属: 荨麻科赤车属

形态: 多年生草本。茎下部卧地, 在节处生根, 长20~60厘米, 通常分枝。叶具极短柄或无柄; 叶片草质, 斜狭菱状卵形或披针形, 长2~8厘米, 宽1~2.7厘米, 边缘自基部之上有小牙齿, 两面无毛或近无毛; 花序通常雌雄异株。雄花序为稀疏的聚伞花序; 雄花: 花被片5片, 椭圆形, 外面无毛或有短毛; 雌花序通常有短梗, 有多数密集的花; 雌花: 花被片5片。瘦果近椭圆球形。5—10月开花。

生境: 生于山地山谷林下、灌丛中阴湿处或溪边, 海拔200~1500米。

药用部位: 全草

拉丁名: *Pellionia radicans* (Sieb. et Zucc.) Wedd.

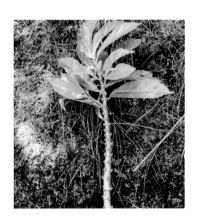

▶ 花叶冷水花

白斑叶冷水花、金边山羊血

科属：荨麻科冷水花属

形态：多年生草本；或半灌木，无毛，具匍匐根茎。茎肉质，高15~40厘米。叶多汁，干时变纸质，同对的近等大，倒卵形，长2.5~6厘米，宽1.5~3厘米，先端骤凸，基部楔形或钝圆，边缘有浅牙齿或啮蚀状，上面深绿色，中央有2条（有时边缘也有2条）间断的白斑，下面淡绿色；雄花序头状，常成对生于叶腋，团伞花簇；雄花倒梨形；花被片4片，合生至中部；花被片4片，近等长。花期9—11月。

生境：有栽培，生于山地山谷林下、灌丛中阴湿处或溪边。

药用部位：全草

拉丁名：*Pilea cadierei* Gagnep.

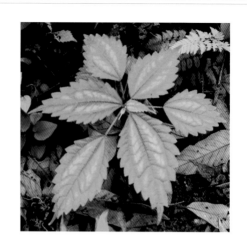

▶ 镜面草

翠屏草

科属：荨麻科冷水花属

形态：多年生肉质草本，无毛，丛生，具根状茎。茎直立，粗状，不分枝，节很密集，带绿色，干时变棕褐色，叶聚生茎顶端，茎上部密生鳞片状的托叶，叶痕大，半圆形。叶片肉质，干时变纸质，近圆形或圆卵形，边缘全缘或浅波状；雌雄异株；花序单个生于顶端叶腋，聚伞圆锥状，花序梗粗壮，雄花具梗，带紫红色，雌花近无梗；花被片3片；瘦果卵形，稍扁，歪斜，表面有紫红色细疣状突起。花期4—7月，果期7—9月。

生境：公园常有栽培作观赏。

药用部位：全草

拉丁名：*Pilea peperomioides* Diels

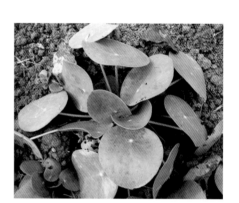

▶ 冷水花

科属：荨麻科冷水花属

形态：多年生草本，具匍匐茎。茎肉质，纤细，中部稍膨大，高25~70厘米；叶纸质，同对的近等大，狭卵形、卵状披针形或卵形，边缘自下部至先端有浅锯齿，稀有重锯齿；花雌雄异株；雄花序聚伞总状，有少数分枝，团伞花簇疏生于花枝上；雌聚伞花序较短而密集。雄花花被片绿黄色，卵状长圆形；退化雌蕊小，圆锥状。瘦果小，圆卵形熟时绿褐色，有明显刺状小疣点突起；花期6—9月，果期9—11月。

生境：生于海拔300~2300米山谷、溪旁或林下阴湿处。

药用部位：全草

拉丁名：*Pilea notata* C. H. Wright

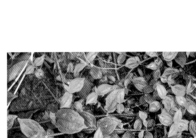

▶ 楼梯草

蒋草、心草、冷清草

科属：荨麻科楼梯草属

形态：多年生草本。茎肉质，高25~60厘米，不分枝或有一分枝，无毛。叶近无柄；叶片草质，斜倒披针状长圆形或斜长圆形，有时稍镰状弯曲，长4.5~19厘米，宽2.2~6厘米，顶端骤尖全缘，基部在狭侧楔形，边缘有较多牙齿；花序雌雄同株或异株。雄花序有梗；雄花有梗：花被片5片，椭圆形，下部合生；雌花序具极短梗；瘦果卵球形。花期5—10月。

生境：生于山谷沟边石上、林中或灌丛中，海拔200~2000米。

药用部位：全草

拉丁名：*Elatostema involucratum* Franch. et Sav.

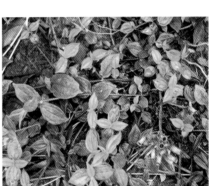

▶ 糯米团

糯米草、小黏药、红头带

科属：荨麻科糯米团属

形态：多年生草本；茎蔓生、铺地或渐升，长50~100 (~160)厘米，上部带四棱形，有短柔毛。叶对生；叶片草质或纸质，宽披针形至狭披针形、狭卵形或椭圆形，长3~10厘米，宽1.2~2.8厘米，顶端长渐尖，基部浅心形或圆形，边缘全缘，上面稍粗糙，有稀疏短伏毛；团伞花序腋生，通常两性，雌雄异株；果期呈卵形，有密毛。瘦果卵球形，长约1.5毫米，白色或黑色，有光泽。花期5—9月。

生境：生于丘陵或低山林中、灌丛中、沟边草地，海拔1500~2700米。

药用部位：全草

拉丁名：*Gonostegia hirta* (Bl.) Miq.

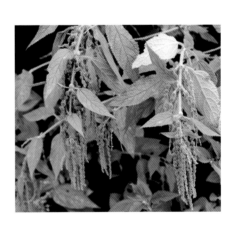

▶ 长圆叶荨麻

山荨麻

科属：荨麻科荨麻属

形态：多年生草本，有较长的木质化根状茎。茎粗状，高约1米，四棱形，密生或疏生刺毛和短柔毛，少分枝。叶草质，宽卵形、稀近心形，边缘具缺刻状的重牙齿或具多数有规则的裂片；雌雄同株，雄花序生下部叶腋，雌花序生上部叶腋；花序圆锥状，瘦果矩圆状圆形，稍扁，长约1毫米，表面有不明显的细疣点；宿存花被片4片，在基部合生，内面的二枚与果等大，外面的二枚小，近圆形，长及内面的三分之一，外面被微糙毛。花期7—8月，果期9—10月。

生境：生于海拔1500~3400米林下潮湿处。

药用部位：全草

拉丁名：*Urtica mairei* Levl. var. *oblongifolia* C. J.

▶ 狭叶荨麻

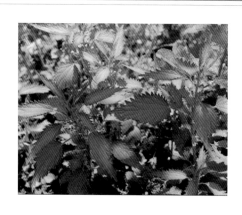

螯麻子、小荨麻、哈拉海

科属：荨麻科荨麻属

形态：多年生草本，有木质化根状茎。茎高40~150厘米，四棱形，疏生刺毛和稀疏的细糙毛。叶披针形，稀狭卵形，长4~15厘米，宽1~5.5厘米，边缘有粗牙齿或锯齿，9~19枚，齿尖常前倾或稍内弯，生细糙伏毛和具粗而密的缘毛；雌雄异株，花序圆锥状，少近穗状；雄花近无梗；花被片4片，外面上部疏生小刺毛和细糙毛；雌花小，近无梗。瘦果卵形或宽卵形。花期6—8月，果期8—9月。

生境：生于山地林缘、灌丛或沟旁，海拔800~2200米。

药用部位：全草

拉丁名：*Urtica angustifolia* Fisch. ex Hornem

▶ 柳叶水麻

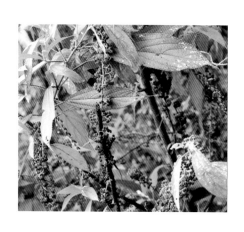

水麻柳、水苏麻、沟边木

科属：荨麻科水麻属

形态：大灌木或小乔木，高2~5米；小枝疏生伸展的粗毛和密被一层雪白色的毡毛，二年生枝渐变深紫色，渐变无毛。叶披针形或长圆状披针形，上面绿色，疏生短糙毛，下面被厚的雪白色毡毛；花序雌雄异株，生叶腋，二回二歧分枝或二叉分枝，常无梗，团伞花簇直径4~6毫米。雄花花被片4片。雌花花被片合生成坛形。瘦果浆果状，葫芦形，下部变狭成一长柄。花期3—4月，果期5—7月。

生境：生于海拔1700~2300米山谷常绿阔叶林林缘湿润处。

药用部位：全草、茎皮、叶

拉丁名：*Debregeasia saeneb* (Forssk.) Hepper et Wood

▶ 水麻

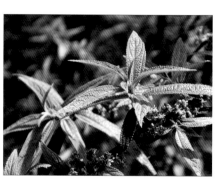

水细麻、水麻柳、水苏麻

科属：荨麻科水麻属

形态：灌木，高达1~4米，小枝纤细，暗红色，常被贴生的白色短柔毛，以后渐变无毛。叶纸质或薄纸质，长圆状狭披针形或条状披针形，先端渐尖或短渐尖，基部圆形或宽楔形，长5~25厘米，宽1~3.5厘米，边缘有细锯齿，上面暗绿色，背面被白色或灰绿色毡毛；叶柄短；花序雌雄异株，稀同株。瘦果小浆果状，倒卵形，鲜时橙黄色。花期3—4月，果期5—7月。

生境：常生于溪谷河流两岸潮湿地区，海拔300~2800米。

药用部位：全草、茎皮、叶

拉丁名：*Debregeasia orientalis* C. J. Chen

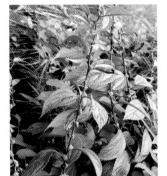

▶ 雾水葛

红水麻、青白麻叶、大黏叶

科属：荨麻科雾水葛属

形态：多年生草本；茎直立或渐升，高12~40厘米，不分枝，通常在基部或下部有1~3对对生的长分枝，枝条不分枝或有少数极短的分枝，有短伏毛，或混有开展的疏柔毛。叶全部对生，或茎顶部的对生；叶片草质，卵形或宽卵形；团伞花序通常两性。雄花有短梗：花被片4片，狭长圆形或长圆状倒披针形；雄蕊4枚；退化雌蕊狭倒卵形。雌花：花被椭圆形或近菱形，端有2小齿，外面密被柔毛，果期呈菱状卵形；瘦果卵球形，淡黄白色，上部褐色，或全部黑色，有光泽。花期秋季。

生境：生于海拔300~1300米草地上或田边，丘陵或低山的灌丛中或疏林中、沟边。

药用部位：带根全草

拉丁名：*Pouzolzia zeylanica* (L.) Benn.

▶ 大蝎子草

大荨麻、虎掌荨麻、掌叶蝎子草

科属：荨麻科蝎子草属

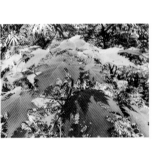

形态：多年生高大草本，全株各部生刺毛和细糙毛或伸展的柔毛；茎高达2米，具5棱，多分枝。叶片轮廓宽卵形、扁圆形或五角形，茎干的叶较大，分枝上的叶较小，长和宽均8~25厘米，基部宽心形或近截形，具3~7深裂片，边缘有不规则的牙齿或重牙齿；花雌雄异株或同株，多次二叉状分枝排成总状或近圆锥状；瘦果近心形，稍扁，熟时变棕黑色。花期9—10月，果期10—11月。

生境：常生长在溪旁、山谷、山地林边及疏林下，海拔500~2800米

药用部位：全草

拉丁名：*Girardinia diversifolia* (Link) Friis

▶ 蝎子草

科属：荨麻科蝎子草属

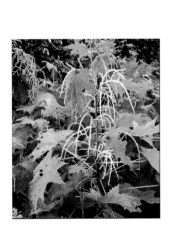

形态：一年生草本。茎高30~100厘米，麦秆色或紫红色疏生刺毛和细糙伏毛，几不分枝。叶膜质，宽卵形或近圆形，长5~19厘米，宽4~18厘米，边缘有粗牙齿或重牙齿，上面疏生纤细的糙伏毛，下面有稀疏的微糙毛；花雌雄同株，雌花序单个或雌雄花序成对生于叶腋；花序穗状；团伞花序枝密生刺毛；花被片4片，深裂卵形；瘦果宽卵形，双凸透镜状，熟时灰褐色。花期7—9月，果期9—11月。

生境：生于海拔50~800米林下沟边或住宅旁阴湿处。

药用部位：全草

拉丁名：*Girardinia suborbiculata* C. J. Chen

▶ 长叶苎麻

水细麻、水麻、折听藤、米顶心

科属：荨麻科苎麻属

形态：灌木，直立，有时枝条蔓生，高1.5~4.5米；小枝多少密被短伏毛，近方形，有浅纵沟。叶对生；叶片厚纸质，披针形或条状披针形，边缘自基部之上有多数小钝牙齿；穗状花序通常雌雄异株，有时枝上部的雌性，单生叶腋，其下的为雄性，雄团伞花序直径1~2毫米，有少数雄花；雄花：花被片4片，椭圆形；雌花：花被倒披针形或狭倒披针形；瘦果本身椭圆球形或卵球形，周围具翅，并具长约1.2毫米的柄。花期7—10月。

生境：生于海拔500~2000米丘陵及山谷林中、灌丛中、林边或溪边。

药用部位：根

拉丁名：*Boehmeria penduliflora* Wedd. ex Long

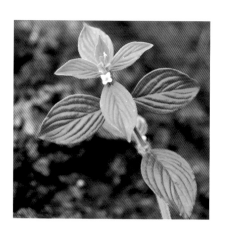

▶ 丰花草

总管、千里及、鸟面马、白雪花

科属：茜草科丰花草属

形态：直立、纤细草本，高15~60厘米；茎单生，四棱柱形，粗糙。叶近无柄，革质，线状长圆形，长2.5~5厘米，宽2.5~6毫米，两面粗糙，干时边缘背卷，花多朵丛生成球状生于托叶鞘内，无梗；花冠近漏斗形，白色，顶端略红，顶部4裂，裂片线状披针形。蒴果长圆形或近倒卵形，成熟时从顶部开裂至基部；种子狭长圆形，一端具小尖头，一端钝，干后褐色，具光泽并具横纹。花、果期10—12月。

生境：生于低海拔的草地和草坡。

药用部位：全草

拉丁名：*Borreria stricta* (L. f.) G. Mey.

▶ 小粒咖啡

咖啡

科属：茜草科咖啡属

形态：小乔木或大灌木，高6~15米；枝开展，幼时呈压扁状。叶薄革质，椭圆形、倒卵状椭圆形或披针形，长15~30厘米，宽6~12厘米，全缘，两面无毛；侧脉每边8~10条；叶柄粗壮；托叶基部合生，阔三角形。聚伞花序短小，2至数个簇生于叶腋或在老枝的叶痕上，有极短的总花梗；苞片合生，二型，通常2枚阔卵形；浆果大，阔椭圆形，长19~21毫米，直径15~17毫米，成熟时鲜红色；种子长圆形，平滑。花期1—5月。

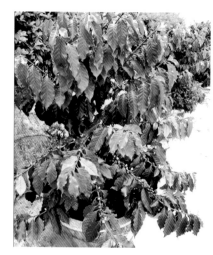

生境：栽培种，广植热带地区。

药用部位：果实

拉丁名：*Coffea arabica* Linn.

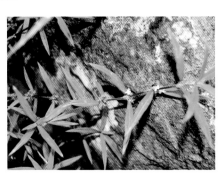

▶ 白花蛇舌草

蛇舌草、羊须草、蛇总管

科属：茜草科耳草属

形态：一年生无毛纤细披散草本，高20~50厘米；茎稍扁，从基部开始分枝。叶对生，无柄，膜质，线形，长1~3厘米，宽1~3毫米，顶端短尖，边缘干后常背卷，上面光滑，下面有时粗糙；花4朵，单生或双生于叶腋；花冠白色，管形，花冠裂片卵状长圆形，长约2毫米，顶端钝；蒴果膜质，扁球形，成熟时顶部室背开裂；种子每室约10粒，具棱，干后深褐色，有深而粗的窝孔。花期春季。

生境：生于潮湿的田边、沟边、路旁和草地。

药用部位：全草

拉丁名：*Hedyotis diffusa* Willd.

茜草科

▶ 长节耳草

小钩耳草、黑头草、小绣球

科属：茜草科耳草属

形态：直立多年生草本，除花冠喉部和萼檐裂片外，全部无毛；茎通常单生，粗壮，四棱柱形；节间距离长。叶对生，纸质，具柄或近无柄，卵状长圆形或长圆状披针形，长3.5~7.5厘米，宽1~3厘米；花序顶生和腋生，密集成头状，无总花梗；花4数，无花梗或具极短的梗；萼管近球形；花冠白色或紫色，花冠裂片长圆状披针形；裂片近椭圆形，粗糙。蒴果阔卵形，成熟时开裂为2个果爿；种子数粒，具棱，浅褐色。花期4—6月。

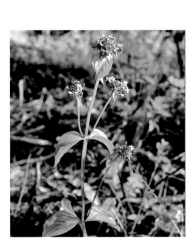

生境：生于干旱旷地上

药用部位：全草

拉丁名：*Hedyotis uncinella* Hook. et Arn.

▶ 粗叶耳草

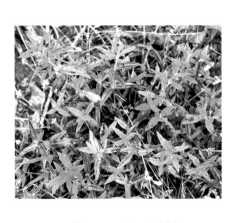

节节花

科属：茜草科耳草属

形态：一年生披散草本，高25~30厘米；枝常平卧，密被或疏被短硬毛。叶对生，具短柄或无柄，纸质或薄革质，椭圆形或披针形，长2.5~5厘米，宽6~20毫米，两面均被短硬毛，触之刺手，干后边缘反卷；托叶略被毛，基部与叶柄合生成鞘，顶部分裂成数条刺毛。团伞花序腋生，无总花梗，花无花梗；花冠白色，近漏斗形。蒴果卵形；种子每室多数，具棱，干时浅褐色。花期3—11月。

生境：生于低海拔至中海拔的丘陵地带的草丛或路旁和疏林下。

药用部位：全草

拉丁名：*Hedyotis verticillata* (L.) Lam.

▶ **耳草**

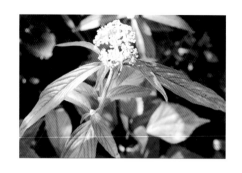

科属：茜草科耳草属

形态：多年生、近直立或平卧的粗壮草本，高30~100厘米；小枝被短硬毛，通常节上生根。叶对生，近革质，披针形或椭圆形，长3~8厘米，宽1~2.5厘米；叶柄长2~7毫米或更短；托叶膜质，被毛，合生成一短鞘，顶部5~7裂，裂片线形或刚毛状。聚伞花序腋生，密集成头状，无总花梗；花近无梗或；花冠白色，花冠裂片4片；果球形，成熟时不开裂；种子每室2~6粒，种皮干后黑色，有小窝孔。花期3—8月。

生境：生于草地、林缘和灌丛中。

药用部位：全草

拉丁名：*Hedyotis auricularia* L.

▶ **脉耳草**

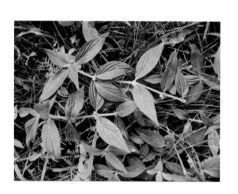

大黑节草、黑节草、肝炎草、小接骨丹

科属：茜草科耳草属

形态：多年生披散草本，高30~50厘米，除花和果被短毛外，全部被干后变金黄色疏毛；叶对生，膜质，披针形或椭圆状披针形，长5~8厘米，宽1.5~2.8厘米，基部楔形而下延；托聚伞花序密集呈头状，单个腋生或数个排成总状花序式，有钻形、长达1毫米的苞片；花4数，罕有5数，芳香，无梗或具极短的梗；花冠管状，白色或紫色，花冠裂片长椭圆形；果近球形，成熟时不开裂；种子每室3~4粒，三棱形，干后黑色。花、果期7—11月。

生境：生于低海拔的山谷林缘或草坡旷地上。

药用部位：全草

拉丁名：*Hedyotis costata* (Roxb.) Kurz

▶ **头状花耳草**

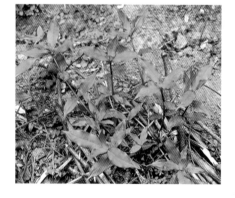

荞花黄连、凉喉茶

科属：茜草科耳草属

形态：高大藤状草本，全株无毛；茎和枝圆柱形或方柱形。叶对生，膜质，卵形或椭圆状披针形，长4~10厘米，宽1.5~3厘米，基部楔形，两面平滑；叶柄长2.5~3.5毫米；托叶极短而阔，锐尖或具小齿。花序通常顶生，为三歧分枝金字塔形；花4数，无梗，聚合成小头状体；花萼小，钟形，萼檐裂片长圆形，短尖；花冠白色。蒴果球形，顶部隆起，成熟时室间开裂为2果爿，果爿腹部直裂；种子多粒，微小，有棱。花期5月。

生境：生于山谷杂木林内，常攀援树上。

药用部位：全草

拉丁名：*Hedyotis capitellata* Wall.

▶ 云南钩藤

单钩藤、双钩藤
科属：茜草科钩藤属
形态：木质藤本，高达15~25米；嫩枝为不明显的四棱柱形，被锈褐色长柔毛，有钩刺的枝条粗壮。叶对生，革质，长椭圆形，顶端近凸尖，两面无毛，光滑；叶柄具褐色短柔毛；托叶全缘，半圆形，早落；头状花序球形，腋生，花蕾期直径15~20毫米，总花梗长30~35毫米，具褐色短柔毛。花仅见花蕾。蒴果纺锤形，具明显的果梗，梗和蒴果外面均被褐色毛；种子多数，细小，两端有膜质的翅。花期春夏。
生境：生于海拔2200米以下林缘或树丛中。
药用部位：带钩刺的茎秆。
拉丁名：*Uncaria yunnanensis* K. C. Hsia

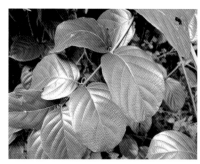
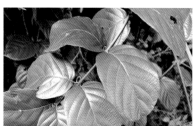

▶ 鸡矢藤

鸡屎藤
科属：茜草科鸡矢藤
形态：藤本，茎长3~5米，无毛或近无毛。叶对生，纸质或近革质，卵形、卵状长圆形至披针形，长5~9（~15）厘米，宽1~4（~6）厘米，基部楔形或近圆或截平；托叶长，无毛。圆锥花序式的聚伞花序腋生和顶生，分枝对生，末次分枝上着生的花常呈蝎尾状排列；花具短梗或无；萼管陀螺形；花冠浅紫色，顶部5裂。果球形，成熟时近黄色，有光泽，平滑；小坚果无翅，浅黑色。花期5—7月。
生境：生于海拔200~2000米的山坡、林中、林缘、沟谷边灌丛中或缠绕在灌木上。
药用部位：全草、根、果实
拉丁名：*Paederia scandens* (Lour.) Merr.

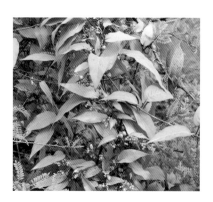

▶ 毛鸡矢藤

鸡屎藤
科属：茜草科鸡矢藤
形态：藤本，小枝、叶、花序被柔毛或绒毛。茎长3~5米，叶对生，纸质或近革质，卵形、卵状长圆形至披针形，长5~9（~15）厘米，宽1~4（~6）厘米，基部楔形或近圆或截平；托叶长，无毛。圆锥花序式的聚伞花序腋生和顶生，分枝对生；花具短梗或无；萼管陀螺形；花冠浅紫色，顶部5裂，花冠外面常有海绵状白毛。果球形，成熟时近黄色，有光泽，平滑；小坚果无翅，浅黑色。花期夏、秋。
生境：生于海拔200~2000米的山坡、林中、林缘、沟谷边灌丛中或缠绕在灌木上。
药用部位：全草
拉丁名：*Paederia scandens* (Lour.) Merr. var. *tomentosa* (Bl.) Hand.-Mazz.

▶ **拉拉藤**

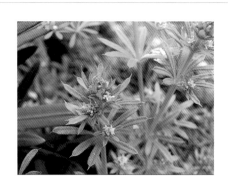

科属：茜草科拉拉藤属

形态：多年生草本，常攀缘，长达2.5米；根稠密；茎柔弱，常附在其他树木上，分枝，具4角棱。叶纸质，6片轮生，有时4~5片，线状披针形或狭长圆形，长0.7~4厘米，宽3~11毫米，在边缘和下面中脉有倒向的小刺毛；叶柄近无柄。聚伞花序腋生或顶生，多数，较疏散，2~3次分歧；花冠淡绿色或白色，辐状，4裂，裂片三角形；分果爿长圆形，单生或双生。花期6—9月，果期7—11月。

生境：生于沟边、山地的林下、灌丛或草地，海拔200~2900米。

药用部位：全草

拉丁名：*Galium aparine* Linn. var. *echinospermum* (Wallr.) Cuf.

▶ **小红参**

西南拉拉藤、小活血、小红丹参

科属：茜草科拉拉藤属

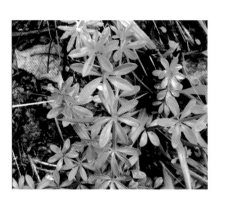

形态：多年生直立或攀缘草本，幼时常匍匐，高0.1~1米，有紫红色的根；茎和分枝稍粗壮，有4角棱。叶常厚，纸质或革质，4片轮生，卵形、椭圆形或披针形，长0.6~3厘米，宽0.3~2厘米，近无柄。聚伞花序顶生和腋生，多花，常成圆锥花序式排列，常三歧分枝；总花梗被疏毛；花小；花冠白色或淡黄色，辐状，与花冠裂片互生。果小，果爿单生或双生。花期4—8月，果期5—12月。

生境：生于山地、溪边、旷野的林中、灌丛、草地或岩石上，海拔650~3500米。

药用部位：全草

拉丁名：*Galium elegans* Wall. ex Roxb.

▶ **猪殃殃**

拉拉藤、爬拉殃、八仙草

科属：茜草科猪殃殃属

形态：多枝、蔓生或攀缘状草本，通常高30~90厘米；茎有4棱角；棱上、叶缘、叶脉上均有倒生的小刺毛。叶纸质或近膜质，6~8片轮生，稀为4~5片，带状倒披针形，长1~5.5厘米，宽1~7毫米，两面常有紧贴的刺状毛，近无柄。聚伞花序腋生或顶生，花小，4数；花冠黄绿色或白色，辐状，裂片长圆形，镊合状排列；有1或2个近球状的分果爿，每一爿1颗种子。花期3—7月，果期4—11月。

生境：生于海拔20~4600米的山坡、旷野、沟边、河滩、田中、林缘、草地。

药用部位：全草

拉丁名：*Galium aparine* Linn. var. *tenerum* (Gren. et Godr.) Rchb.

▶ 茜草

血茜草、血见愁

科属：茜草科茜草属

形态：草质攀援藤木，长通常1.5~3.5米；根状茎和其节上的须根均红色；茎数至多条，方柱形，有4棱，棱上生倒生皮刺。叶通常4片轮生，纸质，披针形或长圆状披针形，基部心形，边缘有齿状皮刺，两面粗糙；叶柄长通常1~2.5厘米，有倒生皮刺。聚伞花序腋生和顶生，多回分枝，有花10余朵至数十朵，有微小皮刺；花冠淡黄色，干时淡褐色，花冠裂片近卵形。果球形，成熟时橘黄色。花期8—9月，果期10—11月。

生境：常生于疏林、林缘、灌丛或草地上。

药用部位：根

拉丁名：*Rubia cordifolia* L.

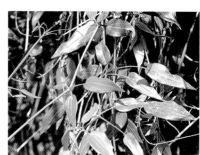

▶ 蛇根草

科属：茜草科蛇根草属

形态：多年生草本，匍匐或近直立，叶对生，具等叶性或多少具不等叶性；叶片纸质，全缘；聚伞花序顶生，通常螺状，或具螺状分枝，有时疏散少花或紧密团集；小苞片有或无，结果时宿存或脱落。花通常二型；花萼通常小，萼管陀螺状或倒圆锥状，侧扁，花冠小而近管状，或大而高脚碟状至漏斗状，冠管常狭长；蒴果僧帽状或倒心状，侧扁，顶部附有宿存的花盘和萼裂片，成熟时室背开裂为2果瓣；种子多数，小而有角。

生境：生于海拔1200~1800米潮湿的林下或水沟旁。

药用部位：全草

拉丁名：*Ophiorrhiza mungos* Linn.

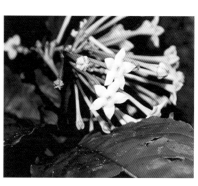

▶ 薄叶新耳草

科属：茜草科新耳草属

形态：匍匐草本，下部常生不定根；茎柔弱，具纵棱。叶卵形或椭圆形，顶端短尖，基部下延至叶柄，两面被毛或近无毛；叶柄长4~5毫米；托叶膜质，基部合生，宽而短，顶部分裂成刺毛状。花序腋生或顶生，有花1至数朵，常聚集成头状，有纤细、不分枝的总花梗；花白色或浅紫色，近无梗或具极短的花梗；萼管管形，萼檐裂片线状披针形，顶端外反，比萼管略长；花冠漏斗形，蒴果扁球形，顶部平，宿存萼檐裂片；种子微小，平凸，有小窝孔。花、果期7—10月。

生境：生于海拔2200米以下的林下或溪旁湿地上。

药用部位：全草

拉丁名：*Neanotis hirsuta* (Linn. f.) Lewis var. *hirsuta* Boerl.

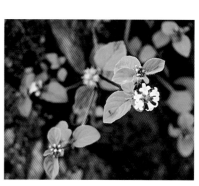

▶ 滇丁香

藏丁香、丁香叶、丁香

科属：茜草科野丁香属

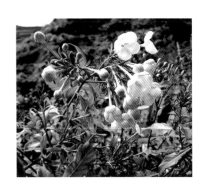

形态：灌木，高0.5~2米或过之；枝浅灰色，嫩枝常淡红色，有二列柔毛。叶疏生或稍密挤，较薄，卵形、披针形或阔长圆形，基部楔形，全缘，两面被白色短柔毛，下面苍白；叶柄短；聚伞花序顶生，无梗，3花，中央的花无梗，两侧的花有梗；花梗红色；花冠漏斗形，长达1.5厘米，花冠裂片5或6片，镊合状排列，顶端圆，具膜质边檐，无色，无毛；蒴果自顶5裂至基部。花期5月，果期秋冬。

生境：生于海拔600~3000米处的山坡、山谷溪边的林中或灌丛中。

药用部位：茎叶

拉丁名：*Luculia pinceana* Hook.

▶ 野丁香

科属：茜草科野丁香属

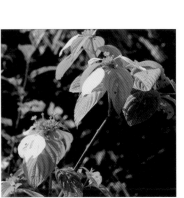

形态：灌木，高0.5~2米或过之；嫩枝常淡红色，有二列柔毛。叶疏生或稍密挤，较薄，卵形、披针形或阔长圆形，顶端钝至近圆，基部楔形，全缘，两面被白色短柔毛，下面苍白；叶柄短；聚伞花序顶生，无梗，3花，中央的花无梗；花梗红色；小萼管狭倒圆锥形，裂片5或6片，狭三角形，顶端短尖，长为宽的3倍；花冠漏斗形，花冠裂片5或6，镊合状排列，顶端圆；蒴果自顶5裂至基部。花期5月，果期秋冬。

生境：生于海拔800~2400米的山坡灌丛中。

药用部位：全草

拉丁名：*Leptodermis potanini* Batalin

▶ 异形玉叶金花

野白纸扇、土甘草、凉口茶

科属：茜草科玉叶金花属

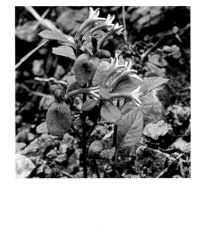

形态：攀援灌木；小枝灰褐色。叶对生，薄纸质，卵形或椭圆状卵形，长13~17厘米，宽7.5~11.5厘米，上面绿色，下面淡白色；叶柄长2~2.5厘米，略被短柔毛；托叶早落。多歧聚伞花序顶生，有花多朵；花萼管长圆形，有贴伏长硬毛，萼裂片5片，全部增大为花瓣状的花叶；花叶卵状椭圆形；花冠管长约1.2厘米，宽4毫米，上部扩大，外面密被贴伏短柔毛，内面的上部密被黄色棒状毛，花冠裂片5枚，卵形；浆果、花期6月。

生境：攀援于森林中树冠上。

药用部位：藤叶、根

拉丁名：*Mussaenda anomala* Li

▶ 玉叶金花

白蝴蝶、白叶子、百花茶

科属：茜草科玉叶金花属

形态：攀援灌木，嫩枝被贴伏短柔毛。叶对生或轮生，膜质或薄纸质，卵状长圆形或卵状披针形，长5~8厘米，宽2~2.5厘米；叶柄长3~8毫米，被柔毛；托叶三角形，深2裂，裂片钻形。聚伞花序顶生，密花；花梗极短或无梗；花萼管陀螺形，萼裂片线形，通常比花萼管长2倍以上；花叶阔椭圆形；花冠黄色，花冠裂片长圆状披针形，内面密生金黄色小疣突；浆果近球形，干时黑色。花期6—7月。

生境：生于灌丛、溪谷、山坡或村旁。

药用部位：藤叶

拉丁名：*Mussaenda pubescens* Ait. f.

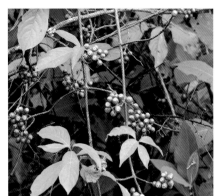

▶ 栀子

黄果子、黄栀、山栀子

科属：茜草科栀子属

形态：灌木，高0.3~3米；叶对生，革质，稀为纸质，少为3枚轮生，叶形多样，通常为长圆状披针形、倒卵形或椭圆形，长3~25厘米，宽1.5~8厘米，上面亮绿，下面色较暗；花芳香，通常单朵生于枝顶；花冠白色或乳黄色，高脚碟状。果卵形、近球形、椭圆形或长圆形，黄色或橙红色；种子多数，扁，近圆形而稍有棱角。花期3—7月，果期5月至翌年2月。

生境：生于海拔10~1500米处的旷野、丘陵、山谷、山坡、溪边的灌丛或林中。

药用部位：果实、种子、根

拉丁名：*Gardenia jasminoides* Ellis

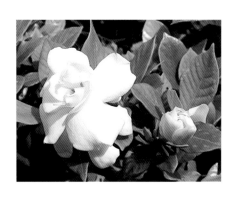

▶ 龙芽草

仙鹤草、狼芽草、老鹤嘴

科属：蔷薇科龙芽草属

形态：多年生草本。根多呈块茎状，基部常有1至数个地下芽。茎高30~120厘米，被疏柔毛及短柔毛。叶为间断奇数羽状复叶，通常有小叶3~4对，稀2对，向上减少至3小叶，叶柄被稀疏柔毛或短柔毛；小叶片无柄或有短柄，倒卵形，边缘有急尖到圆钝锯齿；花序穗状总状顶生，花序轴被柔毛；萼片5片，三角卵形；花瓣黄色，长圆形；果实倒卵圆锥形。花、果期5—12月。

生境：常生于溪边、路旁、草地、灌丛、林缘及疏林下，海拔100~3800米。

药用部位：全草、根

拉丁名：*Agrimonia pilosa* Ldb.

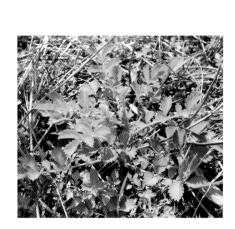

▶ 扁核木

青刺尖、打油果、鸡蛋果、枪刺果

科属：蔷薇科扁核木属

形态：灌木，高1~5米；小枝圆柱形，绿色，有棱条；枝刺长可达3.5厘米，刺上生叶，近无毛；叶片长圆形或卵状披针形，长3.5~9厘米，宽1.5~3厘米，全缘或有浅锯齿；花多数成总状花序，长3~6厘米，生于叶腋或生于枝刺顶端；花瓣白色，宽倒卵形；核果长圆形或倒卵长圆形，长1~1.5厘米，宽约8毫米，紫褐色或黑紫色，平滑无毛，被白粉。花期4—5月，果熟期8—9月。

生境：生于山坡、荒地、山谷或路旁等处，海拔1000~2560米。

药用部位：茎叶、果、根

拉丁名：*Prinsepia utilis* Royle

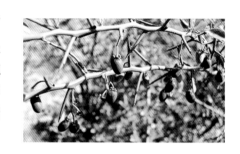

▶ 野草莓

科属：蔷薇科草莓属

形态：多年生草本。高5~30厘米，茎、叶、花梗被开展柔毛，稀脱落。3小叶稀羽状5小叶，小叶无柄或顶端小叶具短柄；小叶片倒卵圆形，椭圆形或宽卵圆形，长1~5厘米，宽0.6~4厘米，边缘具缺刻状锯齿，锯齿圆钝或急尖，上面绿色，疏被短柔毛，下面淡绿色，几无毛；花序聚伞状，有花2~4 (~5) 朵，花瓣白色，倒卵形，基部具短爪；聚合果卵球形，红色；瘦果卵形，表面脉纹不显著。花期4—6月，果期6—9月。

生境：生于山坡、草地、林下，

药用部位：根、叶、果实

拉丁名：*Fragaria vesca* L.

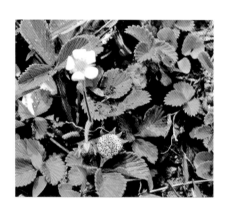

▶ 西南花楸

科属：蔷薇科花楸属

形态：灌木或小乔木，高3~8米；小枝粗壮，圆柱形，暗灰褐色或暗红褐色，具皮孔，无毛；冬芽长卵形，先端渐尖，外被数枚暗红褐色鳞片，无毛或鳞片边缘有锈褐色柔毛。奇数羽状复叶，小叶片7~9 (~10) 对；复伞房花序具密集的花朵，总花梗和花梗上均有稀疏锈褐色柔毛，成长时逐渐脱落，至果实成熟时几无毛；花瓣宽卵形或椭圆卵形，先端圆钝，白色，无毛；果实卵形，粉红色至深红色，先端有宿存闭合萼片。花期6月，果期9月。

生境：普遍生于海拔2600~4300米山地丛林中。

药用部位：果实

拉丁名：*Sorbus rehderiana* Koehne

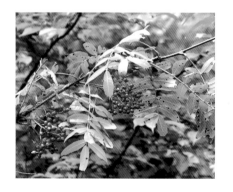

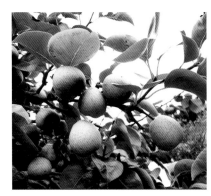

▶ 梨

金珠果、麻安梨、雪梨

科属：蔷薇科梨属

形态：乔木，高达7~15米；冬芽长卵形，鳞片边缘和先端稍具长绒毛。叶片卵状椭圆形或卵形，长7~12厘米，宽4~6.5厘米，先端长尖，基部圆形或近心形，边缘有刺芒锯齿；叶柄长3~4.5厘米，嫩时被绒毛；托叶膜质，早落。伞形总状花序，具花6~9朵；花瓣卵形基部具短爪，白色；果实近球形，浅褐色，有浅色斑点，先端微向下陷，种子卵形，微扁，深褐色。花期4月，果期8月。

生境：适宜生长在温暖而多雨的地区，海拔800~2400米。

药用部位：果实

拉丁名：*Pyrus communis* L.var. *communis*

蔷薇科

▶ 川梨

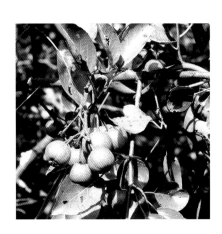

棠梨刺、棠梨花

科属：蔷薇科梨属

形态：乔木，高达12米，常具枝刺；小枝圆柱形，幼嫩时有绵状毛，以后脱落，二年生枝条紫褐色或暗褐色；冬芽卵形，鳞片边缘有短柔毛。叶片卵形至长卵形，稀椭圆形，长4~7厘米，宽2~5厘米，边缘有钝锯齿；伞形总状花序，具花7~13朵，总花梗和花梗均密被绒毛，逐渐脱落，果期无毛；花直径2~2.5厘米；萼片三角形，全缘；花瓣倒卵形，基部具短爪，白色；果实近球形，褐色，有斑点。花期3—4月，果期8—9月。

生境：生山谷斜坡、丛林中，海拔650~3000米。

药用部位：果实、树皮、花

拉丁名：*Pyrus pashia* Buch.

▶ 路边青

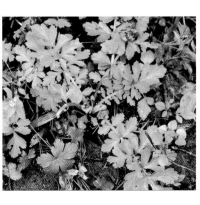

水杨梅、兰布正

科属：蔷薇科路边青属

形态：多年生草本。根、叶柄、花梗被粗硬毛或短柔毛。须根簇生。茎直立，高30~100厘米。基生叶为大头羽状复叶，通常有小叶2~6对，连叶柄长10~25厘米，小叶大小极不相等，顶生小叶最大，菱状广卵形或宽扁圆形，边缘常浅裂，有不规则粗大锯齿；茎生叶羽状复叶，有时重复分裂；花序顶生；花瓣黄色，几圆形；聚合果倒卵球形；花、果期7—10月。

生境：生山坡草地、沟边、地边、河滩、林间隙地及林缘，海拔200~3500米。

药用部位：全草

拉丁名：*Geum aleppicum* Jacq.

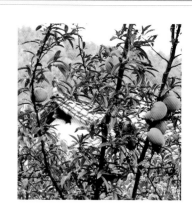

▶ 贴梗海棠

皱皮木瓜、木瓜
科属：蔷薇科木瓜属
形态：落叶灌木，高达2米，枝条有刺；叶片卵形至椭圆形，稀长椭圆形，长3~9厘米，宽1.5~5厘米，先端急尖稀圆钝，基部楔形至宽楔形，边缘具有尖锐锯齿；叶柄长约1厘米；花先叶开放，3~5朵簇生于二年生老枝上；花梗短粗；萼筒钟状；花瓣倒卵形或近圆形，基部延伸成短爪，猩红色，稀淡红色或白色；果实球形或卵球形，黄色或带黄绿色，有稀疏不显明斑点，味芳香。花期3—5月，果期9—10月。
生境：见栽培，喜光，有一定耐寒能力。

药用部位：全草

拉丁名：*Chaenomeles speciosa* (Sweet) Nakai

▶ 枇杷

蜜丸、琵琶果
科属：蔷薇科蔷薇属
形态：常绿小乔木，高可达10米。小枝、叶背、花梗及果均密生锈色或灰棕色绒毛；小枝粗壮，黄褐色。叶片革质，披针形、倒卵形或椭圆长圆形，长12~30厘米，宽3~9厘米，基部楔形或渐狭成叶柄，上部边缘有疏锯齿，多皱，侧脉11~21对；叶柄短或几无柄；圆锥花序顶生，具多花；花瓣白色，长圆形或卵形，基部具爪，有锈色绒毛；果实球形或长圆形，黄色或橘黄色；种子1~5粒，球形或扁球形，种皮纸质。花期10—12月，果期5—6月。
生境：多栽培。喜光，稍耐阴。

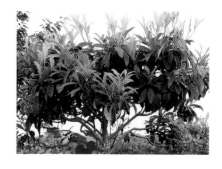

药用部位：叶、果实

拉丁名：*Chaenomeles speciosa* (Sweet) Nakai

▶ 月季

科属：蔷薇科蔷薇属
形态：月季为落叶或常绿灌木，或蔓状与攀援状藤本植物。茎具有钩刺或无刺。叶为墨绿色，叶互生，奇数羽状复叶，小叶一般3~5枚，宽卵形（椭圆）或卵状长圆形，叶缘有锯齿，两面无毛，光滑；托叶与叶柄合生，全缘或具腺齿，顶端分离为耳状。花生于枝顶，花朵常簇生，花色甚多，多为重瓣也有单瓣者；花有微香，花期3—11月。肉质蔷薇果，成熟后呈红黄色，顶部裂开，"种子"为瘦果，栗褐色。果卵球形或梨形。
生境：栽培种，分布较广。

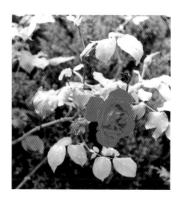

药用部位：全草

拉丁名：*Rosa chinensis* Jacq

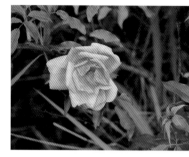
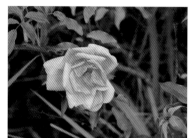

▶ 野蔷薇

白残花、多花蔷薇、刺花
科属：蔷薇科蔷薇属
形态：攀援灌木；小叶5~9枚，近花序的小叶有时3枚，连叶柄长
5~10厘米；小叶片倒卵形、长圆形或卵形，长1.5~5厘米，宽8~28毫
米，边缘有尖锐锯齿；小叶柄和叶轴有柔毛或无毛，有散生腺毛；
托叶篦齿状，大部贴生于叶柄。花多朵，排成圆锥状花序；花直径
1.5~2厘米，萼片披针形，有时中部具2个线形裂片；花瓣白色，宽
倒卵形，先端微凹，基部楔形；果近球形，红褐色或紫褐色，有光
泽，无毛，萼片脱落。
生境：生于路旁、田边或丘陵地的灌木丛中。
药用部位：果实、花、果、根、茎
拉丁名：*Rosa multiflora* Thunb.

▶ 七姊妹

野蔷薇、墙靡、刺花、十姊妹
科属：蔷薇科蔷薇属
形态：攀援灌木；小枝圆柱形，通常无毛，有短、粗稍弯曲皮束。
小叶5~9枚，近花序的小叶有时3枚，小叶片倒卵形、长圆形或卵
形，先边缘有尖锐单锯齿，稀混有重锯齿；花多朵，排成圆锥状花
序，萼片披针形，花瓣白色、粉色，宽倒卵形，先端微凹，基部楔
形；花柱结合成束，无毛，比雄蕊稍长。果近球形，红褐色或紫褐
色，有光泽，无毛，萼片脱落。
生境：生于海拔2300米以下田、地埂或篱笆边。
药用部位：根、叶、花和种子
拉丁名：*Rosa multiflora* Thunb. var. *carnea* Thory

▶ 木香花

木香、七里香、野蔷薇
科属：蔷薇科蔷薇属
形态：攀援小灌木，高可达6米；小枝圆柱形，无毛，有短小皮刺；
老枝上的皮刺较大，坚硬，经栽培后有时枝条无刺。小叶3~5枚，稀
7枚，小叶片椭圆状卵形或长圆披针形，先端急尖或稍钝，基部近圆
形或宽楔形，边缘有紧贴细锯齿；花小型，多朵成伞形花序，花瓣
重瓣至半重瓣，白色，倒卵形，先端圆，基部楔形；心皮多数，花
柱离生，密被柔毛，比雄蕊短很多。花期4—5月。
生境：生于海拔500~2000米溪边、路旁或山坡灌丛中。
药用部位：全草
拉丁名：*Rosa banksiae* Ait.

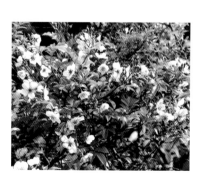

▶ 玫瑰

玫瑰花

科属：蔷薇科蔷薇属

形态：直立灌木，高可达2米；茎粗壮，丛生；小枝密被绒毛，并有针刺和腺毛，有直立或弯曲、淡黄色的皮刺，皮刺外被绒毛。小叶5~9对，小叶片椭圆形或椭圆状倒卵形，边缘有尖锐锯齿；花单生于叶腋，或数朵簇生，苞片卵形，边缘有腺毛，外被绒毛；花瓣倒卵形，重瓣至半重瓣，芳香，紫红色至白色；花柱离生，被毛，稍伸出萼筒口外，比雄蕊短很多。果扁球形，砖红色，肉质，平滑，萼片宿存。花期5—6月，果期8—9月。

生境：人工栽培于房前屋后或花坛。

药用部位：花、果实

拉丁名：*Rosa rugosa* Thunb.

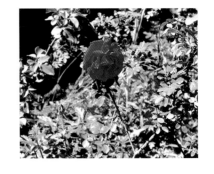

▶ 云南山楂

山林果

科属：蔷薇科山楂属

形态：落叶乔木，高达10米；树皮黑灰色，通常无刺；小枝微屈曲，当年生枝紫褐色，二年生枝暗灰色或灰褐色；叶片多卵状披针形，长4~8厘米，宽2.5~4.5厘米，边缘有圆钝重锯齿，通常不分裂；叶柄长1.5~4厘米，无毛；伞房花序或复伞房花序，直径约4~5厘米；总花梗和花梗均无毛，花瓣近圆形或倒卵形，白色；果实扁球形，黄色或带红晕，有稀疏褐色斑点。花期4—6月，果期8—10月。

生境：生于松林边灌木丛中或溪岸杂木林中，海拔1500~3000米。

药用部位：果

拉丁名：*Crataegus scabrifolia* (Franch.) Rehd.

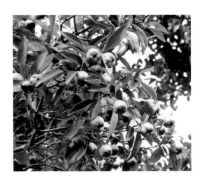

▶ 山楂

山里果、酸里红、山里红果、酸枣

科属：蔷薇科山楂属

形态：落叶乔木，高达6米；刺长约1~2厘米，有时无刺；小枝圆柱形，当年生枝紫褐色，老枝灰褐色；叶片宽卵形或三角状卵形，稀菱状卵形，长5~10厘米，宽4~7.5厘米，通常两侧各有3~5羽状深裂片，边缘有不规则重锯齿，侧脉6~10对；伞房花序具多花；花瓣倒卵形或近圆形，白色；果实近球形或梨形，深红色，有浅色斑点。花期5—6月，果期9—10月。

生境：生于山坡林边或灌木丛中。海拔100~1500米。

药用部位：果

拉丁名：*Crataegus pinnatifida* Bge.

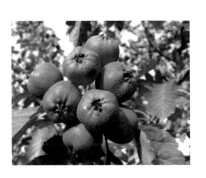

▶ 蛇莓

蛇泡草、龙吐珠、三爪风
科属：蔷薇科蛇莓属

形态：多年生草本；根茎短，粗壮；匍匐茎多数，长30~100厘米，有柔毛。小叶片倒卵形至菱状长圆形，长2~5厘米，宽1~3厘米，先端圆钝，边缘有钝锯齿，两面皆有柔毛，具小叶柄；花单生于叶腋；花梗有柔毛；萼片卵形，外面有散生柔毛；花瓣倒卵形，黄色，先端圆钝；花托在果期膨大，海绵质，鲜红色。瘦果卵形，鲜时有光泽。花期6—8月，果期8—10月。
生境：生于山坡、河岸、草地、潮湿的地方，海拔200~3100米。
药用部位：全草
拉丁名：*Duchesnea indica* (Andr.) Focke

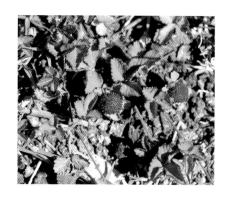

▶ 桃

科属：蔷薇科桃属

形态：乔木，高3~8米；树皮暗红褐色，老时粗糙呈鳞片状；叶片长圆披针形、椭圆披针形或倒卵状披针形，长7~15厘米，宽2~3.5厘米，叶边具锯齿；花单生，先于叶开放；花梗极短；花瓣长圆状椭圆形至宽倒卵形，粉红色；果实卵形、宽椭圆形或扁圆形，绿白色至橙黄色，常在向阳面具红晕，外面密被短柔毛；果肉白色或红色，多汁有香味，甜或酸甜；核大；种仁味苦，稀味甜。花期3—4月，果实成熟期因品种而异，通常为8—9月。
生境：各省区广泛栽培。
药用部位：果、花、根
拉丁名：*Amygdalus persica* L.

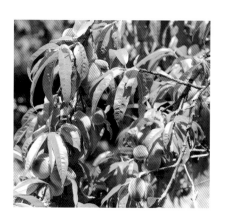

▶ 西南委陵菜

管仲
科属：蔷薇科委陵菜属

形态：多年生草本。根粗壮，圆柱形。花茎、叶柄及萼片均密被开展长柔毛及短柔毛。高10~60厘米。基生叶为间断羽状复叶，有小叶6~13(~15)对，连叶柄长6~30厘米，小叶片无柄或顶生小叶片有柄，倒卵长圆形，长1 6.5厘米，宽0.5~3.5厘米。基部楔形或宽楔形，边缘有多数尖锐锯齿；茎生叶向上部小叶对数逐渐减少；伞房状聚伞花序顶生；花瓣黄色。瘦果光滑。花、果期6—10月。
生境：生山坡草地、灌丛、林缘及林中，海拔1100~3600米。
药用部位：根
拉丁名：*Potentilla fulgens* Wall. ex Hook.

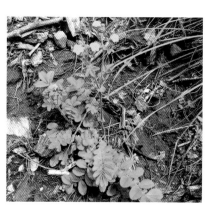

▶ 三叶朝天委陵菜

科属：蔷薇科委陵菜属

形态：一年生或二年生草本。植株分枝极多，矮小铺地或微上升，稀直立；基生叶有小叶3枚，顶生小叶有短柄或几无柄，常2~3深裂或不裂；花茎上多叶，下部花自叶腋生，顶端呈伞房状聚伞花序；花梗长0.8~1.5厘米，常密被短柔毛；瘦果长圆形，先端尖，表面具脉纹，腹部鼓胀若翅或有时不明显。花、果期3—10月。

生境：生水湿地边、荒坡草地、河岸沙地及盐碱地，海拔100~1900米。

药用部位：全草

拉丁名：*Potentilla supina* L. var. *ternata* Peterm.

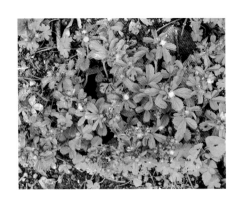

▶ 梅

梅花、蜡梅

科属：蔷薇科杏属

形态：小乔木，稀灌木，高4~10米；树皮浅灰色或带绿色，平滑；小枝绿色，光滑无毛。叶片卵形或椭圆形，叶边常具小锐锯齿；花单生或有时2朵同生于一芽内，香味浓，先于叶开放；花萼通常红褐色，但有些品种的花萼为绿色或绿紫色；萼筒宽钟形，无毛或有时被短柔毛；花瓣倒卵形，白色至粉红色；雄蕊短或稍长于花瓣；果实近球形，黄色或绿白色，被柔毛，味酸。花期冬春季，果期5—6月。

生境：人工栽培，近年大量应用为绿化树种。

药用部位：花、叶、根和种仁

拉丁名：*Armeniaca mume* Sieb.

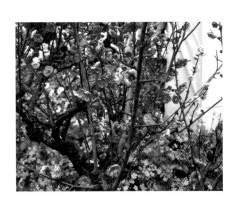

▶ 粉花绣线菊

柳叶绣线菊、蚂蟥梢

科属：蔷薇科绣线菊属

形态：直立灌木，高1~2米；枝条密集，小枝稍有棱角，黄褐色。叶片长圆披针形至披针形，长4~8厘米，宽1~2.5厘米，基部楔形，边缘密生锐锯齿，有时为重锯齿，两面无毛；叶柄长1~4毫米，无毛。花序为长圆形或金字塔形的圆锥花序，花朵密集；萼筒钟状；萼片三角形；花瓣卵形，先端通常圆钝，粉红色；蓇葖果直立，无毛或沿腹缝有短柔毛。花期6—8月，果期8—9月。

生境：生长于河流沿岸、湿草原、空旷地和山沟中，海拔200~900米。

药用部位：根、叶

拉丁名：*Spiraea japonica* L. f.

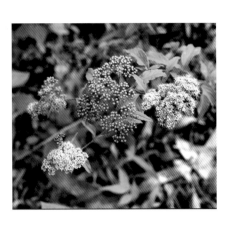

云南绣线梅

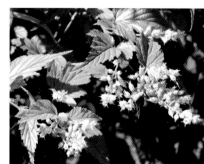

科属：蔷薇科绣线梅属

形态：灌木，高达2米；小枝圆柱形，细弱，无毛或近于无毛，微带红褐色；冬芽长卵形，先端渐尖，紫红色，有3~4枚互生鳞片，边缘微被短柔毛，在开花枝上常有2芽叠生。叶片长椭卵形至三角卵形，边缘有显明锯齿和睫毛。圆锥花序，顶生或腋生，花瓣倒卵形，先端圆钝，白色，雄蕊20枚，花丝短，着生在萼筒边缘，排列成不规则的二轮；子房全部密被柔毛，内含3~5胚珠。蓇葖果具宿萼，外面密被短柔毛与疏生的长腺毛；种子卵形，亮黄褐色。花期7—8月，果期9—10月。

生境：散生于海拔2000米山坡林边或灌木丛中。

药用部位：全株

拉丁名：*Neillia serratisepala* Li

283

薔薇科

栽秧泡

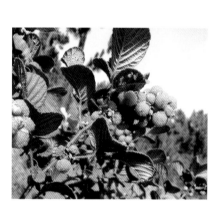

黄泡、黄锁梅

科属：蔷薇科悬钩子属

形态：常绿灌木，高1.5~3米。茎、叶柄和叶轴均被红棕色柔毛，并有倒钩刺和较密的褐色刚毛。三出复叶，小叶片阔倒卵形或倒心形，中央小叶较大，长4.2~5.5厘米，宽4.6~6厘米，边缘有锯齿，密被白色细绒毛；总叶柄长1.6~2.5厘米；花成密生的聚伞花序，白色或淡红；花瓣5片，倒卵形；聚合果球形，橘黄色。花期春季。花期3—4月，果期4—5月。

生境：生于干旱山坡、山谷或疏林内，海拔1000~2500米。

药用部位：枝、叶

拉丁名：*Rubus ellipticus* Smith var. *obcordatus* (Franch.) Focke

锈毛莓

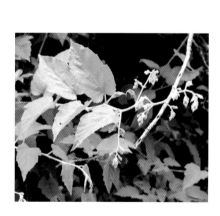

蛇包勒、大叶蛇勒、山烟筒子

科属：蔷薇科悬钩子属

形态：攀援灌木，高达2米。枝被锈色绒毛状毛，有稀疏小皮刺。单叶，心状长卵形，上面无毛或沿叶脉疏生柔毛，有明显皱纹，下面密被锈色绒毛，沿叶脉有长柔毛，边缘3~5裂，有不整齐的粗锯齿或重锯齿，基部心形，顶生裂片长大，披针形或卵状披针形，比侧生裂片长很多，裂片顶端钝或近急尖；花数朵团集生于叶腋或成顶生短总状花序，花瓣长圆形至近圆形，白色，与萼片近等长；果实近球形，深红色；核有皱纹。花期6—7月，果期8—9月。

生境：生于海拔80~2000米山坡、山谷灌丛或疏林中。

药用部位：根

拉丁名：*Rubus reflexus* Ker.

▶ 三叶悬钩子

三叶蔗

科属：蔷薇科悬钩子属

形态：直立矮小灌木，高0.3~1厘米；枝红褐色，圆柱形，无毛，具小皮刺。小叶3枚，披针形至狭披针形，长3~7厘米，宽1~2厘米，边缘具不整齐粗锯齿；叶柄长2~3厘米，顶生小叶柄长5~8毫米，侧生小叶近无柄，疏生小皮刺；托叶线形。花单生或2~3朵；萼片三角披针形；花瓣倒卵形，白色，具细柔毛，基部具爪，比萼片短得多；果实球形，橙红色，无毛；核小、具细皱纹。花期5—6月，果期6—7月。

生境：生山坡杂木林下，海拔2000~3000米。

药用部位：全草、叶、根

拉丁名：*Rubus delavayi* Franch.

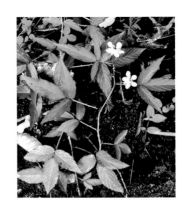

▶ 毛叶悬钩子

科属：蔷薇科悬钩子属

形态：攀援灌木，高2~5米；小枝幼时有浅黄色绢状长柔毛，疏生钩状小皮刺。单叶较厚；长圆形、卵状长圆形或椭圆形，长8~14厘米，宽4~6.5厘米，侧脉7~8对，边缘有不等的尖锐锯齿；顶生圆锥花序大型，侧生花序较小而形似总状；总花梗、花梗和花萼均密被浅黄色绢状长柔毛；萼片5~6片，密被绒毛，全缘；花瓣卵形至椭圆形，白色；果实近球形，红色；核具粗皱纹。花期3~4月，果期4—6月。

生境：生山坡阳处杂木疏林中湿润处，海拔达1500米。

药用部位：全草

拉丁名：*Rubus poliophyllus* Ktze.

▶ 红泡刺藤

钩丝刺、栽秧苗、钻地风

科属：蔷薇科悬钩子属

形态：灌木，高1~2.5米；枝常紫红色，被白粉，疏生钩状皮刺。小叶常7~9枚，稀5或11枚，椭圆形或菱状椭圆形，顶生小叶仅稍长于侧生者，长2.5~8厘米，宽1~4厘米，下面被灰白色绒毛，边缘常具锯齿，顶生小叶有时具3裂片；叶轴被毛和小皮刺；花成伞房或短圆锥状花序，顶生或腋生；花瓣近圆形，红色。果实半球形，深红色转为黑色，密被灰白色绒毛。花期5—7月，果期7—9月。

生境：生山坡灌丛、疏林或山谷河滩、溪流旁，海拔500~2800米。

药用部位：根

拉丁名：*Rubus niveus* Thunb.

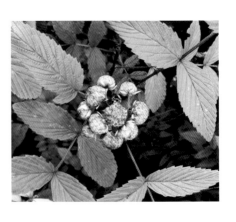

▶ 粗叶悬钩子

大叶蛇泡笋、大破布刺

科属：蔷薇科蔷薇属

形态：攀援灌木，高达5米。全株各部被黄灰色至锈色绒毛状长柔毛，有稀疏皮刺。单叶，近圆形或宽卵形，长6~16厘米，宽5~14厘米，顶端圆钝，基部心形，边缘不规则3~7浅裂，裂片圆钝或急尖，有不整齐粗锯齿，基部有5出脉；叶柄长3~4.5厘米，疏生小皮刺；花成顶生狭圆锥花序或近总状；花梗短；花瓣宽倒卵形或近圆形，白色；果实近球形肉质，红色。花期7—9月，果期10—11月。

生境：生于海拔500~2000米的向阳山坡、山谷杂木林内或沼泽灌丛中以及路旁岩石间。

药用部位：根、叶

拉丁名：*Rubus alceaefolius* Poir.

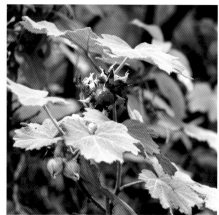

▶ 长梗棕红悬钩子

科属：蔷薇科悬钩子属

形态：攀援灌木，高达3米；枝圆柱形，棕褐色，具柔毛、棕褐色软刺毛和稀疏针刺。单叶，心状近圆形，上面仅沿叶脉有长柔毛，下面密被棕褐色绒毛，沿叶脉有红褐色长硬毛和稀疏针刺，边缘5裂；叶柄长7~11厘米，棕褐色。花较少数，成顶生狭圆锥花序或近总状花序，或团集生于叶腋；花瓣宽椭圆形或近圆形，白色，无毛；果实由少数小核果组成，橘红色，无毛。花期6—8月，果期9—10月。

生境：生于山沟密林下或水沟旁，海拔900~1100米。

药用部位：果实或全株

拉丁名：*Rubus rufus* Focke var. *longipedicellatus* Yü et Lu

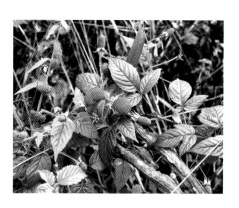

▶ 小叶栒子

铺地蜈蚣、地锅把、铺地栒子

科属：蔷薇科栒子属

形态：常绿矮生灌木，高达1米；枝条开展，小枝圆柱形，红褐色至黑褐色，幼时具黄色柔毛，逐渐脱落。叶片厚革质，倒卵形至长圆倒卵形，先端圆钝，稀微凹或急尖，基部宽楔形，上面无毛或具稀疏柔毛，下面被带灰白色短柔毛，叶边反卷；花通常单生，稀2~3朵，花瓣平展，近圆形，长与宽各约4毫米，先端钝，白色；果实球形，红色，内常具2小核。花期5—6月，果期8—9月。

生境：生于海拔2500~4100米多石山坡地、灌木丛中。

药用部位：枝、叶及果实

拉丁名：*Cotoneaster microphyllus* Lindl.

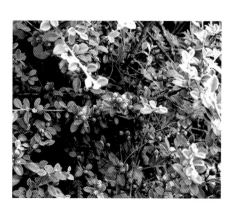

▶ 云南栘㟮

小木瓜

科属：蔷薇科栘㟮属

形态：常绿乔木，高达3~10米，枝条稀疏；叶片披针形或卵状披针形，长6~8厘米，宽2~3厘米，全缘或稍有浅钝齿，下面密被黄白色绒毛；叶柄密被绒毛；花3~5朵，丛生于小枝顶端；萼筒钟状，外面密被黄白色绒毛；萼片披针形或三角披针形，全缘，内外两面均密被绒毛；花瓣基部有短爪，白色；果实卵形或长圆形，黄色，幼果密被绒毛，通常有长果梗，外被绒毛。花期3—4月，果期5—6月。

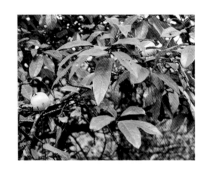

生境：生山谷、溪旁、灌丛中或路旁杂木林中，海拔1000~3000米。

药用部位：果实

拉丁名：*Docynia delavayi* (Franch.) Schneid.

▶ 山樱花

樱花

科属：蔷薇科樱属

形态：乔木，高3~8米，树皮灰褐色或灰黑色。冬芽卵圆形，无毛。叶片卵状椭圆形或倒卵椭圆形，长5~9厘米，宽2.5~5厘米，边有渐尖单锯齿及重锯齿，上面深绿色，下面淡绿色，有侧脉6~8对；叶柄长1~1.5厘米；花序伞房总状或近伞形，有花2~3朵；总苞片褐红色，倒卵长圆形；萼片三角披针形，边全缘；花瓣白色，稀粉红色，倒卵形，先端下凹；核果球形或卵球形，紫黑色。花期 4—5月，果期6—7月。

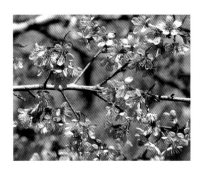

生境：生于山谷林中或栽培，海拔500~1500米。

药用部位：果实

拉丁名：*Cerasus serrulata* (Lindl.) G. Don ex London

▶ 野樱桃

深山樱

科属：蔷薇科樱桃属

形态：乔木，高达7米。叶片倒卵形或倒卵状椭圆形，长3~9厘米，宽1.5~4厘米，边有重锯齿，上面绿色，下面淡绿色，侧脉6~9对；叶柄长0.5~1.5厘米，密生柔毛；伞房花序，有花5~10朵，基部具绿

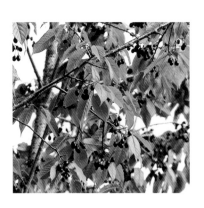

色叶状苞片，花叶同开；萼片椭圆三角形，边有疏齿；花瓣白色，椭圆形。核果卵球形，成熟后变黑色，纵径7~8毫米，横径5~6毫米；核表面有数条显著棱纹。花期6月，果期9月。

生境：生于阳坡杂木林中或有腐殖质土石坡上，也见于山地灌丛及草丛中。

药用部位：果

拉丁名：*Cerasus maximowiczii* (Rupr.) Kom.

▶ 番茄

西红柿、洋柿子

科属：茄科番茄属

形态：体高0.6~2米，全体生黏质腺毛，有强烈气味。茎易倒伏。叶羽状复叶或羽状深裂，长10~40厘米，小叶极不规则，大小不等，常5~9枚，卵形或矩圆形，长5~7厘米，边缘有不规则锯齿或裂片。花序总梗长2~5厘米，常3~7朵花；花梗长1~1.5厘米；花萼辐状，裂片披针形，果时宿存；花冠辐状，直径约2厘米，黄色。浆果扁球状或近球状，肉质而多汁液，橘黄色或鲜红色，光滑；种子黄色。花、果期夏秋季。

生境：栽培种，分布广。

药用部位：果

拉丁名：*Lycopersicon esculentum* Mill.

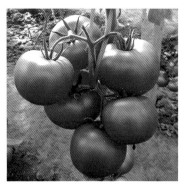

▶ 枸杞

枸杞菜、红珠仔刺、牛吉力、狗牙子、狗牙根、狗奶子

科属：茄科枸杞属

形态：多分枝灌木，高0.5~1米，栽培时可达2米多；枝条细弱，弓状弯曲或俯垂，淡灰色，有纵条纹，有刺。叶纸质或栽培者质稍厚，单叶互生或2~4枚簇生，卵形、卵状菱形、长椭圆形、卵状披针形，顶端急尖，基部楔形；花在长枝上单生或双生于叶腋，在短枝上则同叶簇生；花冠漏斗状，淡紫色，筒部向上骤然扩大；浆果红色，卵状，栽培者可成长矩圆状或长椭圆状，顶端尖或钝；种子扁肾脏形，黄色。花、果期6—11月。

生境：人工栽培于房前屋后。

药用部位：果实、根皮。

拉丁名：*Lycium chinense* Mill.

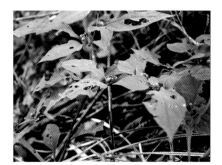

▶ 红丝线

十萼茄、衫纽子、野灯笼花、血见愁

科属：爵床科红丝线属

形态：灌木或亚灌木，高0.5~1.5米，小枝、叶下面、叶柄、花梗及萼的外面密被淡黄色的绒毛。上部叶常假双生，大小不等；大叶椭圆状卵形，偏斜；小叶片宽卵形；叶均膜质，基部成窄翅，全缘；花序无柄，通常2~3朵生于叶腋；花冠淡紫色或白色，星形，顶端深5裂；基部具深色（干时黑色）的斑点。浆果球形，成熟果绯红色；种子多数，淡黄色。花期5—8月，果期7—11月。

生境：生长于荒野阴湿地、林下、路旁、水边及山谷中，海拔150~2000米。

药用部位：全草

拉丁名：*Lycianthes biflora* (Lour.) Bitter

▶ 假酸浆

蓝花天仙子、冰粉、酸木瓜
科属：茄科假酸浆属

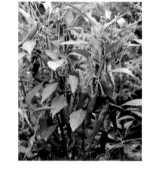

形态：茎直立，有棱条，无毛，高0.4~1.5米，上部交互不等的二歧分枝。叶卵形或椭圆形，草质，长4~12厘米，宽2~8厘米，基部楔形，边缘有具圆缺的粗齿或浅裂，两面有稀疏毛；叶柄长约为叶片长的1/3~1/4。花单生于枝腋而与叶对生，俯垂；花萼5深裂，裂片顶端尖锐，基部心脏状箭形，有2尖锐的耳片；花冠钟状，浅蓝色，5浅裂。浆果球状，黄色。种子淡褐色，直径约1毫米。花、果期夏秋季。

生境：生于田边、荒地或住宅区。

药用部位：全草

拉丁名：*Nicandra physalodes* (Linn.) Gaertn.

▶ 辣椒

牛角椒、长辣椒
科属：茄科辣椒属

形态：一年生或有限多年生植物；高40~80厘米。茎近无毛或微生柔毛，分枝稍之字形折曲。叶互生，枝顶端节不伸长而成双生或簇生状，矩圆状卵形、卵形或卵状披针形，全缘，顶端短渐尖或急尖，基部狭楔形；花单生，俯垂；花萼杯状，不显著5齿；花冠白色，裂片卵形；花药灰紫色。果梗较粗壮，俯垂；果实长指状，顶端渐尖且常弯曲，未成熟时绿色，成熟后成红色、橙色或紫红色，味辣。种子扁肾形，淡黄色。花、果期5—11月。

生境：人工栽培。

药用部位：果实

拉丁名：*Capsicum annuum* L.

▶ 小米辣

科属：茄科辣椒属

形态：灌木或亚灌木；分枝稍之字形曲折。叶柄短缩，叶片卵形，长3~7厘米，中部之下较宽，顶端渐尖，基部楔形，中脉在背面隆起，侧脉每边约4条。花在每个开花节上通常双生，有时3至数朵。花萼边缘近截形；花冠绿白色。果梗及果直立生，向顶端渐增粗；果实纺锤状，长7~1.4厘米，绿色变红色，味极辣。

生境：生于山腰路旁，野生或栽培。由于味极辣，通常作调味品。

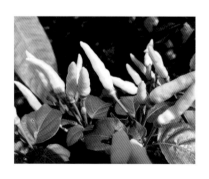

药用部位：果实或种子

拉丁名：*Capsicum frutescens* L.

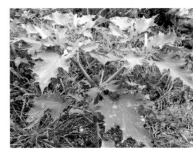
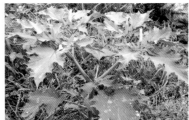
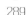

▶ **曼陀罗**

狗核桃、洋金花

科属：茄科曼陀罗属

形态：草本或半灌木状，高0.5~1.5米。茎粗壮，淡绿色或带紫色。叶广卵形，基部不对称楔形，边缘有不规则波状浅裂，长8~17厘米，宽4~12厘米；花单生于枝杈间或叶腋有短梗；花萼筒状，5棱角，两棱间稍向内陷，5浅裂，裂片三角形；花冠漏斗状，下半部带绿色，上部白色或淡紫色；蒴果卵状，表面常生有坚硬针刺，规则4瓣裂。种子卵圆形，稍扁，黑色。花期6—10月，果期7—11月。

生境：多野生在田间、沟旁、道边、河岸、山坡等地方。

药用部位：叶、花、籽

拉丁名：*Datura stramonium* Linn.

▶ **木本曼陀罗**

大花曼陀罗、天使的号角

科属：茄科树曼陀罗属

形态：小乔木，高2米余。茎粗壮。叶卵状披针形、矩圆形或卵形基部不对称楔形或宽楔形，全缘、微波状或有不规则缺刻状齿，两面有微柔毛，侧脉每边7~9条，长9~22厘米，宽3~9厘米；叶柄长1~3厘米。花单生，俯垂。花萼筒状，中部稍膨胀，裂片长三角形，长1.5~2.5厘米；花冠白色，脉纹绿色，长漏斗状，筒中部以下较细而向上渐扩大成喇叭状；浆果状蒴果，表面平滑，广卵状，长达6厘米。

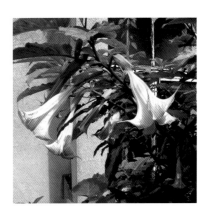

生境：适于坡地、池边、岩石旁及林缘下。

药用部位：叶、花、种子

拉丁名：*Datura arborea* L.

▶ **白英**

排风藤、毛母猪藤、苦茄

科属：茄科茄属

形态：草质藤本，多分枝，长0.5~3米，茎、叶各部密被多节的长柔毛。叶互生，多数为心脏形，长1.5~7厘米，宽1~3.5厘米，基部心脏形或戟形，边全缘，少数基部3深裂；叶柄长约1~2厘米。聚伞花序顶生或腋外生，疏花，顶端稍膨大；花冠蓝紫色或白色，开放时裂片向外反折，花冠筒隐于萼内，5裂，裂片椭圆状披针形。浆果成熟时红色；种子近圆形，两侧压扁。花期夏秋间，果期秋末。

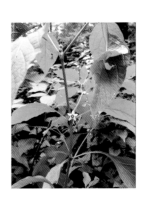

生境：常生于灌木丛中，山谷及山坡等阴湿处。海拔500~1250米。

药用部位：茎

拉丁名：*Solanum lyratum* Thunb.

▶ 刺天茄

苦果、苦天茄

科属：茄科茄属

形态：多枝灌木，通常高0.5~1.5（~6）米，小枝，叶下面，叶柄，花序均密被8~11分枝，长短不等的具柄的星状绒毛。小枝褐色，密被星状绒毛及基部宽扁的淡黄色钩刺，钩刺长4~7毫米。叶卵形，截形或不相等，边缘5~7深裂；中脉及侧脉常在两面具钻形皮刺。蝎尾状花序腋外生，密被星状绒毛及钻形细直刺；花蓝紫色；花冠辐状；浆果球形，成熟时橙红色。全年开花结果。

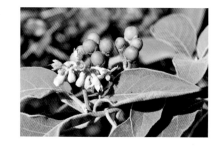

生境：海拔180~1700米的林下、路边、荒地，在干燥灌丛中有时成片生长。

药用部位：根、果实

拉丁名：*Solanum indicum* L.

▶ 假烟叶树

大毛叶、洗碗叶、大发散

科属：茄科茄属

形态：小乔木，高1.5~10米，小枝密被白色具柄头状簇绒毛。叶大而厚，卵状长圆形，长10~29厘米，宽4~12厘米，基部阔楔形，上面绿色，被簇绒毛，下面灰绿色，毛被较上面厚，全缘或略作波状，侧脉每边7~9条，叶柄粗壮，密被毛被。聚伞花序多花，形成近顶生圆锥状平顶花序，均密被与叶下面相似的毛被。花白色，萼钟形，外面密被与花梗相似的毛被；浆果球状，黄褐色。几全年开花结果。

生境：常见于荒山灌丛中，海拔300~2100米。

药用部位：根皮

拉丁名：*Solanum verbascifolium* L.

▶ 龙葵

苦葵、老鸦眼睛草、天茄子

科属：茄科茄属

形态：一年生直立草本，高0.25~1米，茎直立，上部多分枝，稀被白色柔毛。叶互生，卵形，长2.5~10厘米，宽1.5~5.5厘米，基部楔形至阔楔形而下延至叶柄，全缘或具波状粗齿，叶脉每边5~6条，叶柄长约1~2厘米。蝎尾状花序腋外生，由3~10花组成，总花梗长约1~2.5厘米；萼小，浅杯状；花冠白色，冠檐，5深裂，裂片卵圆形；浆果球形，熟时黑色。种子多数，近卵形，两侧压扁。花、果期9—10月。

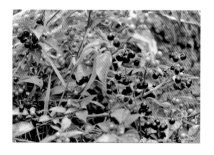

生境：喜生于田边，荒地及村庄附近。

药用部位：全草

拉丁名：*Solanum nigrum* L.

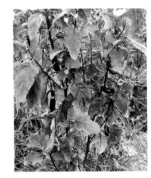
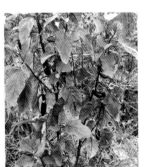

▶ 茄

茄子、矮瓜、紫茄、白茄

科属：茄科茄属

形态：直立分枝草本至亚灌木，高可达1米，小枝多为紫色渐老则毛被逐渐脱落。叶大，卵形至长圆状卵形，能孕花单生，花后常下垂，不孕花蝎尾状与能孕花并出；花冠辐状，外面星状毛被较密；子房圆形，顶端密被星状毛，花柱长4~7毫米，中部以下被星状绒毛，柱头浅裂。果的形状大小变异极大。

生境：人工种植于菜园里。

药用部位：根、茎、叶、种子

拉丁名：*Solanum melongena* L.

▶ 人参果

长寿果、凤果、艳果

科属：茄科茄属

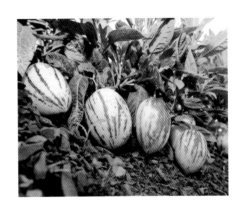

形态：多年生双子叶草本植物。根状茎长圆柱形，多节。叶基生，4~12枚，近革质或纸质，倒披针形、条形或矩圆状披针形，长15~65厘米，宽2~9厘米；穗状花序直立，密生多花；总花梗短；苞片绿色，卵状披针形，花短钟状；裂片卵形，肉质，黄色或黄绿色；果实形状多似心脏形和椭圆形，成熟时果皮呈金黄色，有的带有紫色条纹，有淡雅的清香。花期4—6月，果期9—11月。

生境：生林下阴湿处、溪边或路旁，海拔1000~2000米。

药用部位：果

拉丁名：*Solanum muricatum* Aiton

▶ 珊瑚樱

红珊瑚、珊瑚子、玉珊瑚

科属：茄科茄属

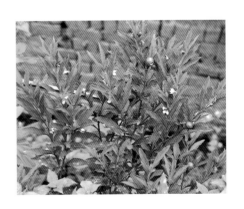

形态：直立分枝小灌木，高达2米，无毛。叶互生，狭长圆形至披针形，长1~6厘米，宽0.5~1.5厘米，基部狭楔形下延成叶柄，边全缘或波状，侧脉6~7对；叶柄长约2~5毫米，与叶片不能截然分开。花多单生，很少成蝎尾状花序，近于无总花梗，腋外生或近对叶生；花小，白色；萼绿色，5裂；花冠筒隐于萼内，裂片5片，卵形；浆果橙红色。花期初夏，果期秋末。

生境：多见于田边、路旁、丛林中或水沟边，海拔1350~2800米地区。

药用部位：根

拉丁名：*Solanum pseudocapsicum* L.

▶ 水茄

刺茄、山颠茄、金纽扣

科属： 茄科茄属

形态： 灌木，高1~3米，小枝，叶下面，叶柄及花序柄均被不等长5~9分枝的尘土色星状毛。小枝疏具基部宽扁的皮刺，皮刺淡黄色，尖端略弯曲。叶单生或双生，卵形至椭圆形，长6~12（~19）厘米，宽4~9（~13）厘米，两边不等，边缘半裂或波状，裂片5~7枚，下面密被具柄的星状毛；伞房花序腋外生，2~3歧，毛被厚；花白色；萼杯状；花冠辐形；果黄色，光滑无毛，圆球形；全年均开花结果。

生境： 生长于路旁、荒地、山坡灌丛、沟谷及村庄附近潮湿处，海拔200~1650米。

药用部位： 果实

拉丁名： *Solanum torvum* Swartz

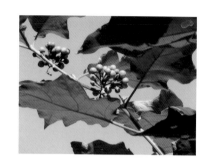

▶ 树番茄

木质番茄

科属： 茄科树番茄属

形态： 小乔木或有时灌木，高达3米；茎上部分枝，枝粗壮，密生短柔毛。叶卵状心形，长5~15厘米，宽5~10厘米，基部偏斜，有深弯缺，弯缺的2角通常靠合或心形，全缘或微波状；叶柄长3~7厘米，生短柔毛。2~3歧分枝蝎尾式聚伞花序，近腋生或腋外生；花萼辐状，5浅裂，裂片三角形；花冠辐状，粉红色，深5裂，裂片披针形；果梗粗壮；果实卵状，多汁液，橘黄色或带红色。种子圆盘形，直径约4毫米，周围有狭翼。

生境： 偏好亚热带气候，海拔1000~2400米。

药用部位： 果实

拉丁名： *Cyphomandra betacea* Sendt.

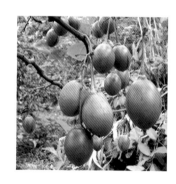

▶ 毛酸浆

洋姑娘

科属： 茄科酸浆属

形态： 一年生草本；茎生柔毛，常多分枝，分枝毛较密。叶阔卵形，顶端急尖，基部歪斜心形，边缘通常有不等大的尖牙齿，两面疏生毛但脉上毛较密；花单独腋生，花梗长密生短柔毛。花萼钟状，密生柔毛，花冠淡黄色，喉部具紫色斑纹，花药淡紫色；果萼卵状，具5棱角和10纵肋，顶端萼齿闭合，基部稍凹陷；浆果球状，黄色或有时带紫色。种子近圆盘状。花、果期5—11月。

生境： 多生于草地或田边路旁。

药用部位： 果

拉丁名： *Physalis pubescens* L.

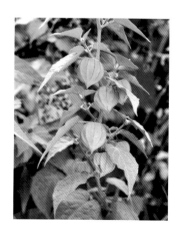

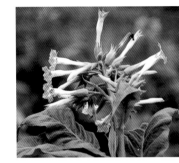
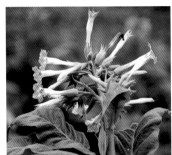

▶ 烟草

科属：茄科烟草属

形态：一年生或有限多年生草本，全体被腺毛；根粗壮。茎高0.7~2米，基部稍木质化。叶矩圆状披针形、披针形、矩圆形，基部渐狭至茎成耳状而半抱茎，长10~30（~70)厘米，宽8~15（~30）厘米，柄不明显或成翅状柄。花序顶生，圆锥状，多花；花萼筒状或筒状钟形，裂片三角状披针形，长短不等；花冠漏斗状，淡红色；蒴果卵状或矩圆状。种子圆形或宽矩圆形，褐色。夏秋季开花结果。

生境：栽培种，分布于海拔1000~2300米。

药用部位：全株

拉丁名：*Nicotiana tabacum* L.

▶ 槭叶秋海棠

科属：秋海棠科秋海棠属

形态：多年生草本，高25~37厘米。根状茎短，通常横走，直径约1厘米，具多数细长纤维状之根。茎直立，有纵棱。叶少数，具长柄；叶片干时膜质，两侧不相等，轮廓宽卵形或近圆形，长7~15 (~18)厘米，宽7~13（~20)厘米，基部心形，略偏斜，边缘有大小不等重锯齿；叶柄柔弱，有纵棱；托叶早落。花粉红至玫瑰色，2~4朵，腋生，呈二歧聚伞状；蒴果椭圆形。花期7月开始，果期8月开始。

生境：生于水沟边林下阴湿处或山谷石壁上，海拔550~700米。

药用部位：全草

拉丁名：*Begonia digyna* Irmsch.

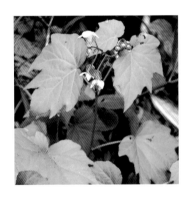

▶ 秋海棠

海棠花

科属：秋海棠科秋海棠属

形态：多年生草本。根状茎近球形，直径8~20毫米，具密集而交织的细长纤维状之根。茎直立，有分枝；基生叶未见。茎生叶互生，具长柄；叶片两侧不相等，轮廓宽卵形至卵形，边缘具不等大的三角形浅齿，齿尖带短芒，并常呈波状或宽三角形的极浅齿；花粉红色，较多数，二歧聚伞状；子房长圆形；蒴果下垂；轮廓长圆形，具不等3翅，大的斜长圆形或三角长圆形，另2翅极窄，呈窄三角形；种子极多数，小，长圆形，淡褐色，光滑。花期7月开始，果期8月开始。

生境：人工栽培于花坛、庭院。

药用部位：果实、全草

拉丁名：*Begonia grandis* Dry

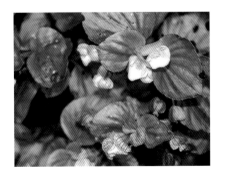

▶ 丝形秋海棠

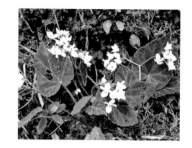

科属：秋海棠科秋海棠属

形态：多年生草本。根状茎粗壮、扭曲，直径5~7毫米，节密，具纤维状根。叶均基生，具长柄；叶片膜质，两侧极不相等，轮廓宽卵形，或近圆形，长约9厘米，宽约9~12厘米，基部极偏斜，呈斜深心形，边缘有浅而较密之齿和芒；叶柄比叶片短，密被褐色卷曲长毛；托叶早落。花绿色或带白色，4~12朵，呈2~3（~4）二歧聚伞状；花被片4片，外轮2枚大，长卵形，长10~12毫米，其余2翅窄。种子极多数。花期4月开始，果期5月开始。

生境：生于路边林下潮湿的岩石穴内。

药用部位：全草

拉丁名：*Begonia digyna* Irmsch.

▶ 云南秋海棠

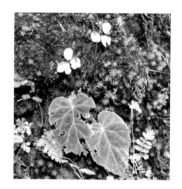

山海棠、野海棠、水八角

科属：秋海棠科秋海棠属

形态：多年生瘦弱草本，高15~35厘米。根状茎细长，斜出，略有须根。茎细，无毛，不分枝或偶有分枝，生4~6片叶。单叶互生，上部叶渐变小，长卵形，长3~6.5厘米，基部宽2~3厘米，基部心脏形，稍歪斜，边缘有不整齐钝牙齿，上下两面绿色，无毛，膜质；叶柄长3~5厘米，纤细。总状聚伞花序腋生或顶生；花梗长1~1.5厘米；花小，粉红色。蒴果有3翅，其中有一翅特大，三角形，无毛。

生境：常生于林下潮湿的岩石上和阴湿的沟谷地区，海拔1300~3000米。

药用部位：全草

拉丁名：*Begonia yunnanensis* Levl.

▶ 紫背天葵

天葵、一口血

科属：秋海棠科秋海棠属

形态：多年生无茎草本。根状茎球状，直径7~8毫米，具多数纤维状之根。叶均基生，具长柄；叶片两侧略不相等，轮廓宽卵形，先端急尖或渐尖状急尖，基部略偏斜，心形至深心形，边缘有大小不等三角形重锯齿，有时呈缺刻状，花葶高6~18厘米，无毛；花粉红色，数朵，2~3回二歧聚伞状花序，蒴果下垂，具有不等3翅，大的翅近舌状，其余2翅窄，上方的边平，下方的边斜；种子极多数，小，淡褐色，光滑。花期5月，果期6月开始。

生境：生于山地山顶疏林下石上、悬崖石缝中、山顶林下潮湿岩石上和山坡林下，海拔700~1120米。

药用部位：全草

拉丁名：*Begonia fimbristipula* Hance

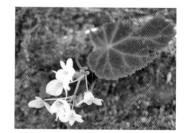

▶ 鬼吹箫

炮仗筒、空心木、野芦柴
科属：忍冬科鬼吹箫属
形态：灌木，高1~3米，全体常被暗红色短腺毛；小枝、叶柄、花序梗、苞片和萼齿均被弯伏短柔毛。叶纸质，卵状披针形、卵状矩圆形至卵形，长4~12厘米，边常全缘；穗状花序顶生或腋生，每节具6朵花，具3朵花的聚伞花序对生；花冠白色或粉红色，有时带紫红色，漏斗状；果实由红色变黑紫色，卵圆形或近圆形。花期（5—）6—9（—10）月，果熟期（8—）9—10月。
生境：生于山坡、山谷、溪沟边或河边的林下、林缘或灌丛中，海拔1100~3300米。
药用部位：全株
拉丁名：*Leycesteria formosa* Wall.

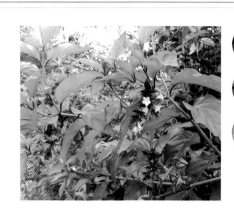

295

▶ 南方荚蒾

科属：五福花科荚蒾属
形态：灌木或小乔木，高可达5米；幼枝、芽、叶柄、花序、萼和花冠外面均被由暗黄色或黄褐色簇状毛组成的绒毛；枝灰褐色或黑褐色。叶纸质至厚纸质，宽卵形或菱状卵形，长4~9厘米，边缘基部除外常有小尖齿，侧脉5~9对；无托叶。复伞形式聚伞花序顶生或生于具1对叶的侧生小枝之顶；花冠白色，辐状，裂片卵形。果实红色，卵圆形；核扁。花期4—5月，果熟期10—11月。
生境：生于山谷溪涧旁疏林、山坡灌丛中或平原旷野，海拔数十米至1300米。
药用部位：根、茎
拉丁名：*Viburnum fordiae* Hance

▶ 水红木

狗肋巴、斑鸠石、斑鸠柘
科属：荚蒾科荚蒾属
形态：常绿灌木或小乔木，高达8（~15）米；枝带红色或灰褐色。叶革质，椭圆形至矩圆形或卵状矩圆形，长8~24厘米，全缘或中上部疏生不整齐浅齿，通常无毛；叶柄长1~5厘米。聚伞花序伞形式，第一级辐射枝通常7条，苞片早落，花通常生于第三级辐射枝上；花冠白色或有红晕，钟状；果实先红色后变蓝黑色，卵圆形，长约5毫米；核卵圆形，扁。花期6—10月，果熟期10—12月。
生境：生于阳坡疏林或灌丛中，海拔500~3300米。
药用部位：叶、树皮、花、根
拉丁名：*Viburnum cylindricum* Buch. -Ham. ex D. Don

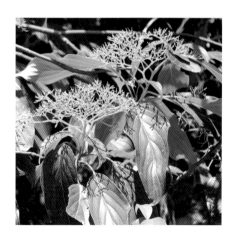

▶ **珍珠荚蒾**

荚蒾

科属： 五福花科荚蒾属

形态： 植株直立或攀援状；枝披散，侧生小枝较短。叶较密，倒卵状椭圆形至倒卵形，长2~5厘米，顶端急尖或圆形，基部楔形，边缘中部以上具少数不规则、圆或钝的粗牙齿或缺刻，很少近全缘，下面常散生棕色腺点，脉腋集聚簇状毛，侧脉2~3对。总花梗长1~2.5（~8）厘米。花期4—6（—10）月，果熟期9—12月。

生境： 生于山坡密林或灌丛中，海拔900~2600米。

药用部位： 果实

拉丁名： *Viburnum foetidum* Wall. var. *ceanothoides* (C. H. Wright) Hand.-Mazz.

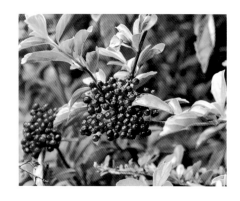

▶ **皱叶荚蒾**

枇杷叶、荚蒾山枇杷、大糯米条

科属： 忍冬科荚蒾属

形态： 常绿灌木或小乔木，高达4米；幼枝、芽、叶下面、叶柄及花序均被由黄白色、黄褐色或红褐色簇状毛组成的厚绒毛；当年小枝粗壮，二年生小枝红褐色或灰黑色，老枝黑褐色。叶革质，卵状矩圆形至卵状披针形，长8~25厘米，全缘或有小齿，侧脉6~12对。聚伞花序稠密，花生于第三级辐射枝上，无柄；花冠白色，辐状。果实红色，后变黑色。花期4—5月，果熟期9—10月。

生境： 多生长在山坡林下和灌丛中，海拔800~2400米。

药用部位： 根、茎、果

拉丁名： *Viburnum rhytidophyllum* Hemsl.

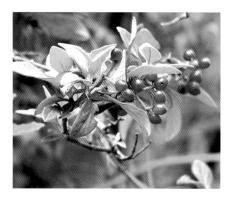

▶ **接骨木**

接骨木

科属： 忍冬科接骨木属

形态： 落叶灌木，高达4米。茎无棱，多分枝，灰褐色，无毛。叶对生，单数羽状复叶；小叶卵形、椭圆形或卵状披针形，先端渐尖，基部偏斜阔楔形，边缘有较粗锯齿，两面无毛。圆锥花序顶生，边缘有较粗锯齿，两面无毛。圆锥花序顶生，密集成卵圆形至长椭圆状卵形；花萼钟形，淡黄色；雄蕊5枚，着生于花冠上，较花冠短；雌蕊1枚，子房下位，花柱短浆果鲜红色。花期4—5月，果期7—9月。

生境： 生于的山坡、林下、沟边和草丛中，海拔300~2600米。

药用部位： 全草、茎皮

拉丁名： *Sambucus williamsii* Hance

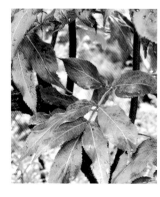

▶ 血满草

接骨药、大血草、接骨丹

科属：忍冬科接骨木属

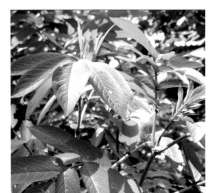
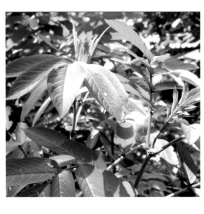

形态：多年生高大草本或半灌木，高1~2米；根和根茎红色，折断后流出红色汁液。茎草质，具明显的棱条。具托叶；小叶3~5对，长椭圆形、长卵形或披针形，长4~15厘米，宽1.5~2.5厘米，两边不等，边缘有锯齿，顶端一对小叶基部常沿柄相连，其他小叶在叶轴上常互生；聚伞花序顶生，具总花梗；花小，有恶臭；花冠白色；果实红色，圆形。花期5—7月，果熟期9—10月。

生境：生于林下、沟边、灌丛中、山谷斜坡湿地以及高山草地等处，海拔1600~3600米。

药用部位：全草、根

拉丁名：*Sambucus adnata* Wall. ex DC.

▶ 金银忍冬

金银忍冬、胯杷果

科属：忍冬科忍冬属

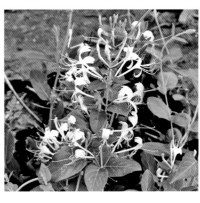

形态：落叶灌木，高达6米；凡幼枝、叶两面脉上、叶柄、苞片、小苞片及萼檐外面都被短柔毛和微腺毛。叶纸质，通常卵状椭圆形、稀矩圆状披针形或圆卵形，长5~8厘米，基部宽楔形至圆形；叶柄长2~8毫米。花芳香，生于幼枝叶腋，总花梗长1~2毫米；花冠先白色后变黄色，长（1~）2厘米，唇形；果实暗红色，圆形，直径5~6毫米；种子具蜂窝状微小浅凹点。花期5—6月，果熟期8—10月。

生境：生于林中或林缘溪流附近的灌木丛中，海拔1800~3000米。

药用部位：花、根、茎叶

拉丁名：*Lonicera maackii* (Rupr.) Maxim.

▶ 忍冬

忍冬、金银藤、银藤

科属：忍冬科忍冬属

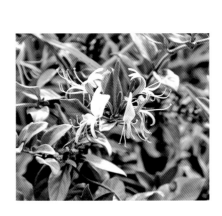

形态：半常绿藤本；幼枝洁红褐色，密被黄褐色直糙毛、腺毛和短柔毛。叶纸质，卵形至矩圆状卵形，长3~9.5厘米，基部圆或近心形，有糙缘毛；总花梗通常单生于小枝上部叶腋；花冠白色，有时基部向阳面呈微红，后变黄色，长（2~）3~4.5（~6）厘米，唇形；果实圆形，熟时蓝黑色，有光泽；种子卵圆形或椭圆形，褐色。花期4—6月（秋季亦常开花），果熟期10—11月。

生境：生于山坡灌丛或疏林中、乱石堆、山足路旁及村庄篱笆边，海拔最高达1500米。

药用部位：花

拉丁名：*Lonicera japonica* Thunb.

▶ 蕺菜

鱼腥草、侧耳根、臭菜

科属：三白草科蕺菜属

形态：腥臭草本，高30~60厘米；茎下部伏地，节上轮生小根，上部直立，有时带紫红色。叶薄纸质，卵形或阔卵形，长4~10厘米，宽2.5~6厘米，基部心形，背面常呈紫红色；叶脉5~7条，全部基出或最内1对离基约5毫米从中脉发出；叶柄长1~3.5厘米，无毛；托叶膜质，下部与叶柄合生而成鞘，基部扩大，略抱茎。花序长约2厘米；蒴果长2~3毫米，顶端有宿存的花柱。花期4~7月。

生境：生于沟边、溪边或林下湿地上。

药用部位：全草

拉丁名：*Houttuynia cordata* Thunb

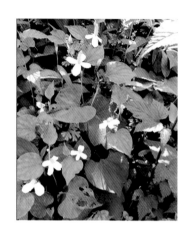

▶ 三白草

塘边藕

科属：三白草科三白草属

形态：湿生草本，高约1米余；茎粗壮，有纵长粗棱和沟槽，下部伏地，常带白色，上部直立，绿色。叶纸质，密生腺点，阔卵形至卵状披针形，茎顶端的2~3片于花期常为白色，呈花瓣状；花序白色，长12~20厘米；总花梗无毛，但花序轴密被短柔毛；苞片近匙形，上部圆，无毛或有疏缘毛，下部线形，被柔毛，且贴生于花梗上；雄蕊6枚，花药长圆形，纵裂，花丝比花药略长。果近球形，表面多疣状凸起。花期4—6月。

生境：生于低湿沟边，塘边或溪旁。

药用部位：全株

拉丁名：*Saururus chinensis* (Lour.) Baill.

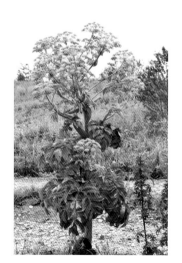

▶ 白芷

川白芷、芳香

科属：伞形科当归属

形态：多年生高大草本，高1~2.5米。根圆柱形，有分枝，外表皮黄褐色至褐色，有浓烈气味。茎通常带紫色，中空。基生叶一回羽状分裂，有长柄，叶柄下部有叶鞘；茎上部叶2~3回羽状分裂；复伞形花序顶生或侧生，直径10~30厘米，花序梗长5~20厘米；伞辐18~40个；花白色；无萼齿；花瓣倒卵形；果实长圆形至卵圆形，黄棕色，有时带紫色，侧棱翅状，较果体狭。花期7—8月，果期8—9月。

生境：人工种植，种植海拔为1600～2500米。

药用部位：根

拉丁名：*Angelica dahurica* (Fisch. ex Hoffm.) Benth.

▶ 竹叶柴胡

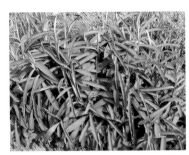
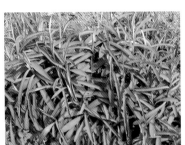

竹叶防风

科属：伞形科柴胡属

形态：多年生高大草本。根木质化，直根发达，外皮深红棕色，纺锤形，根的顶端常有一段红棕色的地下茎。茎高50~120厘米，绿色，带紫棕色，实心。叶革质或近革质，下部叶与中部叶同形，长披针形或线形，长10~16厘米，宽6~14毫米，基部抱茎，茎上部叶逐渐缩小。复伞形花序很多，顶生花序往往短于侧生花序；花瓣浅黄色果长圆形，棕褐色，棱狭翼状。花期6—9月，果期9—11月。

生境：生长在山坡草地或林下，海拔750~2300米。

药用部位：根

拉丁名：*Bupleurum marginatum* Wall. ex DC.

▶ 刺芹

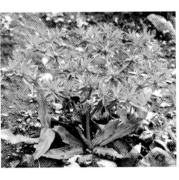

假芫荽、野香草、假香荽、缅芫荽、香菜

科属：伞形科刺芹属

形态：二年生或多年生草本，高11~40厘米或超过，主根纺锤形。茎绿色直立，粗壮，无毛，有数条槽纹，上部有3~5歧聚伞式的分枝。基生叶披针形或倒披针形不分裂，革质；茎生叶着生在每一叉状分枝的基部，对生，无柄，边缘有深锯齿，齿尖刺状，顶端不分裂或3~5深裂。头状花序生于茎的分叉处及上部枝条的短枝上；花瓣与萼齿近等长，倒披针形至倒卵形，顶端内折，白色、淡黄色或草绿色；果卵圆形或球形，表面有瘤状凸起，果棱不明显。花、果期4—12月。

生境：通常生长在海拔100~1540米的丘陵、山地林下、路旁、沟边等湿润处。亦有人工栽培。

药用部位：全草

拉丁名：*Eryngium foetidum* L.

▶ 当归

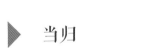

秦归、云归

科属：伞形科当归属

形态：多年生草本，高0.4~1米。根圆柱状，分枝，有多数肉质须根，黄棕色，有浓郁香气。茎直立，绿白色或带紫色，有纵深沟纹，光滑无毛。叶三出式2~3回羽状分裂，边缘有缺刻状锯齿，齿端有尖头；复伞形花序，花白色，花柄密被细柔毛；果实椭圆至卵形，背棱线形，隆起，侧棱成宽而薄的翅，与果体等宽或略宽，翅边缘淡紫色，棱槽内有油管1个，合生面油管2个。花期6—7月，果期7—9月。

生境：人工栽培于海拔1800~2800米的向阳坡地。

药用部位：根

拉丁名：*Angelica sinensis* (Oliv.) Diels

▶ 东当归

当归、延边当归、日本当归

科属：伞形科当归属

形态：多年生草本。根长10~25厘米，径1~2.5厘米，有多数支根，似马尾状，外表皮黄褐色至棕褐色，气味浓香；茎充实；叶1~2回三出羽状分裂，膜质，上表面亮绿色，脉上有疏毛，下表面苍白色，末回裂片披针形至卵状披针形，边缘有尖锐锯齿；复伞形花序，花序梗、伞辐、花柄无毛或有疏毛；花白色；果实狭长圆形，略扁压，背棱线状，尖锐，侧棱狭翅状。花期7—8月，果期8—9月。

生境：人工栽培。

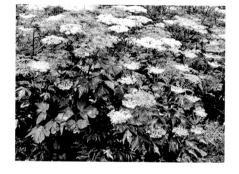

药用部位：根

拉丁名：*Angelica acutiloba* (Sieb. et Zucc.) Kitagawa

▶ 旱芹

芹菜、香旱芹

科属：伞形科当归属

形态：二年生或多年生草本，高15~150厘米，有强烈香气。根圆锥形，支根多数，褐色。茎直立，光滑。根生叶有柄，柄长2~26厘米，基部略扩大成膜质叶鞘；叶片为长圆形至倒卵形，长7~18厘米，宽3.5~8厘米，通常3裂达中部或3全裂；较上部的茎生叶有短柄，阔三角形，通常分裂为3小叶。复伞形花序顶生或与叶对生；伞辐细弱；小伞形花序有花7~29朵；花瓣白色或黄绿色，圆卵形；分生果圆形或长椭圆形。花期4—7月。

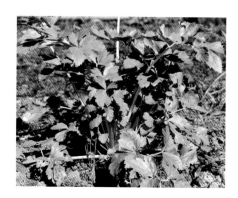

生境：分布广，多栽培。

药用部位：果实

拉丁名：*Apium graveolens* L.

▶ 滇芎

土阳参

科属：伞形科滇芎属

形态：多年生草本，高55~75厘米。根粗壮，纺锤形，表面淡棕褐色以至紫褐色。茎直立，圆柱形，有纵条纹，无毛，基部常残留稠密的纤维状叶鞘，上部有分枝。基生叶片轮廓呈三角形或卵状长圆形，一回羽状分裂以至3深裂，羽片1~3对倒卵形以至倒卵圆形；复伞形花序顶生或侧生，总苞片裂齿略带紫色；萼齿近半圆形，花瓣白色，卵形；果实广卵形，一基部微心形，主棱5条，隆起；分生果的顶端窄，横剖面近圆形，胚乳腹面有深槽；背槽油管2个，侧槽3个。花、果期5—9月。

生境：人工栽培。

药用部位：根茎

拉丁名：*Physospermopsis delavayi* (Franch.) Wolff

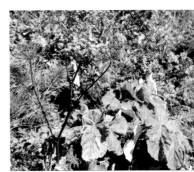

▶ 钝叶独活

科属：伞形科独活属

形态：多年生草本，高60~80厘米。根圆柱形，分歧，棕褐色。茎直立，具棱宿，被灰白色细柔毛；叶片轮廓为椭圆形至广卵形。二回羽状分裂，末回裂片卵形至长卵形，边缘有齿，上表面黄绿色，下表面密被灰白色柔毛或绒毛；茎上部叶具宽鞘，叶片羽状深裂；复伞形花序顶生或侧生；小总苞片少数，披针形；花白色，花瓣二型；萼齿线形；花柱基扁圆锥形。果实倒卵形，背部极扁。花、果期为8—11月。

生境：生于海拔2000~2800米阴坡山沟旁、林缘或草甸子。

药用部位：根

拉丁名：*Heracleum obtusifolium* Wall. ex DC.

▶ 防风

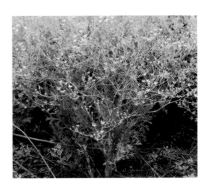

北防风、关防风

科属：伞形科防风属

形态：多年生草本，高30~80厘米。根粗壮，细长圆柱形，分歧，淡黄棕色。根头处被有纤维状叶残基及明显的环纹。茎单生，自基部分枝较多，斜上升，与主茎近于等长，有细棱；叶片卵形或长圆形，二回或近于三回羽状分裂，第一回裂片卵形或长圆形，有柄；复伞形花序多数，生于茎和分枝，花瓣倒卵形，白色；双悬果狭圆形或椭圆形，胚乳腹面平坦。花期8—9月，果期9—10月。

生境：人工种植。

药用部位：根

拉丁名：*Saposhnikovia divaricata* (Trucz.) Schischk.

▶ 川芎

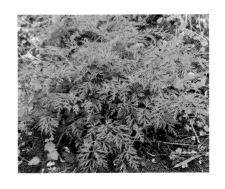

科属：伞形科藁本属

形态：多年生草本，高40~60厘米。根茎发达，形成不规则的结节状拳形团块，具浓烈香气。茎直立，上部多分枝，下部茎节膨大呈盘状。茎下部叶具柄，柄长3~10厘米，基部扩大成鞘；叶片轮廓卵状三角形，长12~15厘米，宽10~15厘米，3~4回三出式羽状全裂，羽片4~5对，卵状披针形，末回裂片线状披针形至长卵形；复伞形花序顶生或侧生；伞辐7~24个，不等长；花瓣白色，倒卵形至心形；幼果两侧扁压。花期7—8月，幼果期9—10月。

生境：栽培植物。

药用部位：根茎

拉丁名：*Ligusticum chuanxiong* Hort.

▶ 胡萝卜

黄萝卜、番萝卜、丁香萝卜

科属：伞形科胡萝卜属

形态：二年生草本，高15~120厘米。茎单生，全体有白色粗硬毛。基生叶薄膜质，长圆形，2~3回羽状全裂，末回裂片线形或披针形，长2~15毫米，宽0.5~4毫米；叶柄长3~12厘米；茎生叶近无柄，有叶鞘。复伞形花序，花序梗长10~55厘米，有糙硬毛；伞辐多数；花通常白色，有时带淡红色；花柄不等长。果实圆卵形，棱上有白色刺毛。花期5—7月。

生境：生长于山坡路旁、旷野或田间。

药用部位：果实

拉丁名：*Daucus carota* L. var. *sativa* Hoffm.

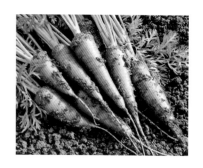

▶ 杏叶茴芹

杏叶防风

科属：伞形科茴芹属

形态：多年生草本，高10~100厘米。根长圆锥形或圆柱形，长5~15厘米，径0.5~1厘米。茎直立，通常单生，被柔毛。基生叶4~10，有柄，包括叶鞘长2~20厘米，有毛；叶片不分裂，心形，长2~8厘米，宽2~7厘米，或较小，稀为三出分裂，近革质；茎生叶少，中、下部叶有柄；单叶或三出分裂。复伞形花序少；伞辐（6~）10~25个；花瓣白色，或微带红色；果实卵球形，基部心形。花、果期6~10月。

生境：生于海拔1350~3500米的灌丛中、草坡上、沟边、路旁或林下。

药用部位：根

拉丁名：*Pimpinella candolleana* Wight et Arn.

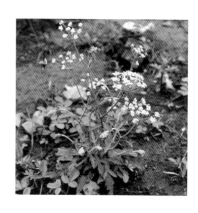

▶ 茴香

怀香、香丝菜

科属：伞形科茴香属

形态：草本，高0.4~2米。茎直立，光滑，灰绿色或苍白色，多分枝。较下部的茎生叶柄长5~15厘米，中部或上部的叶柄部分或全部成鞘状，叶鞘边缘膜质；叶片轮廓为阔三角形，长4~30厘米，宽5~40厘米，4~5回羽状全裂，末回裂片线形。复伞形花序顶生与侧生；伞辐6~29个，不等长，长1.5~10厘米；小伞形花序有花14~39朵；无萼齿；花瓣黄色，倒卵形或近倒卵圆形；果实长圆形。花期5—6月，果期7—9月。

生境：各地区均有栽培。

药用部位：果实

拉丁名：*Foeniculum vulgare* Mill.

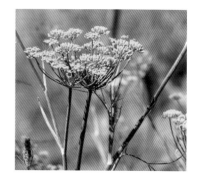

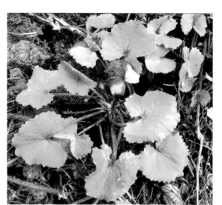

▶ 积雪草

崩大碗、马蹄草

科属：伞形科积雪草属

形态：多年生草本，茎匍匐，细长，节上生根。叶片膜质至草质，圆形、肾形或马蹄形，长1~2.8厘米，宽1.5~5厘米，边缘有钝锯齿，基部阔心形，两面无毛或在背面脉上疏生柔毛；掌状脉5~7条；叶柄长1.5~27厘米，无毛。伞形花序梗2~4个，聚生于叶腋；每一伞形花序有花3~4朵，聚集呈头状，花无柄或有1毫米长的短柄；花瓣卵形，紫红色或乳白色；果实两侧扁压，圆球形。花、果期4—10月。

生境：生于阴湿的草地或水沟边，海拔200~1900米。

药用部位：全草

拉丁名：*Centella asiatica* (L.) Urban

伞
形
科

▶ 前胡

科属：伞形科前胡属

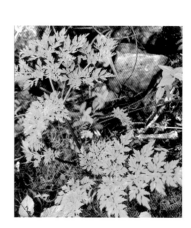

形态：多年生草本，高20~60厘米。根圆锥形，通常多分叉。通常数茎，主茎直立，其余数茎丛生，多分枝。基生叶多数，叶柄长4~10厘米；叶片卵状长圆形，2~3回羽状全裂，第一回羽片4~7对，近无柄，二回羽片具3~5对小羽片，末回裂片线形；茎上部叶无柄，有宽阔叶鞘，叶片小，分裂回数较少。伞形花序多分枝，伞辐10~12个，不等长；小伞形花序有花15~20余朵；花瓣倒卵状近圆形，白色；果实卵状椭圆形。花期8月，果期9月。

生境：生长于海拔1300~2500米山坡石隙间。

药用部位：根

拉丁名：*Peucedanum praeruptorum* Dunn

▶ 羌活

竹节羌活、蚕羌

科属：伞形科羌活属

形态：多年生草本，高60~120厘米，根茎粗壮，伸长呈竹节状。根颈部有枯萎叶鞘。茎直立，圆柱形，中空，有纵直细条纹，带紫色。基生叶及茎下部叶有柄，下部有膜质叶鞘；叶为三出式三回羽状复叶，末回裂片长圆状卵形至披针形；复伞形花序，侧生者常不育；花多数；分生果长圆状，背腹稍压扁，主棱扩展成宽约1毫米的翅，但发展不均匀；油管明显，每棱槽3，合生面6；胚乳腹面内凹成沟槽。花期7月，果期8—9月。

生境：人工栽培，栽培海拔为2000~2800米。

药用部位：根或根茎

拉丁名：*Notopterygium incisum* Ting ex H. T. Chang

▶ 小窃衣

粘粘草、破子衣

科属：伞形科窃衣属

形态：一年或多年生草本，高20~120厘米。主根细长，圆锥形，棕黄色。茎有纵条纹及刺毛。叶柄长2~7厘米，下部有叶鞘；叶片长卵形，1~2回羽状分裂，第一回羽片卵状披针形，边缘羽状深裂至全缘，有短柄，末回裂片披针形以至长圆形，边缘有粗齿或分裂。复伞形花序顶生或腋生；小伞形花序有花4~12朵；花瓣白色、紫红或蓝紫色，通常有内弯或呈钩状的皮刺。花、果期4—10月。

生境：生长在杂木林下、林缘、路旁、河沟边以及溪边草丛，海拔150~3060米。

药用部位：果实、根

拉丁名：*Torilis japonica* (Houtt.) DC.

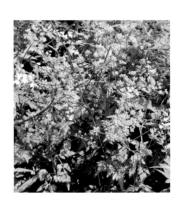

▶ 水芹

细本山芹菜、野芹菜

科属：伞形科水芹菜属

形态：多年生草本，高15~80厘米。基生叶有柄，柄长达10厘米，基部有叶鞘；叶片轮廓三角形，1~2回羽状分裂，末回裂片卵形至菱状披针形，长2~5厘米，宽1~2厘米，边缘有牙齿或圆齿状锯齿；茎上部叶无柄，裂片和基生叶的裂片相似，较小。复伞形花序顶生，花序梗长2~16厘米；无总苞；伞辐6~16个，不等长；小伞形花序有花20余朵，花柄长2~4毫米；花瓣白色，倒卵形；果实近于四角状椭圆形或筒状长圆形。花期6—7月，果期8—9月。

生境：多生于浅水低洼地方或池沼、水沟旁。

药用部位：茎叶

拉丁名：*Oenanthe javanica* (Bl.) DC.

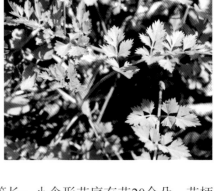

▶ 西南水芹

野芹菜

科属：伞形科水芹属

形态：多年生草本，高50~80厘米，全体无毛。有短根茎，支根须状或细长纺锤形。茎直立或匍匐，下部节上生根，上部叉式分枝，开展。叶有柄，长2~8厘米，基部有较短叶鞘；叶片轮廓为三角形，2~4回羽状分裂，末回羽片成短而钝的线形小裂片；花序梗长2~23厘米，与叶对生；无总苞；伞辐5~12个；小伞形花序有花13~30朵；花瓣白色，倒卵形。果实长圆形或近圆球形。花期6—8月，果期8—10月。

生境：生于山坡、山谷林下阴湿地或溪旁；海拔750~2000米。

药用部位：全草

拉丁名：*Oenanthe dielsii de* Boiss.

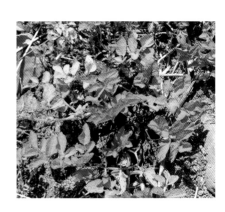

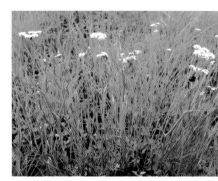
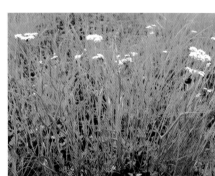

▶ 线叶水芹

科属：伞形科水芹菜属

形态：多年生草本，高30~60厘米，光滑无毛。茎直立，上部
分枝，下部节上生不定根。叶有柄，柄长1~3厘米，基部有叶
鞘，叶片轮廓呈广卵形或长三角形，二回羽状分裂，基部叶末
回裂片卵形，长1厘米，边缘分裂；茎上部叶末回裂片线形，
基部楔形，全缘。复伞形花序顶生和腋生，花序梗长2~10厘
米；伞辐6~12个，不等长；每小伞形花序有花20余朵；花瓣白
色，倒卵形。花、果期5—10月。

生境：生于山坡杂木林下溪边潮湿地；海拔1350~2800米。

药用部位：全草

拉丁名：*Oenanthe linearis* Wall. ex DC.

▶ 天胡荽

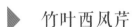

步地锦

科属：伞形科天胡荽属

形态：多年生草本，有气味。茎细长而匍匐，平铺地上成片，
节上生根。叶片膜质至草质，圆形或肾圆形，长0.5~1.5厘米，
宽0.8~2.5厘米，基部心形，不分裂或5~7裂，裂片阔倒卵形，
边缘有钝齿，表面光滑；叶柄长0.7~9厘米；伞形花序与叶对
生，单生于节上；小伞形花序有花5~18朵，花近无柄，花瓣卵
形，绿白色，有腺点；果实略呈心形，幼时表面草黄色，成熟
时有紫色斑点。花、果期4—9月。

生境：通常生长在湿润的草地、河沟边、林下；海拔475~3000米。

药用部位：全草

拉丁名：*Hydrocotyle sibthorpioides* Lam.

▶ 竹叶西风芹

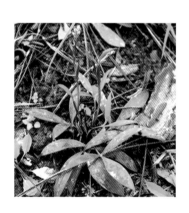

竹叶防风、鸡爪防风、防风、云防风

科属：伞形科西风芹属

形态：多年生草本，高15~80厘米，全体光滑无毛。根颈粗短，有横
纹，被覆多数短小枯鞘纤维；根圆柱形，带甜味。茎通常单一，不分枝或中部以上有少数分枝，基生
叶2至多数，叶片稍革质，略带粉绿色，1~2回三出式全裂，全缘，边缘反曲；复伞形花序，花瓣黄色
或淡黄色，形状多样；分生果卵状长圆形，略带紫色，横剖面略呈五边形，背棱细，稍突起；花柱基
圆锥形，较厚，有缺裂。花期8—9月，果期9—10月。

生境：生于海拔1200~3200米向阳山坡、稀疏林下、草丛中和旷地土坡。

药用部位：根茎或全草。

拉丁名：*Seseli mairei* Wolff

▶ 鸭儿芹

野蜀葵
科属：伞形科鸭儿芹属
形态：多年生草本，高20~100厘米。主根短，侧根多数，细长。茎直立，光滑，有分枝。表面有时略带淡紫色。基生叶或上部叶有柄，叶柄长5~20厘米；叶片轮廓三角形至广卵形，长2~14厘米，宽3~17厘米，通常为3小叶；中间小叶片呈菱状倒卵形；两侧小叶片斜倒卵形，近无柄。复伞形花序呈圆锥状；小伞形花序有花2~4朵；花瓣白色；分生果线状长圆形。花期4—5月，果期6—10月。

生境：生于海拔200~2400米的山地、山沟及林下较阴湿的地区。

药用部位：全草

拉丁名：*Cryptotaenia japonica* Hassk.

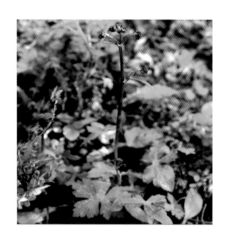

▶ 芫荽

香荽、胡菜、原荽
科属：伞形科芫荽属
形态：一年生或二年生，有强烈气味的草本，高20~100厘米。根纺锤形，细长，有多数纤细的支根。茎直立，多分枝，有条纹，光滑。根生叶有柄，柄长2~8厘米；叶片一或二回羽状全裂，羽片广卵形或扇形半裂，长1~2厘米，宽1~1.5厘米，边缘有钝锯齿、缺刻或深裂，上部的茎生叶三回以至多回羽状分裂，全缘。伞形花序顶生或与叶对生；伞辐3~7个；小伞形花序有孕花3~9朵，花白色或带淡紫色；果实圆球形。花、果期4—11月。

生境：云南各地均有栽培。

药用部位：果

拉丁名：*Coriandrum sativum* L.

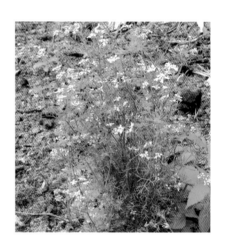

▶ 桑寄生

科属：桑寄生科钝果寄生属
形态：常绿寄生小灌木。老枝无毛，有凸起灰黄色皮孔，小枝稍被暗灰色短毛。叶互生或近于对生，革质，卵圆形至长椭圆状卵形，长3~8cm，宽2~5cm，先端钝圆，全缘，幼时被毛；叶柄长1~1.5cm。聚伞花序1~3个聚生叶腋，总花梗、花梗、花萼和花冠均被红褐色星状短柔毛；花萼近球形，与子房合生；花冠狭管状，稍弯曲，紫红色，先端4裂；雄蕊4枚；子房下位，1室。浆果椭圆形，有瘤状突起。花期8~9月，果期9~10月。

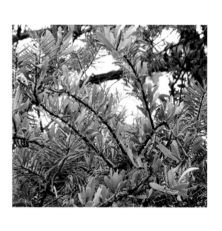

生境：海拔600~1600米山地阔叶林中。

药用部位：全株

拉丁名：*Taxillus sutchuenensis* (Lecomte) Danser

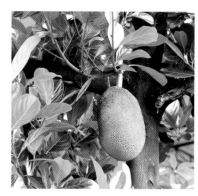

▶ 波罗蜜

木菠萝、树菠萝

科属：桑科波罗蜜属

形态：常绿乔木，高10~20米，胸径达30~50厘米；树皮厚，黑褐色；小枝粗2~6毫米；托叶抱茎环状，遗痕明显。叶革质，螺旋状排列，椭圆形或倒卵形，长7~15厘米或更长，宽3~7厘米，表面墨绿色，干后浅绿或淡褐色；叶柄长1~3厘米；花雌雄同株，花序生老茎或短枝上；聚花果椭圆形至球形，或不规则形状，长30~100厘米，直径25~50厘米，幼时浅黄色，成熟时黄褐色，表面有坚硬六角形瘤状凸体和粗毛；核果长椭圆形。花期2—3月。

生境：栽培种。

药用部位：果实

拉丁名：*Artocarpus heterophyllus* Lam.

▶ 大麻

火麻、野麻

科属：桑科大麻属

形态：一年生直立草本，高1~3米，枝具纵沟槽，密生灰白色贴伏毛。叶掌状全裂，裂片披针形或线状披针形，长7~15厘米，中裂片最长，宽0.5~2厘米，基部狭楔形，表面深绿，微被糙毛，边缘具向内弯的粗锯齿；叶柄长3~15厘米，密被灰白色贴伏毛；托叶线形。雄花序长达25厘米；花黄绿色，花被5；雌花绿色，花被1片；瘦果为宿存黄褐色苞片所包，果皮坚脆，表面具细网纹。花期5—6月，果期为7月。

生境：各地区均有野生或栽培。

药用部位：果实

拉丁名：*Cannabis sativa* L.

▶ 楮

科属：桑科构属

形态：灌木，高2~4米；小枝斜上，幼时被毛。叶卵形至斜卵形，长3~7厘米，宽3~4.5厘米，先端渐尖至尾尖，基部近圆形或斜圆形，边缘具三角形锯齿，不裂或3裂，表面粗糙，背面近无毛；叶柄长约1厘米；托叶小，线状披针形。花雌雄同株；雄花序球形头状；雌花序球形。聚花果球形，直径8~10毫米；瘦果扁球形，外果皮壳质，表面具瘤体。花期4—5月，果期5—6月。

生境：多生于中海拔以下，低山地区山坡林缘、沟边、住宅近旁。

药用部位：皮、叶、果实

拉丁名：*Broussonetia kazinoki* Sieb.

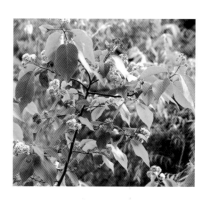

桑科

▶ 构树

构桃树、构乳树

科属：桑科构属

形态：乔木，高10~20米；树皮暗灰色；小枝密生柔毛。叶螺旋状排列，广卵形至长椭圆状卵形，长6~18厘米，宽5~9厘米，基部心形，两侧常不相等，边缘具粗锯齿，不分裂或3~5裂，基生叶脉三出，侧脉6~7对；花雌雄异株；雄花序为柔荑花序；雌花序球形头状。聚花果直径1.5~3厘米，成熟时橙红色，肉质；瘦果与柄等长，表面有小瘤，龙骨双层，外果皮壳质。花期4—5月，果期6~7月。

生境：常野生或栽于村庄附近的荒地、田园及沟旁。

药用部位：果实、根、皮

拉丁名：*Broussonetia papyrifera* (Linn.) L'Hér. ex Vent.

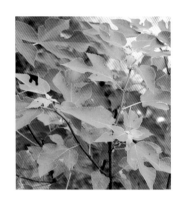

▶ 粗叶榕

掌叶榕、佛掌榕、粗毛榕、三爪榕

科属：桑科榕属

形态：灌木或小乔木，嫩枝中空。叶互生，纸质，多型，长椭圆状披针形或广卵形，长10~25厘米，边缘具细锯齿；叶柄长2~8厘米；榕果成对腋生或生于已落叶枝上，球形或椭圆球形，近无梗；雌花果球形，雄花及瘿花果卵球形，近无柄；雄花生于榕果内壁近口部，有柄，花被片4片，披针形，红色；瘿花花被片与雌花同数；雌花生雌株榕果内，有梗或无梗，花被片4片。瘦果椭圆球形。

生境：常见于村寨附近旷地或山坡林边，或附生于其他树干。

药用部位：根、果

拉丁名：*Ficus hirta* Vahl

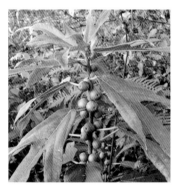

▶ 地果

地石榴

科属：桑科榕属

形态：匍匐木质藤本，茎上生细长不定根，节膨大；叶坚纸质，倒卵状椭圆形，长2~8厘米，宽1.5~4厘米，边缘具波状疏浅圆锯齿，表面被短刺毛；榕果成对或簇生于匍匐茎上，常埋于土中，球形至卵球形，直径1~2厘米，成熟时深红色，表面多圆形瘤点；雄花生榕果内壁孔口部，无柄，花被片2~6片；雌花生另一植株榕果内壁，有短柄。瘦果卵球形，表面有瘤体。花期5—6月，果期7月。

生境：海拔400~1000米较阴湿的山坡路边或灌丛中，常生于荒地、草坡或岩石缝中。

药用部位：根、茎叶、花、果

拉丁名：*Ficus tikoua* Bur.

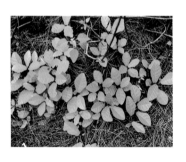

▶ 尖叶榕

科属：桑科榕属

形态：小乔木，高3~10米；叶倒卵状长圆形至长圆状披针形，长7~16厘米，宽2.5~5厘米，侧脉5~7对，全缘或中部以上有疏锯齿。榕果单生叶腋，球形至椭圆形，直径1~2厘米；雄花生于榕果内壁的口部或散生，具长梗，花被片4~5片，白色；瘿花生于雌花下部，具柄，花被片5片，卵状披针形；雌花生于另一植株榕果内壁。榕果成熟橙红色；瘦果卵圆形。花期5—6月，果期7—9月。

生境：常生于海拔600~1300 (~1600)米地区，山地疏林中或溪沟潮湿地。

药用部位：根

拉丁名：*Ficus henryi* Warb. ex Diels

▶ 菱叶滨榕

滨榕

科属：桑科榕属

形态：常绿藤状灌木，匍匐枝节上生根；小枝微被柔毛或近无毛，淡红色或红褐色。叶纸质，倒卵状菱形，多少提琴形，全缘或不规则波状，先端短突尖，基部浅心形，不为耳状；榕果单生或成对腋生，近梨形至球形，长约1.3~1.5厘米，直径1.2厘米；花雌雄异株，雄花和瘿花生于同一榕果内壁，雄花具小花柄，花被片3~4片，瘿花具柄或无柄，花被片3~5片；雌花生于另一植株榕果中，多数，无柄或具短柄，花被片3~4片。花期3—4月，果期5—6月。

生境：喜生于潮湿地带，常见于河畔、溪边。

药用部位：根

拉丁名：*Ficus tannoensis* Hayata f. *rhombifolia* Hayata

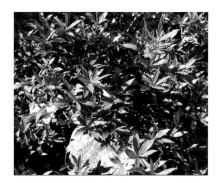

▶ 山榕

羊乳子、奇叶榕

科属：桑科榕属

形态：灌木或为匍匐状植物；叶互生，纸质，叶形变异大，幼植物通常羽裂，卵状披针形或为卵状椭圆形，长7~10厘米，宽2.5~4厘米，边缘具粗齿，分裂或不分裂，两面被短硬毛，侧脉4~8条；榕果单生叶腋或落叶枝上，球形至梨形，直径1~2厘米，被粗毛和小瘤体，成熟橙黄色，基部收狭成短柄；雄花，具柄，花被3~4深裂；雌花，生于另一植株榕果内壁，具柄，花被片4片，白色。瘦果短椭圆形，表面被透明薄膜。花期7—11月。

生境：多生于中海拔山谷或溪边潮湿地带。

药用部位：叶、根

拉丁名：*Ficus heterophylla* Linn. f.

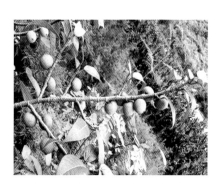

▶ 天仙果

科属：桑科榕属

形态：落叶小乔木或灌木，高2~7米；树皮灰褐色，小枝密生硬毛。叶厚纸质，倒卵状椭圆形，长7~20厘米，宽3~9厘米，基部圆形至浅心形，全缘或上部偶有疏齿，侧脉5~7对，弯拱向上；叶柄长1~4厘米，纤细，密被灰白色短硬毛。托叶三角状披针形，早落。榕果单生叶腋，具总梗，球形或梨形，直径1.2~2厘米；雄花和瘿花生于同一榕果内壁，雌花生于另一植株的榕果中。花、果期5~6月。

生境：生于山坡林下或溪边。

药用部位：根

拉丁名：*Ficus erecta* Thunb. var. *beecheyana* (Hook. et Arn.) King

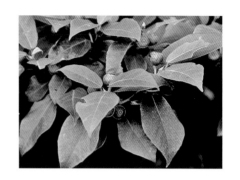

▶ 斜叶榕

科属：桑科榕属

形态：乔木或附生。叶革质，变异很大，卵状椭圆形或近菱形，两则极不相等，在同一树上有全缘的也有具角棱和角齿的，大小幅度相差很大，大树叶一般长不到13厘米，宽不到5厘米，而附生的叶长超过13厘米，宽5~6厘米，质薄，侧脉5~7对，干后黄绿色。榕果径6~8毫米。花的结构与原种记载相符合。花、果期6—7月。

生境：生于海拔500~1200米山谷湿润林中或岩石上。

药用部位：树皮

拉丁名：*Ficus tinctoria* Forst. f. subsp. *gibbosa* (Bl.)

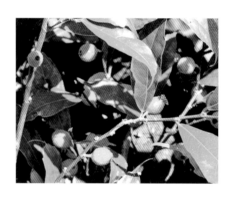

▶ 印度榕

科属：桑科榕属

形态：乔木，高达20~30米，胸径25~40厘米；树皮灰白色，平滑；幼小时附生，小枝粗壮。叶厚革质，长圆形至椭圆形，长8~30厘米，宽7~10厘米，基部宽楔形，全缘，侧脉多，不明显，平行展出；叶柄粗壮，长2~5厘米；托叶膜质，深红色，长达10厘米，脱落后有明显环状疤痕。榕果成对生于已落叶枝的叶腋，卵状长椭圆形，长10毫米，直径5~8毫米，黄绿色；雄花、瘿花、雌花同生于榕果内壁；瘦果卵圆形，表面有小瘤体。花期冬季。

生境：分布于800~1500米地方。

药用部位：叶

拉丁名：*Ficus elastica* Roxb. ex Hornem.

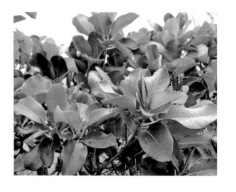

▶ 硬皮榕

科属：桑科榕属

形态：高大乔木，树干通直，高25~35米，胸径25~35厘米；树皮灰色至浅灰色，坚硬。叶革质，广椭圆形或卵状椭圆形，长15~30厘米，宽8~20厘米，基部圆形至宽楔形，全缘；叶柄长3~9厘米；托叶卵状披针形，被柔毛。榕果单生或成对生叶腋，梨状椭圆形，幼时被短柔毛，成熟时黄色；雄花两型，花被片3~5片，匙形；瘿花和雌花相似，花被下部合生，上部深裂3~5裂；瘿花柱头极短。瘦果倒卵圆形。花期秋季。

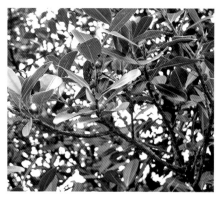

生境：常见于海拔600~800米林内或林缘。

药用部位：茎、叶、果

拉丁名：*Ficus callosa* Willd.

▶ 云南榕

科属：桑科榕属

形态：乔木，高7~8米，小枝具纵棱，密被糙毛。叶纸质，斜卵形，长7~16厘米，宽3.5~8厘米，基圆形，偏斜，全缘，表面被糙硬毛；叶柄长5~12毫米，密被黄色糙硬毛；榕果叶腋生，近无柄，卵球形或近圆形，榕果直径2~3厘米，密被黄褐色糙毛。雌花多数，具柄，花被片4片，倒卵形至椭圆形；中性花无柄，或具短柄，散生在近口部，花被片4片，倒卵状椭圆形，红色，子房椭圆形，花柱侧生，柱头丝状。

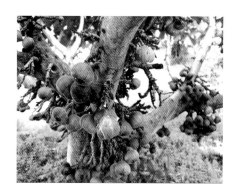

生境：生1800~2400米山坡混交林中。

药用部位：叶、根

拉丁名：*Ficus yunnanensis* S. S. Chang

▶ 杂色榕

山枇杷

科属：桑科榕属

形态：乔木，高7~10米，树皮灰褐色，平滑，幼枝绿色，微被柔毛。叶互生，厚纸质，广卵形至卵状椭圆形，顶端渐尖或钝，基部圆形至浅心形，边缘波状或具浅疏锯齿；榕果簇生于老茎发出的瘤状短枝上，球形，顶部微压扁，顶生苞片卵圆

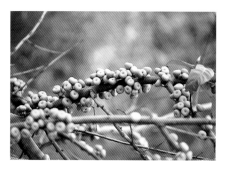

形，脐状微凸起，基生苞片3片，早落，残存环状疤痕，成熟榕果红色，有绿色条纹和斑点；花被合生，管状，条状披针形，薄膜质，基部合生。瘦果倒卵形，薄被瘤体，花柱与瘦果等长，柱头棒状，无毛。花期冬季。

生境：生于海拔1600米以下河沟边或林缘。

药用部位：果实

拉丁名：*Ficus variegata* Bl.

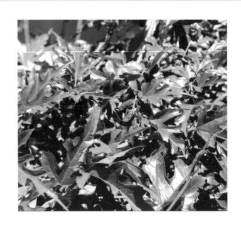

▶ **鸡桑**

山桑

科属：桑科桑属

形态：灌木或小乔木。叶卵形，长5~14厘米，宽3.5~12厘米，先端急尖或尾状，基部楔形或心形，边缘具粗锯齿，不分裂或3~5裂，表面粗糙，密生短刺毛，背面疏被粗毛；叶柄长1~1.5厘米，被毛；托叶线状披针形，早落。雄花序长1~1.5厘米，雄花绿色；雌花序球形，长约1厘米，雌花花被片长圆形，暗绿色。聚花果短椭圆形，成熟时红色或暗紫色。花期3—4月，果期4—5月。

生境：常生于海拔500~1000米石灰岩山地或林缘及荒地。

药用部位：果实、叶、茎皮、根皮

拉丁名：*Morus australis* Poir.

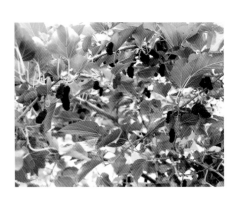

▶ **桑**

科属：桑科桑属

形态：乔木或为灌木，高3~10米或更高；小枝有细毛。叶卵形或广卵形，长5~15厘米，宽5~12厘米，先端急尖、渐尖或圆钝，基部圆形至浅心形，边缘锯齿粗钝，有时叶为各种分裂；叶柄长1.5~5.5厘米，具柔毛；花单性，腋生或生于芽鳞腋内，与叶同时生出；雄花序下垂。花被片宽椭圆形；雌花序长1~2厘米，雌花无梗，花被片倒卵形。聚花果卵状椭圆形，长1~2.5厘米，成熟时红色或暗紫色。花期4—5月，果期5—8月。

生境：多见村边路旁旷地，亦有栽培。

药用部位：桑皮、果实、枝条

拉丁名：*Morus alba* L.

▶ **浆果薹草**

山稗子、红稗、野红米草

科属：莎草科薹草属

形态：根状茎木质。秆密丛生，直立而粗壮，高80~150厘米，粗5~6毫米，三棱形，无毛，中部以下生叶。叶基生和秆生。圆锥花序复出；支圆锥花序3~8个，单生；花序轴钝三棱柱形；小穗多数；雄花部分纤细，具少数花；雌花部分具多数密生的花；雌花鳞片宽卵形，顶端具长芒。果囊倒卵状球形或近球形，成熟时鲜红色或紫红色。小坚果椭圆形，成熟时褐色，顶端具短尖。花、果期8—12月。

生境：生于林边、河边及村边，海拔200~2700米。

药用部位：果实、根、全草

拉丁名：*Carex baccans* Nees

▶ 荸荠

科属：莎草科荸荠属

形态：有细长的匍匐根状茎，在匍匐根状茎的顶端生块茎，俗称荸荠。秆多数，丛生，直立，圆柱状；叶缺，只在秆的基部有2~3个叶鞘；鞘近膜质，绿黄色，紫红色或褐色；小穗顶生，圆柱状，有多数花，在小穗基部有两片鳞片中空无花，抱小穗基部一周；其余鳞片全有花，松散地覆瓦状排列，宽长圆形或卵状长圆形，顶端钝圆；小坚果宽倒卵形，双凸状，顶端不缢缩。花、果期5—10月。

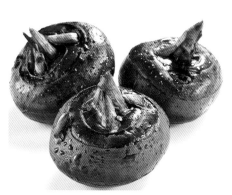

生境：人工栽培于沼泽地或浅水潭。

药用部位：球茎

拉丁名：*Heleocharis dulcis* (Burm. f.) Trin.

▶ 水葱

莞、荷蒢、莞蒲

科属：莎草科藨草属

形态：匍匐根状茎粗壮，具许多须根。秆高大，圆柱状，高1~2米，平滑，基部具3~4个叶鞘，鞘长可达38厘米，最上面一个叶鞘具叶片。叶片线形，长1.5~11厘米；长侧枝聚伞花序简单或复出，假侧生，具4~13或更多个辐射枝；辐射枝长可达5厘米，一面凸，一面凹，边缘有锯齿；小穗单生或2~3个簇生于辐射枝顶端，具多数花；下位刚毛6条，等长于小坚果，红棕色，有倒刺；小坚果倒卵形或椭圆形，双凸状。花、果期6—9月。

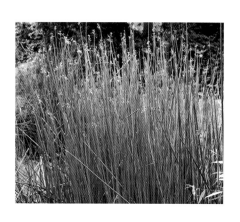

生境：生长在湖边或浅水塘中。

药用部位：全草

拉丁名：*Scirpus validus* Vahl

▶ 扁穗莎草

科属：莎草科莎草属

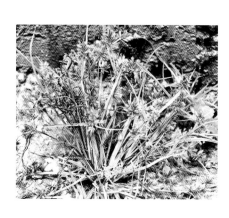

形态：丛生草本；根为须根。秆稍纤细，高5~25厘米，锐三棱形，基部具较多叶。苞片3~5枚，叶状，长于花序；穗状花序近于头状；花序轴很短，鳞片紧贴的覆瓦状排列，稍厚，卵形，顶端具稍长的芒，背面具龙骨状突起，中间较宽部分为绿色，两侧苍白色或麦秆色，有时有锈色斑纹；小坚果倒卵形，三棱形，侧面凹陷，长约为鳞片的1/3，深棕色，表面具密的细点。花、果期7—12月。

生境：多生长于水边。

药用部位：全草

拉丁名：*Cyperus compressus* L.

▶ **风车草**

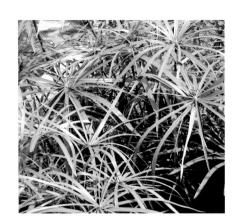

伞草、旱伞草

科属：莎草科莎草属

形态：多年生直立草本，根茎木质。茎高25~80厘米，钝四棱形，具细条纹，坚硬，基部半木质，常带紫红色。叶卵圆形，卵状长圆形至卵状披针形，长3~5.5厘米，宽1.2~3厘米，基部近平截至圆形，边缘锯齿状；下部叶叶柄较长，长1~1.2厘米，向上渐短。轮伞花序多花密集，半球形；花萼狭管状，长约8毫米。花冠紫红色，长约1.2厘米。小坚果倒卵形，褐色，无毛。花期6—8月，果期8—10月。

生境：生于山坡、草地、路旁、林下，海拔300~2240米。

药用部位：全草

拉丁名：*Cyperus alternifolius* L. subsp. *flabelliformis* (Rottb.) KüKenth.

▶ **碎米莎草**

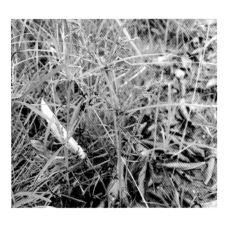

科属：莎草科莎草属

形态：一年生草本，无根状茎，具须根。秆丛生，细弱或稍粗壮，高8~85厘米，扁三棱形，基部具少数叶，叶短于秆，叶鞘红棕色或棕紫色。叶状苞片3~5枚；穗状花序卵形或长圆状卵形，小穗排列松散，斜展开，长圆形、披针形或线状披针形，压扁；小穗两侧呈黄色或麦秆黄色，上端具白色透明的边；小坚果倒卵形或椭圆形，三棱形，与鳞片等长，褐色，具密的微突起细点。花、果期6—10月。

生境：生长于田间、山坡、路旁阴湿处。

药用部位：全草

拉丁名：*Cyperus iria* L.

▶ **香附子**

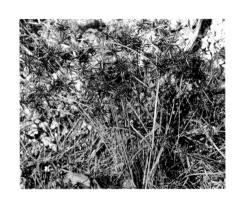

香头草、回头青、雀头香

科属：莎草科莎草属

形态：匍匐根状茎长，具椭圆形块茎。秆稍细弱，高15~95厘米，锐三棱形，平滑，基部呈块茎状。叶较多，短于秆，宽2~5毫米，平张；鞘棕色，常裂成纤维状。叶状苞片2~3（~5）枚，常长于花序，或有时短于花序；长侧枝聚伞花序简单或复出，具（2~）3~10个辐射枝；穗状花序轮廓为陀螺形，稍疏松，具3~10个小穗；小穗斜展开，线形，长1~3厘米，宽约1.5毫米，具8~28朵花。花、果期5—11月。

生境：生长于山坡荒地草丛中或水边潮湿处。

药用部位：块茎

拉丁名：*Cyperus rotundus* L.

▶ 单穗水蜈蚣

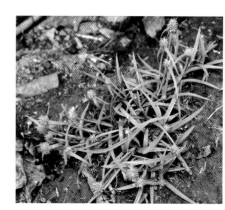

科属：莎草科水蜈蚣属

形态：多年生草本，具匍匐根状茎。秆散生或疏丛生，细弱，扁锐三棱形，基部不膨大。叶通常短于秆，宽2.5~4.5毫米，平张，柔弱，边缘具疏锯齿；叶鞘短，褐色，或具紫褐色斑点，最下面的叶鞘无叶片；穗状花序1个，少2~3个，圆卵形或球形，具极多数小穗；小穗近于倒卵形或披针状长圆形，具1朵花；小坚果长圆形或倒卵状长圆形，较扁，顶端具很短的短尖。花、果期5—8月。

生境：生长于由坡林下、沟边、田边近水处、旷野潮湿处。

药用部位：全草

拉丁名：*Kyllinga monocephala* Rottb.

▶ 砖子苗

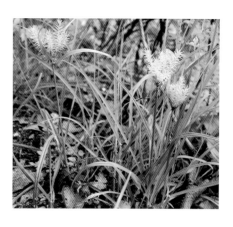

科属：莎草科砖子苗属

形态：多年生草本。秆疏丛生，高20~60厘米，锐三棱形，基部膨大。叶短于秆，线状披针形，宽0.3~0.5厘米，先端渐尖，下部常折合，叶鞘褐色或红棕色；长侧枝聚伞花序简单，具6~12个或更多的辐射枝，长短不等；穗状花序圆筒形或长圆形，具多数密生的小穗，小穗平展或稍下垂，线状披针形，多数集合于小伞梗顶而成一放射状的圆头花序；坚果狭长圆形或三棱形。夏、秋，抽穗期。

生境：生长于山坡阳处、路旁草地、溪边以有松林下，海拔200~3200米。

药用部位：全草

拉丁名：*Mariscus umbellatus* Vahl

▶ 茶梨

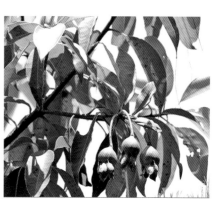

安纳士树、猪头果、红香树

科属：山茶科茶梨属

形态：乔木，高约15米，有时为灌木状或小乔木；叶革质，通常聚生在嫩枝近顶端，呈假轮生状，叶形通常为椭圆形或长圆状椭圆形至狭椭圆形，长8~15厘米，宽3~7厘米，基部楔形或阔楔形，边全缘或具稀疏浅钝齿，稍反卷；花数朵至10多朵螺旋状聚生于枝端或叶腋；果实浆果状，革质，近于下位，圆球形或椭圆状球形；种子每室1~3个，具红色假种皮。花期1—3月，果期8—9月。

生境：多生于海拔300~2500米的山坡林中或林缘沟谷地以及山坡溪沟边阴湿地。

药用部位：根、树皮、叶

拉丁名：*Anneslea fragrans* Wall.

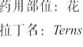

厚皮香

珠木树、猪血柴、水红树

科属：山茶科厚皮香属

形态：灌木或小乔木，高1.5~10米，有时达15米；嫩枝浅红褐色或灰褐色，小枝灰褐色。叶革质或薄革质，通常聚生于枝端，呈假轮生状、椭圆形、椭圆状倒卵形至长圆状倒卵形，长5.5~9厘米，宽2~3.5厘米，边常全缘；花两性或单性，通常生于当年生无叶的小枝上或生于叶腋；两性花：萼片5片，卵圆形；花瓣5片，淡黄白色；果实圆球形；种子肾形，每室1个。花期5—7月，果期8—10月。

生境：分布于2000~2800米的山地林中、林缘路边或近山顶疏林中。

药用部位：花

拉丁名：*Ternstroemia gymnanthera* (Wight et Arn.) Beddome

岗柃

科属：山茶科柃木属

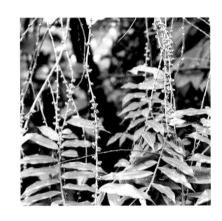

形态：灌木或小乔木，高2~7米，有时可达10米；嫩枝密被黄褐色披散柔毛，小枝红褐色或灰褐色，被短柔毛或几无毛；叶革质或薄革质，披针形或披针状长圆形，长4.5~10厘米，宽1.5~2.2厘米，边缘密生细锯齿；花1~9朵簇生于叶腋。雄花，萼片5片，革质，花瓣5，白色；雌花，花瓣5片，长圆状披针形；果实圆球形，成熟时黑色；种子稍扁，圆肾形，深褐色。花期9—11月，果期次年4—6月。

生境：多生长于海拔300~2700米的山坡林中、林缘或灌木丛中。

药用部位：叶

拉丁名：*Eurya groffii* Merr.

木荷

荷木、木艾树、何树

科属：山茶科木荷属

形态：大乔木，高25米，嫩枝通常无毛。叶革质或薄革质，椭圆形，长7~12厘米，宽4~6.5厘米，先端尖锐，有时略钝，基部楔形，上面干后发亮，下面无毛，侧脉7~9对，在两面明显，边缘有钝齿；叶柄长1~2厘米。花生于枝顶叶腋，常多朵排成总状花序，白色，花柄长1~2.5厘米，纤细，无毛；花瓣长1~1.5厘米，最外一片风帽状，边缘多少有毛；子房有毛。蒴果直径1.5~2厘米。花期6—8月。

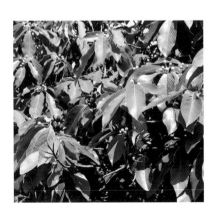

生境：生于海拔2100~2500米的常绿阔叶林或混交林中。

药用部位：根皮

拉丁名：*Schima superba* Gardn. et Champ.

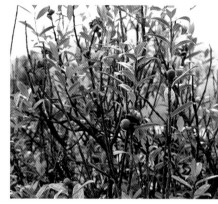
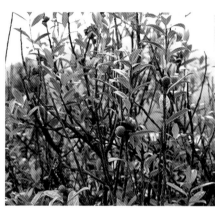

▶ **山茶**

洋茶、山茶花

科属：山茶科山茶属

形态：灌木或小乔木，高9米。叶革质，椭圆形，长5~10厘米，宽2.5~5厘米，侧脉7~8对，在上下两面均能见，边缘有相隔2~3.5厘米的细锯齿。叶柄长8~15毫米，无毛。花顶生，红色，无柄；花瓣6~7片，外侧2片近圆形，几离生，长2厘米，外面有毛，内侧5片基部连生约8毫米，倒卵圆形，长3~4.5厘米，无毛；蒴果圆球形，直径2.5~3厘米，2~3室，每室有种子1~2个，3片裂开，果爿厚木质。花期1—4月。

生境：多见林下，各地广泛栽培。

药用部位：根、花

拉丁名：*Camellia japonica* L.

山茶科

▶ **油茶**

茶子树、茶油树、白花茶

科属：山茶科山茶属

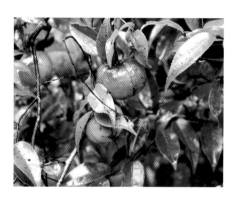

形态：灌木或中乔木；嫩枝有粗毛。叶革质，椭圆形、长圆形或倒卵形，基部楔形，长5~7厘米，宽2~4厘米，边缘有锯齿，叶柄长4~8毫米，有粗毛。花顶生，近于无柄，苞片与萼片约10片，阔卵形，花后脱落，花瓣白色，5~7片，倒卵形；蒴果球形或卵圆形，3室或1室，3片或2片裂开，每室有种子1粒或2粒，果爿厚3~5毫米，木质，中轴粗厚；苞片及萼片脱落后留下的果柄长3~5毫米，粗大，有环状短节。花期冬春间。

生境：多栽培。

药用部位：根、种子

拉丁名：*Camellia oleifera* Abel.

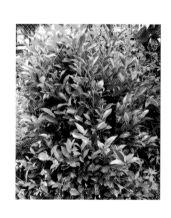

▶ **茶**

茶叶

科属：山茶科山茶属

形态：灌木或小乔木，嫩枝无毛。叶革质，长圆形或椭圆形，长4~12厘米，宽2~5厘米，侧脉5~7对，边缘有锯齿，叶柄长3~8毫米，无毛。花1~3朵腋生，白色，花柄长4~6毫米，有时稍长；苞片2片，早落；萼片5片，阔卵形至圆形；花瓣5~6片，阔卵形，长1~1.6厘米，基部略连合；蒴果3球形或1~2球形，高1.1~1.5厘米，每球有种子1~2粒。花期10月至翌年2月。

生境：多见林下，各地广泛栽培。

药用部位：叶

拉丁名：*Camellia sinensis* (L.) O. Ktze.

▶ 醉蝶花

西洋白花菜、凤蝶草、紫龙须、蜘蛛花

科属：山柑科白花菜属

形态：一年生强壮草本，高1~1.5米，全株被黏质腺毛，有特殊臭味，有托叶刺。叶为具5~7小叶的掌状复叶，小叶草质，椭圆状披针形或倒披针形，中央小叶盛大，最外侧的最小，基部锲形，狭延成小叶柄；叶柄长2~8厘米，常有淡黄色皮刺。总状花序长达40厘米，密被黏质腺毛；花瓣粉红色，少见白色，在芽中时覆瓦状排列，瓣片倒卵伏匙形；果圆柱形。种子直径约2毫米，不具假种皮。花期初夏，果期夏末秋初。

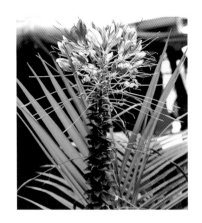

生境：常见栽培。

药用部位：全草、果实

拉丁名：*Cleome spinosa* Jacq.

▶ 银桦

科属：山龙眼科银桦属

形态：乔木，高10~25米；树皮暗灰色或暗褐色，具浅皱纵裂；叶长15~30厘米，二次羽状深裂，裂片7~15对，上面无毛或具稀疏丝状绢毛，下面被褐色绒毛和银灰色绢状毛，边缘背卷；叶柄被绒毛。总状花序，长7~14厘米，腋生，或排成少分枝的顶生圆锥花序；花橙色或黄褐色；果卵状椭圆形，稍偏斜，长约1.5厘米，果皮革质，黑色，宿存花柱弯；种子长盘状，边缘具窄薄翅。花期3—5月，果期6—8月。

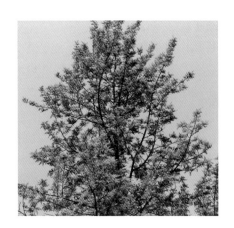

生境：多见栽培。

药用部位：汁、树皮、种子

拉丁名：*Grevillea robusta* A. Cunn. ex R. Br.

▶ 澳洲坚果

科属：山龙眼科澳洲坚果属

形态：乔木，高5~15米。叶革质，通常3枚轮生或近对生，长圆形至倒披针形，长5~15厘米，宽2~4.5厘米，顶端急尖至圆钝，有时微凹，基部渐狭；侧脉7~12对；每侧边缘具疏生牙齿约10个，成龄树的叶近全缘；总状花序，腋生或近顶生；花淡黄色或白色；果球形，直径约2.5厘米，顶端具短尖，果皮厚2~3毫米，开裂；种子通常球形，种皮骨质。花期4—5月，果期7—8月。

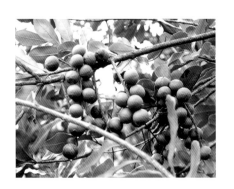

生境：多栽培。

药用部位：果

拉丁名：*Macadamia ternifolia* F. Muell.

▶ 西域青荚叶

科属：山茱萸科青荚叶属

形态：常绿灌木，高2~3米；幼枝细瘦，黄褐色。叶厚纸质，长圆状披针形，长圆形，稀倒披针形，长5~18厘米，宽2.5~5厘米，边缘具腺状细锯齿，侧脉5~9对，上面微凹陷，下面微突出；叶柄长3.5~7厘米；托叶长约2毫米，常2~3裂。雄花绿色带紫，常14枚呈密伞花序，4数，稀3数，花梗细瘦，长5~8毫米；雌花3~4数。果实常1~3枚生于叶面中脉上，果实近于球形。花期4—5月，果期8—10月。

生境：常生于海拔1700~3000米林中。

药用部位：茎髓

拉丁名：*Helwingia himalaica* Hook. f. et Thoms. ex C. B. Clarke

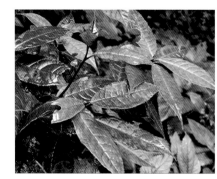

▶ 青荚叶

科属：山茱萸科青荚叶属

形态：落叶灌木，高1~2米；幼枝绿色，无毛，叶痕显著。叶纸质，卵形、卵圆形，长3.5~18厘米，宽2~8厘米，基部阔楔形或近于圆形，边缘具刺状细锯齿；叶柄长1~6厘米；花淡绿色，3~5数，花萼小，镊合状排列；雄花4~12朵，呈伞形或密伞花序，常着生于叶上面中脉的1/2~1/3处；花梗长1~2.5毫米；雌花1~3朵，着生于叶上面中脉的1/2~1/3处；浆果幼时绿色，成熟后黑色，分核3~5枚。花期4—5月，果期8—9月。

生境：常生于海拔3300米以下的林中。

药用部位：茎髓

拉丁名：*Helwingia japonica* (Thunb.) Dietr.

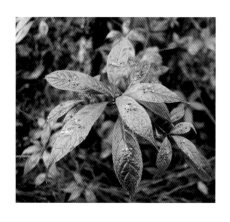

▶ 角叶鞘柄木

科属：山茱萸科鞘柄木属

形态：落叶灌木或小乔木，高2.5~8米；老枝黄灰色，有长椭圆形皮孔及半环形的叶痕，髓部宽，白色。叶互生，膜质或纸质，阔卵形或近于圆形，长6~15厘米，宽5.5~15.5厘米，有裂片5~7片，近基部的裂片较小，掌状叶脉5~7条，达于叶缘；总状圆锥花序顶生，下垂；雄花的花萼管倒圆锥形，裂片5片，齿状；花瓣5片，长圆披针形；花盘垫状；雌花序较长，花较稀疏；花萼管状钟形，裂片5枚，披针形；果实核果状，卵形。花期4月，果期6月。

生境：生于海拔900~2000米的林缘或溪边。

药用部位：叶、茎皮

拉丁名：*Toricellia angulata* Oliv.

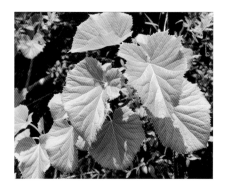

▶ 头状四照花

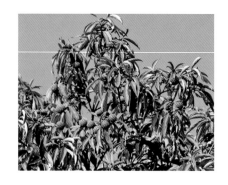

鸡嗉子

科属：山茱萸科四照花属

形态：绿乔木，稀灌木，高3~15米，稀达20米；叶对生，薄革质或革质，长圆椭圆形或长圆披针形，上面亮绿色，被白色贴生短柔毛，下面灰绿色，密被白色较粗的贴生短柔毛；头状花序球形，约为100余朵绿色花聚集而成；总苞片4片，白色；花萼管状；花瓣4片，长圆形，下面被有白色贴生短柔毛；花盘环状，略有4浅裂；子房下位，花柱圆柱形，密被白色丝状毛。果序扁球形，成熟时紫红色；总果梗粗壮，圆柱形，幼时被粗毛，渐老则毛被稀疏或无毛。花期5—6月，果期9—10月。

生境：生于海拔1300~3150米的混交林中。

药用部位：树皮

拉丁名：*Dendrobenthamia capitata* (Wall.) Hutch. var. *capitata*

▶ 杉木

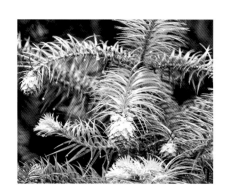

沙木、沙树

科属：杉科杉木属

形态：乔木，高达30米；幼树树冠尖塔形，大树树冠圆锥形，内皮淡红色；大枝平展，小枝近对生或轮生，常成二列状；叶在主枝上辐射伸展，侧枝之叶基部扭转成二列状，披针形或条状披针形，通常微弯、呈镰状，革质、竖硬，长2~6厘米，宽3~5毫米，边缘有细缺齿；雄球花圆锥状，通常40余个簇生枝顶；雌球花单生或2~4个集生，有不规则的细齿。球果卵圆形，棕黄色；种子扁平，两侧边缘有窄翅。花期4月，球果10月下旬成熟。

生境：主要分布在2500以下的丘陵山地。

药用部位：根、树皮、球果、叶、杉节

拉丁名：*Cunninghamia lanceolata* (Lamb.) Hook.

▶ 商陆

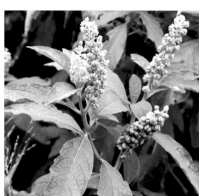

章柳、山萝卜、见肿消

科属：商陆科商陆属

形态：多年生草本，高0.5~1.5米。根肥大，肉质，倒圆锥形，外皮淡黄色或灰褐色，内面黄白色。茎直立，有纵沟，肉质，绿色或红紫色，多分枝。叶片薄纸质，椭圆形、长椭圆形或披针状椭圆形，长10~30厘米，宽4.5~15厘米；总状花序顶生或与叶对生，密生多花；花被片5片，白色、黄绿色，椭圆形、卵形；果序直立；浆果扁球形，熟时黑色；种子肾形，黑色。花期5—8月，果期6—10月。

生境：生于海拔500~3400米的沟谷、山坡林下、林缘路旁。

药用部位：根

拉丁名：*Phytolacca acinosa* Roxb.

▶ 垂序商陆

商陆、美国商陆、垂序商陆
科属：商陆科商陆属

形态：多年生草本，高1~2米。根粗壮，肥大，倒圆锥形。茎直立，圆柱形，有时带紫红色。叶片椭圆状卵形或卵状披针形，长9~18厘米，宽5~10厘米，顶端急尖，基部楔形；叶柄长1~4厘米。总状花序顶生或侧生，长5~20厘米；花梗长6~8毫米；花白色，微带红晕，直径约6毫米；花被片5片，雄蕊、心皮及花柱通常均为10，心皮合生。果序下垂；浆果扁球形，熟时紫黑色；种子肾圆形，直径约3毫米。花期6—8月，果期8—10月。

生境：大部分地区均有栽培。

药用部位：根

拉丁名：*Phytolacca acinosa* Roxb.

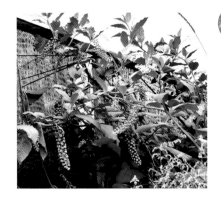

▶ 杯茎蛇菰

蛇菰、鹿衔草
科属：蛇菰科蛇菰属

形态：草本，高3~8厘米；根茎淡黄褐色，直径1.5~3厘米，通常呈杯状，表面常有不规则的纵纹，密被颗粒状小疣瘤和明显淡黄色、星芒状小皮孔，顶端的裂鞘5裂，裂片近圆形或三角形，边缘啮蚀状；花雌雄同株（序）；花序卵形或卵圆形，顶端圆形；雄花着生于花序基部；近辐射对称，花被4裂，裂片披针形或披针状椭圆形；雌花子房卵圆形或近圆形，有子房柄，着生于附属体基部；附属体棍棒状，顶端钝，中部以下渐狭。花期9—11月。

生境：生于海拔1500~2300米杂木林下或较阴湿处。

药用部位：全草

拉丁名：*Balanophora subcupularis* P. C. Tam

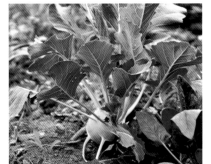

▶ 擘蓝

球茎甘蓝、芥兰头、玉头、苤蓝
科属：十字花科芸薹属

形态：二年生草本，高30~60厘米，全体无毛，带粉霜；茎短，在离地面2~4厘米处膨大成1个实心长圆球体或扁球体，绿色，其上生叶。叶略厚，宽卵形至长圆形，基部在两侧各有一裂片，或仅在一侧有一裂片，边缘有不规则裂齿；叶柄长6.5~20厘米，常有少数小裂片；茎生叶长圆形至线状长圆形，边缘具浅波状齿。总状花序顶生；花直径1.5~2.5厘米。花及长角果和甘蓝的相似，但喙常很短，且基部膨大；种子直径1~2毫米，有棱角。花期4月，果期6月。

生境：人工栽培于菜园子。

药用部位：叶、种子

拉丁名：*Brassica caulorapa* Pasq.

▶ 豆瓣菜

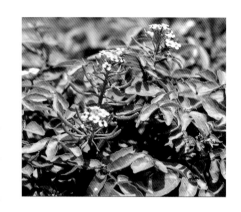

豆瓣菜、水田芥、凉菜

科属：十字花科豆瓣菜属

形态：多年生水生草本，高20~40厘米，全体光滑无毛。茎匍匐或浮水生。单数羽状复叶，小叶片3~9枚，宽卵形、长圆形，顶端1片较大，长2~3厘米，宽1.5~2.5厘米，钝头或微凹，近全缘或呈浅波状，叶柄基部成耳状，略抱茎。总状花序顶生，花多数；萼片长卵形，基部略呈囊状；花瓣白色，倒卵形。长角果圆柱形而扁；种子每室2行。卵形，红褐色，表面具网纹。花期4—5月，果期6—7月。

生境：多见于水中、水沟边、山涧河边、沼泽地或水田中，海拔850~3700米。

药用部位：全草

拉丁名：*Nasturtium officinale* R. Br.

▶ 蔊菜

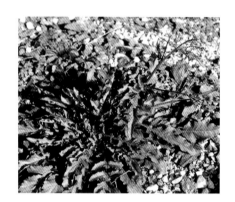

辣米菜、江剪刀草、绿豆草

科属：十字花科蔊菜属

形态：一、二年生直立草本，高20~40厘米。叶互生，基生叶及茎下部叶具长柄，叶形通常大头羽状分裂，长4~10厘米，宽1.5~2.5厘米，顶端裂片大，边缘具不整齐牙齿，侧裂片1~5对；茎上部叶片宽披针形或匙形，边缘具疏齿，具短柄或基部耳状抱茎。总状花序顶生或侧生，花小，多数；花瓣4片，黄色，匙形；长角果线状圆柱形；种子每室2行，多数，细小。花期4—6月，果期6—8月。

生境：生于路旁、田边、园圃、河边、屋边墙脚及山坡路旁等较潮湿处，海拔230~1450米。

药用部位：全草

拉丁名：*Rorippa indica* (L.) Hiern.

▶ 萝卜

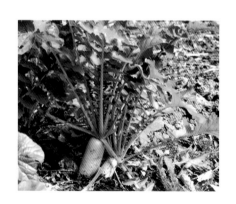

莱菔、白萝卜、水果萝卜

科属：十字花科萝卜属

形态：二年或一年生草本，高20~100厘米；直根肉质，长圆形、球形或圆锥形，外皮绿色、白色或红色；茎有分枝，无毛，稍具粉霜。基生叶和下部茎生叶大头羽状半裂，顶裂片卵形，有锯齿或近全缘。总状花序顶生及腋生；花白色或粉红色；萼片长圆形；花瓣倒卵形，具紫纹；长角果圆柱形，在相当种子间处缢缩，并形成海绵质横隔；种子1~6个，卵形，微扁，红棕色，有细网纹。花期4—5月，果期5—6月。

生境：人工栽培于菜园子或山地里。

药用部位：种子、鲜根、枯根、叶

拉丁名：*Raphanus sativus* L.

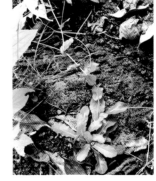
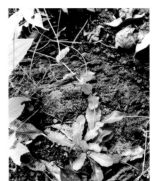

▶ 圆锥南芥

科属：十字花科南芥属

形态：二年生草本，高30~60厘米。茎中部以上常呈圆锥状分枝，被2~3叉毛及星状毛。基生叶簇生，叶片长椭圆形，长3~8厘米，宽1.5~2厘米，与茎生叶均为边缘具疏锯齿，基部下延成有翅的叶柄；茎生叶多数，叶片长椭圆形至倒披针形，基部呈心形或肾形，半抱茎或抱茎，两面密生2~3叉毛及星状毛；无柄。总状花序顶生或腋生呈圆锥状；花瓣白色，长匙形；果瓣具中脉；种子椭圆形或不规则，黄褐色，具狭翅。花期5—6月，果期7—9月。

生境：生于山坡林下荒地，海拔2500~2900米。

药用部位：种子

拉丁名：*Arabis paniculata* Franch.

323

十字花科

▶ 荠

荠菜、菱角菜

科属：十字花科荠属

形态：一年或二年生草本，高 (7~) 10~50厘米，无毛、有单毛或分叉毛；茎直立，单一或从下部分枝。基生叶丛生呈莲座状，大头羽状分裂，顶端渐尖，浅裂，或有不规则粗锯齿，或近全缘；茎生叶窄披针形或披针形，基部箭形，抱茎，边缘有缺刻或锯齿。总状花序顶生及腋生，果期延长达20厘米；萼片长圆形；花瓣白色，卵形，有短爪。短角果倒三角形或倒心状三角形，扁平，无毛，顶端微凹，裂瓣具网脉；种子2行，长椭圆形，浅褐色。花、果期4—6月。

生境：生在荒地、田边及路旁。

药用部位：全草

拉丁名：*Capsella bursa-pastoris* (Linn.) Medic.

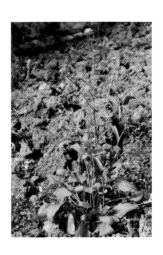

▶ 碎米荠

白带草、宝岛碎米荠、见肿消

科属：十字花科碎米荠属

形态：一年生小草本，高15~35厘米。基生叶具叶柄，有小叶2~5对，顶生小叶肾形或肾圆形，边缘有3~5圆齿，侧生小叶卵形或圆形，较顶生的形小，边缘有2~3圆齿；茎生叶具短柄，有小叶3~6对，生于茎上部的顶生小叶菱状长卵形，顶端3齿裂，侧生小叶长卵形，多数全缘；总状花序生于枝顶，花小；花瓣白色，倒卵形；种子椭圆形，顶端有的具明显的翅。花期2—4月，果期4—6月。

生境：多生于海拔1000米以下的山坡、路旁、荒地及耕地的草丛中。

药用部位：全草

拉丁名：*Cardamine hirsuta* L. Sp. Pl.

▶ 心叶碎米荠

科属：十字花科碎米荠属

形态：多年生草本，高20~40米。叶片膜质，基生叶为羽状复叶，有时单一，叶柄长3~14厘米，顶生小叶大，长3~7厘米，宽2~5.5厘米，基部心形，边缘具钝圆齿，侧生小叶很小，1~3对，疏生；茎生叶具较长的叶柄，顶生小叶通常为三角状心形；茎上部叶常为单叶，三角状披针形，具叶柄。总状花序疏松，出自叶腋；花瓣白色。长角果细长；果瓣微凸，种子间稍缢缩；种子每室1行，长卵形，暗褐色。花期3—4月，果期4—5月。

生境：生于林下、路边及山坡岩旁。

药用部位：全草

拉丁名：*Cardamine limprichtiana* Pax

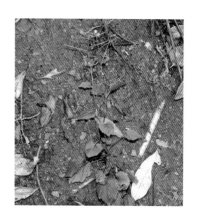

▶ 菥蓂

遏蓝菜、败酱草、犁头草

科属：十字花科菥蓂属

形态：一年生草本，高9~60厘米，无毛；茎直立，不分枝或分枝，具棱。基生叶倒卵状长圆形，顶端圆钝或急尖，基部抱茎，两侧箭形，边缘具疏齿；总状花序顶生；花白色；萼片直立，卵形；花瓣长圆状倒卵形，顶端圆钝或微凹。短角果倒卵形或近圆形，扁平，顶端凹入，边缘有翅宽；种子每室2~8个，倒卵形，稍扁平，黄褐色，有同心环状条纹。花期3—4月，果期5—6月。

生境：生于荒地、路旁或村庄附近

药用部位：全草、种子、嫩苗

拉丁名：*Thlaspi arvense* L.

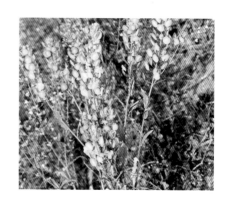

▶ 石榴

安石榴、若榴

科属：石榴科石榴属

形态：落叶灌木或乔木，高通常3~5米，枝顶常成尖锐长刺，幼枝具棱角。叶通常对生，纸质，矩圆状披针形，长2~9厘米；叶柄短。花大，1~5朵生枝顶；萼筒长2~3厘米，通常红色或淡黄色，裂片略外展，卵状三角形；花瓣通常大，红色、黄色或白色，长1.5~3厘米，宽1~2厘米，顶端圆形；浆果近球形，直径5~12厘米，通常为淡黄褐色或淡黄绿色，有时白色，稀暗紫色。种子多数，钝角形，红色至乳白色。

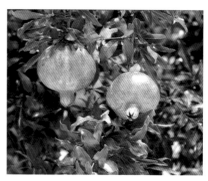

生境：多栽培。

药用部位：果皮、根皮。

拉丁名：*Punica granatum* L.

▶ **韭莲**

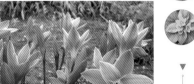
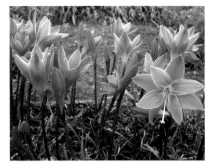

空心韭菜、红花韭莲

科属：石蒜科葱莲属

形态：多年生草本。鳞茎卵球形，直径2~3厘米。基生叶常数枚簇生，线形，扁平，长15~30厘米，宽6~8毫米。花单生于花茎顶端，下有佛焰苞状总苞，总苞片常带淡紫红色，长4~5厘米，下部合生成管；花梗长2~3厘米；花玫瑰红色或粉红色；花被管长1~2.5厘米，花被裂片6片，裂片倒卵形，顶端略尖，长3~6厘米；蒴果近球形；种子黑色。花期夏秋。

生境：喜温暖、湿润、阳光充足，亦耐半阴，也耐干旱，耐高温。多见栽培。

药用部位：全草、鳞茎。

拉丁名：*Zephyranthes grandiflora* Lindl.

▶ **石蒜**

蟑螂花、老鸦蒜、龙爪花、红花石蒜

科属：石蒜科石蒜属

形态：鳞茎近球形，直径1~3厘米。秋季出叶，叶狭带状，长约15厘米，宽约0.5厘米，顶端钝，深绿色，中间有粉绿色带。花茎高约30厘米；总苞片2枚，披针形，长约3.5厘米，宽约0.5厘米；伞形花序有花4~7朵，花鲜红色；花被裂片狭倒披针形，长约3厘米，宽约0.5厘米，强度皱缩和反卷，花被筒绿色，长约0.5厘米；雄蕊显著伸出于花被外，比花被长1倍左右。花期8—9月，果期10月。

生境：多见栽培。

药用部位：鳞茎

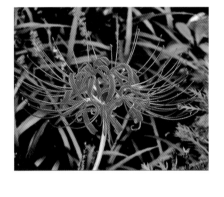

拉丁名：*Lycoris radiata* (L'Her.) Herb.

▶ **网球花**

绣球百合、网球石蒜

科属：石蒜科网球花属

形态：多年生草本。鳞茎球形，直径4~7厘米。叶3~4枚，长圆形，长15~30厘米，主脉两侧各有纵脉6~8条，横行细脉排列较密而偏斜；叶柄短，鞘状。花茎直立，实心，稍扁平，高30~90厘米，先叶抽出，淡绿色或有红斑；伞形花序具多花，排列稠密，直径7~15厘米；花红色；花被管圆筒状，长6~12毫米，花被裂片线形，长约为花被管的2倍；花丝红色，伸出花被之外，花药黄色。浆果鲜红色。花期夏季。

生境：多为栽培种。

药用部位：鳞茎

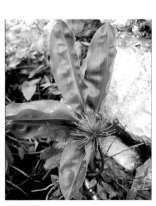

拉丁名：*Haemanthus multiflorus* Martyn

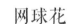
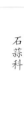

▶ 西南文殊兰

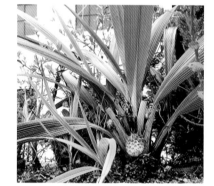

总管、千里及、鸟面马、白雪花

科属：石蒜科文殊兰属

形态：多年生粗壮草本。叶带形，长70厘米或更长，宽3.5~6厘米或更宽。伞形花序有花数朵至10余朵，下有佛焰苞状总苞片2枚，披针形，长约9厘米，小苞片多数，线形；花梗很短；花被近漏斗状的高脚碟状；花被管长约9厘米，常稍弯曲；花被裂片披针形或长圆状披针形，长约7.5厘米，宽约1.5厘米，顶端短渐尖，白色，有红晕；雄蕊6枚，花丝短于花被，花药线形，长1.2~1.8厘米。花期6—8月。

生境：常生于河床、沙地。

药用部位：全草

拉丁名：*Crinum latifolium* L.

▶ 大叶仙茅

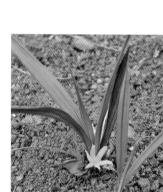

野棕、般仔草

科属：石蒜科仙茅属

形态：粗壮草本，高达1米多。根状茎粗厚，块状，具细长的走茎。叶通常4~7枚，长圆状披针形或近长圆形，长40~90厘米，宽5~14厘米，纸质，全缘，具折扇状脉；叶柄长30~80厘米，上面有槽。花茎通常短于叶，被褐色长柔毛；总状花序强烈缩短成头状，球形或近卵形，俯垂，具多数排列密集的花；花黄色，具长约7毫米的花梗；花被裂片卵状长圆形；浆果近球形，白色，无喙；种子黑色，表面具不规则的纵凸纹。花期5—6月，果期8—9月。

生境：生于林下或阴湿处，海拔850~2200米。

药用部位：全草

拉丁名：*Curculigo capitulata* (Lour.) O. Ktze.

▶ 仙茅

地棕、独茅、山党参

科属：石蒜科仙茅属

形态：根状茎近圆柱状，粗厚，直生，直径约1厘米，长可达10厘米。叶线形、线状披针形或披针形，大小变化甚大，长10~45 (~90)厘米，宽5~25毫米，顶端长渐尖，基部渐狭成短柄或近无柄，两面散生疏柔毛或无毛。花茎甚短，长6~7厘米，大部分藏于鞘状叶柄基部之内；总状花序多少呈伞房状，通常具4~6朵花；花黄色；花被裂片长圆状披针形；浆果近纺锤状，顶端有长喙。种子表面具纵凸纹。花、果期4—9月。

生境：生于海拔1600米以下的林中、草地。

药用部位：根茎。

拉丁名：*Curculigo orchioides* Gaertn.

▶ 小金梅草

野鸡草、山韭菜、小金锁梅
科属：仙茅科小金梅草属
形态：多年生矮小草本。根状茎肉质，球形或长圆形，内面白色，外面包有老叶柄的纤维残迹。叶基生，4~12枚，狭线形，长7~30厘米，宽2~6毫米，顶端长尖，基部膜质，有黄褐色疏长毛。花茎纤细，高2.5~10厘米或更高；花序有花1~2朵，有淡褐色疏长毛；苞片小，2枚，刚毛状；花黄色；无花被管，花被片6片，长圆形，长6~8毫米，宿存，有褐色疏长毛；蒴果棒状，长6~12毫米，成熟时3瓣开裂；种子多数，近球形，表面具瘤状突起。
生境：多生于山野荒地。

药用部位：全草

拉丁名：*Hypoxis aurea* Lour.

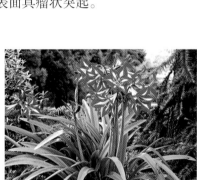

▶ 朱顶红

百枝莲、柱顶红、朱顶兰
科属：石蒜科朱顶红属
形态：多年生草本。鳞茎近球形，直径5~7.5厘米，并有匍匐枝。叶6~8枚，花后抽出，鲜绿色，带形，长约30厘米，基部宽约2.5厘米。花茎中空，稍扁，高约40厘米，宽约2厘米，具有白粉；花2~4朵；佛焰苞状总苞片披针形，长约3.5厘米；花被管绿色，圆筒状，长约2厘米，花被裂片长圆形，顶端尖，长约12厘米，宽约5厘米，洋红色，略带绿色，喉部有小鳞片。花期夏季。
生境：多见栽培。

药用部位：鳞茎

拉丁名：*Hippeastrum rutilum* (Ker-Gawl.) Herb.

▶ 繁缕

鹅肠菜、鹅耳伸筋、鸡儿肠
科属：石竹科繁缕属
形态：一年生或二年生草本，高10~30厘米。茎俯仰或上升，常带淡紫红色。叶片宽卵形或卵形，长1.5~2.5厘米，宽1~1.5厘米，基部渐狭或近心形，全缘；基生叶具长柄，上部叶常无柄或具短柄。疏聚伞花序顶生；萼片5片，卵状披针形；花瓣白色，长椭圆形，比萼片短，深2裂达基部，裂片近线形；蒴果卵形，稍长于宿存萼，顶端6裂，具多数种子；种子卵圆形至近圆形，稍扁，红褐色，表面具半球形瘤状凸起，脊较显著。花期6—7月，果期7—8月。
生境：为常见田间杂草。

药用部位：茎、叶、种子

拉丁名：*Stellaria media* (L.) Cyr.

▶ **尼泊尔繁缕**

科属：石竹科繁缕属

形态：多年生草本。根细，长4~8厘米。茎丛生，匍匐，长10~30厘米；叶片宽卵形或卵形，长0.5~1.5厘米，宽0.4~1.3厘米，近无柄，边缘具缘毛。疏聚伞花序腋生，具1~3花；花梗长1.5~5厘米，被柔毛，果期近无毛；萼片5片，披针形；花瓣5片，白色，稍长于萼片，深2裂几达基部；蒴果卵形，含多数种子，6齿裂；种子压扁状，褐色，具明显的小瘤。花期6—7月，果期7—8月。

生境：生于海拔2500~3050米冷杉林下或针阔叶混交林缘。

药用部位：全草

拉丁名：*Stellaria nepalensis* Majumdar et Vartak

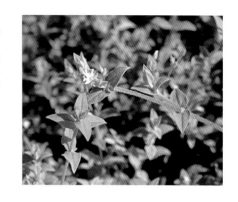

▶ **箐姑草**

石生繁缕、抽筋草、星毛繁缕、被单草

科属：石竹科繁缕属

形态：多年生草本，高30~60（~90）厘米，全株被星状毛。茎疏丛生，铺散或俯仰。叶片卵形或椭圆形，长1~3.5厘米，宽8~20毫米，全缘。聚伞花序疏散，具长花序梗；苞片草质，卵状披针形；花梗细，长短不等；萼片5片，披针形，具3脉；花瓣5片，2深裂近基部，短于萼片或近等长；裂片线形；蒴果卵萼形，6齿裂；种子多数，肾脏形，细扁，脊具疣状凸起。花期4—6月，果期6—8月。

生境：生于海拔600~3 600米的石滩或石隙中、草坡或林下。

药用部位：全草

拉丁名：*Stellaria vestita* Kurz

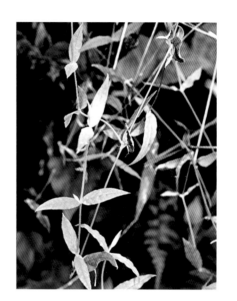

▶ **掌脉蝇子草**

科属：石竹科蝇子草属

形态：多年生草本，全株被短柔毛。根簇生，圆柱形，稍肉质。茎铺散，俯仰，长达100厘米，多分枝，上部多少被腺毛。叶片宽卵形或卵状披针形；二歧聚伞花序大型；花直立；花梗与花萼近等长，密被腺毛；苞片卵状披针形，草质，被短柔毛；花萼钟形；花瓣淡紫色或变白色；蒴果卵形，比宿存萼短；种子肾形，两侧耳状凹，脊平。花期7—8月，果期8—10月。

生境：生于海拔1 300~3900米的灌丛草地或林缘。

药用部位：全草

拉丁名：*Silene asclepiadea* France.

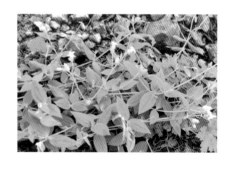

狗筋蔓

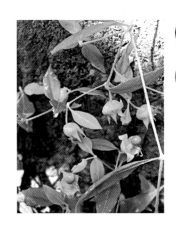

白牛膝、抽筋草、筋骨草

科属：石竹科狗筋蔓属

形态：多年生草本，全株被逆向短绵毛。根簇生，长纺锤形，白色，断面黄色，稍肉质；根颈粗壮，多头。茎铺散，俯仰，多分枝。叶片卵形、卵状披针形，长1.5~5（~13）厘米，宽0.8~2（~4）厘米，基部渐狭成柄状。圆锥花序疏松；花萼宽钟形，萼齿卵状三角形；花瓣白色，轮廓倒披针形，爪狭长，瓣片叉状浅2裂；副花冠片不明显微呈乳头状；蒴果圆球形，呈浆果状，黑色，具光泽，不规则开裂；种子圆肾形黑色。花期6—8月，果期7—9（—10）月。

生境：生于林缘、灌丛或草地。

药用部位：全草、根。

拉丁名：*Cucubalus baccifer* L.

孩儿参

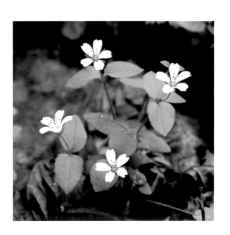

太子参、异叶假繁缕

科属：石竹科孩儿参属

形态：多年生草本，高15~20厘米。块根长纺锤形，白色，稍带灰黄。茎直立，单生，被2列短毛。茎下部叶常1~2对，叶片倒披针形，顶端钝尖，基部渐狭呈长柄状，上部叶2~3对，叶片宽卵形或菱状卵形，长3~6厘米，宽2~20毫米。开花受精花1~3朵，腋生或呈聚伞花序；萼片5片，狭披针形；花瓣5片，白色；蒴果宽卵形，含少数种子，顶端不裂或3瓣裂；种子褐色，扁圆形，具疣状凸起。花期4—7月，果期7—8月。

生境：生于海拔800~2700米的山谷林下阴湿处。

药用部位：块根。

拉丁名：*Pseudostellaria heterophylla* (Miq.) Pax

荷莲豆草

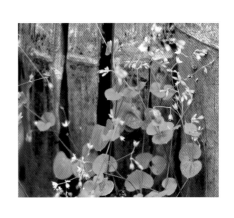

穿线蛇、水青草、青蛇子

科属：石竹科荷莲豆草属

形态：一年生草本，长60~90厘米。根纤细。茎匍匐，丛生，纤细，无毛，基部分枝，节常生不定根。叶片卵状心形，长1~1.5厘米，宽1~1.5厘米，顶端凸尖，具3~5基出脉；叶柄短；聚伞花序顶生；萼片披针状卵形，草质，边缘膜质；花瓣白色，倒卵状楔形，长约2.5毫米，稍短于萼片，顶端2深裂；蒴果卵形，3瓣裂；种子近圆形，表面具小疣。花期4—10月，果期6—12月。

生境：生于海拔200~1 900 (~2 400) 米的山谷、杂木林缘。

药用部位：全草

拉丁名：*Drymaria diandra* Bl.

▶ 漆姑草

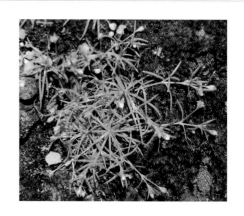

珍珠草、瓜槌草

科属：石竹科漆姑草属

形态：一年生小草本，高5~20厘米，上部被稀疏腺柔毛。茎丛生，稍铺散。叶片线形，长5~20毫米，宽0.8~1.5毫米。花小形，单生枝端；花梗细，长1~2厘米，被稀疏短柔毛；萼片5，卵状椭圆形，长约2毫米；花瓣5片，狭卵形，稍短于萼片，白色，全缘；雄蕊5枚，短于花瓣；蒴果卵圆形，微长于宿存萼，5瓣裂；种子细，圆肾形，微扁，褐色，表面具尖瘤状凸起。花期3—5月，果期5—6月。

生境：生于海拔600~1900米间河岸沙质地、撂荒地或路旁草地。

药用部位：全草

拉丁名：*Sagina japonica* (Sw.) Ohwi

▶ 瞿麦

石竹、蝴蝶花

科属：石竹科石竹属

形态：多年生草本，高50~60厘米，有时更高。茎丛生，直立，绿色，无毛，上部分枝。叶片线状披针形，有时带粉绿色。花1或2朵生枝端，有时顶下腋生；花萼圆筒形，常染紫红色晕，萼齿披针形，花瓣通常淡红色或带紫色，稀白色，喉部具丝毛状鳞片；雄蕊和花柱微外露。蒴果圆筒形，与宿存萼等长或微长，顶端4裂；种子扁卵圆形，黑色，有光泽。花期6—9月，果期8—10月。

生境：人工栽培于庭院或花坛。

药用部位：全草

拉丁名：*Dianthus superbus* L.

▶ 五彩石竹

须苞石竹、美国石竹、十样锦

科属：石竹科石竹属

形态：多年生草本，高30~60厘米，全株无毛。茎直立，有棱。叶片披针形，顶端急尖，基部渐狭，合生成鞘，全缘，中脉明显。花多数，集成头状，有数枚叶状总苞片；花梗极短；苞片4片，卵形，顶端尾状尖，边缘膜质，具细齿，与花萼等长或稍长；花萼筒状，裂齿锐尖；花瓣具长爪，瓣片卵形，通常红紫色，有白点斑纹，顶端齿裂，喉部具髯毛；雄蕊稍露于外；子房长圆形，花柱线形。蒴果卵状长圆形，顶端4裂至中部；种子褐色，扁卵形，平滑。花、果期5—10月。

生境：原产欧洲。我国各地栽培供观赏。

药用部位：全草

拉丁名：*Dianthus barbatus* L.

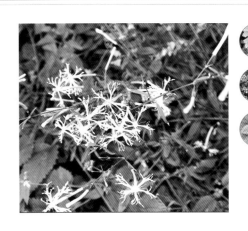

▶ 鹤草

蝇子草、蚊子草

科属：石竹科蝇子草属

形态：多年生草本，高50~100厘米。根粗壮，木质化。茎丛生，直立，多分枝，分泌黏液。基生叶叶片倒披针形或披针形，长3~8厘米，宽7~15毫米。聚伞状圆锥花序，小聚伞花序对生，具1~3花；花萼长筒状，果期上部微膨大呈筒状棒形，纵脉紫色，萼齿三角状卵形；花瓣淡红色，倒披针形，瓣片平展，2裂达瓣片的1/2或更深，裂片呈撕裂状条裂副花冠片小，舌状；蒴果长圆形；种子圆肾形，微侧扁，深褐色。花期6—8月，果期7—9月。

生境：生于低山草坡或灌丛草地。

药用部位：全草

拉丁名：*Silene fortunei* Vis.

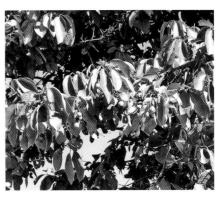
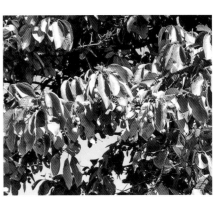

▶ 诃子

诃黎勒、诃黎、诃梨、随风子

科属：使君子科诃子属

形态：乔木，高可达30米；叶互生或近对生，叶片卵形或椭圆形至长椭圆形，长7~14厘米，宽4.5~8.5厘米，偏斜，边全缘或微波状，侧脉6~10对；叶柄粗壮，长1.8~2.3厘米。穗状花序腋生或顶生，有时又组成圆锥花序；花多数，两性，长约8毫米；花萼杯状，淡绿而带黄色，5齿裂；核果，坚硬，卵形或椭圆形，长2.4~4.5厘米，径1.9~2.3厘米，成熟时变黑褐色。花期5月，果期7—9月。

生境：生于海拔800~1840米的疏林中，常成片分布。

药用部位：果实

拉丁名：*Terminalia chebula* Retz.

▶ 微毛诃子

诃子、诃黎勒、毛诃子

科属：使君子科诃子属

形态：乔木，高可达30米，径达1米，树皮灰黑色至灰色，粗裂而厚，枝无毛，皮孔细长，白色或淡黄色；幼枝、幼叶全被铜色平伏长柔毛；叶互生或近对生，叶片卵形或椭圆形至长椭圆形，边全缘或微波状；穗状花序腋生或顶生，有时又组成圆锥花序，花萼杯状，淡绿而带黄色，干时变淡黄色；胚珠2颗，长椭圆形。核果，坚硬，卵形或椭圆形，成熟时变黑褐色，通常有5条钝棱。花期5月，果期7—9月。

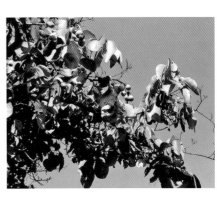

生境：生于海拔1600米以下林缘、地埂或干旱林中

药用部位：果实

拉丁名：*Terminalia chebula* Retz.var. *tomentella* (Kurz) C. B. Clarke

▶ **野柿**

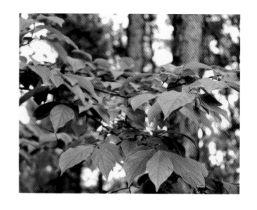

山柿、油柿

科属：柿科柿属

形态：落叶大乔木，通常高达10~14米以上；小枝及叶柄常密被黄褐色柔毛。叶纸质，卵状椭圆形至倒卵形或近圆形，叶较栽培柿树的叶小，叶片下面的毛较多；花雌雄异株，为聚伞花序；雄花序小，有花3~5朵；雄花小；花萼钟状，深4裂，裂片卵形，有睫毛；花冠钟状，黄白色；雌花单生叶腋，花萼绿色；花冠淡黄白色或黄白色而带紫红色，壶形或近钟形，4裂，花冠管近四棱形；果较小，直径约2~5厘米。花期5—6月，果期9—10月。

生境：生于山地自然林或次生林中。

药用部位：果

拉丁名：*Diospyros kaki* Thunb. var. *silvestris* Makino

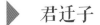

▶ **君迁子**

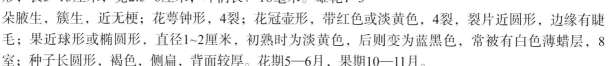

野柿子、丁香枣

科属：柿科柿属

形态：落叶乔木，高可达30米；叶近膜质，椭圆形至长椭圆形，长5~13厘米，宽2.5~6厘米；叶柄长7~18毫米。雄花1~3朵腋生，簇生，近无梗；花萼钟形，4裂；花冠壶形，带红色或淡黄色，4裂，裂片近圆形，边缘有睫毛；果近球形或椭圆形，直径1~2厘米，初熟时为淡黄色，后则变为蓝黑色，常被有白色薄蜡层，8室；种子长圆形，褐色，侧扁，背面较厚。花期5—6月，果期10—11月。

生境：生于海拔500~2300米左右的山地、山坡、山谷的灌丛中。

药用部位：果实

拉丁名：*Diospyros lotus* L.

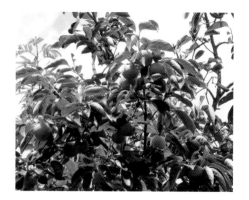

▶ **柿**

柿子、柿花

科属：柿科柿属

形态：落叶大乔木，通常高达10~14米以上，胸高直径达65厘米，高龄老树有高达27米的，树皮深灰色至灰黑色，或者黄灰褐色至褐色，沟纹较密，裂成长方块状；树冠球形或长圆球形，叶纸质，卵状椭圆形至倒卵形或近圆形；花雌雄异株，但间或有雄株中有少数雌花，雌株中有少数雄花的，花序腋生，为聚伞花序；花冠淡黄白色或黄白色而带紫红色，壶形或近钟形，果形多样，有球形、扁球形、球形而略呈方形、卵形，果色橙色、黄色等。花期5—6月，果期9—10月。

生境：人工栽培于庭院或房前屋后，亦有规模化栽培。

药用部位：柿蒂、柿涩汁、柿霜和柿叶。

拉丁名：*Diospyros kaki* Thunb.

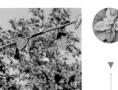

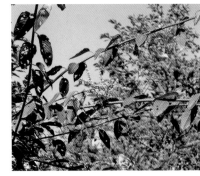

▶ 儿茶

枪子柴、板凳藤、老妈妈拐杖

科属：鼠李科勾儿茶属

形态：藤状或攀援灌木，高达5米；叶纸质至厚纸质，互生或在短枝顶端簇生，卵状椭圆形或卵状矩圆形，长3~6厘米，宽1.6~3.5厘米，上面绿色，下面灰白色，侧脉每边8~10条；叶柄纤细，带红色，无毛。花黄色或淡绿色，单生或数个簇生，在侧枝顶端排成具短分枝的窄聚伞状圆锥花序，有时为腋生的短总状花序；核果圆柱形，成熟时紫红色或黑色。花期6—8月，果期翌年5—6月。

生境：常生于山坡、沟谷灌丛或杂木林中，海拔1000~2500米。

药用部位：根、叶

拉丁名：*Berchemia sinica* Schneid.

▶ 薄叶鼠李

郊李子、白色木、白赤木

科属：鼠李科鼠李属

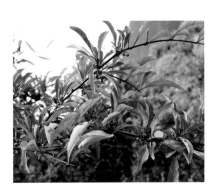

形态：叶纸质，对生或近对生，或在短枝上簇生，倒卵形至倒卵状椭圆形，长3~8厘米，宽2~5厘米，边缘具齿，上面深绿色，下面浅绿色，侧脉每边3~5条；叶柄长0.8~2厘米；托叶线形，早落。花单性，雌雄异株，4基数，有花瓣，花梗长4~5毫米，无毛；雄花10~20个簇生于短枝端；雌花数个至10余个簇生于短枝端或长枝下部叶腋。核果球形，成熟时黑色。花期3—5月，果期5—10月。

生境：生于山坡、山谷、路旁灌丛中或林缘，海拔1700~2600米。

药用部位：全草

拉丁名：*Rhamnus leptophylla* Schneid.

▶ 滇刺枣

科属：鼠李科枣属

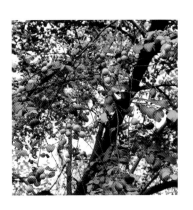

形态：常绿乔木或灌木，高达15米；老枝紫红色，有2个托叶刺。叶纸质至厚纸质，卵形、矩圆状椭圆形，长2.5~6厘米，宽1.5~4.5厘米，稍偏斜，边缘具细锯齿；叶柄长5~13毫米，被灰黄色密绒毛。花绿黄色，两性，数个或10余个密集成近无总花梗的腋生二歧聚伞花序；花瓣矩圆状匙形；核果矩圆形或球形，橙色或红色，成熟时变黑色；种子宽而扁，红褐色。花期8—11月，果期9—12月。

生境：生于海拔1800米以下的山坡、丘陵、河边湿润林中或灌丛中。

药用部位：树皮、果实

拉丁名：*Ziziphus mauritiana* Lam.

▶ 三叶薯蓣

科属：薯蓣科薯蓣属

形态：缠绕草质藤本。地下块茎顶端通常有4~10个以上分枝，各个分枝末端膨大成椭圆形或圆球形块茎，断面白色。茎基部有刺。掌状复叶有3小叶，有时茎中部以上渐成单叶；小叶片全缘；中间小叶片披针形或近椭圆形，两侧小叶片卵状椭圆形，基部斜楔形，不对称；穗状花序排列成圆锥状；蒴果三棱状长椭圆形，成熟时草黄色；种翅向基部延伸。花期9—10月，果熟期12月至翌年2月。

生境：生于海拔890~1480米的常绿阔叶林和沟谷路边灌丛中。

药用部位：根茎

拉丁名：*Dioscorea arachidna* Prain et Burkill

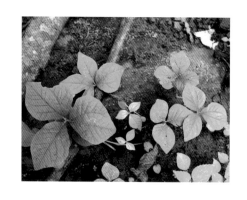

▶ 黄独

黄药子、山慈姑

科属：薯蓣科薯蓣属

形态：缠绕草质藤本。块茎卵圆形或梨形，直径4~10厘米，通常单生。茎左旋。叶腋内有紫棕色、球形或卵圆形珠芽，大小不一。单叶互生；叶片宽卵状心形或卵状心形。雄花序穗状，下垂，常数个丛生于叶腋；花被片披针形，新鲜时紫色；雌花序与雄花序相似。蒴果反折下垂，三棱状长圆形；种子深褐色，扁卵形，种翅栗褐色，向种子基部延伸呈长圆形。花期7—10月，果期8—11月。

生境：海拔几十米至2000米的高山地区都能生长，多生于河谷边、山谷阴沟或杂木林边缘。

药用部位：根

拉丁名：*Dioscorea bulbifera* L.

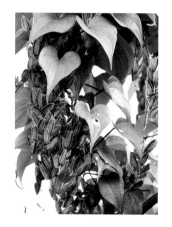

▶ 三角叶薯蓣

科属：薯蓣科薯蓣属

形态：缠绕草质藤本。根状茎横生，姜块状。茎左旋。单叶互生，有柄，柄长4~10厘米；叶片三角状心形或三角状戟形，通长3裂，中间裂片顶端渐尖，两侧裂片呈圆耳状。花单性，雌雄异株。雄花无梗，常2朵簇生，穗状花序；花被杯状，顶端6裂；雌花序有花4~6朵。蒴果长宽几相等，约2厘米，顶端凹入，成熟后为栗褐色，表面密生紫褐色斑点。花期5—6月，果期6—9月。

生境：常生于海拔2000~4000米的灌木丛中及沟谷阔叶林中。

药用部位：根状茎

拉丁名：*Dioscorea deltoidea* Wall.

▶ 黏山药

粘黏黏

科属：薯蓣科薯蓣属

形态：缠绕草质藤本。块茎圆柱形，垂直生长，新鲜时断面富黏滞性。茎左旋，密被曲柔毛。叶片卵状心形或宽心形，长4~8.5厘米，宽5~10.5厘米，背面密生曲柔毛。花单性，雌雄异株。穗状花序；花被裂片卵状三角形；蒴果三棱状长圆形或三棱状卵状长圆形，全缘，偶有浅波；种子2枚，种翅薄膜质，向蒴果顶端延伸成宽翅。花期7—8月，果期9—10月。

生境：生于海拔2000~3000米的山坡稀疏灌丛中。

药用部位：块茎

拉丁名：*Dioscorea hemsleyi* Prain et Burkill

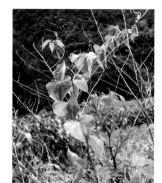

薯蓣科

▶ 小花盾叶薯蓣

苦良姜、老虎姜

科属：薯蓣科薯蓣属

形态：缠绕草质藤本。根状茎横生。茎左旋，无毛。单叶互生；叶片近革质，三角状卵形，长卵形或卵圆形，有时3~5浅裂，基部宽心形、心形或近于截形，两面无毛。花单性，雌雄异株。花序单生或2~3个簇生于叶腋；花被6裂，裂片卵形，紫红色，干后黑色；蒴果三棱形，每棱翅状，半月形，干后蓝黑色，表面常有白粉；每室种子2枚，有薄膜状翅。花期3—8月，果期8—12月。

生境：生于海拔400~2000米，多生长在山坡石灰岩干热河谷地区的稀疏灌丛或竹林中。

药用部位：根茎

拉丁名：*Dioscorea parviflora* C. T. Ting

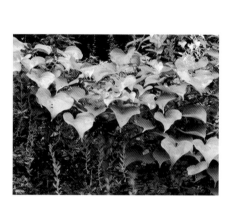

▶ 五叶薯蓣

珠芽薯蓣

科属：薯蓣科薯蓣属

形态：缠绕草质藤本。块茎形状不规则，通常为长卵形，外皮有多数细长须根，断面刚切开时白色，不久变棕色。茎疏生短柔毛，后变无毛，有皮刺。掌状复叶有3~7枚小叶；小叶片常为倒卵状椭圆形、长椭圆形或椭圆形，全缘。叶腋内有珠芽。雄花无梗或梗极短，穗状花序排列成圆锥状；雌花序为穗状花序；蒴果三棱状长椭圆形，成熟时黑色；种子通常两两着生于每室中轴顶部，种翅向蒴果基部延伸。花期8—10月，果期11月至翌年2月。

生境：生于海拔500米以下的林边或灌丛中。

药用部位：根茎

拉丁名：*Dioscorea pentaphylla* L.

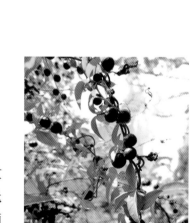

▶ **薯蓣**

野山豆、野脚板薯、面山药、淮山药

科属：薯蓣科薯蓣属

形态：缠绕草质藤本。块茎长圆柱形，垂直生长，长可达1米多，断面干时白色。茎通常带紫红色，右旋，无毛。单叶，在茎下部的互生，中部以上的对生，很少3叶轮生；叶片变异大，卵状三角形至宽卵形或戟形，叶腋内常有珠芽。雌雄异株。雄花序为穗状花序，近直立，2~8个着生于叶腋，偶尔呈圆锥状排列；雌花序为穗状花序，1~3个着生于叶腋。蒴果不反折，三棱状扁圆形或三棱状圆形，外面有白粉；种子着生于每室中轴中部，四周有膜质翅。花期6—9月，果期7—11月。

生境：人工种植于菜园。

药用部位：块根。

拉丁名：*Dioscorea opposita* Thunb.

▶ **莲**

莲花、芙蓉、荷花

科属：睡莲科莲属

形态：多年生水生草本；根状茎横生，肥厚，节间膨大，内有多数纵行通气孔道，节部缢缩，下生须状不定根。叶圆形，盾状，直径25~90厘米，全缘稍呈波状，下面叶脉从中央射出；叶柄粗壮，中空，外面散生小刺。花梗和叶柄等长或稍长，也散生小刺；花瓣红色、粉红色或白色，矩圆状椭圆形至倒卵形；坚果椭圆形或卵形，果皮革质，坚硬，熟时黑褐色；种子卵形或椭圆形，长1.2~1.7厘米，种皮红色或白色。花期6—8月，果期8—10月。

生境：自生或栽培在池塘或水田内。

药用部位：果实、种子、根状茎。

拉丁名：*Nelumbo nucifera* Gaertn. Fruct. et Semin. Pl.

▶ **云南松**

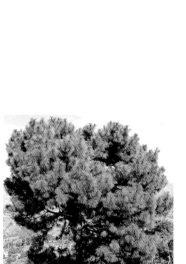

青松，飞松，长毛松

科属：松科松属

形态：乔木，高达30米，胸径1米；树皮褐灰色，深纵裂，裂片厚或裂成不规则的鳞状块片脱落；枝开展，稍下垂；针叶通常3针一束，稀2针一束，常在枝上宿存3年，长10~30厘米，径约1.2毫米，边缘有细锯齿；叶鞘宿存。雄球花圆柱状，长约1.5厘米，生于新枝下部的苞腋内，聚集成穗状，球果熟时褐色或栗褐色；种子褐色，近卵圆形，微扁，连翅长1.6~1.9厘米。花期4—5月，球果第二年10月成熟。

生境：分布于海拔600~3100米地带。

药用部位：花粉

拉丁名：*Pinus yunnanensis* Franch.

▶ 云南油杉

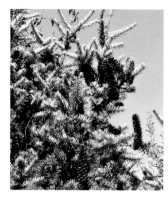

杉松，云南杉松

科属：松科油杉属

形态：乔木，高达40米，胸径可达1米；树皮粗糙，暗灰褐色，不规则深纵裂，成块状脱落；枝条较粗，开展；一年生枝干后呈粉红色或淡褐红色，通常有毛，二、三年生枝无毛，呈灰褐色、黄褐色或褐色，枝皮裂成薄片。叶条形，在侧枝上排列成两列，球果圆柱形。花期4—5月，种子10月成熟。

生境：海拔700~2600米阳坡林地或混交林中。

药用部位：根皮、叶

拉丁名：*Keteleeria evelyniana* Mast.

▶ 沙针

科属：檀香科沙针属

形态：灌木或小乔木，高2~5米；枝细长，嫩时呈三棱形。叶薄革质，灰绿色，椭圆状披针形或椭圆状倒卵形，长2.5~6厘米，宽0.6~2厘米，有短尖头，基部下延而成短柄。花小；雄花：2~4朵集成小聚伞花序；花被直径约4毫米，裂片3枚；雌花：单生，偶4或3朵聚生；两性花：外形似雌花，但具发育的雄蕊；核果近球形，顶端有圆形花盘残痕，成熟时橙黄色至红色，干后浅黑色，直径8~10毫米。花期4—6月，果期10月。

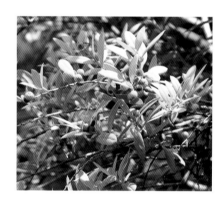

生境：生长于海拔600~2700米灌丛中。

药用部位：根

拉丁名：*Osyris wightiana* Wall.

▶ 长叶百蕊草

科属：檀香科百蕊草属

形态：多年生草本，高约50厘米；茎簇生，有明显的纵沟。叶无柄，线形，长4~4.5厘米，宽2.5毫米，两端渐尖，有3脉。总状花序腋生或顶生；花黄白色，钟状，长4~5毫米；花梗长0.6~2厘米，有细条纹；苞片1枚，线形；小苞片2枚，狭披针形，边缘均粗糙；花被5裂，裂片狭披针形，顶端锐尖，内弯；坚果近球形或椭圆状，黄绿色，长3.5~4毫米，表面偶有分叉的纵脉（棱），宿存花被比果短。花、果期6—7月。

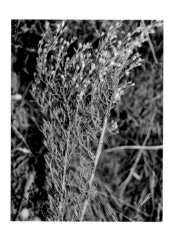

生境：生长于海拔1200~2000米沙壤草甸。

药用部位：全草

拉丁名：*Thesium longifolium* Turcz.

▶ 蓝桉

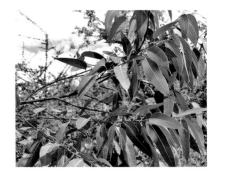

桉树

科属：桃金娘科桉属

形态：大乔木；树皮灰蓝色，片状剥落；幼态叶对生，叶片卵形，基部心形，无柄，有白粉；成长叶片革质，披针形，镰状，长15~30厘米，宽1~2厘米，两面有腺点；叶柄长1.5~3厘米，稍扁平。花大，宽4毫米，单生或2~3朵聚生于叶腋内；无花梗或极短；萼管倒圆锥形，长1厘米，宽1.3厘米，被白粉；蒴果半球形，有4棱，宽2~2.5厘米，果缘平而宽，果瓣不突出。

生境：栽培种。

药用部位：叶、果实

拉丁名：*Eucalyptus globulus* Labill.

▶ 番石榴

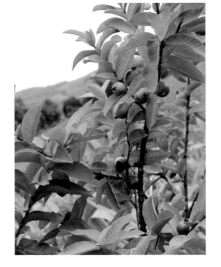

科属：桃金娘科番石榴属

形态：乔木，高达13米；树皮平滑，灰色，片状剥落；叶片革质，长圆形至椭圆形，长6~12厘米，宽3.5~6厘米，侧脉12~15对，常下陷，网脉明显；叶柄长5毫米。花单生或2~3朵排成聚伞花序；萼管钟形，长5毫米，有毛，花瓣长1~1.4厘米，白色；雄蕊长6~9毫米；浆果球形、卵圆形或梨形，长3~8厘米，顶端有宿存萼片，果肉白色及黄色，胎座肥大，肉质，淡红色；种子多数。

生境：栽培种。

药用部位：叶

拉丁名：*Psidium guajava* Linn.

▶ 垂枝红千层

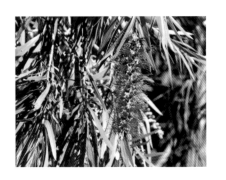

串钱柳

科属：桃金娘科红千层属

形态：常绿灌木或小乔木。主干易分歧，树冠伞形或圆形。主要花期4—9月；高度2~5米；冠幅2~4米。色泽叶色灰绿至浓绿。花形似瓶刷，绯红至暗红色。蒴果直径7毫米，半球形，顶部平。

生境：人工栽培于行道两旁。

药用部位：叶

拉丁名：*Solanum muricatum* Aiton

▶ 地耳草

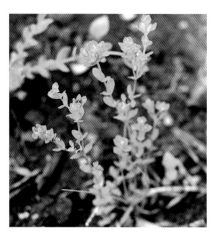

小元宝草、八金刚草

科属：藤黄科金丝桃属

形态：一年生或多年生草本，高2~45厘米。茎单一或多少簇生。叶无柄，叶片通常卵形或卵状三角形至长圆形或椭圆形，长0.2~1.8厘米，宽0.1~1厘米，基部心形抱茎至截形，边缘全缘，上面绿色，下面淡绿但有时带苍白色。花序具1~30花，两歧状或多少呈单歧状；萼花瓣白色、淡黄至橙黄色，椭圆形；蒴果短圆柱形至圆球形。种子淡黄色，圆柱形，全面有细蜂窝纹。花期3~6月，果期6—10月。

生境：生于海拔2800米以下的田地旁、水沟边、草地及荒草地上。

药用部位：全草

拉丁名：*Hypericum japonicum* Thunb. ex Murray

▶ 金丝桃

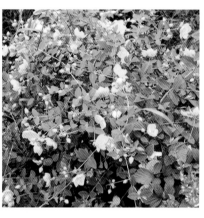

土连翘

科属：藤黄科金丝桃属

形态：灌木，高0.5~1.3米。茎红色；叶对生，无柄或具短柄；叶片倒披针形或椭圆形，长2~11.2厘米，宽1~4.1厘米，主侧脉4~6对。花序具1~15（~30）花，自茎端第1节生出，疏松的近伞房状；苞片小，线状披针形，早落；花蕾卵珠形。萼片宽或狭椭圆形。花瓣金黄色至柠檬黄色，无红晕，开张，三角状倒卵形；柱头小。蒴果宽卵珠形，种子深红褐色，有狭的龙骨状突起，有浅的线状网纹至线状蜂窝纹。花期5—8月，果期8—9月。

生境：生于山坡、路旁或灌丛中。

药用部位：全草

拉丁名：*Hypericum monogynum* L.

▶ 遍地金

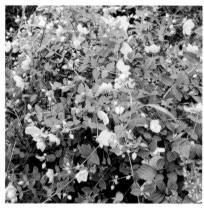

田基黄

科属：藤黄科金丝桃属

形态：年生草本，高13~35厘米；根茎短而横走。茎披散或直立。叶无柄；叶片卵形或宽椭圆形，长1~2.5厘米，宽0.5~1.5厘米，基部略呈心形，抱茎。花序顶生，为二歧状聚伞花序，具3至多花，花小；花梗长2~3毫米。萼片长圆形或椭圆形。花瓣黄色，椭圆状卵形；蒴果近圆球形或圆球形，长约6毫米，宽4毫米，红褐色。种子褐色，圆柱形，长约0.5毫米，表面有细蜂窝纹。花期5—7月，果期8—9月。

生境：生于田地或路旁草丛中，海拔800~2750米。

药用部位：全草

拉丁名：*Hypericum wigbtianum* Wall. ex Wight et Arn.

▶ 菖蒲

石菖蒲、水菖蒲

科属：天南星科菖蒲属

形态：多年生草本。根茎横走，稍扁，分枝，直径5~10毫米，芳香，肉质根多数，具毛发状须根。叶基生，基部两侧膜质叶鞘宽4~5毫米，向上渐狭，至叶长1/3处渐行消失、脱落。叶片剑状线形，长90~100（~150）厘米，中部宽1~2（~3）厘米，基部宽、对褶，中部以上渐狭，草质，绿色，光亮；中肋在两面均明显隆起，侧脉3~5对，平行；叶状佛焰苞剑状线形；肉穗花序斜向上或近直立。花黄绿色；浆果长圆形，红色。花期（2—）6—9月。

生境：生于海拔2600米以下的水边、沼泽湿地。

药用部位：全草

拉丁名：*Acorus calamus* L.

▶ 石菖蒲

香草

科属：天南星科菖蒲属

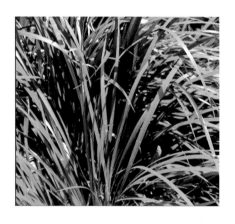

形态：多年生草本。根茎芳香，节间长3~5毫米，根肉质，具多数须根，植株成丛生状。叶无柄，叶片薄；叶片暗绿色，线形，长20~50厘米，基部对折，中部以上平展，无中肋，平行脉多数，稍隆起。花序柄腋生，三棱形。叶状佛焰苞长13~25厘米，为肉穗花序长的2~5倍或更长，稀近等长；肉穗花序圆柱状。花白色。幼果绿色，成熟时黄绿色或黄白色。花、果期2—6月。

生境：常见于海拔20~2600米的密林下，生长于湿地或溪旁石上。

药用部位：全草

拉丁名：*Acorus tatarinowii* Schott

▶ 大薸

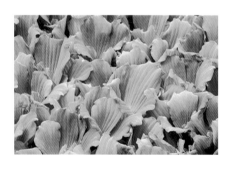

天浮萍、水浮萍、大萍叶、水荷莲

科属：天南星科大薸属

形态：水生漂浮草本。有长而悬垂的根多数，须根羽状，密集。叶簇生成莲座状，叶片常因发育阶段不同而形异：倒三角形、倒卵形、扇形，以至倒卵状长楔形，长1.3~10厘米，宽1.5~6厘米，先端截头状或浑圆，基部厚，二面被毛，基部尤为浓密；叶脉扇状伸展，背面明显隆起成折皱状。佛焰苞白色，长约0.5~1.2厘米，外被茸毛。花期5—11月。

生境：适宜于在平静的淡水池塘、沟渠中生长。

药用部位：全草

拉丁名：*Pistia stratiotes* L.

▶ 海芋

滴水芋、野芋、黑附子、麻芋头、野芋头、麻哈拉（哈尼族语）、大黑附子、天合芋、大麻芋

科属：天南星科海芋属

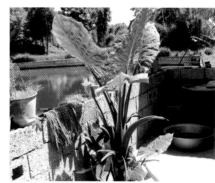

形态：大型常绿草本植物，具匍匐根茎，有直立的地上茎；叶多数，叶柄绿色或污紫色，螺状排列，粗厚；叶片亚革质，草绿色，箭状卵形，边缘波状；叶柄和中肋变黑色、褐色或白色。花序柄2~3枚丛生，圆柱形，通常绿色，有时污紫色。佛焰苞管部绿色，肉穗花序芳香，雌花序白色，不育雄花序绿白色，能育雄花序淡黄色；附属器淡绿色至乳黄色，圆锥状，嵌以不规则的槽纹。浆果红色，卵状，种子1~2粒。花期四季。

生境：生于海拔1700米以下热带雨林林缘或人工栽培。

药用部位：根茎

拉丁名：*Alocasia macrorrhiza* (L.) Schott

天南星科

▶ 尖尾芋

大麻芋、猪不拱、老虎掌芋、老虎芋

科属：天南星科海芋属

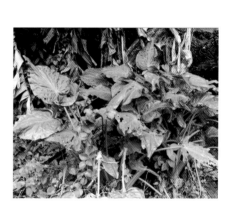

形态：直立草本。地上茎圆柱形，黑褐色，具环形叶痕，通常由基部伸出许多短缩的芽条，发出新枝，成丛生状。叶柄绿色，叶片膜质至亚革质，深绿色，背稍淡，宽卵状心形，先端骤狭具凸尖；花序柄圆柱形，常单生；佛焰苞近肉质，管部长圆状卵形，淡绿至深绿色；肉穗花序比佛焰苞短；能育雄花序近纺锤形，苍黄色、黄色；附属器淡绿色、黄绿色，狭圆锥形；浆果近球形，通常有种子1粒。花期5月。

生境：生于林下或灌丛，海拔90~1020米。

药用部位：全株

拉丁名：*Alocasia cucullata* (Lour.) Schott

▶ 昆明犁头尖

科属：天南星科犁头尖属

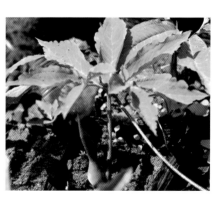

形态：多年生草本。块茎扁球形，直径4厘米或更大，多皱，侧旁及颈部周围常生直径1~2厘米的小球茎及芽眼，萌发后植株因而成丛生状；每芽出鳞叶1片，叶1片，花序1个；叶片鸟足状分裂，裂片9~11枚，表面暗绿色，发亮，背面淡绿色；花序柄由叶柄鞘中抽出；佛焰苞外面淡绿色，具紫褐色斑点，内面乳白色，中部有紫褐色斑点，或两面无斑点，海绵质；肉穗花序具粪臭，雌花序淡黄色，圆柱形。花期5—7月。

生境：生于海拔1800~2100米，生于常绿阔叶林下。

药用部位：块茎

拉丁名：*Typhonium kunmingense* H. Li

▶ 犁头尖

茨菇七、百步还原、金半夏

科属： 天南星科犁头尖属

形态： 块茎近球形、头状或椭圆形，直径1~2厘米，褐色，具环节，节间有黄色根迹，颈部生长1~4厘米的黄白色纤维状须根，散生疣凸状芽眼。幼株叶1~2片，叶片深心形、卵状心形至戟形，多年生植株有叶4~8枚；叶片绿色，背淡，戟状三角形，前裂片卵形，后裂片长卵形，外展；花序柄单一。佛焰苞：管部绿色，卵形。肉穗花序无柄，雌花序圆锥形。雄花近无柄，雄蕊2个，药室2，长圆状倒卵形。中性花同形、线形、上升或下弯，两头黄色，腰部红色。花期5~7月。

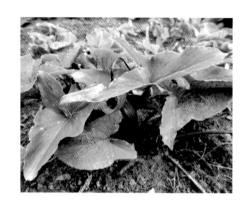

生境： 生于海拔1200米以下，生于地边、田头、草坡、石隙中。

药用部位： 块茎

拉丁名： *Typhonium divaricatum* (L.) Decne.

▶ 大魔芋

科属： 天南星科魔芋属

形态： 块茎扁球形或半球形，高15厘米，粗22厘米，基部圆形，顶部极宽，中央强度压扁状，表面具斑痕，有小球茎；根粗，线形，不分枝。鳞叶2片，边缘内卷，基部抱茎；内面的鳞叶长31厘米，宽12厘米，倒卵状长圆形。佛焰苞倒圆锥状钟形，长30厘米，边缘折波状，有白色斑纹，至高18厘米处变为紫色，向先端渐过渡为淡绿色；肉穗花序棒状，长38厘米，无梗。花期5月。

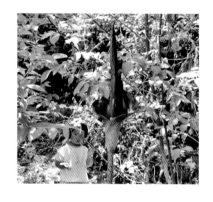

生境： 生于疏林下、林椽或溪谷两旁湿润地，或栽培于房前屋后。

药用部位： 块茎

拉丁名： *Amorphophallus gigantiflorus* Hayata

▶ 滇魔芋

科属： 天南星科魔芋属

形态： 块茎球形，顶部下凹，直径4~7厘米，密生肉质须根。叶单生，直立，无毛，叶柄长可达1米，绿色，具绿白色斑块；叶片3全裂，裂片二歧羽状分裂，顶生小裂片长大，披针形。花序柄长25~40厘米，绿褐色，有绿白色斑块，基部的鳞叶卵形、披针形至线形，膜质，绿色，有斑纹。佛焰苞干时膜质至纸质，边缘呈波状，绿色，具绿白色斑点。肉穗花序远短于佛焰苞。花期4~5月。

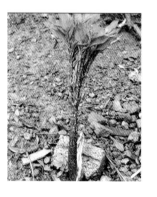

生境： 海拔200~2000米，生于山坡密林下、河谷疏林及荒地。

药用部位： 块茎

拉丁名： *Amorphophallus yunnanensis* Engl.

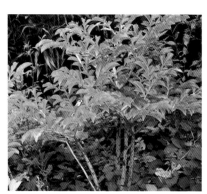
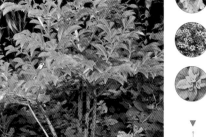

▶ 魔芋

科属：天南星科魔芋属

形态：块茎扁球形，直径7.5~25厘米；颈部周围生多数肉质根及纤维状须根。叶柄长45~150厘米，有绿褐色或白色斑块；基部膜质鳞叶2~3，披针形。叶片绿色，3裂，Ⅰ次裂片具长50厘米的柄，二歧分裂，Ⅱ次裂片二回羽状分裂，小裂片互生，大小不等；佛焰苞漏斗形，杂以暗绿色斑块，边缘紫红色；肉穗花序比佛焰苞长1倍；浆果球形或扁球形，成熟时黄绿色。花期4—6月，果8—9月成熟。

生境：生于疏林下、林椽或溪谷两旁湿润地，或栽培于房前屋后。

药用部位：块茎

拉丁名：*Amorphophallus rivieri* Durieu

▶ 绿萝

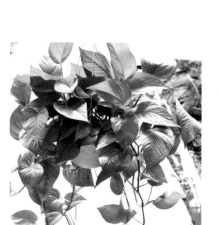

科属：天南星科麒麟叶属

形态：高大藤本，茎攀援，节间具纵槽；多分枝，枝悬垂。幼枝鞭状，细长，鞘革质，宿存；下部叶片大，纸质，宽卵形，短渐尖，基部心形，成熟枝上叶柄粗壮，基部稍扩大，稍肥厚，腹面具宽槽，叶鞘长，叶片薄革质，翠绿色，通常（特别是叶面）有多数不规则的纯黄色斑块，全缘，不等侧的卵形或卵状长圆形，先端短渐尖，基部深心形，Ⅰ级侧脉8~9对，稍粗，两面略隆起，与强劲的中肋成70~80度（~90度）锐角，其间Ⅱ级侧脉较纤细，细脉微弱，与Ⅰ、Ⅱ级侧脉网结。

生境：人工种植于屋内或阳台上。

药用部位：全草

拉丁名：*Epipremnum aureum* (Linden et Andre)

▶ 麒麟叶

麒麟尾、上树龙、百足藤
科属：天南星科麒麟叶属

形态：藤本植物，攀援极高。茎圆柱形，粗壮，多分枝；气生根具发达的皮孔，平伸，紧贴于树皮或石面上；叶鞘膜质，上达关节部位，逐渐撕裂，脱落；叶片薄革质，幼叶狭披针形或披针状长圆形，基部浅心形，成熟叶宽的长圆形，叶片两侧不等地羽状深裂，裂片线形，裂片上有叶片的Ⅰ级侧脉1~3条，Ⅱ级侧脉与Ⅰ级侧脉成极小的锐角，后逐渐与之平行。花序柄圆柱形，粗壮，基部有鞘状鳞叶包围。佛焰苞外面绿色，内面黄色，渐尖。肉穗花序圆柱形，钝；胚珠2~4粒，着生于胎座的近基部。种子肾形，稍光滑。花期4—5月。

生境：附生于热带雨林的大树上或岩壁上。

药用部位：茎、叶

拉丁名：*Epipremnum pinnatum* (Linn.) Engl.

天南星科

▶ **曲苞芋**

岩芋

科属：天南星科曲苞芋属

形态：块茎小，球形，外皮黄棕色。叶多数，基生，革质，卵形或长圆形卵形，先端锐尖，基部心形。佛焰苞管部绿色，上部旋卷成长尾状。肉穗花序，雌花序淡绿色，短，约为佛焰苞下部管长的一半；不育雄花序黄色，细；能育雄花序短棒状，钝，青紫色，花粉黄色。花期5—7月。

生境：常生长在海拔1000~2800米山地，附生于密林或灌丛中的石灰岩上。

药用部位：块根

拉丁名：*Gonatanthus pumilus* (D. Don) Engl.

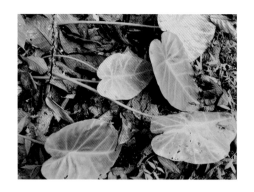

▶ **秀丽曲苞芋**

红芋

科属：天南星科曲苞芋属

形态：块茎扁球形，外面紫红色，直径2~3厘米，生少量须根；1~2年生植株无明显芽条；多年生植株的芽条纤细，多分枝，从树干上下垂，密生紫色鳞芽，芽鳞黄白色，细长，线形，卷曲成乱发状。表面绿色，背面侧脉间染为紫色，有时亦为绿色，盾状，狭披针形；前裂片长三角形，先端长渐尖，长为宽的3~4倍，中肋绿白色，Ⅰ级侧脉3~4对，斜上举；后裂片钝圆形，幼株的基部全缘，老株基部浅裂，裂弯深约为后裂片长的1/3，三角形，后基脉相交成20~30度锐角。

生境：海拔1800~2800米，常附生于湿性常绿阔叶林、苔藓林及其他杂木林中大树上腐殖质积聚处。

药用部位：块根

拉丁名：*Gonatanthus ornathus* Schott

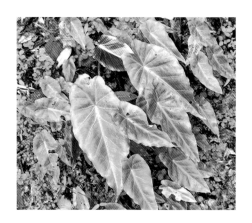

▶ **上树南星**

科属：天南星科上树南星属

形态：附生攀援植物。茎粗4~5毫米，节间伸长，长2.5厘米，上部者甚短缩；节上生肉质气生根。叶柄长10~15厘米，叶鞘几达叶柄顶端，大部分早落；叶片干时淡褐色、纸质，长圆状披针形，全缘，长15~20厘米，宽5~8厘米，极不等侧，基部钝或微心形；花序腋生和顶生；序柄从鞘状苞片中伸出；佛焰苞席卷近圆柱形，展开为卵状披针形。肉穗花序具长5~8毫米的梗，粉绿色；花密，花被环状；浆果卵圆形。花、果期6—10月。

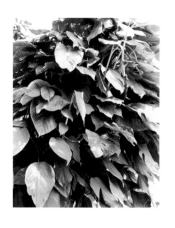

生境：海拔1500米以下，附生于林内树干或石上。

拉丁名：*Anadendrum montanum* (Blume) Schott

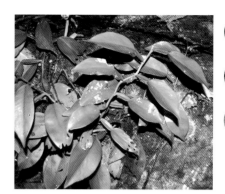

▶ 石柑子

石柑儿、关刀草、猛药、铁板草

科属：天南星科石柑属

形态：附生藤本，长0.4~6米。茎亚木质，淡褐色，近圆柱形，具纵条纹；分枝，枝下部常具鳞叶1枚；鳞叶线形，锐尖，具多数平行纵脉。叶片纸质，鲜时表面深绿色，背面淡绿色，干后表面黄绿色，背面淡黄色，椭圆形、披针状卵形至披针状长圆形，先端渐尖至长渐尖，常有芒状尖头，基部钝；花序腋生，苞片卵形，上部的渐大，纵脉多数；佛焰苞卵状，绿色，肉穗花序短，椭圆形至近圆球形，淡绿色、淡黄色，浆果黄绿色至红色，卵形或长圆形，长约1厘米。花、果期四季。

生境：生于海拔2400米以下的阴湿密林中，常匍匐于岩石上或附生于树干上。

药用部位：茎、叶。

拉丁名：*Pothos chinensis* (Raf.) Merr. in Journ. Arn. Arb.

▶ 象头花

老母猪半夏

科属：天南星科天南星属

形态：块茎扁球形，直径1~6厘米，颈部生多数圆柱状肉质根，周围有多数的小球茎，均肉红色。鳞叶2~3片，披针形，带紫色斑润。叶1，叶柄长20~50厘米，肉红色。幼株叶片轮廓心状箭形，全缘，腰部稍狭缩。成年植株叶片绿色，背淡，近革质，3全裂，裂片近无柄；侧裂片偏斜，椭圆形。佛焰苞深紫色，具白色或绿白色宽条纹。肉穗花序单性。浆果绿色。花期5—7月，果9—10月成熟。

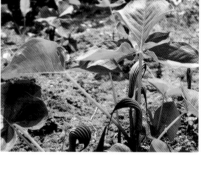

生境：生于林下、灌丛或草坡，海拔960~3000米。

药用部位：块茎

拉丁名：*Arisaema franchetianum* Engl.

▶ 一把伞南星

天南星

科属：天南星科天南星属

形态：块茎扁球形，直径可达6厘米。鳞叶绿白色、粉红色、有紫褐色斑纹。叶1，极稀2；叶片放射状分裂，裂片无定数；幼株少则3~4枚，多年生植株有多至20枚的，常1枚上举，余放射状平展，披针形、长圆形至椭圆形，无柄。花序柄比叶柄短。佛焰苞绿色，背面有清晰的白色条纹；肉穗花序单性。果序柄下弯或直立，浆果红色，种子1~2粒，球形，淡褐色。花期5—7月，果9月成熟。

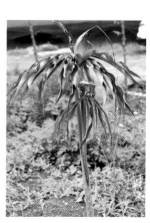

生境：海拔3200米以下的林下、灌丛、草坡、荒地均有生长。

药用部位：块茎

拉丁名：*Arisaema erubescens* (Wall.) Schott

▶ **大叶崖角藤**

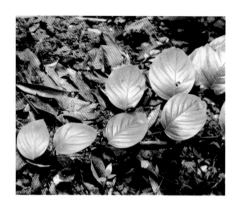

科属： 天南星科崖角藤属

形态： 附生藤本植物，攀援高达30米以上。茎圆柱形，粗壮；气生根肉质，圆柱形，叶柄绿色，近圆柱形，腹面具浅槽，两侧有膜质叶鞘达关节，脱落；叶片绿色，背面淡绿色，革质，极大，卵状长圆形，先端骤尖，基部心形、全缘。花序顶生和腋生，基部有披针形苞片。花序柄绿色。佛焰苞狭长，席卷，绿白色。肉穗花序无梗，淡黄绿色，干时绿黑色，圆柱形；花密集，两性；胚珠多数（≥8）。花期4—8月。

生境： 生于海拔600~1300米潮湿热带密林中的大树上及石灰岩山崖壁上。

药用部位： 全草

拉丁名： *Rhaphidophora megaphylla* H. Li

▶ **野芋**

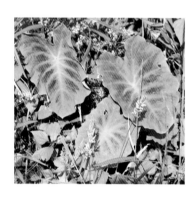

野芋头、红芋、野山芋

科属： 天南星科芋属

形态： 湿生草本。块茎球形，有多数须根；匍匐茎常从块茎基部外伸，长或短，具小球茎。叶柄肥厚，直立，长可达1.2米；叶片薄革质，表面略发亮，盾状卵形，基部心形，长达50厘米以上；前裂片宽卵形，锐尖，长稍胜于宽；花序柄比叶柄短许多。佛焰苞苍黄色，管部淡绿色，长圆形，为檐部长的1/2~1/5；檐部狭长的线状披针形，先端渐尖。肉穗花序短于佛焰苞：雌花序与不育雄花序等长，能育雄花序和附属器各长4~8厘米。子房具极短的花柱。

生境： 生于海拔2400米以下的潮湿沟谷或沼泽地。

药用部位： 块根（有毒）

拉丁名： *Colocasia antiquorum* Schott

▶ **独子藤**

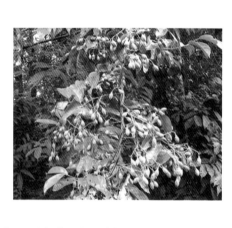

单子南蛇藤、红藤、大样红藤

科属： 卫矛科南蛇藤属

形态： 常绿藤本；小枝有细纵棱，干时紫褐色，皮孔通常稀疏，椭圆形或近圆形。叶片近革质，长方阔椭圆形至窄椭圆形，稀倒卵椭圆形，长5~17厘米，宽3~7厘米，先端短渐尖或急尖，基部楔形，稀阔楔形，边缘具细锯齿或疏散细锯齿；花序腋生或顶生及腋生并存，二歧聚花序排成聚伞圆锥花序，雄花序的小聚伞常成密伞状；花黄绿色或近白色；蒴果，阔椭圆状，稀近球状，裂瓣椭圆形，干时反卷，边缘皱缩成波状；种子1粒，椭圆状，光滑，稍具光泽；假种皮紫褐色。花期3—6月，果期6—10月。

生境： 生长于海拔300~1500米山坡密林中或灌丛湿地上。

药用部位： 根、茎、叶、果实

拉丁名： *Celastrus monospermus* Roxb.

昆明山海棠

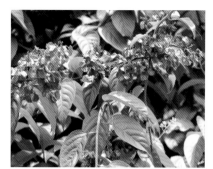

雷公藤

科属：卫矛科雷公藤属

形态：藤本灌木，高1~4米，小枝常具4~5棱，密被棕红色毡毛状毛，老枝无毛。叶薄革质，长方卵形、阔椭圆形或窄卵形，大小变化较大，先端长渐尖、短渐尖，偶为急尖而钝，基部圆形、平截或微心形，边缘具极浅疏锯齿，稀具密齿，圆锥聚伞花序生于小枝上部，呈蝎尾状多次分枝，顶生者最大，有花50朵以上，侧生者较小；花绿色，后期渐变浅红色，子房具3棱，花柱圆柱状，柱头膨大，椭圆状。翅果多为长方形或近圆形，果翅宽大，先端平截，内凹或近圆形，基部心形，中脉明显，侧脉稍短，与中脉密接。

生境：生于海拔1500~2500米林缘或沟谷边。

药用部位：根

拉丁名：*Tripterygium hypoglaucum* (Levl.) Hutch

南蛇藤

蔓性落霜红、南蛇风、大南蛇、香龙草

科属：卫矛科南蛇藤属

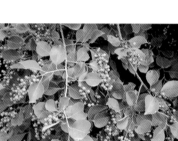

形态：小枝光滑无毛，灰棕色或棕褐色，具稀而不明显的皮孔；腋芽小，卵状到卵圆状。叶通常阔倒卵形，近圆形或长方椭圆形，先端圆阔，具有小尖头或短渐尖，基部阔楔形到近钝圆形，边缘具锯齿，两面光滑无毛或叶背脉上具稀疏短柔毛；聚伞花序腋生，间有顶生，花序长1~3厘米，小花1~3朵，偶仅1~2朵；花瓣倒卵椭圆形或长方形，花盘浅杯状，裂片浅，顶端圆钝；雄蕊长2~3毫米，退化雌蕊不发达；雌花花冠较雄花窄小，花盘稍深厚，肉质，退化雄蕊极短小；子房近球状；蒴果近球状，直径8~10毫米；种子椭圆状稍扁，赤褐色。花期5—6月，果期7—10月。

生境：生长于海拔450~2200米山坡灌丛。

药用部位：果实

拉丁名：*Celastrus orbiculatus* Thunb.

扶芳藤

金线风、九牛造、靠墙风、络石藤、爬墙草

科属：卫矛科卫矛属

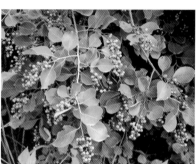

形态：常绿藤本灌木，高1至数米；小枝方棱不明显。叶薄革质，椭圆形、长方椭圆形或长倒卵形，宽窄变异较大，可窄至近披针形，边缘齿浅不明显，侧脉细微和小脉全不明显；聚伞花序3~4次分枝；最终小聚伞花密集，有花4~7朵，分枝中央有单花；花白绿色，4数；花盘方形；花丝细长，花药圆心形；子房三角锥状，4棱，粗壮明显。蒴果粉红色，果皮光滑，近球状；种子长方椭圆状，棕褐色，假种皮鲜红色，全包种子。花期6月，果期10月。

生境：生于海拔1000~2200米的山坡丛林中。

药用部位：带叶茎枝

拉丁名：*Euonymus fortunei* (Turcz.) Hand.-Mazz.

▶ 卫矛

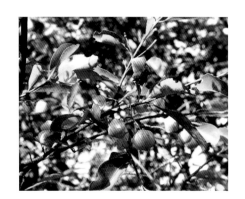

鬼箭羽、鬼箭、六月凌、四面锋

科属：卫矛科卫矛属

形态：灌木，高1~3米；小枝常具2~4列宽阔木栓翅；冬芽圆形，芽鳞边缘具不整齐细坚齿。叶卵状椭圆形、窄长椭圆形，偶为倒卵形，边缘具细锯齿，两面光滑无毛；叶柄长1~3毫米。聚伞花序1~3朵；花白绿色，直径约8毫米，4数；萼片半圆形；花瓣近圆形；雄蕊着生花盘边缘处，花丝极短，开花后稍增长，花药宽阔长方形，2室顶裂。蒴果1~4深裂，裂瓣椭圆状，长7~8毫米；种子椭圆状或阔椭圆状，长5~6毫米，种皮褐色或浅棕色，假种皮橙红色，全包种子。花期5—6月，果期7—10月。

生境：生于海拔1000~2500米山坡、沟地边沿。

药用部位：根、带翅的枝叶

拉丁名：*Euonymus alatus* (Thunb.) Sieb.

▶ 云南卫矛

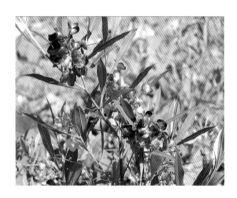

金丝杜仲、抱鸡果树

科属：卫矛科卫矛属

形态：常绿或半常绿乔木，高达12米。叶对生间有互生，革质，窄长倒卵形、窄椭圆形或较宽而为椭圆形或倒卵形，边缘具短刺状小尖，一般反卷，似全缘状；聚伞花序1~3朵，偶为5朵；花较大，黄绿色；花萼基部短管明显，萼片阔三角形；子房五角形，短阔，5室，每室有4~10胚珠。蒴果长大，倒锥状；成熟种子椭圆状，棕白色，合点稍隆起，假种皮红棕色，包被种子一半或仅基部。花期4月，果期6—7月。

生境：生长于海拔1200~2400米的林缘、灌丛或地埂。

药用部位：籽、根、叶、茎皮

拉丁名：*Euonymus yunnanensis* Franch.

▶ 车桑子

坡柳、明油子

科属：无患子科车桑子属

形态：灌木或小乔木，高1~3米或更高；小枝扁，有狭翅或棱角，覆有胶状黏液。单叶，纸质，形状和大小变异很大，线形、线状匙形、线状披针形、倒披针形或长圆形，全缘或不明显的浅波状；花序顶生或在小枝上部腋生，比叶短，密花，主轴和分枝均有棱角；花梗纤细；萼片4，披针形或长椭圆形，顶端钝；子房椭圆形，外面有胶状黏液，2或3室；蒴果倒心形或扁球形，2或3翅，种皮膜质或纸质，有脉纹；种子每室1或2粒，透镜状，黑色。花期秋末，果期冬末春初。

生境：常生于海拔1100~1800米干旱山坡、旷地或海边的沙土上。

药用部位：全株

拉丁名：*Dodonaea viscosa* (L.) Jacq.

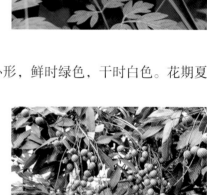

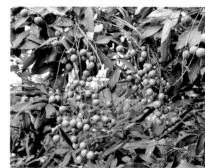

▶ 倒地铃

假苦瓜、风船葛、带藤苦楝、灯笼草

科属：无患子科倒地铃属

形态：草质攀援藤本，长约1~5米；茎、枝绿色，有5或6棱和同数的直槽；二回三出复叶，轮廓为三角形；小叶近无柄，薄纸质，顶生的斜披针形或近菱形；圆锥花序少花，与叶近等长或稍长，总花梗直，长4~8厘米，卷须螺旋状；萼片4枚，被缘毛，外面2片圆卵形；花瓣乳白色，倒卵形；蒴果梨形、陀螺状倒三角形或有时近长球形，褐色，被短柔毛；种子黑色，有光泽，种脐心形，鲜时绿色，干时白色。花期夏秋，果期秋季至初冬。

生境：生于海拔1700~2500米灌丛、河边草甸、荒地、开阔草丛、林缘、路边等。

药用部位：全草

拉丁名：*Cardiospermum halicacabum* L.

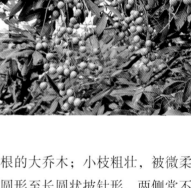

▶ 龙眼

圆眼、桂圆、羊眼果树

科属：无患子科龙眼属

形态：常绿乔木，高通常10余米，间有高达40米、胸径达1米、具板根的大乔木；小枝粗壮，被微柔毛，散生苍白色皮孔。小叶4~5对，很少3或6对，薄革质，长圆状椭圆形至长圆状披针形，两侧常不对称，有光泽，背面粉绿色，两面无毛；花序大型，多分枝，顶生和近枝顶腋生，密被星状毛；花梗短；萼片近革质，三角状卵形，两面均被褐黄色绒毛和成束的星状毛；花瓣乳白色，披针形，与萼片近等长，仅外面被微柔毛；花丝被短硬毛。果近球形，通常黄褐色或有时灰黄色，外面稍粗糙，或少有微凸的小瘤体；种子茶褐色，光亮，全部被肉质的假种皮包裹。花期春夏间，果期夏季。

生境：人工栽培于海拔1000~2000米的向阳坡地。

药用部位：果实或果皮

拉丁名：*Dimocarpus longan* Lour.

▶ 无患子

木患子、油患子、苦患树、黄目树

科属：无患子科无患子属

形态：落叶大乔木，高可达20余米，树皮灰褐色或黑褐色；嫩枝绿色，无毛。小叶5~8对，通常近对生，叶片薄纸质，长椭圆状披针形或稍呈镰形；花序顶生，圆锥形；花小，辐射对称，花梗常很短；萼片卵形或长圆状卵形，外面基部被疏柔毛；花瓣5片，披针形，有长爪，外面基部被长柔毛或近无毛，鳞片2个，小耳状；花盘碟状，无毛；雄蕊8枚，伸出，中部以下密被长柔毛；子房无毛。果的发育分果爿近球形，直径2~2.5厘米，橙黄色，干时变黑。花期春季，果期夏秋。

生境：常栽培于海拔1500~2000米房屋附近。

药用部位：根和果（有小毒）

拉丁名：*Sapindus mukorossi* Gaertn.

▶ 云南梧桐

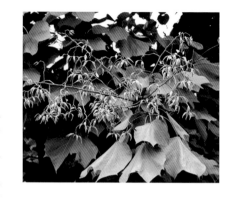

红花梧桐、黑皮梧桐

科属：梧桐科梧桐属

形态：落叶乔木，高达15米；树干直，树皮青带灰黑色，略粗糙；小枝粗壮，被短柔毛。叶掌状3裂，叶柄粗壮；圆锥花序顶生或腋生，花紫红色；萼5深裂几至基部，萼片条形或矩圆状条形，被毛；雄花的雌雄蕊柄长管状，花药集生在雌雄蕊柄顶端成头状；雌花的子房具长柄，子房5室，外被茸毛，胚珠多数，有不发育的雄蕊。蓇葖果膜质，几无毛；种子圆球形，黄褐色，表面有皱纹，着生在心皮边缘的近基部。花期6—7月，果熟期10月。

生境：生于海拔1600~3000米的山地或坡地、村边、路边。

药用部位：根皮

拉丁名：*Firmiana major* (W. W. Smith) Hand.-Mazz.

▶ 山芝麻

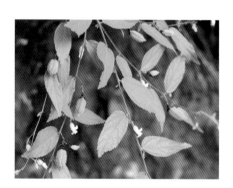

山油麻、坡油麻

科属：梧桐科山芝麻属

形态：小灌木，高达1米，小枝被灰绿色短柔毛。叶狭矩圆形或条状披针形，顶端钝或急尖，基部圆形，上面无毛或几无毛，下面被灰白色或淡黄色星状茸毛，间或混生刚毛；聚伞花序有2至数朵花；花梗通常有锥尖状的小苞片4枚；萼管状，被星状短柔毛，5裂，裂片三角形；花瓣5片，不等大，淡红色或紫红色，基部有2个耳状附属体；雄蕊10枚，退化雄蕊5枚，线形，甚短；子房5室，被毛，较花柱略短，每室有胚珠约10个。蒴果卵状矩圆形，顶端急尖，密被星状毛及混生长绒毛；种子小，褐色，有椭圆形小斑点。花期几乎全年。

生境：生于海拔1800米以下的林缘沟谷。

药用部位：根和叶

拉丁名：*Helicteres angustifolia* L.

▶ 八角金盘

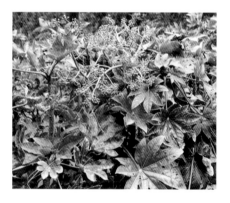

八金盘、八手、手树、金刚纂

科属：五加科八角金盘属

形态：常绿灌木或小乔木，高可达5m。茎光滑无刺。叶柄长10~30厘米；叶片大，革质，近圆形，直径12~30cm，掌状7~9深裂，裂片长椭圆状卵形，先端短渐尖，基部心形，边缘有疏离粗锯齿；圆锥花序顶生，花序轴被褐色绒毛；花萼近全缘，无毛；花瓣5，卵状三角形，黄白色，无毛；雄蕊5枚，花丝与花瓣等长；花盘凸起半圆形。果近球形，熟时黑色。花期10—11月，果熟期翌年4月。

生境：人工栽培于绿化带。

药用部位：叶、根

拉丁名：*Fatsia japonica* (Thunb.) Decne. et Planch.

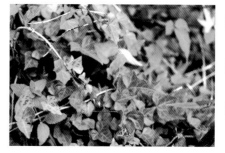

▶ 常春藤

爬树藤、爬墙虎、三角枫

科属：五加科常春藤属

形态：常绿攀援灌木；茎长3~20米，灰棕色或黑棕色，有气生根；一年生枝疏生锈色鳞片，鳞片通常有10~20条辐射肋。叶片革质，在不育枝上通常为三角状卵形或三角状长圆形，稀三角形或箭形，边缘全缘或3裂，花枝上的叶片通常为椭圆状卵形至椭圆状披针形，略歪斜而带菱形，稀卵形或披针形，极稀为阔卵形、圆卵形或箭形；伞形花序单个顶生；花淡黄白色或淡绿白色，芳香；子房5室；果实球形，红色或黄色。花期9—11月，果期次年3—5月。

生境：垂直分布海拔自数十米起至3500米林缘树木、林下路旁、岩石和房屋墙壁上。

药用部位：全株

拉丁名：*Hedera nepalensis* K. Koch var. *sinensis*

▶ 刺通草

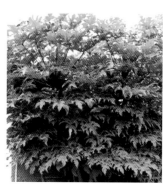

通草、桡树、广叶蓖、脱萝

科属：五加科刺通草属

形态：常绿小乔木，高3~8米，胸径约15厘米或更粗；树皮淡黄灰色，有刺或无刺；叶为单叶，叶片大，革质，掌状深裂，裂片5~9枚，披针形，先端长渐尖，边缘有大锯齿，幼树的叶掌状深裂更深，类似掌状复叶，基部有叶状阔翅将各小叶状裂片连成整片，或部分裂片有阔翅相连，部分无阔翅相连，裂片常又有一至几个或深或浅的小裂片，上面无毛或两面都疏生星状绒毛；托叶和叶柄基部合生。圆锥花序大，主轴和分枝幼时有锈色绒毛，后毛渐脱落；伞形花序大，有花多数；花淡黄绿色；子房6~10室；果实卵球形，棱不明显。花期10月，果期次年5—7月。

生境：生于海拔1300~1900米森林中。

药用部位：叶、全株

拉丁名：*Trevesia palmata* (Roxb.) Vis.

▶ 楤木

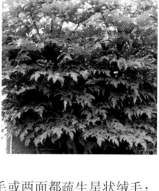

鹊不踏、虎阳刺、海桐皮、刺老苞

科属：五加科楤木属

形态：灌木或乔木，高2~5米，稀达8米，胸径达10~15厘米；树皮灰色，疏生粗壮直刺；小枝通常淡灰棕色，有黄棕色绒毛，疏生细刺。叶为二回或三回羽状复叶；羽片有小叶5~11对，稀13对，基部有小叶1对；小叶片纸质至薄革质、卵形、阔卵形或长卵形，边缘有锯齿，稀为细锯齿或不整齐粗重锯齿；圆锥花序大，密生淡黄棕色或灰色短柔毛；伞形花序有花多数；花白色，芳香；萼无毛，边缘有5个三角形小齿；花瓣5片；雄蕊5枚；子房5室；果实球形，黑色，有5棱。花期7—9月，果期9—12月。

生境：生于海拔2700米以下森林、灌丛或林缘路边。

药用部位：根皮

拉丁名：*Aralia chinensis* L.

▶ **掌柴**

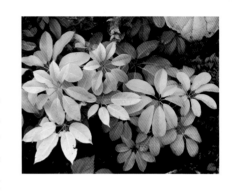

科属：五加科鹅掌柴属

形态：乔木或灌木，高2~15米，胸径可达30厘米以上；小枝粗壮，干时有皱纹，幼时密生星状短柔毛，不久毛渐脱稀。叶有小叶6~9对，最多至11对；小叶片纸质至革质，椭圆形、长圆状椭圆形或倒卵状椭圆形，稀椭圆状披针形，边缘全缘，但在幼树时常有锯齿或羽状分裂；圆锥花序顶生，主轴和分枝幼时密生星状短柔毛，后毛渐脱稀；分枝斜生，有总状排列的伞形花序几个至十几个，间或有单生花1~2朵；伞形花序有花10~15朵；总花梗纤细；花瓣5~6片，开花时反曲，无毛；雄蕊5~6枚；子房5~7室，稀9~10室；果实球形，黑色，有不明显的棱。花期11—12月，果期12月。

生境：生于海拔100~2100米的林下或人工种植。

药用部位：叶或茎皮

拉丁名：*Schefflera octophylla* (Lour.) Harms

▶ **幌伞枫**

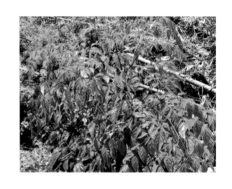

大蛇药、五加通、发财树

科属：五加科幌伞枫属

形态：常绿乔木，高5~30米，胸径达70厘米，树皮淡灰棕色，枝无刺。叶大，三至五回羽状复叶，托叶小，和叶柄基部合生；小叶片在羽片轴上对生，纸质，椭圆形，先端短尖，基部楔形，两面均无毛，边缘全缘；圆锥花序顶生；伞形花序头状，有花多数；花淡黄白色，芳香；萼有绒毛；花瓣5片，卵形；雄蕊5枚；子房2室；花柱2，离生，开展。果实卵球形，略侧扁，黑色。花期10—12月，果期次年2—3月。

生境：生于海拔1700米以下的森林中，庭园中偶有栽培。

药用部位：根皮

拉丁名：*Heteropanax fragrans* (Roxb.) Seem.

▶ **掌叶梁王茶**

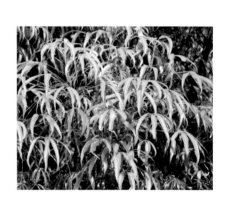

金刚散、山槟榔、良旺茶、宝金刚、金刚树、白鸡骨头树

科属：五加科梁王茶属

形态：灌木，高1~5米。叶为掌状复叶，稀单叶；叶柄长4~12厘米；小叶片3~5对，稀2或7对，长圆状披针形至椭圆状披针形，先端渐尖至长渐尖，边缘疏生钝齿或近全缘；圆锥花序顶生，伞形花序，有花10余朵；花白色；萼无毛，边缘有5个三角形小齿；花瓣5片，三角状卵形；雄蕊5枚；子房2室；花柱2，基部合生，先端离生；花盘稍隆起。果实球形，侧扁。花期9—10月，果期12月至次年1月。

生境：生于海拔1600~2500米的森林或灌木丛中。

药用部位：茎皮

拉丁名：*Nothopanax delavayi* (Franch.) Harms ex Diels

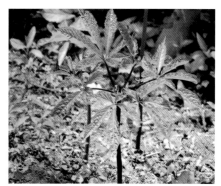

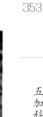

▶ 姜状三七

三七、野三七

科属：五加科人参属

形态：多年生草本，高20~60厘米；地下茎长，匍匐生长，节间短缩而增厚，肉质根姜块状。地上茎单一；叶为掌状复叶，3~7枚轮生于茎顶；小叶片长椭圆状倒卵形，先端长渐尖，基部楔形，边缘有重锯齿，两面脉上疏生刚毛；无小叶柄或近无柄。伞形花序单个顶生，有花80~100朵；苞片线状披针形；花小，紫色；萼齿扁圆形至扁三角形；花瓣早落；子房2~3室；花柱2，合生至中部，柱头下弯。果实卵圆形，红色，熟时变黑；种子白色，微皱。

生境：生于海拔1000~2000米避阴度较高的混交林下。

药用部位：全草

拉丁名：*Panax zingiberensis* C. Y. Wu et K. M. Feng

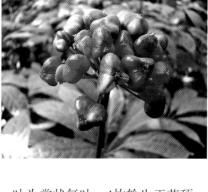

▶ 三七

田七、山漆、铜墙铁壁、金不换

科属：五加科人参属

形态：多年生草本；根状茎短，竹鞭状，横生，有2至几条肉质根；肉质根圆柱形，干时有纵皱纹。地上茎单生，基部有宿存鳞片。叶为掌状复叶，4枚轮生于茎顶；小叶3~5片，薄膜质，透明，小叶片长圆形至倒卵状长圆形，两面脉上均有刚毛，托叶卵形或披针形；伞形花序单个顶生，有花80~100朵；总花梗被微柔毛；苞片不明显；花黄绿色；萼杯状，边缘有5个三角形的齿；花瓣5片；雄蕊5枚；子房2室。花期7—9月，果期11—12月。

生境：人工栽培。

药用部位：根茎、花、全草

拉丁名：*Panax pseudo-ginseng* Wall. var. *notoginseng* (Burkill) Hoo & Tseng

▶ 西洋参

花旗参、洋参、西洋人参

科属：五加科人参属

形态：多年生草木，主根呈圆形或纺锤形，表面浅黄色或黄白色，色泽油光，皮纹细腻，质地饱满而结实，断切面干净，呈现较清晰的菊花纹理，参片甘苦味浓，透喉，全体无毛。根肉质，纺锤形，有时呈分歧状。根茎短。茎圆柱形，掌状五出复叶，通常3~4枚，轮生于茎端，叶片膜质，广卵形至倒卵形，边缘具粗锯齿；伞形花序，花多数，萼绿色，钟状，花瓣5片，绿白色，矩圆形，花盘肉质环状；浆果扁圆形，成对状，熟时鲜红色，果柄伸长。花期7月，果熟期9月。

生境：原产加拿大和美国，现引种试种于我国。

药用部位：根茎或全草

拉丁名：*Panax quinquefolius* L.

▶ 珠子参

野三七、三七、金线吊葫芦

科属：五加科人参属

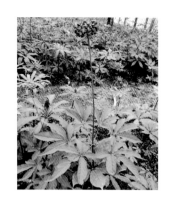

形态：多年生草本；根状茎肉质串珠形；叶为掌状复叶，4枚轮生于茎顶；小叶3~5片，薄膜质，透明，小叶片长圆形至倒卵状长圆形，两面脉上均有刚毛，托叶卵形或披针形；伞形花序单个顶生，有花20~50朵；总花梗被微柔毛；苞片不明显；花黄绿色；萼杯状，边缘有5个三角形的齿；花瓣5片；雄蕊5枚；子房2室。花期5—7月，果期9—10月。

生境：生于海拔2300~3000米针叶林、混交林林下或灌丛中。

药用部位：根茎

拉丁名：*Panax pseudoginseng* Wall. var. *major* (Burkill) H. L. Li

▶ 通脱木

通草、木通树、天麻子

科属：五加科通脱木属

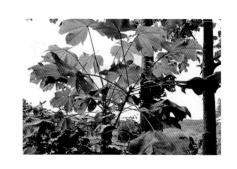

形态：常绿灌木或小乔木，高1~3.5米，基部直径6~9厘米；树皮深棕色，略有皱裂；新枝淡棕色或淡黄棕色，有明显的叶痕和大型皮孔，幼时密生黄色星状厚绒毛，后毛渐脱落。叶大，集生茎顶；叶片纸质或薄革质，掌状5~11裂，倒卵状长圆形或卵状长圆形，通常再分裂为2~3小裂片，先端渐尖，上面深绿色，无毛，下面密生白色厚绒毛，边缘全缘或疏生粗齿；圆锥花序，分枝多，苞片披针形，密生白色或淡棕色星状绒毛；伞形花序，有花多数；花淡黄白色；萼花瓣4片，稀5片；果实球形，紫黑色。花期10—12月，果期次年1—2月。

生境：生于海拔2800米以下的林下或林缘。

药用部位：茎髓

拉丁名：*Tetrapanax papyrifer* (Hook.) K. Koch

▶ 刺五加

五加皮

科属：五加科五加属

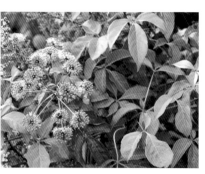

形态：灌木，高1~6米；分枝多，一、二年生的通常密生刺，稀仅节上生刺或无刺；刺直而细长，针状，下向，基部不膨大，脱落后遗留圆形刺痕，叶有小叶5片，稀3片；叶柄常疏生细刺，小叶片纸质，椭圆状倒卵形或长圆形，先端渐尖，基部阔楔形，上面粗糙，深绿色；伞形花序单个顶生，或2~6个组成稀疏的圆锥花序，有花多数；花紫黄色；萼无毛，边缘近全缘或有不明显的5小齿；卵形；子房5室，花柱全部合生成柱状。果实球形或卵球形，有5棱，黑色。花期6—7月，果期8—10月。

生境：生于海拔2000米以下森林或灌丛中。

药用部位：树皮和根皮

拉丁名：*Acanthopanax senticosus* (Rupr. Maxim.) Harms

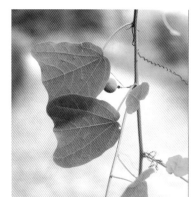
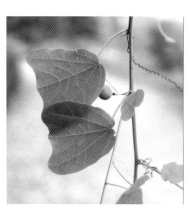

▶ 月叶西番莲

锅铲叶

科属：西番莲科西番莲属

形态：草质藤本，长约2米，茎具条纹，幼枝被稀疏白色平展柔毛。叶纸质，基部圆形，先端深2裂；花序近无梗，成对生于纤细卷须的两侧，有2~6朵花；花白色；花瓣5片，外副花冠裂片2轮，丝状，内副花冠褶状；具花盘；子房卵状椭圆球形，无柄，无毛；花柱3，分离；浆果球形，光滑，具白色脉纹；种子多数，近圆形，扁平，棕黄色。花期4—5月。

生境：生于海拔600~1500米的山谷，疏林或灌丛中。

药用部位：全草

拉丁名：*Passiflora altebilobata* Hemsl.

▶ 西番莲

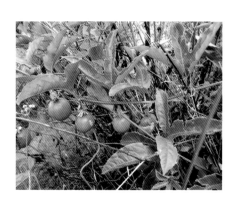

转心莲、西洋鞠、转枝莲、洋酸茄花、时计草

科属：西番莲科西番莲属

形态：草质藤本；茎圆柱形并微有棱角，无毛，略被白粉；叶纸质、基部心形，掌状5深裂，中间裂片卵状长圆形，两侧裂片略小，无毛、全缘；聚伞花序退化仅存1花，与卷须对生；花大，淡绿色，苞片宽卵形，全缘；萼片5枚，外面淡绿色，内面绿白色、外面顶端具一角状附属器；花瓣5枚，淡绿色，与萼片近等长；外副花冠裂片3轮，丝状，外轮与中轮裂片，顶端天蓝色，中部白色、下部紫红色，内轮裂片丝状；内副花冠流苏状，裂片紫红色；子房卵圆球形；浆果卵圆球形至近圆球形，熟时橙黄色或黄色；种子多数，倒心形。花、果期5—7月。

生境：生于海拔1900米以下的路旁、林缘、灌丛或人工种植。

药用部位：全草

拉丁名：*Passiflora coerulea* L.

▶ 圆叶西番莲

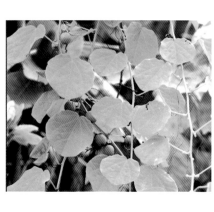

燕子尾、老鼠铃、闹蛆叶

科属：西番莲科西番莲属

形态：草质藤本，长2~3米。茎幼时被毛，老时渐变无毛。叶坚纸质，近圆形至扁圆形，先端通常圆钝截形，有时略急尖，基部圆形或近心形，全缘，下面被白粉；花序腋生，成对地生于卷须两侧，被毛，有2~6朵花；花苞绿色；外副花冠裂片2轮，丝状，内副花冠褶状；子房近球形，无柄，被白色柔毛；浆果球形，成熟后为紫黑色；种子近圆形，顶端具尖头。花期6月，果期10月。

生境：生于海拔450~1600米的山坡、沟谷或灌丛中。

药用部位：全草

拉丁名：*Passiflora henryi* Hemsl.

▶ 龙珠果

香花果、天仙果、野仙桃、肉果

科属：西番莲科西番莲属

形态：草质藤本，长数米，有臭味；茎具条纹并被平展柔毛。叶膜质，宽卵形至长圆状卵形，先端3浅裂，基部心形，边缘呈不规则波状；聚伞花序退化仅存1花，与卷须对生。花白色或淡紫色，具白斑；花瓣5枚，与萼片等长；外副花冠裂片3~5轮，丝状，内副花冠非褶状，膜质；子房椭圆球形；浆果卵圆球形，无毛；种子多数，椭圆形，草黄色。花期7—8月，果期翌年 4—5月。

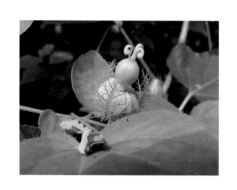

生境：常见逸生于海拔120~500米的草坡路边。

药用部位：叶、果

拉丁名：*Passiflora foetida* L.

▶ 昙花

令箭荷花

科属：仙人掌科昙花属

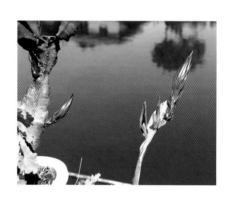

形态：附生肉质灌木，高2~6米，老茎圆柱状，木质化。分枝多数，叶状侧扁，披针形至长圆状披针形，先端长渐尖至急尖，或圆形，边缘波状或具深圆齿，基部急尖、短渐尖或渐狭成柄状，深绿色，无毛，中肋粗大；花单生于枝侧的小窠，漏斗状，于夜间开放，芳香；萼状花被片绿白色、淡琥珀色或带红晕，线形至倒披针形，边缘全缘，通常反曲；瓣状花被片白色，倒卵状披针形至倒卵形；花丝白色；花药淡黄色；浆果长球形，具纵棱脊，无毛，紫红色。种子多数，卵状肾形，亮黑色，具皱纹，无毛。

生境：人工栽培于庭院花盆或花坛中。

药用部位：全草

拉丁名：*Epiphyllum oxypetalum* (DC.) Haw.

▶ 仙人掌

仙巴掌、霸王树、火焰、火掌

科属：仙人掌科仙人掌属

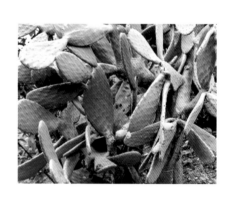

形态：丛生肉质灌木，高（1~）1.5~3米。上部分枝宽倒卵形、倒卵状椭圆形或近圆形，边缘通常不规则波状，基部楔形或渐狭，绿色至蓝绿色，无毛；花辐状，花托倒卵形，顶端截形并凹陷，基部渐狭，绿色，疏生突出的小窠，小窠具短绵毛、倒刺刚毛和钻形刺；萼状花被片宽倒卵形至狭倒卵形，黄色，具绿色中肋；瓣状花被片倒卵形或匙状倒卵形；浆果倒卵球形，顶端凹陷，基部多少狭缩成柄状；种子多数，扁圆形，边缘稍不规则，无毛，淡黄褐色。花期6—10（—12）月。

生境：生于干旱的地埂、荒坡或栽种于围墙上。

药用部位：茎

拉丁名：*Opuntia stricta* (Haw.) Haw. var. *dillenii* (Ker-Gawl.) Benson

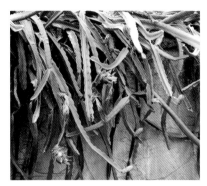

▶ 火龙果

红龙果、龙珠果、仙蜜果、玉龙果

科属：仙人掌科量天尺属

形态：火龙果为多年生攀援性的多肉植物。植株无主根，侧根大量分布在浅表土层，同时有很多气生根，可攀援生长。根茎深绿色，粗壮，具3棱。棱扁，边缘波浪状，茎节处生长攀援根，可攀附其他植物上生长，肋多为3条，每段茎节凹陷处具小刺。叶退化；花白色，巨大子房下位；果实，长圆形或卵圆形，表皮红色，肉质，具卵状而顶端急尖的鳞片，果肉白色或红色。有近万粒具香味的芝麻状种子。

生境：人工栽培，生长海拔为1600米以下向阳地。

药用部位：果实

拉丁名：*Hylocereus undulatus* Britt

▶ 杯苋

拔子弹草、小马鞭草、细样倒扣草

科属：苋科杯苋属

形态：多年生草本，高30~50厘米；根细长；茎上升或直立，钝四棱形，具分枝，有灰色长柔毛，节部带红色，加粗，基部数节生不定根。叶片菱状倒卵形或菱状矩圆形，上面绿色，幼时带红色，下面苍白色，两面有长柔毛，具缘毛；总状花序由多数花丛而成，顶生和最上部叶腋生，直立；胞果球形，无毛，带绿色；不育花的花被片及苞片黄色，花后稍延长，顶端钩状，基部有长柔毛。种子卵状矩圆形，极小，褐色，光亮。花、果期6—11月。

生境：生于海拔2300米以下山坡灌丛或小河边。

药用部位：全草

拉丁名：*Cyathula prostrata* (L.) Blume

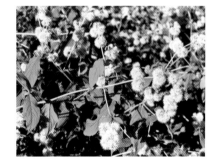

▶ 川牛膝

麻牛膝、白牛膝、拐牛膝、肉牛膝

科属：苋科杯苋属

形态：多年生草本，高50~100厘米；根圆柱形，鲜时表面近白色，干后灰褐色或棕黄色；茎直立，稍四棱形，多分枝，疏生长糙毛。叶片椭圆形或窄椭圆形，少数倒卵形，全缘，上面有贴生长糙毛，下面毛较密；花丛为3~6次二歧聚伞花序，密集成花球团，淡绿色，干时近白色；苞片顶端刺芒状或钩状；子房圆筒形或倒卵形；胞果椭圆形或倒卵形，淡黄色。种子椭圆形，透镜状，带红色，光亮。花期6—7月，果期8—9月。

生境：适宜温暖湿润气候，不耐寒，常生于气候炎热的地区，多见于阴湿的小沟边或村边路旁旷地。

药用部位：根

拉丁名：*Cyathula officinalis* Kuan

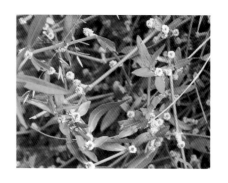

▶ 莲子草

满天星、虾钳菜、白花仔、节节花、膨蜞菊

科属： 苋科莲子草属

形态： 多年生草本，高10~45厘米；圆锥根粗，直径可达3毫米；茎上升或匍匐，绿色或稍带紫色，有条纹及纵沟，沟内有柔毛，在节处有一行横生柔毛。叶片形状及大小有变化，条状披针形、矩圆形、倒卵形、卵状矩圆形，顶端急尖、圆形或圆钝，基部渐狭，全缘或有不显明锯齿，两面无毛或疏生柔毛；头状花序1~4个，腋生，无总花梗，初为球形，后渐成圆柱形；花密生，花轴密生白色柔毛；苞片及小苞片白色，顶端短渐尖，无毛；苞片卵状披针形，花被片卵形，白色；胞果倒心形，侧扁，翅状，深棕色，包在宿存花被片内。种子卵球形。花期5—7月，果期7—9月。

生境： 生在村庄附近的草坡、水沟、田边或沼泽、水潭潮湿处。

药用部位： 全草

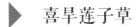

拉丁名： *Alternanthera sessilis* (L.) DC.

▶ 喜旱莲子草

红根草、水蕹菜、革命草、水花生

科属： 苋科莲子草属

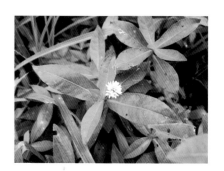

形态： 多年生草本；茎基部匍匐，上部上升，管状，不明显4棱，具分枝，幼茎及叶腋有白色或锈色柔毛，茎老时无毛，仅在两侧纵沟内保留。叶片矩圆形、矩圆状倒卵形或倒卵状披针形，顶端急尖或圆钝，具短尖，基部渐狭，全缘；花密生，成具总花梗的头状花序，单生在叶腋，球形；苞片及小苞片白色，顶端渐尖，苞片卵形，小苞片披针形，花被片矩圆形，白色，光亮，无毛，顶端急尖，背部侧扁；子房倒卵形，具短柄，背面侧扁，顶端圆形。果实未见。花期5—10月。

生境： 生于海拔2300米以下的荒地、水沟、沼泽。

药用部位： 全草

拉丁名： *Alternanthera philoxeroides* (Mart.) Griseb.

▶ 牛膝

怀牛膝、牛髁膝、山苋菜

科属： 苋科牛膝属

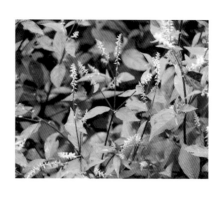

形态： 多年生草本，高70~120厘米；根圆柱形，土黄色；茎有棱角或四方形，绿色或带紫色，有白色贴生或开展柔毛，或近无毛，分枝对生。叶片椭圆形或椭圆披针形，少数倒披针形，顶端尾尖；穗状花序顶生及腋生，花期后反折，花多数，密生；苞片宽卵形，顶端长渐尖；小苞片刺状，顶端弯曲，基部两侧各有一卵形膜质小裂片，花被片披针形，光亮，顶端急尖，有一中脉；胞果矩圆形，黄褐色，光滑。种子矩圆形，黄褐色。花期7—9月，果期9—10月。

生境： 生于海拔200~2000米山坡林下。

药用部位： 根

拉丁名： *Achyranthes bidentata* Blume

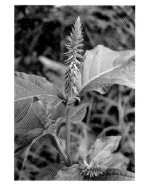

▶ 土牛膝

倒钩草、倒梗草、粗牛膝

科属：苋科牛膝属

形态：多年生草本，高20~120厘米；根细长，直径3~5毫米，土黄色；茎四棱形，有柔毛，节部稍膨大，分枝对生。叶片纸质，宽卵状倒卵形或椭圆状矩圆形，顶端圆钝，具突尖，基部楔形或圆形，全缘或波状缘；穗状花序顶生，直立，花期后反折；总花梗具棱角，粗壮，坚硬，密生白色伏贴或开展柔毛；花疏生；苞片披针形，小苞片刺状，坚硬，光亮，常带紫色，基部两侧各有1个薄膜质翅；胞果卵形。种子卵形，不扁压，棕色。花期6—8月，果期10月。

生境：生于海拔800~2300米的山坡疏林或村庄附近空旷地。

药用部位：根

拉丁名：*Achyranthes aspera* L.

▶ 青葙

野鸡冠花、鸡冠花、百日红、狗尾草、鸡冠苋

科属：苋科青葙属

形态：一年生草本，高0.3~1米，全体无毛；茎直立，有分枝，绿色或红色，具显明条纹。叶片矩圆披针形、披针形或披针状条形，少数卵状矩圆形，绿色常带红色，顶端急尖或渐尖，具小芒尖，基部渐狭；花多数，密生，在茎端或枝端成单一、无分枝的塔状或圆柱状穗状花序；苞片及小苞片披针形，白色，光亮，顶端渐尖，延长成细芒，具一中脉，在背部隆起；花被片矩圆状披针形，初为白色顶端带红色，或全部粉红色，后成白色，花药紫色；胞果卵形，包裹在宿存花被片内。种子凸透镜状肾形。花期5—8月，果期6—10月。

生境：野生或栽培，生于海拔1800米以下的路旁、田边、丘陵、山坡。

药用部位：种子

拉丁名：*Celosia argentea* L.

▶ 水苋菜

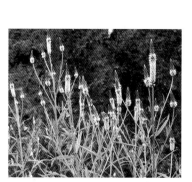

细叶水苋、浆果水苋

科属：苋科水苋菜属

形态：一年生草本，无毛，高10~50厘米；茎直立，多分枝，带淡紫色，稍呈4棱，具狭翅。叶生于下部的对生，生于上部的或侧枝的有时略成互生，长椭圆形、矩圆形或披针形；花数朵组成腋生的聚伞花序或花束，结实时稍疏松；花极小，绿色或淡紫色；花萼蕾期钟形；子房球形，花柱极短或无花柱。蒴果球形，紫红色，中部以上不规则周裂；种子极小，形状不规则，近三角形，黑色。花期8—10月，果期9—12月。

生境：常生于潮湿的地方或水田中。

药用部位：全草

拉丁名：*Ammannia baccifera* L.

▶ 凹头苋

野苋

科属：苋科苋属

形态：一年生草本，高10~30厘米，全体无毛；茎伏卧而上升，从基部分枝，淡绿色或紫红色。叶片卵形或菱状卵形，顶端凹缺，有一芒尖，或微小不显，全缘或稍呈波状；花成腋生花簇，直至下部叶的腋部，生在茎端和枝端者成直立穗状花序或圆锥花序；花被片矩圆形或披针形，淡绿色；雄蕊比花被片稍短；柱头3或2，果熟时脱落。胞果扁卵形，不裂，微皱缩而近平滑，超出宿存花被片。种子环形，黑色至黑褐色，边缘具环状边。花期7—8月，果期8—9月。

生境：生在田野、存在附近的杂草荒地上。

药用部位：根

拉丁名：*Amaranthus lividus* L.

▶ 刺苋

野小米、刺小米、笏苋菜、勒苋菜

科属：苋科苋属

形态：一年生草本，高30~100厘米；茎直立，圆柱形或钝棱形，多分枝，有纵条纹，绿色或带紫色，无毛或稍有柔毛。叶片菱状卵形或卵状披针形，顶端圆钝，具微凸头，基部楔形，全缘，无毛或幼时沿叶脉稍有柔毛；叶柄旁有2刺，圆锥花序腋生及顶生，下部顶生花穗常全部为雄花；苞片在腋生花簇及顶生花穗的基部者变成尖锐直刺，在顶生花穗的上部者狭披针形；小苞片狭披针形；花被片绿色，顶端急尖，具凸尖，边缘透明，中脉绿色或带紫色；胞果矩圆形，包裹在宿存花被片内。种子近球形，黑色或带棕黑色。花、果期7—11月。

生境：生于旷地或路边草丛。

药用部位：全草或种子

拉丁名：*Amaranthus spinosus* L.

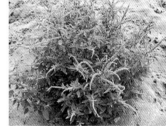
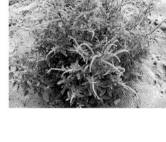

▶ 千穗谷

小米菜、红小米

科属：苋科苋属

形态：一年生草本，高（10~）20~80厘米；茎绿色或紫红色，分枝，无毛或上部微有柔毛。叶片菱状卵形或矩圆状披针形，顶端急尖或短渐尖，具凸尖，基部楔形，全缘或波状缘，上面常带紫色；圆锥花序顶生，直立，圆柱形，不分枝或分枝，由多数穗状花序形成，侧生穗较短，花簇在花序上排列极密；苞片及小苞片卵状钻形，绿色或紫红色，背部中脉隆起，成长凸尖；花被片矩圆形，顶端急尖或渐尖，绿色或紫红色；胞果近菱状卵形，环状横裂，绿色，上部带紫色，超出宿存花被。种子近球形，白色，边缘锐。花期7—8月，果期8—9月。

生境：人工种植于海拔2500米以下的向阳山坡或房前屋后。

药用部位：全草或种子

拉丁名：*Amaranthus hypochondriacus* L.

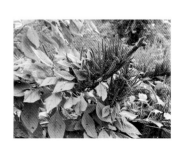

▶ 血苋

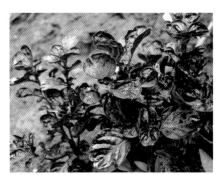

红叶苋、红洋苋

科属：苋科血苋属

形态：多年生草本，高1~2米；茎粗壮，常带红色，有分枝，初有柔毛，后除节部外几无毛，具纵棱及沟。叶片宽卵形至近圆形，顶端凹缺或2浅裂，基部近截形，全缘，两面有贴生毛，紫红色；雌雄异株，花成顶生及腋生圆锥花序，由多数穗状花序形成，初有柔毛，后几无毛。苞片及小苞片卵形，绿白色或黄白色，宿存，无毛，无脉；花微小，有极短花梗；雌花被片矩圆形，绿白色或黄白色，外面基部疏生白色柔毛；不育雄蕊微小；子房球形，侧扁，花柱极短。雄花及果实未见。花、果期9月—次年3月。

生境：人工种植于花盆或花坛中。

药用部位：茎、叶

拉丁名：*Iresine herbstii* Hook. f.

▶ 阔叶十大功劳

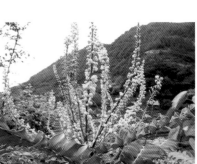

功劳木、大黄连

科属：小檗科十大功劳属

形态：灌木或小乔木，高0.5~4（~8）米。叶狭倒卵形至长圆形，具4~10对小叶，最上面暗灰绿色，背面被白霜，有时淡黄绿色或苍白色；小叶厚革质，硬直，最下一对小叶卵形，往上小叶近圆形至卵形或长圆形，边缘每边具2~6粗锯齿；总状花序直立，通常3~9个簇生；芽鳞卵形至卵状披针形；苞片阔卵形或卵状披针形，先端钝；花黄色；外萼片卵形，中萼片椭圆形，内萼片长圆状椭圆形；花瓣倒卵状椭圆形，基部腺体明显，先端微缺；子房长圆状卵形，花柱短，胚珠3~4粒。浆果卵形，深蓝色，被白粉。花期9月至翌年1月，果期3—5月。

生境：生于海拔500~2000米阔叶林、竹林、杉木林及混交林。下、林缘、草坡、溪边、路旁或灌丛中。

药用部位：根、茎皮、茎

拉丁名：*Mahonia bealei* (Fort.) Carr.

▶ 川八角莲

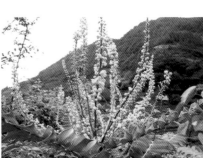

科属：小檗科鬼臼属

形态：多年生草本，植株高20~65厘米。根状茎短而横走，须根较粗壮。叶2枚，对生，纸质，盾状，轮廓近圆形，上面暗绿色，有时带暗紫色，无毛；伞形花序具2~6朵花，着生于2叶柄交叉处，有时无花序梗，呈簇生状；花大型，暗紫红色；萼片6片，长圆状倒卵形，花瓣6片，紫红色，长圆形，先端圆钝；子房椭圆形，花柱短而粗，柱头大而呈流苏状。浆果椭圆形，熟时鲜红色。种子多数，白色。花期4—5月，果期6—9月。

生境：生于海拔1200~2500米山谷林下、沟边或阴湿处。

药用部位：全草

拉丁名：*Dysosma veitchii* (Hemsl. et Wils) Fu ex Ying

362

▶ 南天竹

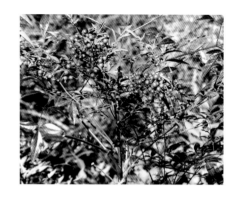

蓝田竹

科属：小檗科南天竹属

形态：常绿小灌木。茎常丛生而少分枝，高1~3米，光滑无毛，幼枝常为红色，老后呈灰色。叶互生，集生于茎的上部，三回羽状复叶，二至三回羽片对生；小叶薄革质，椭圆形或椭圆状披针形，全缘；圆锥花序直立，花小，白色，具芳香，萼片多轮，外轮萼片卵状三角形，向内各轮渐大，最内轮萼片卵状长圆形、花瓣长圆形，先端圆钝；子房1室，具1~3粒胚珠；浆果球形，熟时鲜红色，稀橙红色。种子扁圆形。花期3—6月，果期5—11月。

生境：人工栽培于绿化带或庭院。

药用部位：根、叶、果

拉丁名：*Nandina domestica* Thunb.

▶ 滇南十大功劳

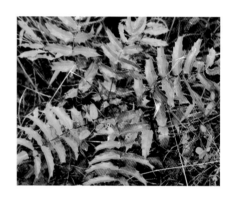

功劳木、狭叶功劳木

科属：小檗科十大功劳属

形态：灌木，高约1.5米。叶长圆状倒披针形，具4~9对无柄小叶，最下一对小叶狭卵形，第二对以上小叶椭圆形，基部阔楔形或圆形，边缘每边具4~8刺齿或牙齿，先端长渐尖，顶生小叶与中部小叶近等大，具柄；总状花序4~15个簇生；芽鳞披针形；苞片卵形；花深黄色；外萼片卵形，先端钝，中萼片卵状椭圆形，内萼片倒卵状椭圆形；花瓣椭圆形，基部腺体显著，先端微缺裂，裂片圆形；子房长约3.5毫米，花柱长约1毫米，胚珠4~5枚。浆果紫黑色。花期2月。

生境：生于海拔1000~3200米的混交林、灌丛或岩山坡。

药用部位：根、茎皮、茎

拉丁名：*Mahonia hancockiana* Takeda

▶ 粉叶小檗

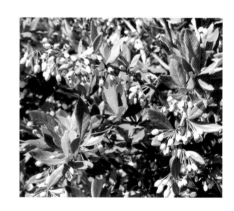

大黄连刺、三颗针、小黄连

科属：小檗科小檗属

形态：常绿灌木，高1~2米。枝圆柱形，棕灰色或棕黄色，被黑色疣点；茎刺粗壮，三分叉；叶硬革质，椭圆形，倒卵形，少有椭圆状披针形，叶缘微向背面反卷或平展，通常具1~6刺锯齿或刺齿，偶有全缘或多达8~9刺齿；近无柄。花（8~）10~20朵簇生；花瓣倒卵形，先端深缺裂，基部缢缩呈爪，具2枚分离腺体；药隔先端近平截；胚珠2~3粒。浆果椭圆形或近球形，顶端通常无宿存花柱，有时具短宿存花柱，密被或微被白粉；含种子2粒。花期3~4月，果期6—8月。

生境：生于海拔1800~4000米灌丛中，高山栎林、云杉林缘、路边或针叶林下。

药用部位：根草

拉丁名：*Berberis pruinosa* Franch.

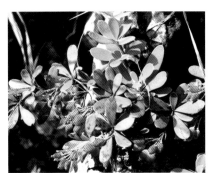

▶ 堆花小檗

金花小檗

科属：小檗科小檗属

形态：半常绿或落叶灌木，高2~3米。老枝暗棕色，无毛，具棱槽，幼枝淡褐色，微被短柔毛，具稀疏黑色疣点；茎刺三分叉，淡黄色。叶近革质，倒卵状长圆形至倒卵形，先端圆钝，具一刺尖头，叶缘平展，每边具2~8刺齿，有时全缘；短圆锥花序具10~30朵花，紧密；花淡黄色；花瓣倒卵形，浆果近球形或卵球形，红色，顶端具明显宿存花柱，不被白粉。花期5—6月，果期7—9月。

生境：生于海拔1000~3500米山谷灌丛中、山坡路旁、石灰岩石山、林缘灌丛等。

药用部位：根

拉丁名：*Berberis aggregata* Schneid.

363

▶ 粗毛淫羊藿

淫羊藿

科属：小檗科淫羊藿属

形态：多年生草本，植株高30~50厘米。根状茎有时横走，多须根。一回三出复叶基生和茎生，小叶3枚，薄革质，狭卵形或披针形，叶缘具细密刺齿；花茎具2片对生叶，有时3片轮生。圆锥花序长12~25厘米，具10~50朵花，花色变异大，黄色、白色、紫红色或淡青色；子房圆柱形，顶端具长花柱。蒴果长约2厘米，宿存花柱长缘状；种子多数。花期4—5月，果期5—7月。

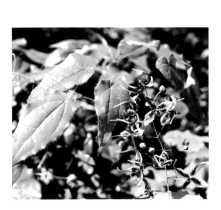

生境：生于海拔1800~2400米草丛、石灰山陡坡、林下、灌丛中或竹林下。

药用部位：全草

拉丁名：*Epimedium acuminatum* Franch.

▶ 蝎尾蕉

科属：蝎尾蕉科蝎尾蕉属

形态：株高35~260厘米。叶片长圆形，长25~110厘米，宽8~27厘米，顶端渐尖，基部渐狭，叶面绿色，叶背亮紫色；叶柄长1~40厘米。花序顶生，直立，长23~65厘米，花序轴稍呈"之"字形弯曲，薄被短柔毛；苞片4~7片，绿色，长7~11厘米，花在每一苞片内1~3朵或更多，开放时突露，花被片红色，顶端绿色，狭圆柱形，长5.5厘米，基部4~5毫米处连合呈管状；退化雄蕊宽4~5毫米。果三棱形，灰蓝色，长8~10毫米，内有种子1~3粒。

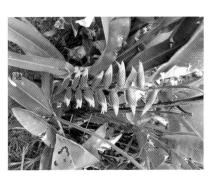

生境：人工栽培于潮湿水沟旁。

药用部位：全草

拉丁名：*Heliconia metallica* Planch.

▶ **黑蒴**

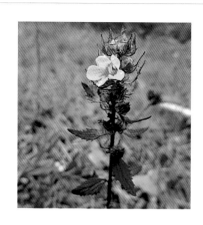

科属：玄参科黑蒴属

形态：一年生草本，直立、坚挺、粗糙、干后变成黑色。茎高10~50厘米，简单或有少数分枝，被柔毛。叶无柄或近无柄；叶片纸质，宽卵形至卵状披针形，长2~3厘米，基部楔形。总状花序，花在花序顶端常密集，而在基部则有间距；花冠黄色，花冠筒宽钟状，包在萼内，花冠裂片除前方1枚稍大外，其余近相等，几圆形，开展；蒴果圆球形，平滑无毛，种子圆柱形。花果期8—11月。

生境：生于海拔700~2100米的山坡草地或疏林中。

药用部位：根

拉丁名：*Melasma arvense* (Benth.) Hand.-Mazz.

▶ **鞭打绣球**

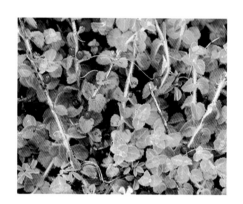

小铜锤、羊膜草

科属：玄参科鞭打绣球属

形态：多年生铺散匍匐草本，全体被短柔毛。茎纤细，多分枝，节上生根，茎皮薄，老后易于破损剥落。叶2型；主茎上的叶对生，叶片圆形，心形至肾形，长8~20毫米，顶端钝或渐尖，基部截形，微心形或宽楔形，边缘共有锯齿5~9对；分枝上的叶簇生，稠密，针形，有时枝顶端的叶稍扩大为条状披针形。花单生叶腋，近于无梗；花萼裂片5近于相等，三角状狭披针形；花冠白色至玫瑰色，辐射对称，花冠裂片5枚，圆形至矩圆形；果实卵球形，红色，近于肉质，有光泽；种子卵形，浅棕黄色，光滑。花期4—6月，果期6—8月。

生境：生于海拔3000~4000米的高山草地或石缝中。

药用部位：全草

拉丁名：*Hemiphragma heterophyllum* Wall.

▶ **杜氏翅茎草**

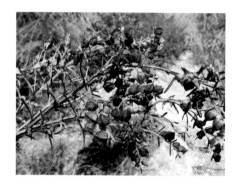

科属：玄参科翅茎草属

形态：一年生草本，干时变为黑色，直立或弯曲上升，全体近于无毛或疏被毛，毛多无腺体。主根不发达；茎多单条或2~7条丛生，实心，基部木质化，四角形，沿角有4条狭翅，茎常褐色而浅，而翅则黑色；总状花序生于茎枝顶端，花对生，常4~6对，稀疏；花萼钟状，略为二唇形；花冠黄色，花管上部渐膨大，上唇略作盔状；子房卵圆形，密被长硬毛；种子多数，黑色，肾形，上有纵横微凸的密脉纹，使种皮表面成蜂窝状，在纵横纹的每一交叉点上有相当长的钩状毛1条。花期7—9月，果期9—10月。

生境：生长于海拔1000~2800米的林缘、草坡及路旁。

药用部位：全草

拉丁名：*Pterygiella duclouxii* Franch.

西南蝴蝶草

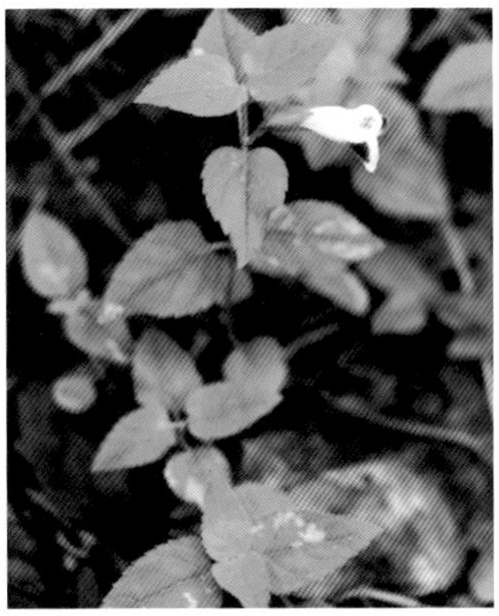

科属：玄参科蝴蝶草属

形态：一年生直立草本，高15~20厘米，疏被白色柔毛，自茎的基部起逐节分枝；叶具柄，叶片卵形或心形，边缘具粗三角状锯齿，先端略尖，基部楔形而多少下延。花3~5朵在分枝顶部排列成伞形花序；花冠长1.3~2厘米，蓝紫色；上唇宽过于长，先端全缘或微凹缺，稍内卷；下唇三裂片彼此近于相等，前方一对花丝各具1枚齿状或丝状附属物。蒴果矩圆形，长约9毫米，宽4毫米。花、果期9—11月。

生境：生于海拔650~1700米间之山坡路旁或湿润沟边。

药用部位：全草

拉丁名：*Torenia cordifolia* Roxb.

紫萼蝴蝶草

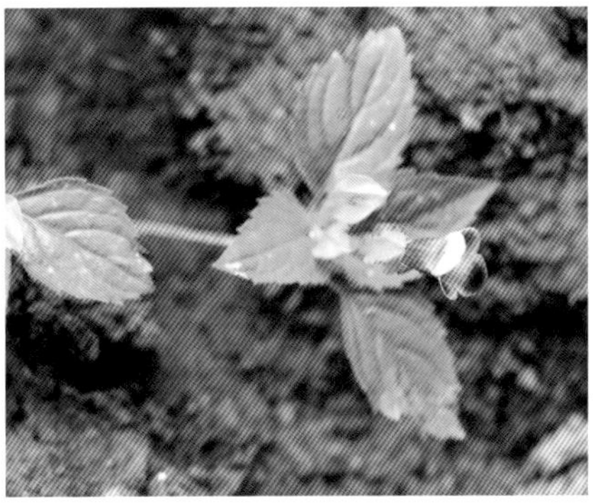

科属：玄参科蝴蝶草属

形态：直立或多少外倾，高8~35厘米，自近基部起分枝。叶具柄；叶片卵形或长卵形，先端渐尖，基部楔形或多少截形，向上逐渐变小，边缘具略带短尖的锯齿，两面疏被柔毛。花具梗，果期梗长可达3厘米，在分枝顶部排成伞形花序或单生叶腋，稀可同时有总状排列的存在；萼矩圆状纺锤形，花冠淡黄色或白色；上唇多少直立，近于圆形，下唇三裂片彼此近于相等，各有1枚蓝紫色斑块，中裂片中央有一黄色斑块，花丝不具附属物。花、果期8—11月。

生境：生于海拔200~2000米间之山坡草地、林下、田边及路旁潮湿处。

药用部位：全草

拉丁名：*Torenia violacea* (Azaola) Pennell

大王马先蒿

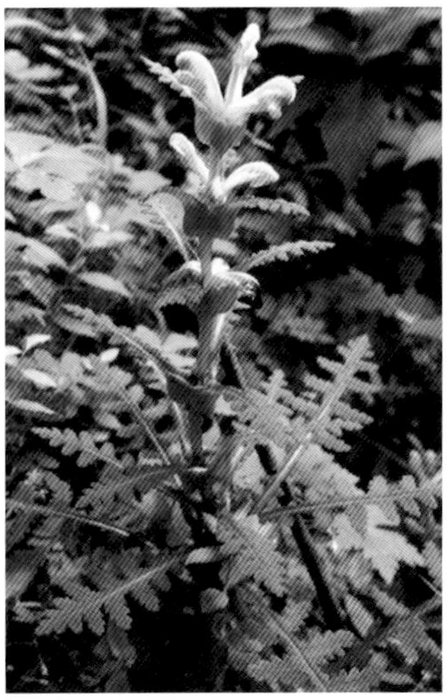

科属：玄参科马先蒿属

形态：多年生草本，高10~90厘米，干时不变黑色。主根粗壮，向下，在接近地表的根颈上生有丛密细根。茎直立，有棱角和条纹，分枝或不分枝；叶3~5片而常以4片轮生，叶片羽状全裂或深裂，变异也极大，缘有锯齿。花序总状，花冠黄色；蒴果卵圆形，先端有短喙；种子长约3毫米，具浅蜂窝状孔纹。花期6—8月，果期8—9月。

生境：生于海拔2500~4300米的空旷山坡草地与稀疏针叶林中。

药用部位：全草

拉丁名：*Pedicularis rex* C. B. Clarke ex Maxim.

▶ 黑马先蒿

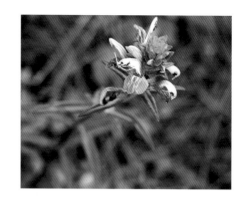

科属：玄参科马先蒿属

形态：高可达70厘米，几全部无毛，干时常多少变为黑色。根茎肉质，多少纺锤形膨大，丛生；根须状，丛生于根颈周围。茎直立坚挺，简单或有分枝，中空，无棱角。叶互生，偶有少数假对生者，下部者极少在开花时尚宿存，卵状椭圆形至披针状长圆形，缘有圆重锯齿，面密布粗短毛，中部以上之叶多为线状披针形，极似柳叶，缘有细重齿而作整齐的反卷，至茎的上部又渐短而多少狭披针形成为苞片。花序穗状，花冠极大；蒴果斜披针形，锐尖头，两室不等；种子三角状卵圆形，黑色，有疣状凸起。花期7—10月，果期8—11月。

生境：生于海拔1100~2300米的荒草坡中。

药用部位：全草

拉丁名：*Pedicularis nigra* Vaniot ex Bonati

▶ 康泊东叶马先蒿

科属：玄参科马先蒿属

形态：多年生草本，干时变得很黑，高达60厘米，久后无毛。根丛生而密，粗细杂生，粗者径达3毫米，长达10厘米以上。茎坚挺，上部常有分枝，3~4条轮生。叶革质，4片轮生，有短柄，叶片线形，锐尖头，羽状开裂，或有重锯齿，裂片圆形，有具胼胝的细齿。花序总状，生于茎枝之端，花多而常有间断；苞片叶状，有具尖头的锯齿，有短梗，钟形而略膨大，纸质；花冠深红色，盔与管的上部同一指向。花期7—9月。

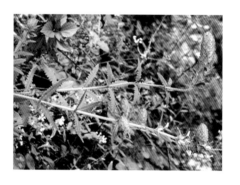

生境：生于海拔2400~3000米的干草坡与草滩中。

药用部位：全草或根部

拉丁名：*Pedicularis comptoniaefolia* Franch.

▶ 轮叶马先蒿

科属：玄参科马先蒿属

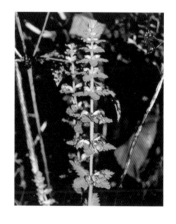

形态：多年生草本，干时不变黑，高达15~35厘米，有时极低矮。主根多少纺锤形，一般短细，极偶然在多年的植株中肉质变粗；茎直立，在当年生植株中常单条，多年者常自根颈成丛发出；叶片长圆形至线状披针形，下面微有短柔毛，羽状深裂至全裂；花序总状，常稠密，唯最下一、二花轮多少疏远，苞片叶状，有时变为长三角状卵形；花冠紫红色；蒴果形状大小多变；种子黑色，半圆形，有极细而不显明的纵纹。花期7—8月。

生境：生于海拔2100~3350米的湿润草坡。

药用部位：全草

拉丁名：*Pedicularis verticillata* L.

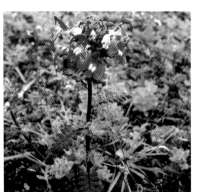
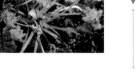

玄参科

▶ 密穗马先蒿

马先蒿

科属：玄参科马先蒿属

形态：一年生草本，直立，高15~40厘米，干时不变黑色。根短，垂直向下，木质化，生有细长而地平伸展的侧根。茎简单，或在基部分为多枝，上部之枝对生或轮生，均多少具有4棱，有短毛，多少木质化。叶不密茂，下部者对生，上部者3~4片轮生，叶轮约2~4片；叶片长卵形至卵状长圆形，两面均被毛，疏密变化极多，为羽状深裂至全裂；花序穗状顶生，很稠密，萼管状长圆形，花冠玫瑰色至浅紫色；蒴果卵形，多少扁平，两室不等而稍歪斜，端有凸尖。花期4—9月，果8—10月。

生境：生于海拔1800~4400米的阴坡、林下及湿润草地中。

药用部位：全草

拉丁名：*Pedicularis densispica* Franch. ex Maxim.

▶ 毛蕊花

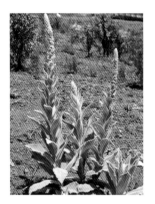

一炷香

科属：玄参科毛蕊花属

形态：二年生草本，高达1.5米，全株被密而厚的浅灰黄色星状毛。基生叶和下部的茎生叶倒披针状矩圆形，基部渐狭成短柄状，边缘具浅圆齿，上部茎生叶逐渐缩小而渐变为矩圆形至卵状矩圆形，基部下延成狭翅。穗状花序圆柱状，长达30厘米，结果时还可伸长和变粗，花密集，数朵簇生在一起（至少下部如此），花梗很短；花萼长约7毫米，裂片披针形；花冠黄色；蒴果卵形，约与宿存的花萼等长。花期6—8月，果期7—10月。

生境：生于海拔1400~3200米山坡草地、河岸草地。

药用部位：全草

拉丁名：*Verbascum thapsus* L.

▶ 宽叶母草

四方拳草、气痛草、四方草、铺地莲、开怀草

科属：玄参科母草属

形态：一年生草本，高5~15厘米；根须状；茎直立，不分枝或有时多枝丛密，而枝倾卧后上升，茎枝多少四角形，棱上有伸展的细毛。叶无柄或有短柄；叶片宽卵形或近圆形，有时宽过于长，顶端圆钝，基部宽楔形或近心形，边缘有浅圆锯齿或波状齿，齿顶有小突尖，边缘和下面中肋有极稀疏的毛，在茎枝顶端和叶腋中成亚伞形；花冠紫色，少有蓝色或白色，上唇直立，卵形，下唇开展，3裂；雄蕊4枚，全育，前方一对花丝基部有短小的附属物。蒴果长椭圆形，顶端渐尖；种子棕褐色。花期7—9月，果期8—11月。

生境：生于海拔1800米以下的田边，沟旁等湿润处。

药用部位：全草

拉丁名：*Lindernia nummularifolia* (D. Don) Wettst.

▶ 白花泡桐

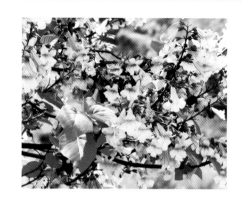

白花桐、泡桐、大果泡桐、华桐

科属： 玄参科泡桐属

形态： 乔木高达30米，树冠圆锥形，主干直，胸径可达2米，树皮灰褐色；幼枝、叶、花序各部和幼果均被黄褐色星状绒毛，但叶柄、叶片上面和花梗渐变无毛。叶片长卵状心脏形，有时为卵状心脏形；花序枝几无或仅有短侧枝，小聚伞花序有花3~8朵，花冠管状漏斗形，白色仅背面稍带紫色或浅紫色；子房有腺，有时具星毛，花柱长约5.5厘米。蒴果长圆形或长圆状椭圆形，顶端之喙长达6毫米，宿萼开展或漏斗状，果皮木质，厚3~6毫米；种子连翅长6~10毫米。花期3—4月，果期7—8月。

生境： 生于海拔2000米以下山坡、林缘、荒地。

药用部位： 根、果

拉丁名： *Paulownia fortunei* (Seem.) Hemsl.

▶ 北水苦荬

仙桃草

科属： 玄参科婆婆纳属

形态： 多年生（稀为一年生）草本，通常全体无毛，极少在花序轴、花梗、花萼和蒴果上有几根腺毛。根茎斜走。茎直立或基部倾斜，不分枝或分枝，高10~100厘米。叶无柄，上部的半抱茎，多为椭圆形或长卵形，少为卵状矩圆形，更少为披针形，全缘或有疏而小的锯齿。花序比叶长，多花；花梗与苞片近等长，上升，与花序轴成锐角，果期弯曲向上，使蒴果靠近花序轴；花萼裂片卵状披针形，急尖，果期直立或叉开，不紧贴蒴果；花冠浅蓝色，浅紫色或白色，裂片宽卵形；雄蕊短于花冠。蒴果近圆形，长宽近相等，顶端圆钝而微凹。花期4—9月。

生境： 常见于海拔4000米以下水边及沼地。

药用部位： 全草

拉丁名： *Veronica anagallis-aquatica* L.

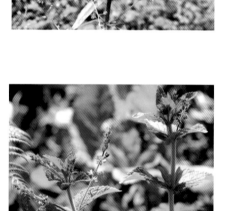

▶ 疏花婆婆纳

科属： 玄参科婆婆纳属

形态： 植株高（15~）50~80厘米，全体被白色多细胞柔毛。茎直立或上升，不分枝。叶无柄或具极短的叶柄，叶片卵形或卵状三角形，边缘具深刻的粗锯齿，多为重锯齿。总状花序单支或成对，侧生于茎中上部叶腋，长而花疏离；苞片宽条形或倒披针形；花梗比苞片短得多；花萼裂片条状长椭圆形；花冠辐状，紫色或蓝色；蒴果倒心形，基部楔状浑圆；种子南瓜子形。花期6月。

生境： 生于海拔1500~2500米的沟谷阴处或山坡林下。

药用部位： 全草

拉丁名： *Veronica laxa* Benth.

▶ 通泉草

绿兰花、脓泡药、汤湿草、猪胡椒、野田菜

科属：玄参科通泉草属

形态：一年生草本，高3~30厘米，无毛或疏生短柔毛。茎1~5枝或有时更多，直立、上升或倾卧状上升；基生叶少到多数，有时成莲座状或早落，倒卵状匙形至卵状倒披针形，膜质至薄纸质，茎生叶对生或互生；总状花序生于茎、枝顶端，常在近基部即生花；花萼钟状；花冠白色、紫色或蓝色；蒴果球形；种子小而多数，黄色，种皮上有不规则的网纹。花、果期4—10月。

生境：生海拔2500米以下的湿润的草坡、沟边、路旁及林缘。

药用部位：全草

拉丁名：*Mazus japonicus* (Thunb.) O. Kuntze

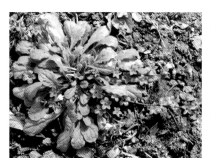

玄参科

▶ 野甘草

冰糖草

科属：玄参科野甘草属

形态：直立草本或为半灌木状，高可达100厘米，茎多分枝，枝有棱角及狭翅，无毛。叶对生或轮生，菱状卵形至菱状披针形，枝上部叶较小而多，顶端钝，基部长渐狭，全缘而成短柄，前半部有齿，齿有时颇深多少缺刻状而重出，有时近全缘，两面无毛。花单朵或更多成对生于叶腋，花梗细，无毛；无小苞片，萼分生，齿4，卵状矩圆形，顶端有钝头，具睫毛，花冠小，白色，瓣片4；蒴果卵圆形至球形，室间室背均开裂，中轴胎座宿存。

生境：生于荒地、路旁，房前屋后、亦偶见于山坡。

药用部位：全草

拉丁名：*Scoparia dulcis* L.

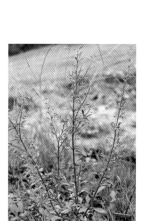

▶ 阴行草

金钟茵陈、黄花茵陈、铃茵陈

科属：玄参科阴行草属

形态：一年生草本，直立，高约30~60厘米，有时可达80厘米，干时变为黑色，密被锈色短毛。主根不发达或稍稍伸长，木质；茎多单条，中空，基部常有少数宿存膜质鳞片；叶对生，全部为茎出，下部者常早枯，上部者茂密；叶片厚纸质，广卵形，缘作疏远的二回羽状全裂；花对生于茎枝上部，或有时假对生，构成稀疏的总状花序；花冠上唇红紫色，下唇黄色；蒴果被包于宿存的萼内，约与萼管等长，披针状长圆形；种子多数，黑色，长卵圆形。花期6—8月。

生境：生于海拔800~3400米的干山坡与草地中。

药用部位：全草

拉丁名：*Siphonostegia chinensis* Benth.

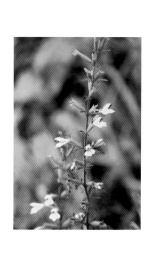

▶ 白鹤藤

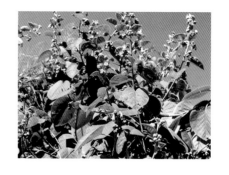

白背丝绸、白背绸、白背藤、白背叶、白牡丹、银背叶、银背藤

科属：旋花科白鹤藤属

形态：攀援灌木，小枝通常圆柱形，被银白色绢毛，老枝黄褐色，无毛。叶椭圆形或卵形，先端锐尖，或钝，基部圆形或微心形，叶面无毛，背面密被银色绢毛，全缘；聚伞花序腋生或顶生，总花梗被银色绢毛，有棱角或侧扁；花冠漏斗状，白色，外面被银色绢毛，冠檐深裂，裂片长圆形；子房无毛，近球形，2室，每室2胚珠，柱头头状，2裂。果球形，红色，为增大的萼片包围，萼片凸起，内面红色。种子4~2粒，卵状三角形，褐色，种脐基生，心形。

生境：生于海拔2000米以下的疏林、路边、灌丛。

药用部位：藤

拉丁名：*Argyreia acuta* Lour.

▶ 飞蛾藤

马郎花、打米花、白花藤

科属：旋花科飞蛾藤属

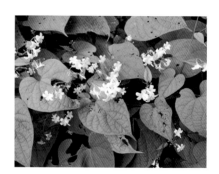

形态：攀援灌木，茎缠绕，草质，圆柱形，高达10米，幼时或多或少被黄色硬毛，后来具小瘤，或无毛。叶卵形，先端渐尖或尾状，具钝或锐尖的尖头，基部深心形；圆锥花序腋生，或多或少宽阔地分枝，少花或多花，苞片叶状，无柄或具短柄，抱茎，无毛或被疏柔毛，小苞片钻形；花冠漏斗形，白色，管部带黄色，无毛，5裂至中部，裂片开展，长圆形；子房无毛，全缘；蒴果卵形，具小短尖头，无毛；种子1粒，卵形，暗褐色或黑色，平滑。

生境：生于海拔850~3200米石灰岩山地、灌丛、林缘。

药用部位：全草或根

拉丁名：*Porana racemosa* Roxb.

▶ 小萼飞蛾藤

红薯细辛、马郎花、打米花、白花藤

科属：旋花科飞蛾藤属

形态：攀援灌木，分枝极长，具棱，幼时红色，被贴生疏柔毛。叶宽卵状心形；花序腋生，总状花序或顶生圆锥花序，总花梗细，花冠狭漏斗形，红色或白色，上部突然开展，裂片短三角形；雄蕊着生于花冠管中下部，花丝毛发状，不等长，基部不显著扩大，无乳突，花药箭形，长约2毫米；子房圆锥状，无毛，1室，2胚珠；花柱短，柱头棒状；蒴果卵形，长6~7毫米。

生境：生于海拔1600~3000米的疏林或箐沟边。

药用部位：根

拉丁名：*Porana mairei* Gagn. et Courch.

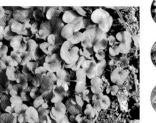

▶ 马蹄金

荷苞草、肉馄饨草、金锁匙、小马蹄金、黄疸、金钱草、铜钱草、小铜钱草

科属：旋花科马蹄金属

形态：多年生匍匐小草本，茎细长，被灰色短柔毛，节上生根。叶肾形至圆形，先端宽圆形或微缺，基部阔心形，叶面微被毛，背面被贴生短柔毛，全缘；具长的叶柄；花单生叶腋，花柄短于叶柄，丝状；萼片倒卵状长圆形至匙形，钝，背面及边缘被毛；花冠钟状，较短至稍长于萼，黄色，深5裂，裂片长圆状披针形，无毛；子房被疏柔毛，2室，具4枚胚珠；蒴果近球形，小，短于花萼，膜质。种子1~2粒，黄色至褐色，无毛。

生境：生于海拔1300~2500米山坡草地，路旁或沟边。

药用部位：全草

拉丁名：*Dichondra repens* Forst.

▶ 茑萝松

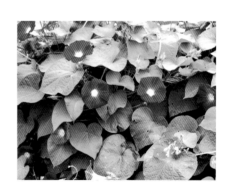

茑萝、锦屏封、金丝线

科属：旋花科茑萝属

形态：一年生柔弱缠绕草本，无毛。叶卵形或长圆形，羽状深裂至中脉，具10~18对线形至丝状的平展的细裂片，裂片先端锐尖；花序腋生，由少数花组成聚伞花序；总花梗大多超过叶，花直立，花柄较花萼长，在果时增厚成棒状；萼片绿色，稍不等长，椭圆形至长圆状匙形，外面1个稍短，先端钝而具小凸尖；花冠高脚碟状，深红色，无毛，管柔弱，上部稍膨大，冠檐开展，5浅裂；雄蕊及花柱伸出；花丝基部具毛；子房无毛。蒴果卵形，4室，4瓣裂，隔膜宿存，透明。种子4粒，卵状长圆形，黑褐色。

生境：人工栽培于庭院花盆。

药用部位：全草

拉丁名：*Quamoclit pennata* (Desr.) Boj.

▶ 圆叶牵牛

牵牛花、喇叭花、连簪簪、打碗花

科属：旋花科牵牛属

形态：一年生缠绕草本，茎上被倒向的短柔毛杂有倒向或开展的长硬毛。叶圆心形或宽卵状心形，基部圆，心形，顶端锐尖、骤尖或渐尖，通常全缘，偶有3裂；花腋生，单一或2~5朵着生于花序梗顶端成伞形聚伞花序，花序梗比叶柄短或近等长，苞片线形；花冠漏斗状，紫红色、红色或白色，花冠管通常白色，瓣中带于内面色深，外面色淡；子房无毛，3室，每室2胚珠，柱头头状；花盘环状。蒴果近球形，3瓣裂。种子卵状三棱形，长黑褐色或米黄色，被极短的糠秕状毛。

生境：生于平地以至海拔2800米的田边、路边、宅旁或山谷。

药用部位：种子

拉丁名：*Pharbitis purpurea* (L.) Voisgt

▶ 菟丝子

无根藤、无娘藤

科属：旋花科菟丝子属

形态：一年生寄生草本。茎缠绕，黄色，纤细，直径约1毫米，无叶。花序侧生，少花或多花簇生成小伞形或小团伞花序，近于无总花序梗；苞片及小苞片小，鳞片状；花萼杯状，中部以下连合，裂片三角状，顶端钝；花冠白色，壶形，裂片三角状卵形，顶端锐尖或钝，向外反折，宿存；雄蕊着生花冠裂片弯缺微下处；鳞片长圆形，边缘长流苏状；子房近球形；蒴果球形，几乎全为宿存的花冠所包围，成熟时整齐的周裂。种子2~49粒，淡褐色，卵形，表面粗糙。

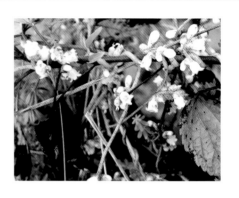

生境：常寄生于海拔200~3000米的灌丛或其他藤本植物上。

药用部位：种子

拉丁名：*Cuscuta chinensis* Lam.

▶ 山土瓜

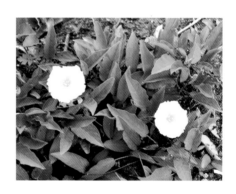

山萝卜、野土瓜藤、滇土瓜、红土瓜、地瓜

科属：旋花科鱼黄草属

形态：多年生缠绕草本，地下具块根，球形或卵状，有时2~3个串生，表皮红褐色、暗褐色或肉白色，含淀粉并有乳状黏液。茎细长，圆柱形，有细棱，大多旋扭，无毛。叶椭圆形、卵形或长圆形，顶端钝，微凹，渐尖或锐尖，具小短尖头，基部钝圆或楔形或微呈心形，边缘微啮蚀状或近全缘；聚伞花序腋生，着生2~3或数朵花，或单花生叶腋；花冠黄色，漏斗状；花盘环状；子房圆锥状，2室，无毛，柱头2球形。蒴果长圆形，4瓣裂。种子极密被黑褐色茸毛。

生境：生于海拔1200~3200米的草坡、山坡灌丛或松林下。

药用部位：块茎

拉丁名：*Merremia hungaiensis* (Lingelsh. et Borza) R. C. Fang

▶ 猪菜藤

细样猪菜藤、野薯藤

科属：旋花科猪菜藤属

形态：缠绕或平卧草本；茎细长，径约1.5~3毫米，有细棱，被短柔毛，有时节上生根，叶卵形、心形或戟形，顶端短尖或锐尖，基部心形、戟形或近截形，全缘或3裂；花序腋生，比叶柄长或短，通常1朵花；苞片披针形，花冠淡黄色或白色，喉部以下带紫色，钟状；蒴果近球形，为宿存萼片包被，具短尖，被短柔毛或长柔毛。种子2~4粒，卵圆状三棱形，无毛，高4~6毫米。

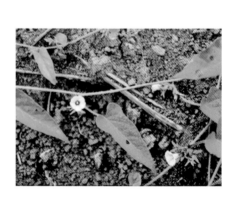

生境：生于海拔1200米以下的平地沙土、地边或灌丛阳处。

药用部位：全草

拉丁名：*Hewittia sublobata* (L. f.) O. Ktze.

穿鞘花

山蘘荷、东陵草

科属：鸭跖草科穿鞘花属

形态：多年生粗大草本，根状茎长，节上生根，无毛。茎直立，根状茎和茎总长可达1米多。叶鞘长达4厘米，密生褐黄色细长硬毛，口部有同样的毛；叶椭圆形，顶端尾状，基部楔状渐狭成带翅的柄，两面近边缘处及叶下面主脉的下半端密生褐黄色的细长硬毛。头状花序大，常有花数十朵；苞片卵形，顶端急尖，疏生睫毛；萼片舟状，顶端成盔状；花瓣长圆形，稍短于萼片。蒴果卵球状三棱形，顶端钝，近顶端疏被细硬毛，比宿存的萼片短得多。种子多皱。花期7—8月，果期9月以后。

生境：生于海拔2100米以下的林下及山谷溪边。

药用部位：全草

拉丁名：*Amischotolype hispida* (Less. et A. Rich.) Hong

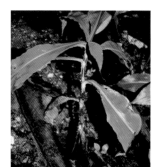
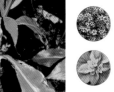

大苞鸭跖草

大鸭跖草、凤眼灵芝、大竹叶菜

科属：鸭跖草科鸭跖草属

形态：多年生粗壮大草本。茎常直立，有时基部节上生根，高达1米，不分枝或有时上部分枝，无毛或疏生短毛。叶无柄；叶片披针形至卵状披针形；叶鞘长1.8~3厘米，通常在口沿及一侧密生棕色长刚毛；总苞片漏斗状，无毛，无柄，常数个（4~10）在茎顶端集成状头，下缘合生，上缘急尖或短急尖；蝎尾状聚伞花序有花数朵；萼片膜质，披针形；花瓣蓝色，匙形或倒卵状圆形，内面2枚具爪。蒴果卵球状三棱形，3室，3片裂，每室有1颗种子；种子椭圆状，黑褐色，腹面稍压扁，具细网纹。花期8—10月，果期10月至次年4月。

生境：生于海拔2800米以下的林下及山谷溪边。

药用部位：全草

拉丁名：*Commelina paludosa* Bl.

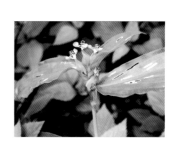

聚花草

水草、大祥竹篙草、竹叶草，水竹菜，小竹叶

科属：鸭跖草科聚花草属

形态：植株具极长的根状茎，根状茎节上密生须根。植株全体或仅叶鞘及花序各部分被多细胞腺毛，但有时叶鞘仅一侧被毛。茎高20~70厘米，不分枝。叶片椭圆形至披针形；圆锥花序多个，顶生并兼有腋生；花瓣蓝色或紫色，少白色，倒卵形，略比萼片长；花丝长而无毛。蒴果卵圆状；种子半椭圆状，灰蓝色，有从胚盖发出的辐射纹；胚盖白色，位于背面。花、果期7—11月。

生境：生于海拔1700米以下的水边、山沟边草地及林中。

药用部位：全草

拉丁名：*Floscopa scandens* Lour. Fl. Cochinch

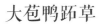

▶ **蓝耳草**

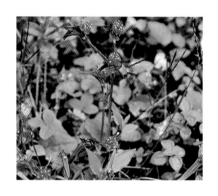

土贝母、苦籽、公露水草

科属：鸭跖草科蓝耳草属

形态：多年生披散草本，全体密被长硬毛，有的为蛛丝状毛，有的近无毛，基部有球状而被毛的鳞茎，鳞茎直径约1厘米。茎通常自基部多分枝，或上部分枝，或少分枝，长10~60厘米。叶线形至披针形；蝎尾状聚伞花序顶生，并兼腋生，单生，少有在顶端数个聚生成头状，具花序梗或无；总苞片较叶宽而短，佛焰苞状，苞片镰刀状弯曲而渐尖，两列，每列覆瓦状排列；萼片基部连合，长圆状披针形，顶端急尖，外被白色长硬毛；花瓣蓝色或蓝紫色，顶端裂片匙状长圆形；花丝被蓝色绵毛。蒴果倒卵状三棱形，顶端被细长硬毛；种子灰褐色，具许多小窝孔。花期7—9月，果期10月。

生境：生于海拔3300米以下的疏林下或山坡草地。

药用部位：根

拉丁名：*Cyanotis vaga* (Lour.) Roem.

▶ **蛛丝毛蓝耳草**

珍珠露水草、露水草、鸡冠参

科属：鸭跖草科蓝耳草属

形态：多年生草本。根须状，粗壮，直径近2毫米。主茎不育，短缩，具多枚丛生的叶子；可育茎由叶丛下部发出，披散或匍匐而节上生根，有疏或密的蛛丝状毛。主茎上的叶丛生，禾叶状或带状，上面疏生蛛丝状毛至近无毛，下面常相当密地被这种毛；蝎尾状聚伞花序常数个簇生于枝顶或叶腋，无梗而呈头状，或有花序梗；总苞片佛焰苞状，顶端渐尖，密或疏地被蛛丝状毛，通常背面基部很密；花瓣蓝紫色、蓝色或白色，比萼片长；花丝被蓝色蛛丝状毛。蒴果小，宽长圆状三棱形，顶端密生细长硬毛。种子灰褐色，有小窝孔。花期6—9，果期10月。

生境：生于海拔2700米以下的溪边、山谷湿地及湿润岩石上。

药用部位：根

拉丁名：*Cyanotis arachnoidea* C. B. Clarke

▶ **宽叶水竹叶**

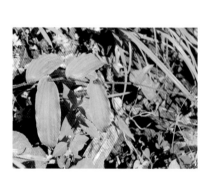

科属：鸭跖草科水竹叶属

形态：多年生草本。根多条，须状，直径约2毫米，末端稍纺锤状加粗，密被绒毛，少仅疏生绒毛。主茎不发育，极短，可孕茎从主茎基部发出，直立，高20~40厘米；主茎上的叶数枚，莲座状，长椭圆形，基部楔形或宽楔形，顶端急尖或短渐尖，头钝，边缘皱波状；圆锥花序顶生，总苞片小，膜质；聚伞花序，有花数朵，其中有2至数朵发育而结实，苞片极小而膜质，抱花序轴；萼片长椭圆形，舟状，顶端盔状；花瓣紫色或蓝色，倒卵圆形；蒴果宽椭圆状三棱形，两端钝，顶端有短凸尖，每室有种子3~4粒。花期5—7月，果期8—9月。

生境：生于海拔1140~2000米的湿润疏林、林缘及灌丛中。

药用部位：根

拉丁名：*Murdannia japonica* (Thunb.) Faden

▶ 紫背鹿衔草

竹叶参、山竹叶草

科属：鸭跖草科水竹叶属

形态：多年生草本。根多数，须状，直径1.5~4毫米，中段稍纺锤状加粗，疏或密地被绒毛。茎单枝，直立，通常不分枝，高15~60厘米，疏被毛。叶全部茎上着生，4至10多片；叶鞘长约2厘米；叶片披针形至禾叶状；蝎尾状聚伞花序多数，对生或轮生，组成顶生圆锥花序，个别为复圆锥花序，各部无毛；聚伞花序，有花数朵；苞片卵形，萼片卵圆形，舟状，花瓣紫色或紫红色，或紫蓝色，倒卵圆形，全部花丝有紫色绵毛。蒴果倒卵状三棱形或椭圆状三棱形，顶端有突尖，带有宿存的萼片。种子每室有3~5粒，一列，灰黑色。

花期6—9月，果期8—9月。

生境：生于海拔1500~3400米的林下、林缘或湿润草地中。

药用部位：根

拉丁名：*Murdannia divergens* (C. B. Clarke) Fruckn.

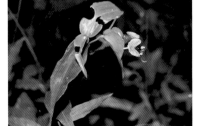

▶ 地地藕

小竹叶菜

科属：鸭跖草科鸭跖草属

形态：多年生草本，有一至数支肉质状根，这种根直径可达5毫米。植株细弱，倾卧或匍匐，下部节上生根，多分枝。叶鞘长约1厘米，口沿生白色、黄色或棕、黄色多细胞睫毛，他处无毛或有一列硬毛；叶片卵状披针形或披针形，顶端短渐尖或长渐尖，两面疏生细长伏毛。总苞片下缘合生而成漏斗状，通常2~3个（少4个）在茎顶端集成头状；聚伞花序有花数朵，常3~4朵，仅盛开的花伸出佛焰苞之外，果期藏在佛焰苞内。萼片卵圆形，膜质，黄白色；花瓣蓝色；蒴果圆球状三棱形；种子灰黑色，椭圆状，稍扁，近于光滑，胚盖位于背侧面。花、果期6—8月。

生境：生于海拔2900米以下的林缘、草地、路边、水沟边等湿润处。

药用部位：全草或根

拉丁名：*Commelina maculata* Edgew.

▶ 饭包草

火柴头、竹叶菜、卵叶鸭跖草、圆叶鸭跖草

科属：鸭跖草科鸭跖草属

形态：多年生披散草本。茎大部分匍匐，节上生根，上部及分枝上

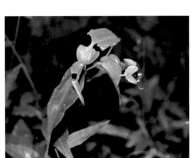

部上升，长可达70厘米，被疏柔毛。叶有明显的叶柄；叶片卵形，顶端钝或急尖，近无毛；叶鞘口沿有疏而长的睫毛。总苞片漏斗状，与叶对生，常数个集于枝顶，下部边缘合生；花序下面一枝具细长梗，具1~3朵不孕的花，伸出佛焰苞，上面一枝有花数朵，结实，不伸出佛焰苞；萼片膜质，披针形，无毛；花瓣蓝色，圆形；蒴果椭圆状，种子长近2毫米，多皱并有不规则网纹，黑色。花期夏秋。

生境：生于海拔2300米以下的湿地或水沟旁。

药用部位：全草

拉丁名：*Commelina bengalensis* Linn.

▶ 鸭跖草

碧竹子、翠蝴蝶、淡竹叶

科属：鸭跖草科鸭跖草属

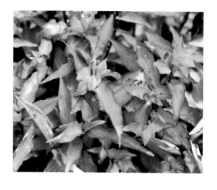

形态：一年生披散草本。茎匍匐生根，多分枝，长可达1米，下部无毛，上部被短毛。叶披针形至卵状披针形；总苞片佛焰苞状，与叶对生，折叠状，展开后为心形，顶端短急尖，基部心形，边缘常有硬毛；聚伞花序，下面一枝仅有花1朵，具梗，不孕；上面一枝具花3~4朵，具短梗，几乎不伸出佛焰苞。萼片膜质，内面2枚常靠近或合生；花瓣深蓝色；蒴果椭圆形，2室，2片裂，有种子4粒。种子长2~3毫米，棕黄色，一端平截、腹面平，有不规则窝孔。

生境：生于海拔2200米以下的林下或水沟边潮湿地。

药用部位：全草

拉丁名：*Commelina communis* Linn.

▶ 紫竹梅

紫鸭跖草、紫锦草

科属：鸭跖草科鸭跖草属

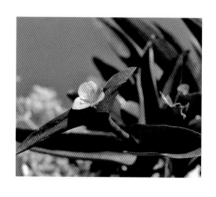

形态：多年生草本，高20~50厘米。茎多分枝，带肉质，紫红色，下部匍匐状，节上常生须根，上部近于直立。叶互生，披针形，先端渐尖，全缘，基部抱茎而成鞘，鞘口有白色长睫毛，上面暗绿色，边缘绿紫色，下面紫红色。花密生在二叉状的花序柄上，下具线状披针形苞片；萼片3片，绿色，卵圆形，宿存；花瓣3片，蓝紫色，广卵形；雄蕊6枚，2枚发育，3枚退化，另有1枚花丝短而纤细，无花药；雌蕊1枚，子房卵形，3室，花柱丝状而长，柱头头状。蒴果椭圆形，有3条隆起棱线。种子呈三棱状半圆形，浅棕色。花期夏秋。

生境：人工栽培于花盆或花坛。

药用部位：全草

拉丁名：*Setcreasea purpurea* Boom

▶ 竹叶吉祥草

秦归、马耳草、白龙须、猪叶菜

科属：鸭跖草科竹叶吉祥草属

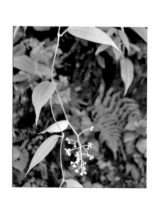

形态：多年生缠绕草本，全体近无毛或被柔毛。根须状，数条，粗壮，直径约3毫米。茎长达3米。叶具1~3厘米长的叶柄；叶片披针形至卵状披针形，长10~20厘米，宽1.5~6厘米，顶端渐尖。圆锥花序总梗长达10厘米；总苞片卵圆形，长4~10厘米，宽2.5~6厘米。花无梗；萼片长6毫米，草质；花瓣紫色或白色，略短于萼片。蒴果卵状三棱形，长12毫米，顶端有芒状突尖，每室有种子6~8粒。种子酱黑色。花期6—8月，果期7—9月。

生境：生于海拔2700米以下的山谷密林下，少在疏林或山谷草地中，多攀援于树干上。

药用部位：全草

拉丁名：*Spatholirion longifolium* (Gagnep.) Dunn

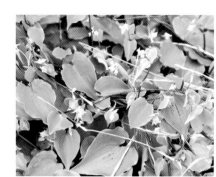

▶ 竹叶子

竹叶菜、罗锅菜

科属：鸭跖草科竹叶子属

形态：多年生攀援草本，极少茎近于直立。茎长0.5~6米，常无毛。叶片心状圆形，有时心状卵形，顶端常尾尖，基部深心形，上面多少被柔毛。蝎尾状聚伞花序有花1至数朵，集成圆锥状，圆锥花序下面的总苞片叶状，上部的小而卵状披针形。花无梗；花瓣白色、淡紫色而后变白色，线形，略比萼长。蒴果顶端有芒状突尖。种子褐灰色。花期7—8月，果期9—10月。

生境：生于海拔3000米以下的林缘、灌丛或地埂。

药用部位：全草

拉丁名：*Streptolirion volubile* Edgew.

▶ 响叶杨

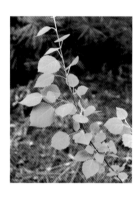

风响树、团叶白杨、白杨树

科属：杨柳科杨属

形态：乔木，高15~30米。树皮灰白色，光滑，老时深灰色，纵裂；树冠卵形。小枝较细，暗赤褐色，被柔毛；老枝灰褐色，无毛。芽圆锥形，有黏质，无毛。叶卵状圆形或卵形先端长渐尖，基部截形或心形，稀近圆形或楔形，边缘有内曲圆锯齿；雄花序长6~10厘米，苞片条裂，有长缘毛，花盘齿裂。果序长12~20（~30）厘米；花序轴有毛；蒴果卵状长椭圆形，先端锐尖，无毛，有短柄，2瓣裂。种子倒卵状椭圆形，暗褐色。花期3—4月，果期4—5月。

生境：生于海拔300~2500米阳坡灌丛中、杂木林中，或沿河两旁。

药用部位：根、树皮、叶

拉丁名：*Populus adenopoda* Maxim.

▶ 山柳

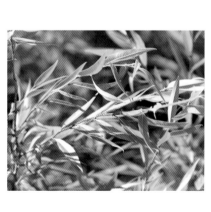

山杨柳、旱柳

科属：杨柳科柳属

形态：灌木。枝深褐色，一年生幼枝密被白色柔毛，老枝毛渐稀疏。叶长圆形或椭圆形，长0.8~1.6厘米，宽0.5~1.2厘米，两端圆形，上面绿色，沿中脉有短柔毛，下面带白色，具疏长柔毛，全缘；叶柄长达2.5毫米，具柔毛。雌花序长1.5~2厘米，有花序梗，梗上具5个正常发育的叶，轴有柔毛；苞片椭圆形，长为子房的1/2~2/3，边缘有长柔毛；子房卵状长椭圆形，具疏柔毛，无柄，花柱短，柱头2裂，稀4裂；仅一腹腺。蒴果卵状长圆形。花期5月，果期6月。

生境：生于海拔2330米左右的山坡林中。

药用部位：根、叶

拉丁名：*Salix pseudotangii* C. Wang et C. Y. Yu.

▶ **垂柳**

水柳、垂丝柳、清明柳

科属：杨柳科柳属

形态：乔木，高达12~18米，树冠开展而疏散。树皮灰黑色，不规则开裂；枝细，下垂，淡褐黄色、淡褐色或带紫色，无毛。芽线形，先端急尖。叶狭披针形或线状披针形，先端长渐尖，基部楔形两面无毛或微有毛，上面绿色，下面色较淡，锯齿缘；花序先叶开放，或与叶同时开放。花期3—4月，果期4—5月。

生境：人工种植于水沟边或路旁。

药用部位：皮或叶

拉丁名：*Salix babylonica* L.

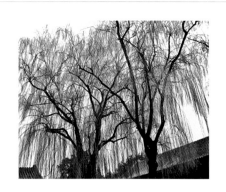

▶ **毛杨梅**

杨梅、小杨梅、山杨梅

科属：杨梅科杨梅属

形态：常绿乔木或小乔木，高4~10米，胸径40余厘米；树皮灰色；叶革质，长椭圆状倒卵形或披针状倒卵形到楔状倒卵形，顶端钝圆至急尖，全缘或有时在中部以上有少数不显明的圆齿或不显明的锯齿；雌雄异株。雄花序为由许多小穗状花序复合成圆锥状花序，通常生于叶腋，直立或顶端稍俯垂；雌花序单生于叶腋，直立，亦为复合的圆锥状花序，通常每花序上有数个孕性雌花发育成果实；核果通常椭圆状，成熟时红色，外表面具乳头状凸起，外果皮肉质，多汁液及树脂；核与果实同形，具厚而硬的木质内果皮。9—10月开花，次年3—4月果实成熟。

生境：长于海拔1200~2500米的稀疏杂木林或干燥的山坡上。

药用部位：果实、树皮、根

拉丁名：*Myrica esculenta* Buch.-Ham.

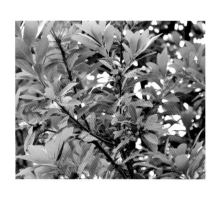

▶ **云南杨梅**

毛杨梅、地杨梅

科属：杨梅科杨梅属

形态：常绿灌木，高0.5~2米。小枝较粗壮，无毛或有稀疏柔毛。叶革质或薄革质，叶片长椭圆状倒卵形至短楔状倒卵形，顶端急尖或钝圆，基部楔形，中部以上常有少数粗锯齿，成长后上面腺体脱落留下凹点，下面腺体常不脱落，无毛或有时上面中脉上有稀疏柔毛，无毛或有稀疏柔毛；雌雄异株。雄花序单生于叶腋，直立或向上倾斜；分枝极缩短而呈单一穗状，每分枝具1~3雄花。雄花无小苞片，有1~3枚雄蕊。雌花序基部具极短而不显著的分枝，单生于叶腋；雌花具2小苞片，子房无毛。核果红色，球状，直径约1~1.5厘米。2—3月开花，6—7月果实成熟。

生境：生长在海拔1500~3500米的山坡、林缘及灌木丛中。

药用部位：果实、树皮、根

拉丁名：*Myrica nana* Cheval.

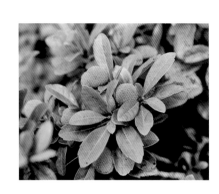

▶ 多花野牡丹

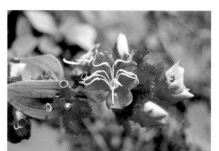

野牡丹、酒瓶果、催生药

科属：野牡丹科野牡丹属

形态：灌木，高约1米；茎钝四棱形或近圆柱形，分枝多，密被紧贴的鳞片状糙伏毛，毛扁平，边缘流苏状。叶片坚纸质，披针形、卵状披针形或近椭圆形，顶端渐尖，基部圆形或近楔形，全缘；伞房花序生于分枝顶端，近头状，有花10朵以上；花瓣粉红色至红色，稀紫红色，倒卵形，顶端圆形，仅上部具缘毛；子房半下位，密被糙伏毛，顶端具一圈密刚毛。蒴果坛状球形，顶端平截，与宿存萼贴生；宿存萼密被鳞片状糙伏毛；种子镶于肉质胎座内。花期2—5月，果期8—12月，稀1月。

生境：生于海拔800~2300米的山坡、山谷林下或疏林下。

药用部位：全株

拉丁名：*Melastoma affine* D. Don

▶ 海棠叶蜂斗草

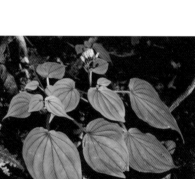
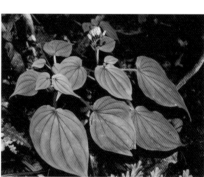

海棠叶地胆

科属：野牡丹科蜂斗草属

形态：草本，直立或匍匐上升，长30~40厘米；茎四棱形，棱上具翅，幼时近肉质，被疏腺毛，以后无毛。叶片纸质或膜质，卵形，顶端渐尖，基部心形，偏斜（如秋海棠叶形），边缘具细锯齿；蝎尾状聚伞花序，顶生和腋生，有花5朵以上，有时具分枝；花瓣粉红色或红色，长圆状倒卵形，顶端短渐尖，外面中脉具星散的腺毛；雄蕊3枚，通常2短1长，稀等长，同形，偏向一侧；子房瓶形，顶端膜质冠平截，3裂。蒴果倒圆锥形，略具3棱，3纵裂，与宿存萼贴生。花期8—9月，果期10—11月。

生境：生于海拔800~2500米的山谷、山坡密林下，阴湿的地方及路旁。

药用部位：全草

拉丁名：*Sonerila plagiocardia* Diels

▶ 朝天罐

高脚红缸、罐子草、线鸡腿

科属：野牡丹科金锦香属

形态：灌木，高0.3~1.2米；茎四棱形或稀六棱形，被平贴的糙伏毛或上升的糙伏毛。叶对生或有时3片轮生，叶片卵形至卵状披针形，长5.5~11.5厘米，宽2.3~3厘米，全缘，具缘毛，5基出脉；叶柄长0.5~1厘米，密被平贴糙伏毛。聚伞花序组成圆锥花序，顶生；裂片4枚，长三角形或卵状三角形；花瓣深红色至紫色，卵形；蒴果长卵形，被刺毛状有柄星状毛。花、果期7—9月。

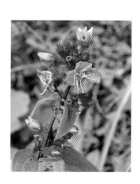

生境：生于海拔250~800米的山坡、山谷、水边、路旁、疏林中或灌木丛中。

药用部位：根

拉丁名：*Osbeckia opipara* C. Y. Wu et C. Chen

▶ 假朝天罐

盅盅花、罐罐花、茶罐花、张天师、朝天罐
科属：野牡丹科金锦香属
形态：灌木，高0.2~1.5米，稀达2.5米；茎四棱形，被疏或密且平展的刺毛，有时从基部或上部分枝。叶片坚纸质，长圆状披针形、卵状披针形至椭圆形，顶端急尖至近渐尖，基部钝或近心形，全缘，具缘毛；总状花序，顶生，或每节有花两朵，常仅1朵发育，或由聚伞花序组成圆锥花序，花萼通常为紫红色或紫黑色，花瓣紫红色，倒卵形，顶端圆形具点尖头；蒴果卵形，4纵裂，上部被疏硬毛，顶端具刚毛；宿存萼深紫色或黑紫色，坛状，顶端平截，直径5~8毫米，近中部缢缩成颈，上部通常有星状毛脱落后的斑痕，下部密被多轮有柄刺毛状星状毛。花期8—11月，果期10—12月。

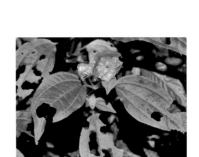

生境：生于海拔800~3100米的山坡向阳草地、地梗或矮灌木丛中，也有生于山谷溪边、林缘湿润的地方。
药用部位：全株
拉丁名：*Osbeckia crinita* Benth. ex C. B. Clarke

▶ 肉穗草

科属：野牡丹科肉穗草属
形态：小草本，纤细，高5~12厘米，具匍匐茎，无毛。叶片纸质，卵形或椭圆形，顶端钝或急尖，基部钝、圆形或近楔形，边缘具疏浅波状齿，齿间具小尖头，3~5基出脉；聚伞花序，顶生，有花1~3朵，稀5朵，基部具2枚叶状苞片，苞片通常为倒卵形，被毛，花梗常四棱形，棱上具狭翅；花瓣紫红色至粉红色，宽卵形，略偏斜；子房坛状，顶端具膜质冠，冠檐具波状齿。蒴果通常白绿色，杯形，具4棱，膜质冠长出萼1倍；宿存萼与花时无异。花期5—7月，果期10—12月或翌年1月。

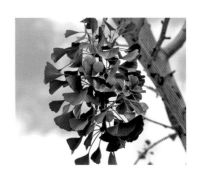

生境：生于海拔1000~2450米的山谷密林下，阴湿的地方或石缝间。
药用部位：全草
拉丁名：*Sarcopyramis bodinieri* Levl. et. Van.

▶ 银杏

白果、公孙树、鸭脚子、鸭掌树
科属：银杏科银杏属
形态：乔木，高达40米，胸径可达4米；幼树树皮浅纵裂，大树之皮
呈灰褐色，深纵裂，粗糙；叶扇形，有长柄，淡绿色，无毛，有多数叉状并列细脉，秋季落叶前变为黄色；球花雌雄异株，单性，生于短枝顶端的鳞片状叶的腋内，呈簇生状；雄球花柔黄花序状，下垂；雌球花具长梗，种子具长梗，下垂，常为椭圆形、长倒卵形、卵圆形或近圆球形，外种皮肉质，熟时黄色或橙黄色，外被白粉，有臭叶。花期3—4月，种子9—10月成熟。
生境：人工种植道路两旁，为行道树种。
药用部位：果、叶
拉丁名：*Ginkgo biloba* L.

▶ 黄堇

山黄堇、珠果黄堇、黄花地丁

科属：罂粟科黄堇属

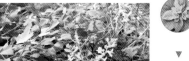
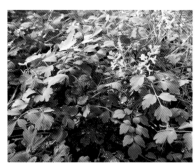

形态：灰绿色丛生草本，具主根，少数侧根发达，呈须根状。茎1至多条，发自基生叶腋，具棱；基生叶多数，莲座状，花期枯萎。叶片二回羽状全裂，一回羽片约4~6对；总状花顶生和腋生，有时对叶生，苞片披针形至长圆形，具短尖，约与花梗等长。花黄色至淡黄色，较粗大，平展。萼片近圆形，中央着生；子房线形；柱头具横向伸出的2臂，各枝顶端具3乳突。蒴果线形，念珠状，斜伸至下垂，具1列种子。种子黑亮，表面密具圆锥状突起，中部较低平；种阜帽状，约包裹种子的1/2。

生境：生于林间空地、林缘、河岸或多石坡地。

药用部位：全草

拉丁名：*Corydalis pallida* (Thunb.) Pers.

▶ 蓟罂粟

刺罂粟

科属：罂粟科蓟罂粟属

形态：一年生草本（栽培者常为多年生、灌木状），通常粗壮，高30~100厘米。茎具分枝和多短枝，疏被黄褐色平展的刺。基生叶密聚，叶片宽倒披针形、倒卵形或椭圆形，边缘羽状深裂，裂片具波状齿，齿端具尖刺；花单生于短枝顶，有时似少花的聚伞花序；花梗极短。花瓣6片，宽倒卵形，黄色或橙黄色；蒴果长圆形或宽椭圆形，疏被黄褐色的刺，4~6瓣自顶端开裂至全长的1/4~1/3。种子球形，直径1.5~2毫米，具明显的网纹。花、果期3—10月。

生境：生于海拔1400米以下干热河谷或沙滩。

药用部位：全草，种子有小毒。

拉丁名：*Argemone mexicana* L.

▶ 血水草

水黄连、片莲、鸡爪莲、扒山虎、广扁线、捆仙绳

科属：罂粟科血水草属

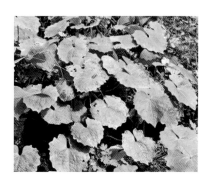

形态：多年生无毛草本，具红黄色液汁。根橙黄色，根茎匍匐。叶全部基生，叶片心形或心状肾形，稀心状箭形，边缘呈波状；花葶灰绿色略带紫红色，有3~5朵，排列成聚伞状伞房花序；花瓣倒卵形，白色；花药黄色，子房卵形或狭卵形；蒴果狭椭圆形，花柱延长达1厘米（果未成熟）。花期3—6月，果期6—10月。

生境：生于海拔1400~1800米的林下、灌丛下或溪边、路旁。

药用部位：全草（有毒）

拉丁名：*Eomecon chionantha* Hance

▶ **紫金龙**

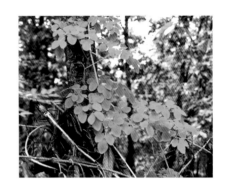

申枝莲、豌豆七、川山七、大麻药、藤铃儿草

科属：罂粟科紫金龙属

形态：多年生草质藤本。根粗壮，木质，圆柱形，粗达5厘米，多分枝，干时外皮呈茶褐色，木栓质，有斜向沟纹。茎长3~4米，攀援向上，绿色，有时微带紫色，有纵沟，具多分枝。叶片三回三出复叶，轮廓三角形或卵形，第二或第三回小叶变成卷须；总状花序具（2~）7~10（~14）朵；苞片线状披针形，渐尖，全缘。萼片卵状披针形，全缘，早落；花瓣黄色至白色，先端粉红色或淡紫红色；子房圆锥形；蒴果卵形或长圆状狭卵形，生时绿色，成熟时紫红色，浆果状，具宿存花柱。种子圆形至肾形，黑色，具光泽；外种皮具乳突。花期7—10月，果期9—12月。

生境：生于海拔1100~3000米的林下、山坡、石缝或水沟边。

药用部位：根

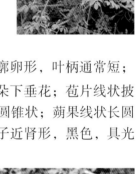

拉丁名：*Dactylicapnos scandens* (D. Don) Hutch.

▶ **扭果紫金龙**

大藤铃儿草、野落松、公紫金龙

科属：罂粟科紫金龙属

形态：草质藤本。茎长2~4米，绿色，具分枝。叶片二回或三回三出复叶，轮廓卵形，叶柄通常短；小叶卵形至披针形，表面绿色，背面具白粉，全缘；总状花序伞房状，具2~6朵下垂花；苞片线状披针形，边缘不规则的撕裂。萼片狭披针形，花瓣淡黄色；子房狭圆锥形，花柱圆锥状；蒴果线状长圆形，长4~6厘米，念珠状，稍扭曲，绿色转红，熟时紫红色，具宿存花柱。种子近肾形，黑色，具光泽；外种皮具明显的网纹。花期6—10月，果期7月至翌年1月。

生境：生于海拔1200~3000米的林下、灌丛下或沟边、路旁。

药用部位：全株

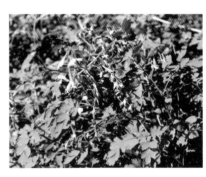

拉丁名：*Dactylicapnos torulosa* (Hook. f. et thoms.) Hutch.

▶ **金钩如意草**

水晶金钩如意草、五味草、水黄连、如意草、断肠草、大理紫堇

科属：罂粟科紫堇属

形态：无毛草本，高（10~）30~60（~90）厘米。主根增粗，具多数纤细状细根；基生叶数枚，叶片轮廓近圆形或楔状菱形，2~3回三出全裂，第一回全裂片具较长的柄，卵形，第二回裂片具短柄或无柄，宽卵形或先端裂片宽倒卵形，2~3深裂或浅裂，小裂片倒卵形或狭倒卵形，先端钝、圆或截形，茎生叶数枚，疏离；总状花序生于茎和分枝顶端，萼片鳞片状，白色，圆形或宽卵形，具流苏状齿缺；花瓣紫色、蓝紫色、红色或粉红色，子房线形，胚珠多数，排成1行，花柱较子房短，柱头双卵形，具8个乳突。蒴果狭圆柱形，种子肾形至近圆形，黑色，具光泽，有极细的网纹。花、果期3—11月。

生境：生于海拔1500~1800米的林下、灌丛下或草丛中。

药用部位：全草

拉丁名：*Corydalis taliensis* Franch.

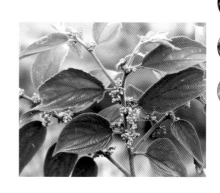

▶ 异色山黄麻

科属：榆科山黄麻属

形态：乔木，高达20米，胸径达80厘米，或灌木；树皮浅灰至深灰色，平滑或老干上有不规则浅裂缝，小枝灰褐色，混生有较长的近直立的单细胞毛与较短的但交织的常为多细胞的毛，嫩梢上的较密。叶革质，卵状矩圆形或卵形，先端常渐尖或锐尖，基部心形，多少偏斜，边缘有细锯齿；花小、黄白色或白绿色，核果卵状球形或近球形，稍压扁。成熟时稍皱，黑色，具宿存的花被。种子阔卵珠状，稍压扁。花期3—5（—6）月，果期6—11月。

生境：生于海拔800~2200米的山谷开旷的较湿润林中或较干燥的山坡灌丛。

药用部位：根、树皮

拉丁名：*Trema orientalis* (L.) Bl.

▶ 凤眼蓝

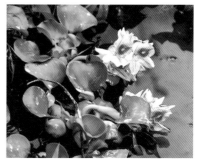

凤眼莲、水浮莲、水葫芦

科属：雨久花科凤眼蓝属

形态：浮水草本，高30~60厘米。须根发达，棕黑色，长达30厘米。茎极短，具长葡匐枝，葡匐枝淡绿色或带紫色，与母株分离后长成新植物。叶在基部丛生，莲座状排列，一般5~10片；叶片圆形、宽卵形或宽菱形，全缘，具弧形脉，表面深绿色，光亮，质地厚实，两边微向上卷，顶部略向下翻卷；穗状花序，通常具9~12朵花；花被花瓣状，卵形、长圆形或倒卵形，紫蓝色，花冠略两侧对称，1枚裂片较大，三色即四周淡紫红色，中间蓝色，在蓝色的中央有一黄色圆斑；蒴果卵形。花期7—10月，果期8—11月。

生境：生于海拔500~2000米的水塘、沟渠及稻田中。

药用部位：全草

拉丁名：*Eichhornia crassipes* (Mart.) Solms

▶ 雨久花

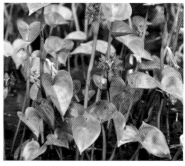

水葫芦

科属：雨久花科雨久花属

形态：直立水生草本；根状茎粗壮，具柔软须根。茎直立，全株光滑无毛，基部有时带紫红色。叶基生和茎生；基生叶宽卵状心形，顶端急尖或渐尖，基部心形，全缘，具多数弧状脉；叶柄长达30厘米，有时膨大成囊状；茎生叶叶柄渐短，基部增大成鞘，抱茎。总状花序顶生，有时再聚成圆锥花序；花10余朵，具5~10毫米长的花梗；花被片椭圆形，顶端圆钝，蓝色；雄蕊6枚，其中1枚较大，花药长圆形，浅蓝色，其余各枚较小，花药黄色，花丝丝状。蒴果长卵圆形；种子长圆形，长约1.5毫米，有纵棱。花期7—8月，果期9—10月。

生境：生于池塘、湖沼靠岸的浅水处和稻田中。

药用部位：全草

拉丁名：*Monochoria korsakowii* Regel et Maack

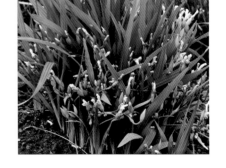

▶ 红葱

小红蒜

科属：鸢尾科红葱属

形态：多年生草本。鳞茎卵圆形，鳞片肥厚，紫红色，无膜质包被。根柔嫩，黄褐色。叶宽披针形或宽条形，基部楔形，顶端渐尖，4~5条纵脉平行而突出，使叶表面呈现明显的皱褶。花茎高30~42厘米，上部有3~5个分枝，分枝处生有叶状的苞片，伞形花序状的聚伞花序生于花茎的顶端；花下苞片2片，卵圆形，膜质；花白色，无明显的花被管，花被片6片，2轮排列，花柱顶端3裂，子房长椭圆形，3室。花期6月。

生境：原产西印度群岛。云南各地常见栽培。

药用部位：全草或根茎

拉丁名：*Eleutherine plicata* Herb.

▶ 射干

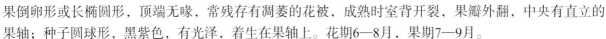

交剪草、野萱花

科属：鸢尾科射干属

形态：多年生草本。根状茎为不规则的块状，斜伸，黄色或黄褐色；须根多数，带黄色。茎高1~1.5米，实心。叶互生，嵌叠状排列，剑形，基部鞘状抱茎，顶端渐尖，无中脉。花序顶生，叉状分枝，每分枝的顶端聚生有数朵花；花梗细；花梗及花序的分枝处均包有膜质的苞片，苞片披针形或卵圆形；花橙红色，散生紫褐色的斑点；子房下位，倒卵形，3室，中轴胎座，胚珠多数。蒴果倒卵形或长椭圆形，顶端无喙，常残存有凋萎的花被，成熟时室背开裂，果瓣外翻，中央有直立的果轴；种子圆球形，黑紫色，有光泽，着生在果轴上。花期6—8月，果期7—9月。

生境：生于海拔1700~2300米林缘或山坡草地。

药用部位：全草

拉丁名：*Belamcanda chinensis* (L.) Redouté

▶ 唐菖蒲

十样锦、剑兰、菖兰、荸荠莲、百合花

科属：鸢尾科唐菖蒲属

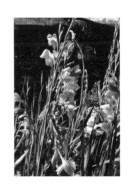

形态：多年生草本。球茎扁圆球形，直径2.5~4.5厘米，外包有棕色或黄棕色的膜质包被。叶基生或在花茎基部互生，剑形；花茎直立，花在苞内单生，两侧对称，有红、黄、白或粉红等色，花药条形，红紫色或深紫色，花丝白色，着生在花被管上；花柱长约6厘米，顶端3裂，柱头略扁宽而膨大，具短绒毛，子房椭圆形，绿色，3室，中轴胎座，胚珠多数。蒴果椭圆形或倒卵形，成熟时室背开裂；种子扁而有翅。花期7—9月，果期8—10月。

生境：人工栽培于庭院或花坛。

药用部位：球茎

拉丁名：*Gladiolus gandavensis* Vaniot Houtt

▶ 雄黄兰

标竿花、倒挂金钩、黄大蒜、观音兰

科属：鸢尾科雄黄兰属

形态：多年生草本；高50~100厘米。球茎扁圆球形，外包有棕褐色网状的膜质包被。叶多基生，剑形，基部鞘状，顶端渐尖，中脉明显；茎生叶较短而狭，披针形。花茎常2~4分枝，由多花组成疏散的穗状花序；每朵花基部有2片膜质的苞片；花两侧对称，橙黄色；花被管略弯曲，花被裂片6枚，2轮排列，披针形或倒卵形，内轮较外轮的花被裂片略宽而长，外轮花被裂片顶端略尖；雄蕊3枚，偏向花的一侧，花丝着生在花被管上，花药"丁"字形着生；花柱长2.8~3厘米，顶端3裂，柱头略膨大。蒴果三棱状球形。花期7—8月，果期8—10月。

生境：主要为人工种植于房屋前后。

药用部位：球茎

拉丁名：*Crocosmia crocosmiflora* (Nichols.) N. E. Br.

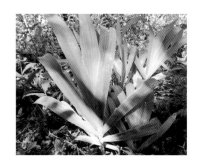

▶ 扁竹兰

扁竹根、扁竹

科属：鸢尾科鸢尾属

形态：多年生草本。根状茎横走，黄褐色，节明显，节间较长；须根多分枝，黄褐色或浅黄色。地上茎直立，高80~120厘米，扁圆柱形，节明显，节上常残留有老叶的叶鞘。叶10余片，密集于茎顶，基部鞘状，互相嵌叠；花茎长20~30厘米，总状分枝，每个分枝处着生4~6片膜质的苞片；苞片卵形，钝头；花浅蓝色或白色；花药黄白色；花柱分枝淡蓝色，顶端裂片呈繸状，子房绿色，柱状纺锤形。蒴果椭圆形，表面有网状的脉纹及6条明显的肋；种子黑褐色。花期4月，果期5—7月。

生境：生于海拔1000~2300米林缘、疏林下、沟谷湿地或山坡草地。

药用部位：全草

拉丁名：*Iris confusa* Sealy

▶ 鸢尾

屋顶鸢尾、蓝蝴蝶、紫蝴蝶、扁竹花

科属：鸢尾科鸢尾属

形态：多年生草本，植株基部围有老叶残留的膜质叶鞘及纤维。根状茎粗壮，二歧分枝，斜伸；须根较细而短。叶基生，稍弯曲，中部略宽，宽剑形，顶端渐尖或短渐尖，基部鞘状，有数条不明显的纵脉。花茎光滑；花蓝紫色；花药鲜黄色，花丝细长，白色；花柱分枝扁平，淡蓝色，子房纺锤状圆柱形；蒴果长椭圆形或倒卵形种子黑褐色，梨形，无附属物。花期4—5月，果期6—8月。

生境：生于海拔1200~2400米向阳坡地、林缘及水边湿地。

药用部位：根状茎

拉丁名：*Iris tectorum* Maxim.

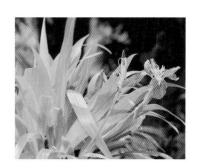

▶ 荷包山桂花

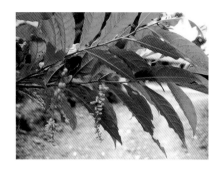

黄花远志、白糯消、小鸡花、鸡肚子根

科属：远志科远志属

形态：灌木或小乔木，高1~5米；小枝密被短柔毛，具纵棱；单叶互生，叶片纸质，椭圆形、长圆状椭圆形至长圆状披针形；总状花序与叶对生，下垂，密被短柔毛；花瓣3片，肥厚，黄色；子房圆形，压扁；蒴果阔肾形至略心形，浆果状，成熟时紫红色，先端微缺，具短尖头，边缘具狭翅及缘毛，果爿具同心圆状肋。种子球形，棕红色，极疏被白色短柔毛，种脐端平截，圆形微突起，亮黑色，种阜跨折状。花期5—10月，果期6—11月。

生境：生于海拔700~2800米的山坡林下或林缘。

药用部位：根皮

拉丁名：*Polygala arillata* Buch.-Ham. ex D. Don

▶ 肾果小扁豆

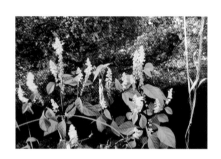

一碗泡

科属：远志科远志属

形态：一年生草本，高5~15厘米；茎具纵棱及狭翅，小枝自茎顶部生出。单叶互生，叶片纸质，卵形、椭圆形或卵状披针形；总状花序腋生，不超出叶丛，具多而密的花；花瓣3片，黄色，侧瓣长方形，蒴果近圆形，宽过于长，宽约2.5毫米，顶端微凹，无尖头，具由下向上逐渐加宽的翅，基部具1枚宿存外萼片。种子卵球形，径约1毫米，黑色，被白色短柔毛，种阜下延微裂。花、果期8—9月。

生境：生于海拔1300~1600米林下岩石边、路旁草丛中。

药用部位：全草

拉丁名：*Polygala furcata* Royle

▶ 瓜子金

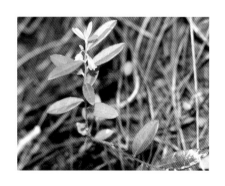

小金不换、竹叶地丁、苦草、卵叶远志

科属：远志科远志属

形态：多年生草本，高15~20厘米；茎、枝直立或外倾，绿褐色或绿色，具纵棱，被卷曲短柔毛。单叶互生，叶片厚纸质或亚革质。卵形或卵状披针形，稀狭披针形，先端钝，具短尖头，基部阔楔形至圆形，全缘；总状花序与叶对生，或腋外生，最上1个花序低于茎顶；花瓣3片，白色至紫色，基部合生，侧瓣长圆形，基部内侧被短柔毛，龙骨瓣舟状，具流苏状鸡冠状附属物；子房倒卵形，具翅，弯曲，柱头2，间隔排列。蒴果圆形，种子2粒，卵形，黑色，密被白色短柔毛，种阜2裂下延，疏被短柔毛。花期4—5月，果期5—8月。

生境：生于海拔800~2100米山坡草地或田埂上。

药用部位：全草或根

拉丁名：*Polygala japonica* Houtt.

▶ 西伯利亚远志

卵叶远志、瓜子金、阔叶远志、小叶远志、远志、小丁香、蓝花地丁、地丁、万年青

科属：远志科远志属

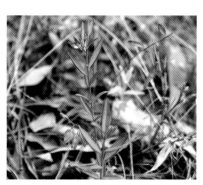

形态：多年生草本，高10~30厘米；根直立或斜生，木质。茎丛生，通常直立，被短柔毛。叶互生，叶片纸质至亚革质，下部叶小卵形，长先端钝，上部者大，披针形或椭圆状披针形，先端钝；总状花序腋外生或假顶生，花瓣3片，蓝紫色；子房倒卵形；蒴果近倒心形，顶端微缺，具狭翅及短缘毛。种子长圆形，扁，黑色，密被白色柔毛，具白色种阜。花期4—7月，果期5—8月。

生境：生于海拔1800~2600米山坡疏林下或草地、田边。

药用部位：全草

拉丁名：*Polygala sibirica* L.

远志科

▶ 合叶草

排钱金不换、合掌草、土蛇床、午时合

科属：远志科远志属

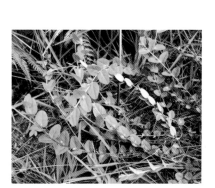

形态：一年生直立草本，高10~40厘米；主根较粗，橘黄色。茎、枝圆柱形，被白色平展长柔毛。叶近对生，叶片纸质，阔卵形或长圆状椭圆形，先端钝，具短尖头，基部圆形至心形，全缘，具缘毛；总状花序腋上生；花瓣3片，白色或黄色，侧瓣长圆形，龙骨瓣盔状，蒴果近圆形，宽过于长，径约4毫米，成熟时绿色，顶端具缺刻，被白色柔毛，具翅及缘毛。种子2粒，椭圆状卵形，侧扁，黑色，被白色柔毛，种阜2裂，远离种脐端具一棕色小突起。花、果期8—11月。

生境：生于海拔560~1400米山坡，沟边灌丛中或草丛中。

药用部位：全草

拉丁名：*Polygala subopposita* S. K. Chen

▶ 齿果草

莎萝莽、细黄药、一碗泡、斩蛇剑

科属：远志科远志属

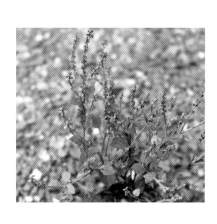

形态：一年生直立草木，高5~25厘米；根纤细，芳香。茎细弱，多分枝，无毛，具狭翅。单叶互生，叶片膜质，卵状心形或心形，基部心形，全缘或微波状；穗状花序顶生，多花，花瓣3片，淡红色；子房肾形，侧扁；蒴果肾形，两侧具2列三角状尖齿。果爿具蜂窝状网纹。种子2粒，卵形，亮黑色，无毛，无种阜。花期7—8月，果期8—10月。

生境：生于海拔1100~1350米山坡林缘、灌丛中或潮湿的草地上。

药用部位：全草

拉丁名：*Salomonia cantoniensis* Lour.

▶ 飞龙掌血

牛麻簕、鸡爪簕、散血飞、散血丹、烧、见血飞、黄椒根

科属：芸香科飞龙掌血属

形态：老茎干有较厚的木栓层及黄灰色、纵向细裂且凸起的皮孔，三四年生枝上的皮孔圆形而细小，茎枝及叶轴有甚多向下弯钩的锐刺，当年生嫩枝的顶部有褐或红锈色甚短的细毛，或密被灰白色短毛。小叶无柄，卵形、倒卵形、椭圆形或倒卵状椭圆形；花淡黄白色；雄花序为伞房状圆锥花序；雌花序呈聚伞圆锥花序。果橙红或朱红色。花期几乎全年。

生境：生于海拔2000米以下山地、灌木、小乔木的次生林中。

药用部位：全株

拉丁名：*Toddalia asiatica* (L.) Lam.

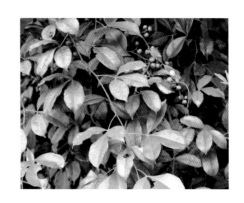

▶ 黎檬

柠檬、宜濛子、宜母子、里木子、玛蒙

科属：芸香科柑橘属

形态：小乔木。枝不规则，嫩叶及花蕾常呈暗紫红色，多锐刺。单身复叶，翼叶线状或仅有痕迹，夏梢上的叶有较明显的翼叶，叶片阔椭圆形或卵状椭圆形，顶端圆或钝，边缘有钝齿，干后叶背带亮黄色。少花簇生或单花腋生，有时3~5组成总状花序；花瓣略斜展，背面淡紫色；果扁圆至圆球形，果皮甚薄，光滑，淡黄或橙红色，稍难剥离，瓢囊9~11瓣，果肉淡黄或橙红色，味颇酸。花期4—5月，果期9—10月。

生境：人工栽培于海拔2000米以下。

药用部位：果皮或果实

拉丁名：*Citrus limonia* Osb.

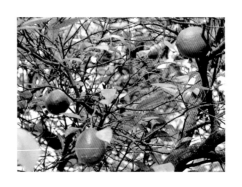

▶ 香橼

拘橼、枸橼子

科属：芸香科柑橘属

形态：不规则分枝的灌木或小乔木。新生嫩枝、芽及花蕾均暗紫红色，茎枝多刺，刺长达4厘米。单叶，稀兼有单身复叶，则有关节，但无翼叶；叶柄短，叶片椭圆形或卵状椭圆形；总状花序有花达12朵，有时兼有腋生单花；花两性，有单性花趋向，则雌蕊退化；花瓣5片；子房圆筒状，花柱粗长，柱头头状，果椭圆形、近圆形或两端狭的纺锤形，果皮淡黄色，粗糙，甚厚或颇薄；种子小，平滑，子叶乳白色，多或单胚。花期4—5月，果期10—11月。

生境：人工种植于海拔2200米以下。

药用部位：果皮或果实

拉丁名：*Citrus medica* L.

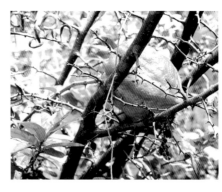

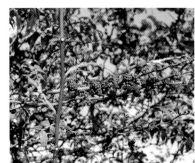
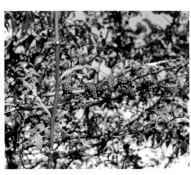
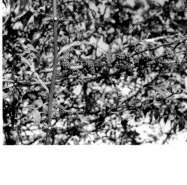

▶ 花椒

红花椒

科属：芸香科花椒属

形态：高3~7米的落叶小乔木；茎干上的刺常早落，枝有短刺，小枝上的刺基部宽而扁且劲直的长三角形，当年生枝被短柔毛。叶有小叶5~13片，叶轴常有甚狭窄的叶翼；小叶对生，无柄，卵形、椭圆形，稀披针形，叶缘有细裂齿，齿缝有油点；花序顶生或生于侧枝之顶，花序轴及花梗密被短柔毛或无毛；花被片6~8片，黄绿色，形状及大小大致相同；果紫红色，散生微凸起的油点，顶端有甚短的芒尖或无。花期4—5月，果期8—9月或10月。

生境：人工栽培于海拔2300米以下。

药用部位：果实

拉丁名：*Zanthoxylum bungeanum* Maxim.

▶ 青花椒

山花椒、小花椒、王椒、青椒、狗椒、野椒

科属：芸香科花椒属

形态：通常高1~2米的灌木；茎枝有短刺，刺基部两侧压扁状，嫩枝暗紫红色。叶有小叶7~19片；小叶纸质，对生，几无柄，位于叶轴基部的常互生，叶缘有细裂齿或近于全缘，中脉至少中段以下凹陷。花序顶生，花或多或少；萼片及花瓣均5片；花瓣淡黄白色，长约2毫米；雄花的退化雌蕊甚短。2~3浅裂；雌花有心皮3个，很少4或5个。分果瓣红褐色，干后变暗苍绿或褐黑色，径4~5毫米，顶端几无芒尖，油点小；种子径3~4毫米。花期7—9月，果期9—12月。

生境：生于海拔1500米以下的沟谷河滩。

药用部位：根、叶、果实

拉丁名：*Zanthoxylum schinifolium* Sieb. et Zucc.

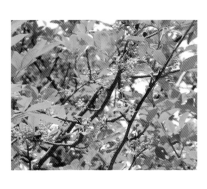

▶ 野花椒

山花椒、狗花椒

科属：芸香科花椒属

形态：灌木或小乔木；枝干散生基部宽而扁的锐刺，嫩枝及小叶背面沿中脉或仅中脉基部两侧或有时及侧脉均被短柔毛，或各部均无毛。叶有小叶5~15片；叶轴有狭窄的叶质边缘，腹面呈沟状凹陷；小叶对生，卵形、卵状椭圆形或披针形，叶缘有疏离而浅的钝裂齿。花序顶生，花被片5~8片，狭披针形、宽卵形或近于三角形，大小及形状有时不相同，淡黄绿色；果红褐色，油点多，微凸起。种花期3—5月，果期7—9月。

生境：生于海拔2400米以下向阳灌丛或林缘。

药用部位：果实

拉丁名：*Zanthoxylum simulans* Hance

▶ 黄檗

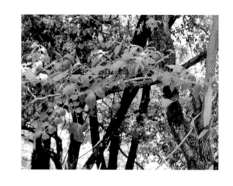

檗木、黄檗木、黄皮树、黄柏

科属：芸香科黄檗属

形态：树高10~20米，大树高达30米，胸径1米。枝扩展，成年树的树皮有厚木栓层，浅灰或灰褐色，深沟状或不规则网状开裂，内皮薄，鲜黄色，味苦，黏质，小枝暗紫红色，无毛。小叶薄纸质或纸质，卵状披针形或卵形；花序顶生；萼片细小，阔卵形；花瓣紫绿色；雄花的雄蕊比花瓣长，退化雌蕊短小。果圆球形，蓝黑色，通常有5~8（~10）浅纵沟，干后较明显；种子通常5粒。花期5—6月，果期9—10月。

生境：人工栽培于庭院或房前屋后。

药用部位：树皮

拉丁名：*Phellodendron amurense* Rupr.

▶ 九里香

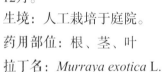

石桂树

科属：芸香科九里香属

形态：小乔木，高可达8米。枝白灰或淡黄灰色，但当年生枝绿色。叶有小叶3~5~7片，小叶倒卵形成倒卵状椭圆形，两侧常不对称，顶端圆或钝，有时微凹，基部短尖，一侧略偏斜，边全缘，平展；花序通常顶生，或顶生兼腋生，花多朵聚成伞状，为短缩的圆锥状聚伞花序；花白色，芳香；果橙黄至朱红色，阔卵形或椭圆形，顶部短尖，略歪斜，有时圆球形，果肉有黏胶质液，种子有短的绵质毛。花期4—8月，也有秋后开花，果期9—12月。

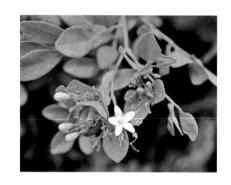

生境：人工栽培于庭院。

药用部位：根、茎、叶

拉丁名：*Murraya exotica* L.

▶ 臭节草

松风草、生风草、小黄药、白虎草、石胡椒

科属：芸香科石椒草属

形态：常绿草本，分枝甚多，枝、叶灰绿色，稀紫红色，嫩枝的髓部大而空心，小枝多。叶薄纸质，小裂片倒卵形、菱形或椭圆形；花序有花甚多，花枝纤细，基部有小叶；花瓣白色，有时顶部桃红色，长圆形或倒卵状长圆形，花丝白色，花药红褐色；子房绿色，基部有细柄。子房柄在结果时长4~8毫米，每分果瓣有种子4粒，稀3或5粒；种子肾形，褐黑色，表面有细瘤状凸休。花、果期7—11月。

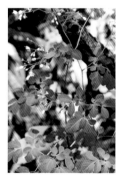

生境：生于海拔1500~2800米山地草丛中或疏林下，土山或石岩山地。

药用部位：全草

拉丁名：*Boenninghausenia albiflora* (Hook.) Reichb.

▶ 石椒草

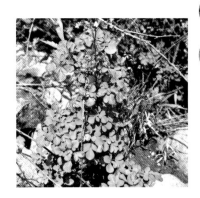

石胡椒、蛇皮草、苦黄草、羊不食草

科属：芸香科石椒草属

形态：常绿草本，分枝甚多，枝、叶灰绿色，稀紫红色，嫩枝的髓部大而空心，小枝多。叶薄纸质，小裂片倒卵形、菱形或椭圆形，较小；花序有花甚多，花枝纤细，基部有小叶；花瓣白色，有时顶部桃红色，长圆形或倒卵状长圆形，花丝白色，花药红褐色；子房绿色，基部有细柄。子房无柄，每分果瓣有种子4粒，稀3或5粒；种子肾形，褐黑色，表面有细瘤状凸休。花、果期7—11月。

生境：生于海拔1500~2800米干旱的山地草丛中或疏林下，土山或石岩山地。

药用部位：全草。有小毒

拉丁名：*Boenninghausenia sessilicarpa* Levl.

▶ 三桠苦

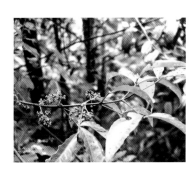

三脚鳖、三岔叶、消黄散、郎晚

科属：芸香科吴茱萸属

形态：乔木，树皮灰白或灰绿色，光滑，纵向浅裂，嫩枝的节部常呈压扁状，小枝的髓部大，枝叶无毛。3小叶，有时偶有2小叶或单小叶同时存在，叶柄基部稍增粗，小叶长椭圆形，两端尖，有时倒卵状椭圆形，全缘，油点多；小叶柄甚短。花序腋生，很少同时有顶生；萼片及花瓣均4片；花瓣淡黄或白色；种子蓝黑色，有光泽。花期4—6月，果期7—10月。

生境：生于海拔2000米以下林下、灌丛较荫蔽的山谷湿润地方。

药用部位：根、叶、果

拉丁名：*Evodia lepta* (Spreng.) Merr.

▶ 吴茱萸

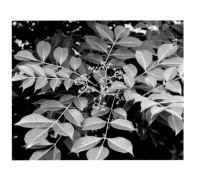

山茱萸

科属：芸香科吴茱萸属

形态：小乔木或灌木，高3~5米，嫩枝暗紫红色，与嫩芽同被灰黄或红锈色绒毛，或疏短毛。叶有小叶5~11片，小叶薄至厚纸质，卵形，椭圆形或披针形，边全缘或浅波浪状；花序顶生；雄花序的花彼此疏离，雌花序的花密集或疏离；萼片及花瓣均5片；子房及花柱下部被疏长毛。果序暗紫红色，有大油点，每分果瓣有1粒种子；种子近圆球形，一端钝尖，腹面略平坦，褐黑色，有光泽。花期4—6月，果期8—11月。

生境：生于海拔1500米以下山地疏林或灌木丛中或人工栽培。

药用部位：种子或嫩果

拉丁名：*Evodia rutaecarpa* (Juss.) Benth.

▶ 泽泻

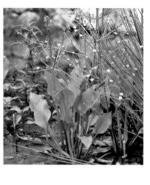

科属：泽泻科泽泻属

形态：多年生水生或沼生草本。块茎直径1~3.5厘米，或更大。叶通常多数；沉水叶条形或披针形；挺水叶宽披针形、椭圆形至卵形，先端渐尖，稀急尖，基部宽楔形、浅心形，基部渐宽，边缘膜质。花葶高78~100厘米，或更高；花序长15~50厘米，或更长，具3~8轮分枝，每轮分枝3~9枚。花两性；外轮花被片广卵形，边缘膜质，内轮花被片近圆形，远大于外轮，边缘具不规则粗齿，白色、粉红色或浅紫色；瘦果椭圆形，或近矩圆形；种子紫褐色，具凸起。花、果期5—10月。

生境：生于湖泊、河湾、溪流、水塘的浅水带地。

药用部位：根茎

拉丁名：*Alisma plantago-aquatica* Linn.

▶ 银叶桂

关桂、樟桂、银叶樟

科属：樟科樟属

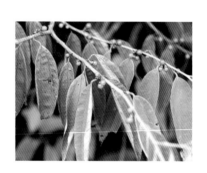

形态：乔木，高6~16米。枝条圆柱形，紫褐色，小枝多少具棱角。芽卵圆形，有白色绢毛。叶互生或近对生，披针形，先端渐尖，尖头钝，三出脉或离基三出脉，中脉及侧脉在上面极不明显，下面凸起，中脉直贯叶端；圆锥花序，花白色。花被内外两面密被绢状短柔毛，花被筒极短，倒锥形，近等大；果卵球形，无毛；果托半球形，顶端全缘，果梗纤细，几不增粗。花期4—5月，果期8—10月。

生境：生于海拔1300~1800米林中。

药用部位：叶、根、茎皮

拉丁名：*Cinnamomum mairei* Levl.

▶ 肉桂

桂、玉桂、桂枝、桂皮

科属：樟科樟属

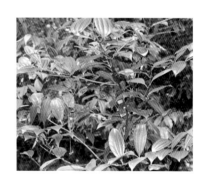

形态：中等大乔木；树皮灰褐色，老树皮厚达13毫米。一年生枝条圆柱形，黑褐色，有纵向细条纹，略被短柔毛，当年生枝条多少四棱形，黄褐色，具纵向细条纹，密被灰黄色短绒毛。叶互生或近对生，长椭圆形至近披针形，离基三出脉，侧脉近对生；圆锥花序腋生或近顶生，花白色；子房卵球形，无毛；果椭圆形，成熟时黑紫色，无毛；果托浅杯状，边缘截平或略具齿裂。花期6—8月，果期10—12月。

生境：生于海拔2200米以下的林中。

药用部位：树皮、嫩枝、果托、果实等

拉丁名：*Cinnamomum cassia* Presl

▶ 云南樟

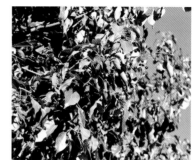

香樟、臭樟、果东樟、樟木、樟脑树、樟叶树、红樟、青皮树、大黑叶樟

科属：樟科樟属

形态：常绿乔木，高5~15（~20）米，胸径达30厘米；树皮灰褐色，深纵裂，小片脱落，内皮红褐色，具有樟脑气味。叶互生，叶形变化很大，椭圆形至卵状椭圆形或披针形；圆锥花序腋生，花小，淡黄色；子房卵珠形，无毛，花柱纤细，柱头盘状，具不明显的三圆裂。果球形，黑色；果托狭长倒锥形，边缘波状，红色，有纵长条纹。花期3—5月，果期7—9月。

生境：生于海拔2200米以下林中或栽培与道路两旁。

药用部位：树皮、根

拉丁名：*Cinnamomum glanduliferum* (Wall.) Nees

393

▶ 木姜子

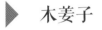

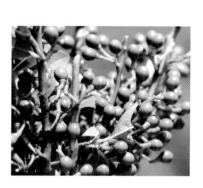

木香子、山胡椒、生姜材、香桂子、黄花子、辣姜子

科属：樟科木姜子属

形态：落叶小乔木，高3~10米；树皮灰白色。幼枝黄绿色，被柔毛，老枝黑褐色，无毛。顶芽圆锥形，鳞片无毛。叶互生，常聚生于枝顶，披针形或倒卵状披针形，伞形花序腋生；总花梗无毛；花被裂片6枚，黄色，倒卵形，外面有稀疏柔毛。果球形，成熟时蓝黑色；先端略增粗。花期3—5月，果期7—9月。

生境：生于海拔800~2300米溪旁和山地阳坡杂木林中或林缘。

药用部位：种子、根、皮

拉丁名：*Litsea pungens* Hemsl.

▶ 倒提壶

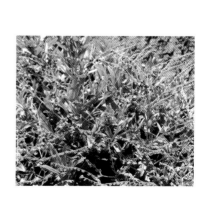

狗粘粘、粘人草、蓝布裙

科属：紫草科琉璃草属

形态：多年生草本，高15~60厘米。茎单一或数条丛生，密生贴伏短柔毛。基生叶具长柄，长圆状披针形或披针形，茎生叶长圆形或披针形，无柄；花序锐角分枝，分枝紧密，向上直伸，集为圆锥状，无苞片；花冠通常蓝色，稀白色；小坚果卵形，背面微凹，密生锚状刺，边缘锚状刺基部连合，成狭或宽的翅状边，腹面中部以上有三角形着生面。花、果期5—9月。

生境：生于海拔1600~3600米山坡草地、河岸路边及丛林下。

药用部位：全草

拉丁名：*Cynoglossum amabile* Stapf et Drumm.

樟科

紫草科

▶ **聚合草**

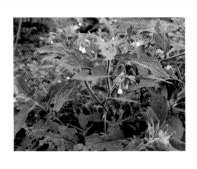

友谊草、爱国草

科属：紫草科聚合草属

形态：丛生型多年生草本，高30~90厘米，全株被向下稍弧曲的硬毛和短伏毛。根发达、主根粗壮，淡紫褐色。茎数条，直立或斜升，有分枝。叶片带状披针形、卵状披针形至卵形，稍肉质，先端渐尖；花序含多数花；花萼裂至近基部，裂片披针形，先端渐尖；花冠淡紫色、紫红色至黄白色，裂片三角形；子房通常不育，偶而个别花内成熟1个小坚果。小坚果歪卵形，黑色，平滑，有光泽。花期5—10月。

生境：人工栽培于房前屋后或菜园。

药用部位：根茎

拉丁名：*Symphytum officinale* L.

▶ **紫金牛**

小青、矮茶、短脚三郎

科属：紫金牛科紫金牛属

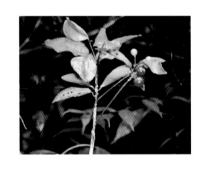

形态：小灌木或亚灌木，近蔓生，具匍匐生根的根茎；直立茎长达30厘米，稀达40厘米，不分枝，幼时被细微柔毛，以后无毛。叶对生或近轮生，叶片坚纸质或近革质，椭圆形至椭圆状倒卵形，顶端急尖，基部楔形，边缘具细锯齿；亚伞形花序，腋生或生于近茎顶端的叶腋，有花3~5朵；花瓣粉红色或白色，广卵形，雌蕊与花瓣等长，子房卵珠形，无毛；果球形，鲜红色转黑色，多少具腺点。花期5—6月，果期11—12月，有时5—6月仍有果。

生境：生于海拔1800米以下的山间林下或竹林下，阴湿的地方。

药用部位：全株或根

拉丁名：*Ardisia japonica* (Thunb) Blume

▶ **多枝紫金牛**

树杞、东南紫金牛

科属：紫金牛科紫金牛属

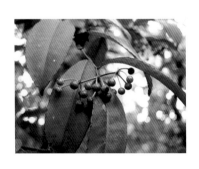

形态：灌木，稀小乔木，高1~6米，分枝多；小枝粗壮，幼时被疏鳞片及细皱纹。叶片纸质或革质，倒卵形或椭圆状卵形，有时披针形，顶端广急尖或纯，有时近圆形，全缘；复亚伞形花序或复聚伞花序，腋生，通常于小枝顶端叶腋，多花，花瓣白色，广卵形，顶端急尖，两面无毛，多少具腺点；子房卵珠形，无毛，具腺点；胚珠多数，数轮。果球形，红色至黑色，略肉质，有或无腺点。花期5—6月，果期约1月。

生境：生于海拔2000米以下的树林中。

药用部位：全株或根

拉丁名：*Ardisia sieboldii* Miq.

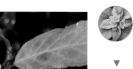

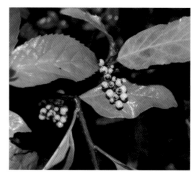

▶ 鲫鱼胆

空心花、冷饭果

科属：紫金牛科杜茎山属

形态：小灌木，高1~3米；分枝多，小枝被长硬毛或短柔毛，有时无毛。叶片纸质或近坚纸质，广椭圆状卵形至椭圆形，顶端急尖或突然渐尖，基部楔形，边缘从中下部以上具粗锯齿，下部常全缘；总状花序或圆锥花序，腋生，被长硬毛和短柔毛；苞片小，披针形或钻形；花冠白色，钟形；果球形，直径约3毫米，无毛，具脉状腺条纹。花期3—4月，果期12月至翌年5月。

生境：海拔150~1600米的山坡、路边的疏林或灌丛中湿润的地方。

药用部位：全株

拉丁名：*Maesa perlarius* (Lour.) Merr.

紫金牛科

▶ 白花酸藤果

牛尾藤、小种楠藤、羊公板仔、碎米果、水林果、黑头果、枪子果、马桂郎

科属：紫金牛科酸藤果属

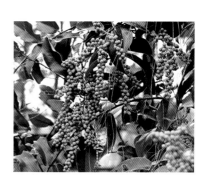

形态：攀援灌木或藤本，长3~6米，有时达9米以上；枝条无毛，老枝有明显的皮孔。叶片坚纸质，倒卵状椭圆形或长圆状椭圆形，顶端钝渐尖，基部楔形或圆形，全缘；圆锥花序，顶生；花瓣淡绿色或白色，分离，椭圆形或长圆形，子房卵珠形，无毛，柱头头状或盾状。果球形或卵形，红色或深紫色，无毛，干时具皱纹或隆起的腺点。花期1—7月，果期5—12月。

生境：海拔50~2000米的林内、林缘灌木丛中，或路边、坡边灌木丛中。

药用部位：根、叶、果

拉丁名：*Embelia ribes* Burm. f.

▶ 铁仔

簸赭子、碎米果、铁帚把、小铁子、炒米柴

科属：紫金牛科铁仔属

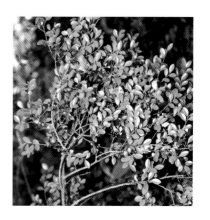

形态：灌木，高0.5~1米；小枝圆柱形，叶柄下延处多少具棱角，幼嫩时被锈色微柔毛。叶片革质或坚纸质，通常为椭圆状倒卵形，有时成近圆形、倒卵形、长圆形或披针形；花簇生或近伞形花序，腋生；果球形，直径达5毫米，红色变紫黑色，光亮。花期2—3月，有时5—6月，果期10—11月，有时2或6月。

生境：生于海拔1000~3600米的石山坡、荒坡疏林中或林缘，向阳干燥的地方。

药用部位：枝、叶

拉丁名：*Myrsine africana* Linn.

▶ 虎舌红

红毛毡、老虎脷、红毡、红毛针、毛地红

科属： 紫金牛科紫金牛属

形态： 矮小灌木，具匍匐的木质根茎，幼时密被锈色卷曲长柔毛，以后无毛或几无毛。叶互生或簇生于茎顶端，叶片坚纸质，倒卵形至长圆状倒披针形，顶端急尖或钝，边缘腺点藏于毛中，两面绿色或暗紫红色，被锈色或有时为紫红色糙伏毛，毛基部隆起如小瘤，具腺点；伞形花序，单一，着生于侧生特殊花枝顶端，每植株有花枝1~2个；花瓣粉红色；稀近白色；子房球形、果球形，鲜红色。花期6—7月，果期11月至翌年1月，有时达6月。

生境： 生于海拔500~1600米的山谷密林或阴湿的地方。

药用部位： 全草

拉丁名： *Ardisia mamillata* Hance

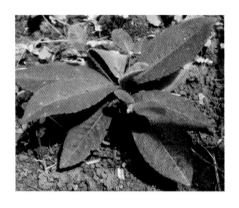

▶ 黄细心

沙参

科属： 紫茉莉科黄细心属

形态： 多年生蔓性草本，长可达2米。根肥粗，肉质。茎无毛或被疏短柔毛。叶片卵形，顶端钝或急尖，基部圆形或楔形，边缘微波状，两面被疏柔毛，下面灰黄色，干时有皱纹；头状聚伞圆锥花序顶生；花序梗纤细，被疏柔毛；花梗短或近无梗；苞片小，披针形，被柔毛；花被淡红色或亮紫色；子房倒卵形，花柱细长，柱头浅帽状。果实棍棒状，具5棱，有黏腺和疏柔毛。花、果期夏秋间。

生境： 生于海拔800~1900米沿海旷地或干热河谷。

药用部位： 叶

拉丁名： *Boerhavia diffusa* L.

▶ 紫茉莉

胭脂花、粉豆花、夜饭花、丁香叶、苦丁香、野丁香

科属： 紫茉莉科紫茉莉属

形态： 一年生草本，高可达1米。根肥粗，倒圆锥形，黑色或黑褐色。茎直立，圆柱形，多分枝，无毛或疏生细柔毛，节稍膨大。叶片卵形或卵状三角形，全缘，两面均无毛，脉隆起；花常数朵簇生枝端；花被紫红色、黄色、白色或杂色，高脚碟状；花午后开放，有香气，次日午前凋萎；瘦果球形，革质，黑色，表面具皱纹；种子胚乳白粉质。花期6—10月，果期8—11月。

生境： 栽培于庭院或逸生于户外。

药用部位： 根、叶

拉丁名： *Mirabilis jalapa* L.

▶ 木蝴蝶

千张纸、破故纸、毛鸦船、王蝴蝶、千层纸

科属：紫葳科木蝴蝶属

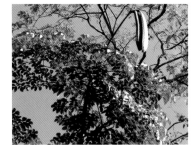
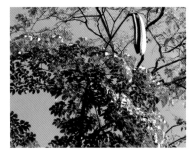
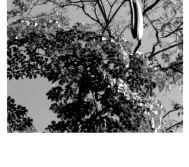

形态：直立小乔木，高6~10米，胸径15~20厘米，树皮灰褐色。大型奇数2~3(~4）回羽状复叶，着生于茎干近顶端，小叶三角状卵形，顶端短渐尖，基部近圆形或心形，偏斜，两面无毛，全缘，叶片干后发蓝色；总状聚伞花序顶生，粗壮；花大、紫红色。花萼钟状，紫色，膜质，果期近木质，光滑，顶端平截，具小苞片。花冠肉质，花冠在傍晚开放，有恶臭气味；花盘大，肉质，蒴果木质，常悬垂于树梢，长40~120厘米，种子多数，圆形，周翅薄如纸。

生境：生于海拔500~1800米热带及亚热带低丘河谷密林，以及公路边丛林中。

药用部位：种子、树皮

拉丁名：*Oroxylum indicum* (L.) Kurz

▶ 滇菜豆树

漆赖王、蛇尾树、豇豆树、土厚朴

科属：紫葳科菜豆树属

形态：小乔木，高达16米，树皮灰黑色。2~3回羽状复叶，长达70厘米；小叶卵形，顶端尾状长渐尖，基部楔形，微偏斜，全缘；顶生聚伞状圆锥花序；花冠白色至淡黄色；蒴果长圆柱形，绿色，近木质，成熟时灰黑色，密被白色细小皮孔，粗糙。种子椭圆形，连翅长14~17毫米，宽3~5毫米。花期4—5月，果期8—11月。

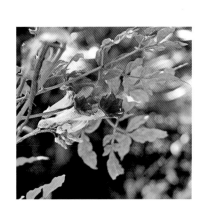

生境：生于海拔750~1100米的箐沟、山坡密林处。

药用部位：根、树皮、叶

拉丁名：*Radermachera yunnanensis* C. Y. Wu et W. C. Yin

▶ 角蒿

鸡肉参、莪篙、萝蒿、羊角蒿

科属：紫葳科角蒿属

形态：一年生至多年生草本，具分枝的茎，高达80厘米；根近木质而分枝。叶互生，不聚生于茎的基部，2~3回羽状细裂，形态多变异，小叶不规则细裂，末回裂片线状披针形，具细齿或全缘。顶生总状花序，疏散，花萼钟状，绿色带紫红色，花冠淡玫瑰色或粉红色，有时带紫色，钟状漏斗形，基部收缩成细筒，花冠裂片圆形；蒴果淡绿色，细圆柱形，顶端尾状渐尖。花期5—9月，果期10—11月。

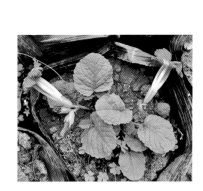

生境：生于海拔500~3000米山坡灌丛或草丛。

药用部位：全草

拉丁名：*Incarvillea sinensis* Lam.

▶ 两头毛

毛子草、大花药、麻叶子、大九加、岩喇叭花、鼓手花、羊胡子草、城墙花、唢呐花、羊奶子、燕山红、黄鸡尾、马桶花

科属：紫葳科角蒿属

形态：多年生具茎草本，分枝，高达1.5米。叶互生，为一回羽状复叶，不聚生于茎基部，小叶5~11片，卵状披针形，边缘具锯齿；顶生总状花序，有花6~20朵，花冠淡红色、紫红色或粉红色，钟状长漏斗形；子房细圆柱形。果线状圆柱形，革质；种子细小，多数，长椭圆形，两端尖，被丝状种毛。花期3—7月，果期9—12月。

生境：生于海拔1400~3400米的干热河谷、山坡灌丛中。

药用部位：全草

拉丁名：*Incarvillea arguta* (Royle) Rovle

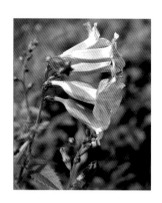

▶ 董棕

酒假桃榔、果榜、鱼尾葵

科属：棕榈科鱼尾葵属

形态：乔木状，高5~25米，直径25~45厘米，茎黑褐色，膨大或不膨大成花瓶状，表面不被白色的毡状绒毛，具明显的环状叶痕。叶长弓状下弯；羽片宽楔形或狭的斜楔形，幼叶近革质，老叶厚革质，外缘笔直，内缘斜伸或弧曲成不规则的齿缺，且延伸成尾状渐尖；叶鞘边缘具网状的棕黑色纤维。佛焰苞，具多数、密集的穗状分枝花序；果实球形至扁球形，成熟时红色。种子1~2粒，近球形或半球形，胚乳嚼烂状。花期6—10月，果期5—10月。

生境：生于海拔370~2450米的石灰岩山地区或沟谷林中。

药用部位：淀粉、种子

拉丁名：*Caryota urens* L.

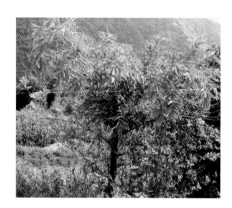

▶ 刺葵

科属：棕榈科刺葵属

形态：茎丛生或单生，高2~5米，直径达30厘米以上。叶长达2米；羽片线形，单生或2~3片聚生，呈4列排列。佛焰苞，褐色；花序梗长60厘米以上；雄花近白色；果实长圆形，成熟时紫黑色，基部具宿存的杯状花萼。花期4—5月，果期6—10月。

生境：生于海拔800~1500米的阔叶林或针阔混交林中，也有人工栽培。

药用部位：种子

拉丁名：*Phoenix hanceana* Naud.

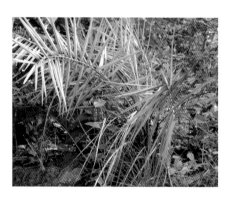

▶ 棕榈

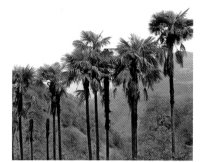

栟榈、棕树

科属：棕榈科棕榈属

形态：乔木状，高3~10米或更高，树干圆柱形，被不易脱落的老叶柄基部和密集的网状纤维；叶片呈3/4圆形或者近圆形，深裂成30~50片具皱折的线状剑形；花序粗壮，多次分枝，从叶腋抽出，通常是雌雄异株。雄花序长约40厘米，具有2~3个分枝花序，下部的分枝花序长15~17厘米，一般只二回分枝；果实阔肾形，有脐，成熟时由黄色变为淡蓝色，有白粉，柱头残留在侧面附近。种子胚乳均匀，角质，胚侧生。花期4月，果期12月。

生境：人工栽培于海拔2300米以下地埂或房前屋后。

药用部位：棕皮、叶柄、果实、叶、花、根

拉丁名：*Trachycarpus fortunei* (Hook.) H. Wendl.

▶ 云芝

彩绒革盖菌、杂色云芝、瓦菌

科属：多孔菌科栓菌属

形态：子实体无柄或平伏而反卷，覆瓦状叠生，基部往往贴于基质上，彼此互相连接。菌盖半圆形至肾形，革质，1~6厘米×1~10厘米，厚0.1~0.3厘米，色泽由灰黑色到灰黄色，多变，随生态条件不同而异，有色泽深浅交间的同心环带，环带宽0.1~0.15厘米，表面密生短绒毛，边缘薄，完整或呈波浪状。菌肉白色，厚0.5~1.5毫米，菌管长0.5~3毫米，管口白色至灰色，每毫米3~5个，近圆形。孢子腊肠形，5~8微米×1.5~2.5微米。

生境：附生于空气温暖湿润的枯树桩上。

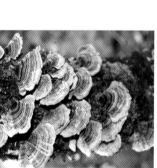

药用部位：子实体

拉丁名：*Coriolus versico* Lor (L.exFr.) Quel

▶ 平盖灵芝

树舌、树灵芝、老母菌、扁芝

科属：多孔菌科灵芝属

形态：子实体多年生，侧生无柄，木质或近木栓质。菌盖扁平，半圆形、扇形、扁山丘形至低马蹄形；盖面皮壳灰白色至灰褐色，常覆有一层褐色孢子粉，有明显的同心环棱和环纹，常有大小不一的疣状突起，干后常有不规则的细裂纹；盖缘薄而锐，有时钝，全缘或波状。管口面初期白色，渐变为黄白色至灰褐色；菌管多层，在各层菌管间夹有一层薄的菌丝层。孢子卵圆形，一端有截头壁双层，外壁光滑，无色，内壁有刺状突起，褐色。

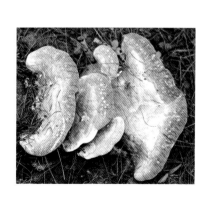

生境：生于多种阔叶树的树干上，松树树桩上也有生长。

药用部位：子实体

拉丁名：*Ganoderma applanatum* (Pers) Pat

▶ 赤芝

紫芝、灵芝

科属：多孔菌科灵芝属

形态：菌盖木栓质，半圆形或肾形，宽12~20厘米，厚约2厘米。皮壳坚硬，初黄色，渐变成红褐色，有光泽，具环状棱纹和辐射状皱纹，边缘薄，常稍内卷。菌盖下表面菌肉白色至浅棕色，由无数菌管构成。菌柄侧生，长达19厘米，粗约4厘米，红褐色，有漆样光泽。菌管内有多数孢子。

生境：生长于栎树及其他阔叶树木桩旁。

药用部位：子实体

拉丁名：*Ganoderma lucidum*(Leyss.ex Fr.)Karst.

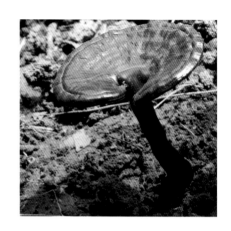

▶ 松杉灵芝

黄灵芝、灵芝

科属：多孔菌科灵芝属

形态：子实体有柄，菌盖肾形或扇形5（~7）~9（~13.5）厘米，厚1~4厘米，木栓质，表面红色，具有光泽的皮壳，无环带，或有不明显的环带，边缘有棱纹。柄侧生，长2~10厘米，粗1~4厘米，色泽与菌盖相同或稍深。菌肉白色，近菌管处稍带浅褐色，厚0.5~1.5厘米。管长0.5~1.5厘米，肉桂色，管口白色，渐变与菌管相同色，每毫米4~6个。孢子褐色，卵形，内壁具明显的小刺，6（~9）—8（~13.5）微米。

生境：生于海拔800~2200米落叶松或杉木的树干基部。

药用部位：子实体

拉丁名：*Ganoderma tsugae* Murr.

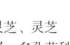

▶ 木耳

黑木耳

科属：木耳科木耳属

形态：大型真菌，子实体呈耳状、叶状或杯状、薄、边缘波浪状，宽3~10厘米，厚2毫米左右，以侧生的短柄或狭细的附着部固着于基质上。色泽黑褐，质地柔软呈胶质状，薄而有弹性，湿润时半透明，干燥时收缩变为脆硬的角质近似革质。

生境：生长于栎、杨、榕、槐等腐木或树桩上。

药用部位：子实体

拉丁名：*Auricularia auricula* (L.ex Hook.)Underwood

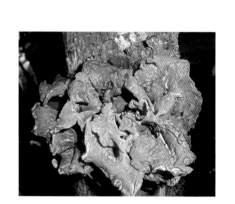

▶ 金耳

金黄银耳、黄耳、脑耳、黄木耳、云南黄木耳

科属：银耳科银耳属

形态：大型真菌，子实体散生或聚生，表面较平滑；渐渐长大至成熟初期，耳基部楔形，上部凹凸不平、扭曲、肥厚，形如脑状或不规则的裂瓣状，内部组织充实。成熟中期后期，裂瓣有深有浅；子实体的颜色成鲜艳的橙色、金黄色，甚至橘红色。

生境：多见于高山栎林带、生于高山栎、高山刺栎等树干上或腐木上。

药用部位：子实体

拉丁名：*Tremella aurantialba* Bandoni et Zang

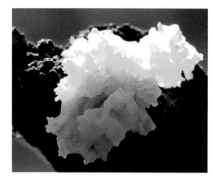

银耳科

后 记

　　永德县于2015年5月启动第四次中药资源普查工作，2017年12月初步完成内业整理。中共永德县委、县人民政府十分重视此次普查的成果转化工作，在云南省农科院药用植物研究所专家参与下，《永德县药用植物图鉴》得以成书，本书凝聚着项目执行单位、全体普查队员、项目支撑单位，以及内业录入、资料整理人员的辛勤和汗水，云南康伟生物有限公司为本次普查提供了支持，在此一并致谢！

　　中药资源普查是一项系统工程，时间紧、任务重、专业性强，在有限的时间内完成标本采集、收集中药材及种子、数据录入等工作，队员需具备一定专业知识，由于县内参加普查人员大多业务知识匮乏，不熟悉工作流程，只能边干边学，因此普查工作存在很多不足之处。比如：中药资源信息管理系统是本次普查工作的亮点之一，具有实时上传数据、实时监控的优点，但系统软件本身的不完善、缺乏业务培训等因素造成一是大量数据无法及时上传，二是药物录入系统过程中部分药名用中文名、别名都无法录入，三是录入数据校验通不过时与后台联系不畅。部分药物鉴定工作跟不上，采集到的标本难以处置，信息无法录入。目标样地坐标参数由上级下达，普查范围局限，不能反映永德中药资源全貌，药用植物物种在县内分布情况也无法描述。传统知识调查走访民族民间医生较少，每个药用植物的本地名称，以及功效、用法、处方等资料不全，需今后进行二次整理。

　　前三次永德县中药资源普查由于种种原因没有留下详细资料和文字出版物，本次普查虽存在不少缺憾，但《永德县药用植物图鉴》的出版填补了永德中药资源方面的一项空白，对永德传统医药发展具有里程碑意义，也将为合理保护和开发利用永德中药资源提供一定的科学依据。鉴于我们知识水平所限，本书不可避免地存在缺点和错误，敬请读者批评指正！

《永德县药用植物图鉴》编委会

2018年3月